DR. JOHN A. MCDOUGALL

REZEPTE VON MARY MCDOUGALL

NOCH NIE WAR
ABNEHMEN
SO EINFACH

DR. JOHN A. MCDOUGALL
REZEPTE VON MARY MCDOUGALL

NOCH NIE WAR ABNEHMEN SO EINFACH

*Mit dem veganen
McDougall-Programm
schnell, effizient & mühelos
zum Idealgewicht*

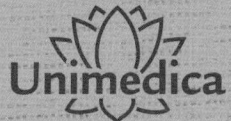

Unimedica

Dr. John A. McDougall
Rezepte von Mary McDougall
Noch nie war Abnehmen so einfach
Mit dem veganen McDougall- Programm schnell, effizient und mühelos zum Idealgewicht
1. deutsche Auflage 2018
ISBN: 978-3-946566-96-0
© 2018, Narayana Verlag GmbH

Titel der Originalausgabe:
The McDougall Program for Maximum Weight Loss
Copyright © John A. McDougall, 1994
All rights reserved including the right of reproduction in whole or in part in any form.
This edition published by arrangement with Dutton, an imprint of Penguin Publishing
Group, a division of Penguin Random House LLC.

Übersetzung aus dem Englischen: Marion Zerbst
Layout und Satz: Linda Brummack
Coverlayout: Nicole Laka, www.nima-typografik.de
Coverabbildungen Vorderseite: © Narayana Verlag GmbH, Fotograf Jörg Wilhelm
Coverabbildung Rückseite: © shutterstock.com – Anna Shkuratova

Herausgeber:
Unimedica im Narayana Verlag GmbH, Blumenplatz 2, 79400 Kandern
Tel.: +49 7626 974 970–0
E-Mail: info@unimedica.de
www.unimedica.de

Anmerkung des Autors

Das McDougall-Programm für maximale Gewichtsreduktion ist eine sehr wirksame Strategie zur Erreichung Ihrer Gewichts- und Gesundheitsziele. Wir erklären Ihnen diese Ernährungsprinzipien in unserem Buch so gut, wie wir können – und zwar kompromisslos. Trotzdem handelt es sich dabei keineswegs um ein Alles-oder-nichts-Programm: Je intensiver Sie es praktizieren, umso mehr werden Sie abnehmen. Jede Veränderung ist ein Prozess, der normalerweise ziemlich viel Zeit in Anspruch nimmt. Seien Sie stolz auf jede Entscheidung für ein gesundes Leben, die Sie treffen, und betrachten Sie Fehler als Lernerfahrung!

Bei den Menschen, die in diesem Buch über ihre Erfahrungen mit dem McDougall-Programm berichten, handelt es sich um reale Personen. Wenn Sie sich auch so konsequent an dieses Programm halten, werden Sie damit die gleichen erstaunlichen Ergebnisse erreichen.

Für alle Menschen, die unnötig leiden, um großartig auszusehen

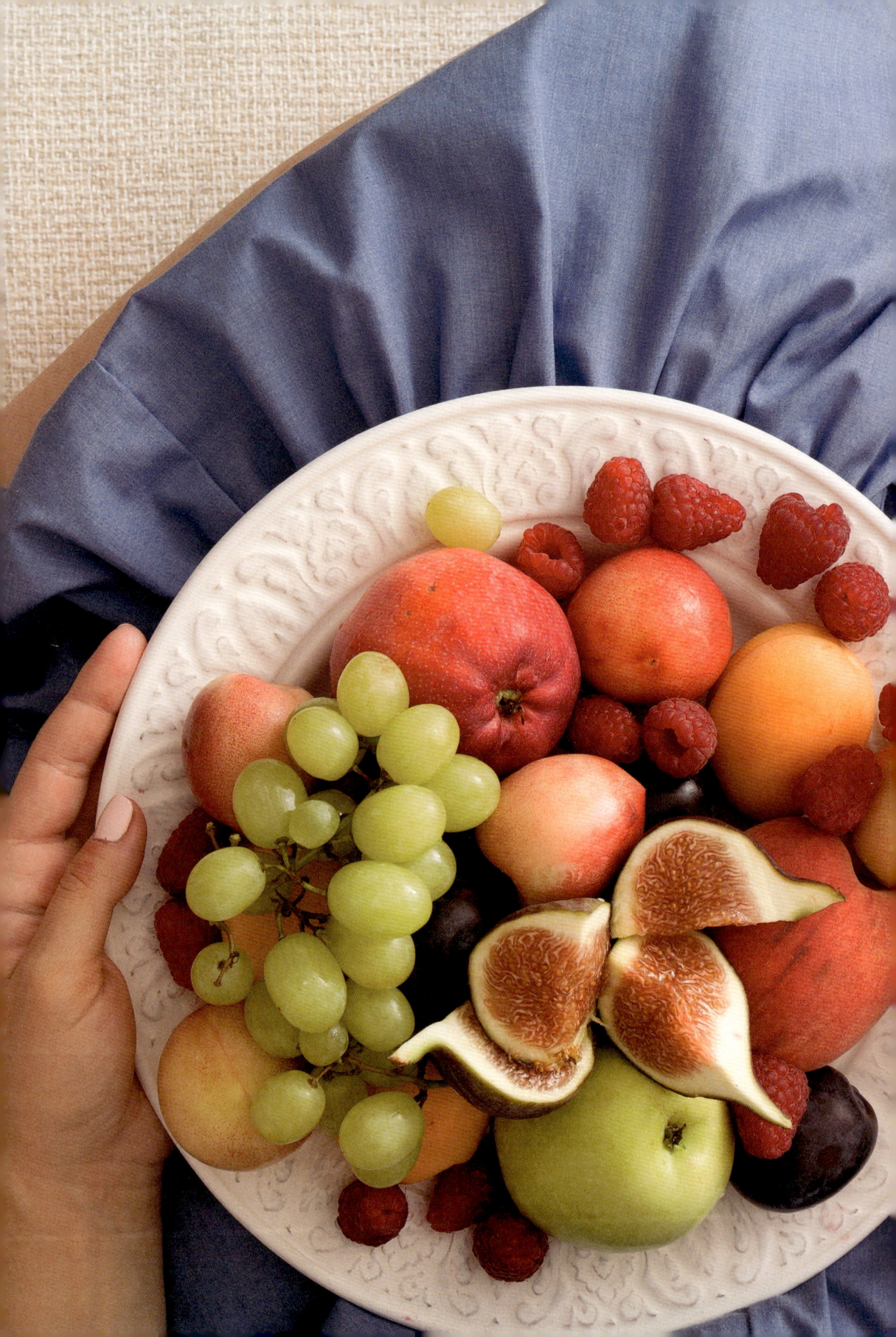

Danksagungen

❖◆◆❖◆◆❖

Folgenden Personen und Institutionen möchten wir für ihre Mitwirkung an diesem Buch herzlich danken:

Tom Monte, der aus dem Rohmanuskript ein richtiges Buch gemacht hat. Den Mitarbeiterinnen meines Büros – Heather McDougall, Linda Lessard und Louise Burk –, dafür, dass sie mir bei der Beschaffung von Informationen für dieses Projekt geholfen haben. Der medizinischen Bibliothek der University of California in Davis für die Bereitstellung der wissenschaftlichen Informationen für dieses Buch, aus denen man eine ganz einfache Erkenntnis ableiten kann: Wer sich an eine stärkebasierte Kost hält, bleibt schlank und gesund; wer wie ein König schlemmt, wird dick und anfällig für Krankheiten.

An dieser Stelle möchten wir – Mary und ich – uns außerdem bei unseren Freunden, Patienten und den Lesern unserer Bücher und unseres Newsletters für alles bedanken, was wir im Lauf der Jahre von euch gelernt haben. Herzlichen Dank auch für die Gesundheitstipps und Rezeptideen, die ihr zu diesem Buch beigesteuert habt! Ein besonders herzliches Dankeschön geht an die Hunderte von Menschen, die uns von ihren Erfolgen mit dem McDougall-Programm berichteten – und von den Misserfolgen, die sie mit anderen Gewichtsreduktionsprogrammen erlebt haben. Leider konnten wir nur ein paar dieser Geschichten in unser Buch aufnehmen.

Falls Sie Fragen oder Anregungen haben, wenden Sie sich bitte an:
The McDougalls
P. O. Box 14039
Santa Rosa, CA 95402

Inhalt

Danksagungen ix

KAPITEL 1   Nie wieder hungern – und nie wieder dick sein 1

KAPITEL 2   Die Macht des Hungertriebs 16

KAPITEL 3   Nur Kohlenhydrate machen satt 30

KAPITEL 4   Das Fett, das Sie essen, landet direkt auf Ihren Hüften! 44

KAPITEL 5   Kalorienarme Ernährung und Insulinkontrolle:
                    Das Fundament einer dauerhaften, mühelosen Gewichtskontrolle 56

KAPITEL 6   Das McDougall-Programm für maximale Gewichtsreduktion: Die Ernährung 68

KAPITEL 7   Frauen nehmen langsamer ab als Männer 92

KAPITEL 8   Übergewicht ist heilbar 102

KAPITEL 9   Ein Trainingsprogramm, mit dem man leben kann 112

KAPITEL 10   Was haben Alkohol und Kaffee mit Ihrem Gewicht zu tun? 130

KAPITEL 11   Wie bekommt man negative Emotionen in den Griff? 138

KAPITEL 12   So gewöhnt man sich an ein gesünderes Leben 146

KAPITEL 13   Schönheit und Gesundheit 168

KAPITEL 14   Essen gehen nach dem McDougall-Prinzip 186

KAPITEL 15   Einkauf und Zubereitung von Gerichten im Rahmen des McDougall-Programms für maximale Gewichtsreduktion 200

KAPITEL 16   Rezepte zum McDougall-Programm für maximale Gewichtsreduktion 222

Sehr kalorienarme grüne und gelbe Gemüse & Salate 226

Kalorienarme Dressings, Dips & Saucen 248

Rezepte fürs Frühstück 258

Rezepte für Suppen 266

Rezepte für Salate 282

Rezepte für Hauptgerichte 296

ANHANG   Über den Autor 334

Referenzen 336

Index 360

Rezepte

Sehr kalorienarme grüne und gelbe Gemüse & Salate ... 226

Rohkostsalat »Quer durch den Garten« ... 228	Gurken-Brunnenkresse-Salat ... 238
Spinatsalat ... 230	Thai-Rohkostsalat ... 238
Gurkensalat mit Korianderkraut ... 230	Gemischter Rohkostsalat ... 239
Bunter Rohkostsalat ... 231	Bunter Gartensalat ... 240
Stückiger Rohkostsalat ... 231	Schneller würziger Krautsalat ... 241
Bohnensprossensalat ... 233	Gurkensalat ... 241
Ein-Minuten-Krautsalat ... 233	Süßsaurer Salat ... 242
Zucchinisalat ... 234	Krautsalat ... 243
Yambohnensalat ... 234	Orientalischer grüner Salat ... 244
Spaghettikürbissalat mit Brokkoli ... 235	Würziger Tomaten-Krautsalat ... 246
Tomaten-Rohkostsalat ... 236	Brokkolisalat ... 246
Spinat-Rohkostsalat ... 236	Frischer Gartensalat ... 247

Kalorienarme Dressings, Dips & Saucen ... 248

Rohkost mit pikanten Dips ... 250	Estragon-Dressing ... 254
Frische Salsa ... 251	Auberginen-Dip ... 254
»Käse«-Sauce ... 251	Champignon-Dip ... 255
Pikanter Kichererbsen-Dip ... 253	Zitrus-Dressing ... 256
Erbsen-Guacamole ... 253	Tomaten-Dressing ... 256

Kohlenhydratreiche, fettarme Rezepte fürs Frühstück ... 258

Couscous-Orangen-Müsli ... 260	Tiefkühl-Kartoffelrösti ... 262
Süßkartoffel-Powerfrühstück ... 261	Hirse-Frühstücksplätzchen ... 263
Frühstücks-Apfelreis ... 261	Kartoffelrösti ... 265
Kaltes Frühstücksmüsli ... 262	Warmes Frühstücksmüsli ... 265

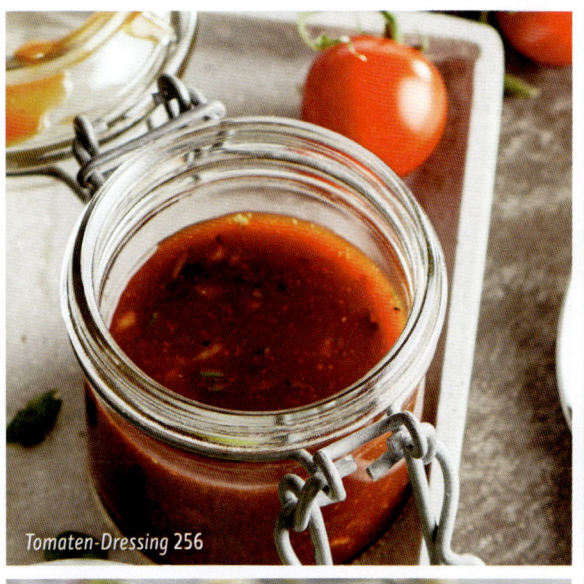

Tomaten-Dressing 256

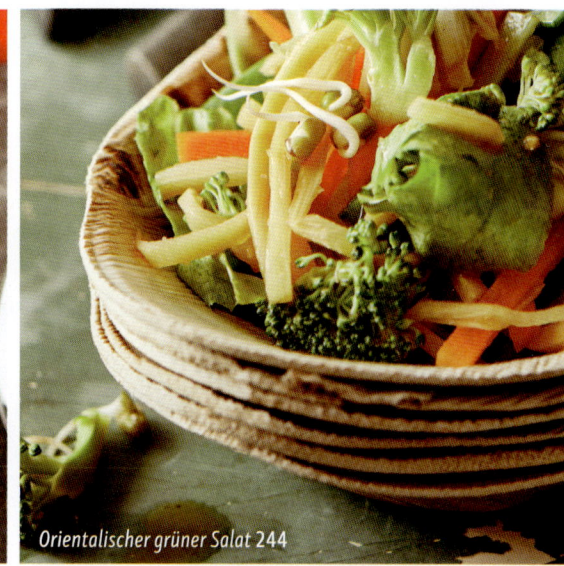

Orientalischer grüner Salat 244

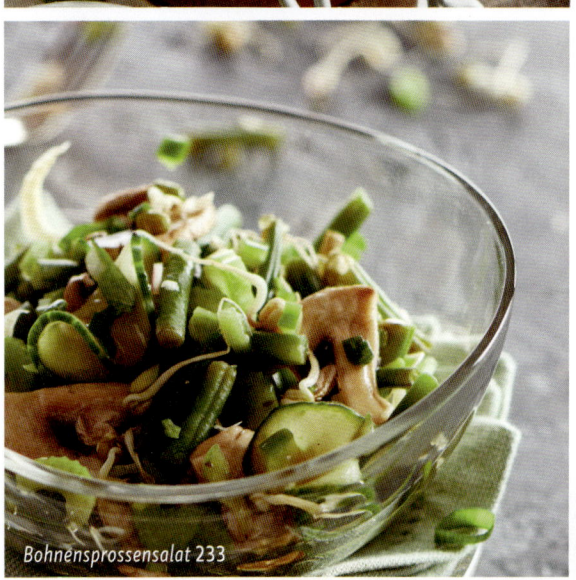

Bohnensprossensalat 233

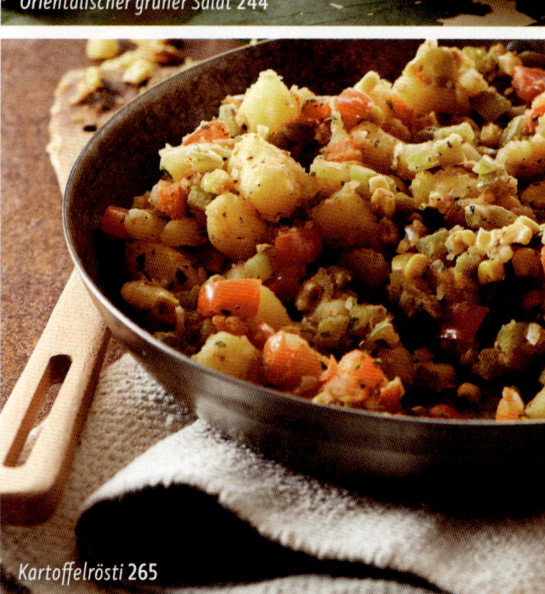

Kartoffelrösti 265

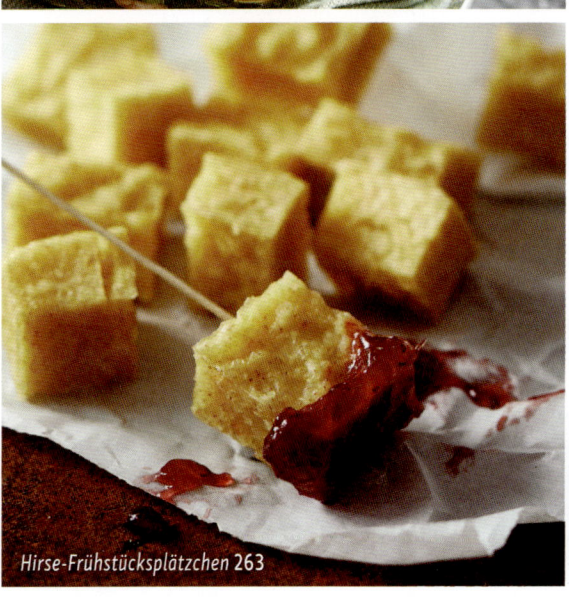

Hirse-Frühstücksplätzchen 263

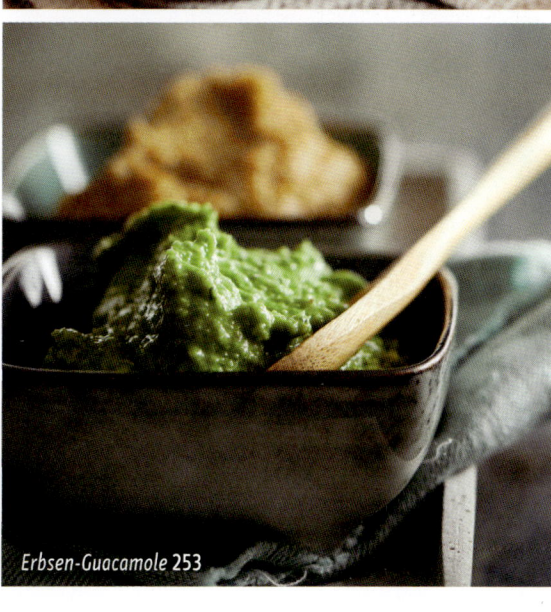

Erbsen-Guacamole 253

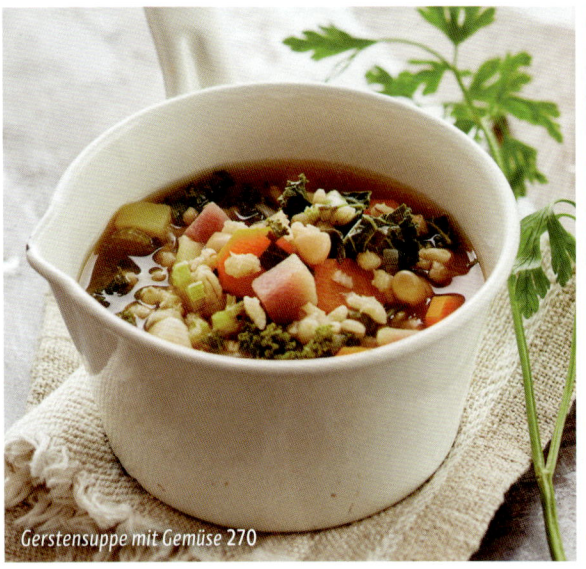

Gerstensuppe mit Gemüse 270

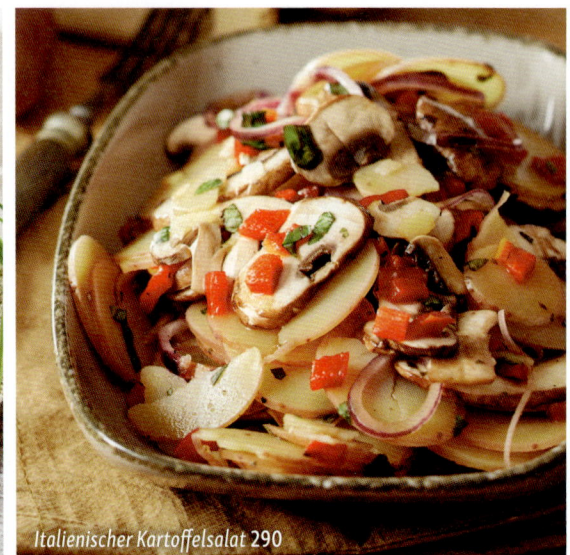

Italienischer Kartoffelsalat 290

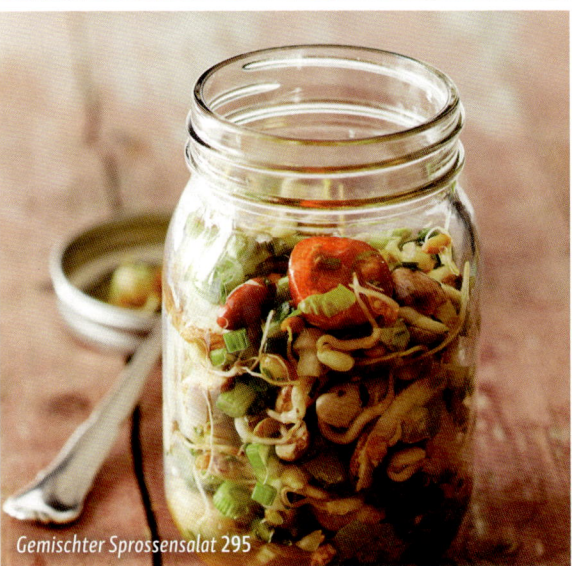

Gemischter Sprossensalat 295

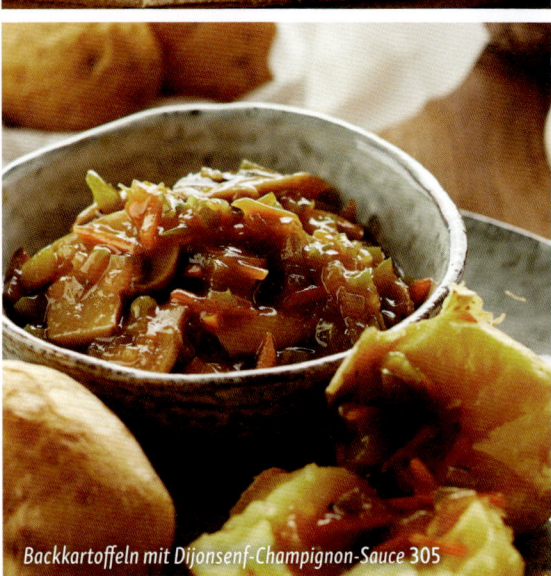

Backkartoffeln mit Dijonsenf-Champignon-Sauce 305

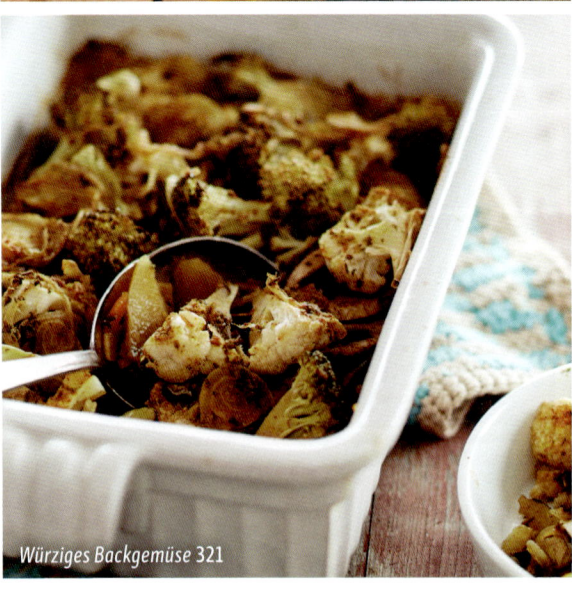

Würziges Backgemüse 321

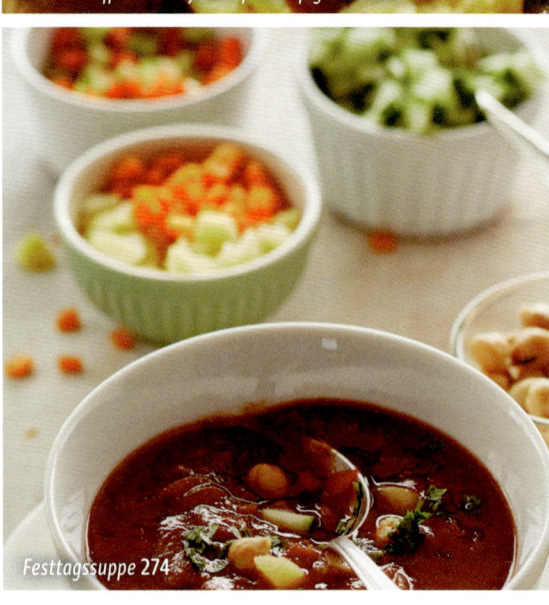

Festtagssuppe 274

Kohlenhydratreiche, fettarme Rezepte für Suppen 266

Süßkartoffelsuppe mit Gemüse 268
Gemüsesuppe »Quer durch den Garten« 268
Gerstensuppe mit Champignons 269
Gerstensuppe mit Gemüse 270
Grüne Kartoffelsuppe 272
Gemüsesuppe 272
Baja-Suppe 273
Festtagssuppe 274
Schnelle Minestrone 276
Cremige Knoblauchsuppe 276
Cremige Spinatsuppe 277
Zwiebelsuppe 278
Bohnensuppe mit Kohl und Kürbis 279
Salat für besondere Anlässe 280
Linsensuppe mit Gemüse 281

Kohlenhydratreiche, fettarme Rezepte für Salate 282

Mais-Zucchini-Salat 284
Grüner Bohnensalat 284
Sommerkartoffelsalat 285
Wildreissalat 287
Reissalat mit Bohnen 287
Sabeks Tabouleh 288
Quinoasalat 288
Tostada-Salat 289
Italienischer Kartoffelsalat 290
Getreidesalat 290
Maissalat 292
Curryreissalat mit Brokkoli 292
Mexikanischer Kartoffelsalat 293
Gemischter Sprossensalat 295
Linsensprossensalat 295

Kohlenhydratreiche, fettarme Rezepte für Hauptgerichte 296

Fünfkornbrei mit Gemüse 298
Fünfkornmischung 299
Kartoffel-Reis-Potpourri 299
Wildreis mit Spinat 300
Gemüse-Reis-Auflauf 302
Wildreis mit Champignons 303
Backkartoffeln mit Dijonsenf-Champignon-Sauce 305
Gebratener Reis 306
Kartoffel-Ratatouille 306
Kartoffelauflauf 307
Schwarzaugenbohnen 308
Kartoffel-Potpourri 308
Kartoffel-Kürbis-Schiffchen 310
Doppelt gebackene Kartoffeln 310
Italienischer Kichererbseneintopf 311
Gemüsechili 313
Tex-Mex-Kartoffeln 314
Schnelle Röstkartoffeln 314
Kichererbsencurry 315
Mit Currygemüse gefüllte Paprika 316
Curry-Tomatensauce 317
Kürbiseintopf mit schwarzen Bohnen 318
Tomaten-Gemüse-Sauce 319
Würziges Backgemüse 321
Süßsaures Gemüse 322
Brokkoli-Champignon-Sauce 322
Kalorienarmer Eintopf 323
Auberginencurry 324
Bohneneintopf mit Kürbis 326
Alu Gobi (Kartoffel-Blumenkohl-Curry) 326
Kichererbseneintopf 327
Mattar Guchi (Erbsen und Champignons mit indischen Gewürzen) 329
Texanischer Gemüseauflauf 330
Mexikanischer Gemüseeintopf 331

Kapitel

1

Nie wieder hungern –
und nie wieder dick sein

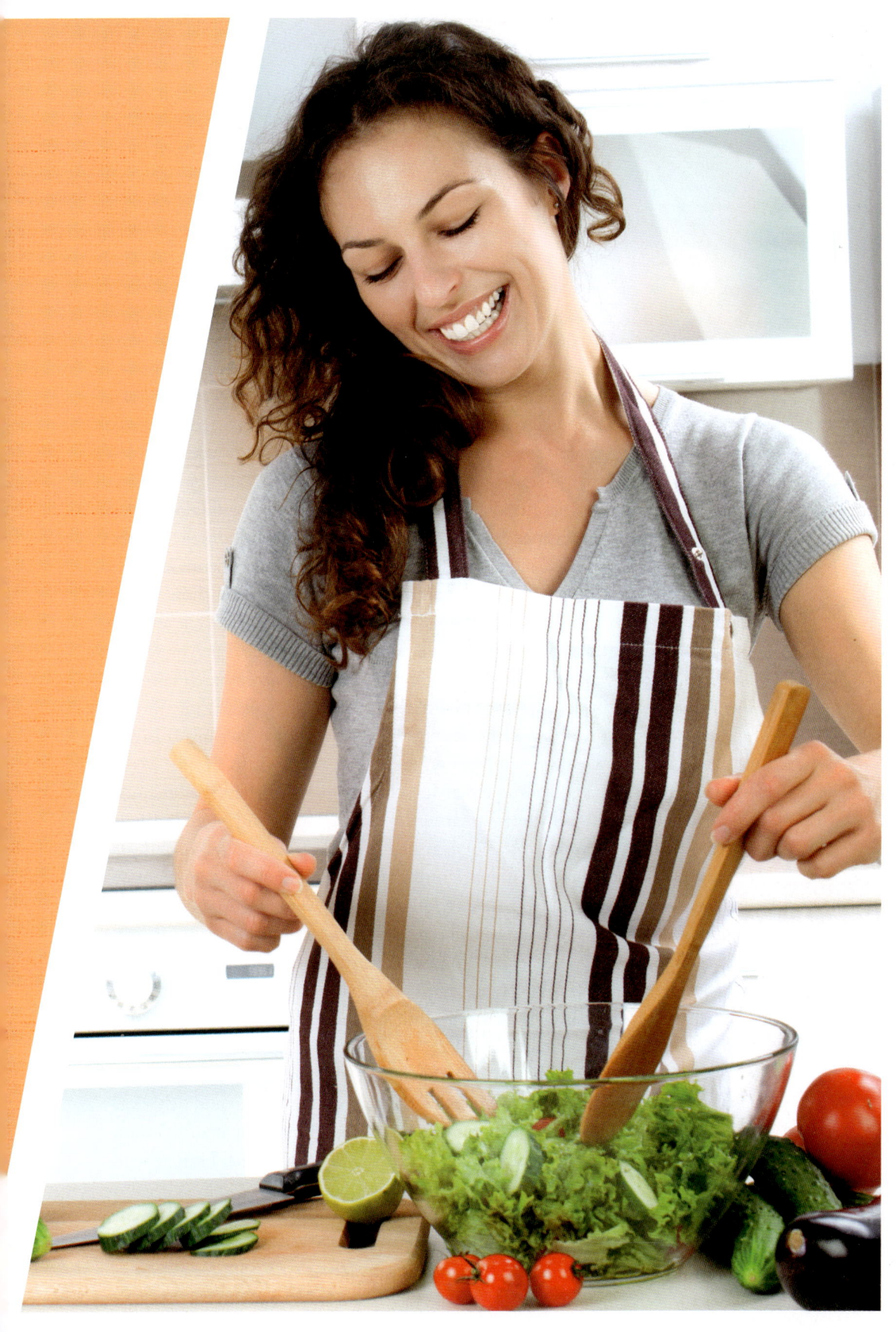

❖

Stellen Sie sich vor, Sie müssten sich zwischen körperlicher Attraktivität und Essen entscheiden. Mit diesem Konflikt schlagen sich die meisten Menschen tagtäglich herum! Schließlich predigen uns die meisten Ärzte, Ernährungsberater und Abnehm-Gurus, dass man nur dann schlank werden kann, wenn man einen seiner elementarsten und stärksten Instinkte bändigt: den Hungertrieb.

Doch dieser Ratschlag ist der sicherste Weg zu einer weiteren erfolglosen Diät. Der Wunsch, seinen eigenen Körper zu mögen und zu verschönern, ist eines unserer natürlichsten und schönsten Bedürfnisse. Jeder Mensch kann etwas für sein Aussehen tun; jeder kann seine ganz persönliche, natürliche Schönheit ausstrahlen. Doch der Drang nach Essen ist noch tiefer in uns verwurzelt als unser Bedürfnis nach Attraktivität; schließlich erhält er uns am Leben. Die Vorstellung, dass diese beiden Grundinstinkte sich nicht miteinander vereinbaren lassen, ist nicht nur falsch, sondern selbstzerstörerisch. Dabei handelt es sich um einen in unserer westlichen Kultur leider weitverbreiteten Irrglauben, der uns frustriert, uns ein schlechtes Gewissen einjagt und außerdem – wie wir später noch sehen werden – dazu beiträgt, dass so viele Menschen es nicht schaffen abzunehmen.

Denn eine Diät, bei der man dauernd Hunger hat, wird niemand lange durchstehen. Dem Hungertod entgehen zu wollen, ist einer unserer mächtigsten Instinkte. Man kann eine Diät nur dann langfristig durchhalten, wenn man sich dabei satt essen darf und trotzdem abnimmt – und zwar bei guter Gesundheit.

Ich weiß genau, was Sie jetzt denken: Zu schön, um wahr zu sein! Denn Sie haben schon so viele schlechte Erfahrungen mit erfolglosen Diäten gemacht, dass Sie glauben, eine Gewichtsabnahme lasse sich nur durch Verzicht erreichen. Denn die meisten Diäten beruhen darauf, Kalorien zu zählen und – natürlich – seine Kalorienaufnahme einzuschränken.

Aber Sie haben auch die Erfahrung gemacht, dass man nicht ewig hungern kann. Irgendwann muss man sich von dieser Zwangsjacke befreien und sich wieder so ernähren wie gewohnt. Doch dann hat man die Pfunde, die man sich unter großen Entbehrungen abgehungert hatte, im Nu wieder auf den Hüften – und zwar viel schneller, als man sie verloren hatte.

Und weil es so schwierig (wenn nicht vielleicht sogar unmöglich) ist, sein Hungergefühl zu unterdrücken, geben viele Menschen irgendwann die Hoffnung auf ein normales Gewicht auf. Wenn sie dann in meinen Büchern lesen oder in meinen Vorträgen hören, dass man abnehmen und trotzdem so viel essen kann, wie man möchte, trauen sie ihren Augen bzw. Ohren nicht.

Aber genau das ist die Grundlage meines McDougall-Programms für maximale Gewichtsreduktion. Bei meiner Diät *soll* man sogar so viel essen, wie man will – und so oft man will. Und man braucht dabei auch keine Kalorien zu zählen oder komplizierte Berechnungen anzustellen. Sie brauchen nie wieder Ihre Essensportionen zu rationieren, dürfen aus einer großen Vielfalt köstlicher Lebensmittel auswählen – und nehmen trotzdem ab. Sie werden sich großartig fühlen und innerhalb kürzester Zeit auch so aussehen. Hunderttausende von Menschen, die mein Programm praktizierten, haben diese Erfahrung bereits gemacht.

Ihr Dilemma beruht auf Fehlinformationen!

In diesem Buch werde ich immer wieder falsche Informationen und Vorstellungen korrigieren, die Sie bisher an einer dauerhaften Gewichtsabnahme gehindert haben. Leider werden wir von den Massenmedien fast täglich in diesen Irrtümern bestärkt; und wenn man etwas Falsches immer wieder zu hören bekommt, glaubt man irgendwann daran. Hier ein typisches Beispiel für dieses Phänomen: In den Fünfziger-, Sechziger- und Siebzigerjahren hat man uns eingeredet, Rindfleisch sei das gesündeste Lebensmittel, das es gibt. Inzwischen zeigen wissenschaftliche Untersuchungen, dass genau das Gegenteil der Fall ist. Doch auch heute werden uns immer noch viele Irrtümer gepredigt: zum Beispiel, dass Olivenöl gesund ist. Ich bin sicher, dass Sie vom Gesundheitswert dieses Öls überzeugt sind und Zucker für schädlich halten! Doch wenn es ums Abnehmen geht, sind Sie mit diesen Überzeugungen auf dem Holzweg.

Alle Öle bestehen zu 100 Prozent aus Fett; sie verflüssigen sich nur bei Zimmertemperatur. Wie alle anderen Fette enthält Olivenöl neun Kalorien pro Gramm – also mehr als doppelt so viele Kalorien wie Zucker, der nur vier Kalorien pro Gramm hat. Fett ist das kaloriendichteste Lebensmittel, das es gibt!

Wenn wir uns anschauen, wie unser Körper Olivenöl und Zucker verwertet, stellen wir fest, dass Olivenöl sich sogar noch negativer auf das Gewicht auswirkt als Zucker, weil es leichter in Form von Fett im Körper gespeichert wird. Denn für unseren Körper sind alle Fette »Reservebrennstoff«, den er für den Fall speichert, dass Sie irgendwann einmal nicht genügend Kohlenhydrate zu essen haben sollten. Diese Fette lagern sich in dem Fettgewebe ab, das sich hauptsächlich unter der Haut und um Ihre Organe herum befindet. Mit anderen Worten: Fett macht dick. Überschüssiger Zucker dagegen wird in Muskeln und Leber unsichtbar in Form von Glykogen gespeichert oder zum Zweck der Wärmeerzeugung verbrannt.

Wie ich später noch ausführlicher erklären werde, wird Zucker in Ihrem Körper nicht so ohne Weiteres in Fett umgewandelt und wirkt sich daher nicht negativ auf Ihr Gewicht oder Aussehen aus.

Außerdem macht Zucker normalerweise satt, weil er den Kohlenhydratbedarf Ihres Körpers deckt und die Glykogenspeicher wiederauffüllt. Fett dagegen sättigt nicht: Davon isst man immer mehr – und nimmt infolgedessen auch immer weiter zu.

Wenn man die Auswirkungen dieser beiden Nahrungsbausteine untersucht, ergibt sich ein ganz anderes Bild als der Mythos, der von den heutigen Massenmedien propagiert wird: Die Kalorien des Olivenöls werden leicht in Körperfett umgewandelt, ohne den Hunger zu stillen. Deshalb schadet man seiner Figur viel mehr, wenn man sein Brot in Olivenöl tunkt, als wenn man morgens Zucker über seine Frühstücksflocken streut.

Damit will ich nicht sagen, dass Sie Unmengen von Zucker essen sollen (zumal dieser meistens in fettreichen Speisen enthalten ist), sondern nur veranschaulichen, wie leicht man sich falsche Vorstellungen zu eigen macht, die letzten Endes dazu führen, dass man zunimmt. Und wie gesagt: Das ist nur einer der vielen Irrtümer, die eine dauerhafte Gewichtsabnahme nahezu unmöglich machen. Wenn Sie sich von diesen Irrtümern verabschieden und sich stattdessen an das McDougall-Programm für maximale Gewichtsreduktion halten, werden Sie feststellen, dass Abnehmen gar keine so unerreichbare Wunschvorstellung ist, wie Sie bisher vielleicht gedacht hatten. Eigentlich ist es sogar ziemlich einfach!

Das McDougall-Programm: Gut aussehen und ein gutes Leben führen

Das McDougall-Programm für maximale Gewichtsreduktion bietet Ihnen einen wissenschaftlich fundierten Ernährungsplan, bei dem Sie nicht hungern und sich daher auch nicht mit den Folgen des Nahrungsentzugs (Schwäche und Abgeschlagenheit) herumschlagen müssen. Da Ihre Mahlzeiten aus vollwertigen, naturbelassenen Lebensmitteln bestehen, ist dieses Programm aus ernährungsphysiologischer Sicht sehr ausgewogen. Es funktioniert deshalb so gut, weil es auf den neuesten wissenschaftlichen und medizinischen Erkenntnissen über Ernährung, Stoffwechsel und den Hungertrieb basiert. Außerdem haben Milliarden von Menschen sich über Jahrmillionen hinweg so ernährt und sind dabei schlank, gesund und kräftig geblieben. Und zufälligerweise bietet das

McDougall-Programm auch noch einen weiteren Vorteil: Sie nehmen dadurch nicht nur ab und werden attraktiver – auch Ihr Gesundheitszustand verbessert sich.

Das McDougall-Programm für maximale Gewichtsreduktion ist ein ganz normaler Ernährungsplan, der sich leicht befolgen lässt – und Ihnen trotzdem ungeheuer viel bringt: Denn wenn Sie sich genau an die Vorgaben halten, wird sich nicht nur Ihr Körper, sondern auch Ihre psychische Verfassung von Grund auf verändern. Sie können damit rechnen, bei diesem Programm sechs bis 15 Pfund pro Monat abzunehmen – vor allem, wenn Sie viel Gewicht (mindestens 15 Kilo) loswerden müssen. (Sobald Sie sich Ihrem Normalgewicht annähern, verlangsamt sich die Gewichtsabnahme.) Gleichzeitig werden Sie dadurch vitaler, bekommen wieder einen klaren Kopf, und Ihr Selbstwertgefühl steigt.

In meinen vorigen Büchern *The McDougall Plan* und *The McDougall Program: 12 Days to Dynamic Health* (auf Englisch) habe ich eine stärkebasierte Ernährung mit moderater körperlicher Aktivität als Basis eines lebenslangen Gesundheitsprogramms empfohlen. Diese Kost besteht hauptsächlich aus Vollkorn- und Getreideprodukten und einer Vielfalt an Hülsenfrüchten, Gemüse- und Obstarten. Hunderte wissenschaftlicher Untersuchungen zeigen, dass die häufigsten auf unsere zu reichhaltige westliche Kost zurückzuführenden degenerativen Erkrankungen sich mit so einer Ernährung verhindern bzw. bekämpfen lassen. Außerdem führt dieses Programm bei den meisten übergewichtigen Menschen

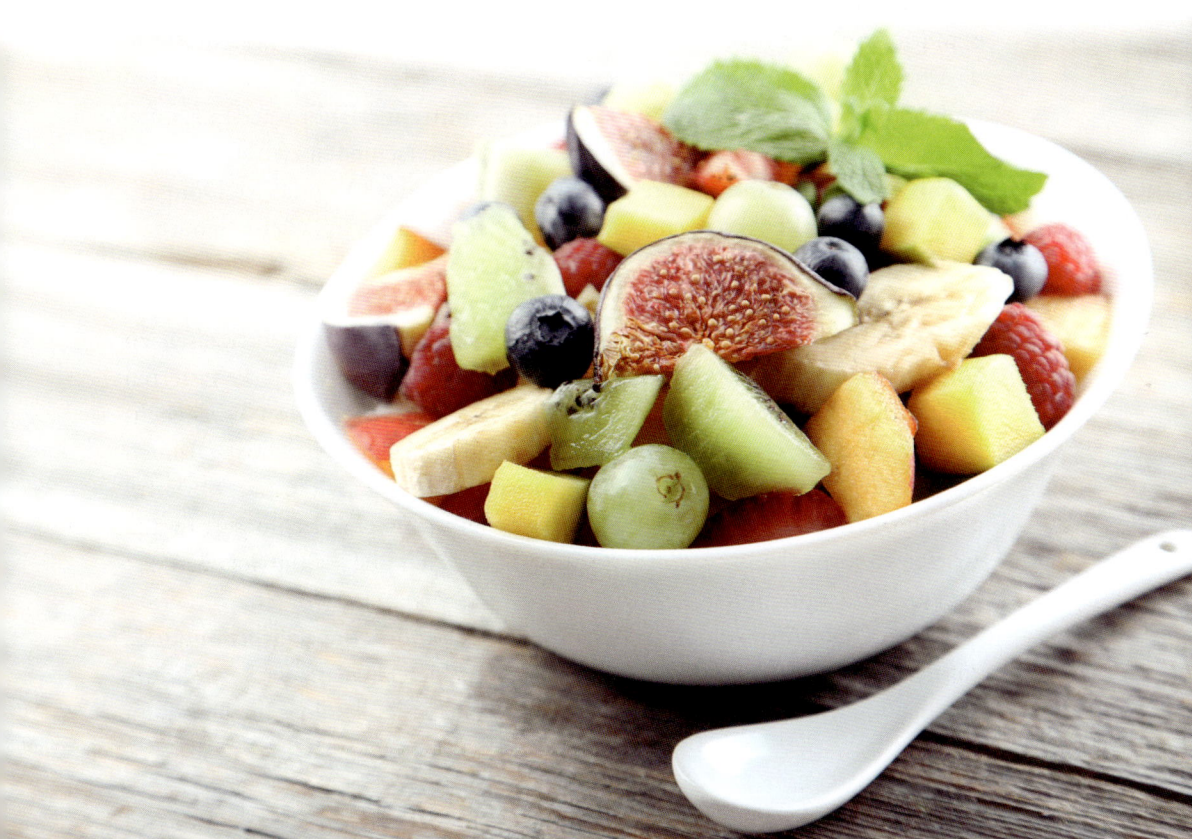

zu einer erheblichen, dauerhaften Gewichtsabnahme, wenn man sich genau daran hält.

Doch viele Menschen brauchen noch ein bisschen mehr Unterstützung beim Abnehmen. Damit meine ich vor allem »gute Futterverwerter«, aber auch viele Frauen, Sportmuffel und Menschen, die schon mehrere Diäten hinter sich haben oder denen die Motivation dazu fehlt, sich an ein Ernährungs- und Sportprogramm zu halten. Das sind immerhin ungefähr 50 Prozent aller abnehmwilligen Menschen! Diese Leute brauchen ein Programm, das ihnen zeigt, wie man die Hindernisse, die einer Gewichtsabnahme entgegenstehen, überwinden kann. Deshalb habe ich das McDougall-Programm für maximale Gewichtsreduktion entwickelt. Es ist auf die Bedürfnisse von Menschen zugeschnitten, die vor allem ein Ziel verfolgen: Sie möchten unschöne überflüssige Pfunde so schnell wie möglich loswerden – und zwar dauerhaft. Sie möchten wieder attraktiv aussehen. Und während sie dieses Ziel erreichen, werden sie zu ihrer großen Freude feststellen, dass dieses Programm auch noch einen unerwarteten Nebeneffekt hat: nämlich einen hervorragenden Gesundheitszustand.

Genau wie bei meinem ursprünglichen McDougall-Programm darf man auch beim McDougall-Programm für maximale Gewichtsreduktion so viel essen, wie man möchte – und nimmt trotzdem ab. Mit der Zeit werden Sie feststellen, dass Ihr äußeres Erscheinungsbild sich durch diese gesündere Ernährung und Lebensweise deutlich verbessert.

Der Hauptunterschied zwischen meinem ursprünglichen Programm und dem McDougall-Programm für maximale Gewichtsreduktion besteht darin, dass bei meiner Diät ursprünglich eine gewisse Menge an Mehlprodukten und kalorienreicheren pflanzlichen Nahrungsmitteln erlaubt war. (In Kapitel sechs finden Sie nähere Informationen zu den Unterschieden zwischen diesen zwei Programmen und erfahren auch, wie Sie mit der Original-McDougall-Diät weitermachen können, nachdem Sie Ihr Wunschgewicht dauerhaft erreicht haben.)

Dieses Buch enthält alle Informationen, die Sie brauchen, um das McDougall-Programm für maximale Gewichtsreduktion praktizieren zu können. Es erklärt die wissenschaftlichen Grundlagen einer stärkebasierten Ernährung und zeigt, wie und warum diese Kost Sie von Ihrem Übergewicht befreien wird. Wer sich in den letzten zehn Jahren (oder vielleicht sogar noch länger) gewissenhaft an die McDougall-Philosophie gehalten hat, findet in diesem Buch neue Strategien, mit denen er sein Gewicht noch besser in den Griff bekommen kann. Außerdem enthält das Buch über 100 neue köstliche Rezepte zum Abnehmen.

Dieses Gewichtsreduktionsprogramm ist gesund und ungefährlich, und Sie können sich Ihr Leben lang so ernähren. (Falls Sie ernsthaft krank sind oder regelmäßig Medikamente einnehmen müssen, sollten Sie allerdings Ihren Arzt um

Rat fragen, bevor Sie etwas an Ihrer Ernährung ändern. Oft müssen aufgrund der Erfolge dieses Programms Arzneimittel abgesetzt oder in ihrer Dosis verringert werden.) Doch sobald Sie Ihr Idealgewicht erreicht haben, können Sie – wenn Sie möchten – auch wieder auf mein Originalprogramm umsteigen. Damit können die meisten Menschen ihr Gewicht dauerhaft halten.

Das McDougall-Programm für maximale Gewichtsreduktion funktioniert aus dem einfachen Grund, weil es – genau wie das ursprüngliche Programm – auf den natürlichen Abläufen in unserem Körper beruht. Sobald Sie die wissenschaftlichen und medizinischen Grundlagen dieses Programms kennen, wird Ihnen klar werden, dass es gar keine andere Möglichkeit gibt, abzunehmen. Und dann wird Ihnen das auch gar nicht mehr so schwerfallen, weil es das einzig Vernünftige ist. Nur eine Warnung möchte ich Ihnen an dieser Stelle mit auf den Weg geben: Wenn Sie ernsthaft krank sind, sollten Sie diese Diät nur unter ärztlicher Kontrolle durchführen.

Niemand kann dieses viele Fett wieder loswerden

Nicht nur die meisten Amerikaner, auch viele Deutsche sind aus zwei Gründen übergewichtig und krank: weil sie sich zu üppig und fettreich ernähren und weil sie einen Großteil ihres Lebens sitzend verbringen. Schon allein diese beiden Faktoren stellen eine enorme Belastung für den menschlichen Körper dar. Selbst ein durchtrainierter Sportler wäre wahrscheinlich nicht in der Lage, all die vielen Kalorien zu verbrennen, die wir unserem Körper mit unserer fettreichen Ernährung zumuten.

Im Jahr 1990 trat ich in einer Talkshow in Minneapolis auf, um für mein Buch *The McDougall Program: 12 Days to Dynamic Health* zu werben. An der Show nahm auch ein Leichtathletik-Weltmeister namens Carl Lewis teil, der, wie Sie vielleicht wissen, den Weltrekord im 100-Meter-Lauf (9,86 Sekunden) aufgestellt und bei Olympia im Jahr 1988 mehrere Goldmedaillen gewonnen hat. Bei den Olympischen Spielen, die vier Jahre später in Barcelona stattfanden, gewann er ebenfalls Gold. Während wir auf unseren Auftritt warteten, vertraute Carl mir an, dass er Probleme mit seinem Gewicht habe, was sich negativ auf seine läuferische Leistung auswirke. Jeder, der die Olympischen Spiele in den Jahren 1988 oder 1992 verfolgt hat, weiß, dass Carl Lewis einer der hervorragendsten und konditionsstärksten Sportler unserer heutigen Zeit ist. Und trotzdem hatte er Gewichtsprobleme! Später (im August 1992) erinnerte er sich in einem Interview mit der Zeitschrift *Runner's World* an sein

Dilemma: »Früher fiel es mir schwer, mein Gewicht zu halten«, erklärte er. »Ich aß fast nie etwas – ich hungerte mich beinahe zu Tode, um meine schlanke Läuferfigur nicht zu verlieren –, bis ich eines Tages in Minneapolis zufällig John McDougall kennenlernte.«

Carl hatte das gleiche Problem mit einer zu fettreichen Ernährung wie die meisten Amerikaner: Fett enthält so viele Kalorien, dass unser Körper es nicht richtig verbrennen kann. Deshalb nimmt man von einer zu fetten Kost früher oder später zu – auch als Weltklassesportler.

Nachdem ich Carl das erklärt und ihm ein Exemplar meines Buches in die Hand gedrückt hatte, begann er mit der McDougall-Diät und bekam die positiven Auswirkungen dieses Programms schon sehr bald zu spüren. Er berichtete anderen Menschen – auch den Kollegen seines 4-x-100-Meter-Staffel-Weltrekordteams – von seinen Abnehmerfolgen. In dem Interview mit *Runner's World* erklärte Lewis: »Ich habe Leroy [Burrell] und Floyd Heard empfohlen, es auch mit diesem Programm zu versuchen, und wir haben alle abgenommen. Vor allem aber habe ich mich dadurch ein bisschen wohler gefühlt, und so bin ich bei dem Programm geblieben.«

Auf die Frage, ob das McDougall-Programm sich auf seine sportliche Leistungsfähigkeit ausgewirkt habe, erklärte Lewis: »Ja, ich glaube, ich habe diesem Programm einen Großteil meiner Leistungen bei den Olympischen Spielen zu verdanken. Damit meine ich nicht unbedingt, dass ich dadurch schneller geworden bin – aber es ist mir leichter gefallen, schlank zu bleiben, und auch mein Stressniveau ist gesunken. Ich konnte regelmäßiger essen und habe trotzdem nicht zugenommen.« Immerhin hat Carl Lewis, während er sich nach dem McDougall-Programm ernährte, den Weltrekord im 100-Meter-Lauf aufgestellt, zwei Goldmedaillen gewonnen und die beste Weitsprungserie seiner Karriere (dreimal über 8,80 Meter) geschafft.

Höchstwahrscheinlich trainieren Sie nicht jeden Tag wie Carl Lewis. Ich tue es jedenfalls nicht. Und wenn dieser Hochleistungssportler mit seiner früheren Ernährung sein Gewicht nicht halten konnte, wie sollen Sie und ich das dann schaffen?

Auf diese Frage gibt es eine ganz einfache Antwort: Es ist unmöglich. Das ist die unerschütterliche Tatsache, an der die meisten übergewichtigen Menschen scheitern, sodass sie irgendwann resignieren und sich bis in alle Ewigkeit zu einer korpulenten Figur verdammt fühlen. Vielleicht gab es auch in Ihrem Leben schon Phasen, in denen Sie abgenommen haben; doch bestimmt war dieser Gewichtsverlust hart erkämpft und nur von kurzer Dauer. Kein Mensch kann sich ständig zu solchen heroischen Entbehrungen durchringen. Doch wenn Sie sich für einen Versager halten, weil Sie mit der in den USA üblichen Ernährung (oder einer ähnlichen Kost) nicht abnehmen können, täuschen Sie sich! Die Chancen, mit einer fettreichen Ernährung abzunehmen, sind äußerst gering.

»Obwohl es so viele Programme zur Behandlung von krankhaftem Übergewicht gibt, lassen sich damit oft nur schwer Erfolge erzielen«, heißt es in einem Bericht des wissenschaftlichen Beirats des *Journal of the American Medical Association*. »Wenn man eine ‚Heilung' von Übergewicht als Erreichung des Wunschgewichts definiert, das der Patient anschließend fünf Jahre lang beibehält, sind die Heilungschancen bei den meisten Krebsarten höher als bei Übergewicht.«

Deshalb wollen so viele Menschen von Diäten nichts mehr wissen; in den USA gibt es zurzeit sogar eine richtige Anti-Diät-Bewegung. Solange Sie sich fettreich ernähren, können Sie nicht dauerhaft abnehmen. Vielleicht gelingt es Ihnen, sich vorübergehend ein paar Kilos herunterzuhungern; doch die meisten Menschen nehmen anschließend schnell wieder zu – und das ist sehr frustrierend.

Heutzutage sind 40 Prozent aller Amerikaner übergewichtig. Wenn man Kinder aus dieser Statistik herausrechnet, sieht man, dass fast zwei Drittel aller Amerikaner das Idealgewicht übersteigen, das sie bei ihrer Körpergröße eigentlich haben sollten; 25 Prozent sind sogar fettleibig, also krankhaft übergewichtig. Laut der Deutschen Gesellschaft für Ernährung e.V. nimmt die Zahl der Übergewichtigen in Deutschland weiterhin zu: 59 % der Männer und 37 % der Frauen sind übergewichtig. Besorgniserregend ist der Anstieg von Adipositas: Von 1999 bis 2013 nahm der Anteil adipöser Männer um 40 % und der adipöser Frauen um 24,2 % zu. Und solange wir weiterhin so viel Fett essen, wird sich daran auch nichts ändern.

Aber es gibt auch noch einen anderen wichtigen Faktor, der leider oft übersehen wird: unser Bedürfnis nach Kohlenhydraten.

Wir essen Fett, obwohl wir eigentlich Hunger auf Kohlenhydrate haben

Obwohl es kaum jemandem von uns bewusst ist, haben wir ein starkes Verlangen nach Kohlenhydraten. Schon in der Kindheit sind Kohlenhydrate der Nahrungsbaustein, den unser Körper am allerdringendsten braucht. Erwachsene Menschen benötigen ungefähr 35-mal mehr Kohlenhydrate für die Energiegewinnung als Eiweiß für Wachstumsprozesse; und ihr Kohlenhydratbedarf ist sogar 800-mal so hoch wie ihr Fettbedarf. Beispielsweise brauchen erwachsene Männer pro Tag etwa 20 Gramm Eiweiß für Zellreparatur und Zellersatz; zusätzlich benötigen sie täglich ungefähr 700 Gramm Kohlenhydrate für die Deckung ihres Energiebedarfs und etwa drei Gramm Fett.

Kohlenhydrate sind die effizienteste Energiequelle, die wir unserem Körper bieten können. Besonders reich an Kohlenhydraten sind Gemüse, Vollkornprodukte und Obst.

Doch selbst wenn Sie Fett und Eiweiß essen, verlangt Ihr Körper nach Kohlenhydraten. Wenn Ihre Ernährung zu wenig Kohlenhydrate enthält, müssen Sie Ihrem Körper also viel mehr Nahrung zuführen, um Ihren Kohlenhydratbedarf zu decken. Und mit dieser erhöhten Nahrungsmenge nehmen Sie gleichzeitig auch eine Menge Fett zu sich – zumindest, wenn Sie sich so ernähren wie die meisten Amerikaner. Am Ende sind Sie dann übergewichtig und haben trotzdem immer noch Hunger.

Das McDougall-Programm für maximale Gewichtsreduktion geht einen ganz anderen Weg als die kohlenhydratarmen Diäten. Diese Ernährung bietet Ihnen genau das, was Ihr Körper am dringendsten benötigt (Kohlenhydrate), und schränkt die Aufnahme des Nahrungsbausteins ein, von dem Sie am wenigsten brauchen (Fett). Dadurch nimmt man ab. Und da Kohlenhydrate normalerweise in vollwertigen Nahrungsmitteln wie Vollkornprodukten und Gemüse enthalten sind, führt die McDougall-Diät nicht nur zur Gewichtsabnahme, sondern Sie tun damit gleichzeitig auch etwas für Ihre Gesundheit.

Deshalb dürfen Sie beim McDougall-Programm so viel essen, wie Sie möchten, werden sich satt und zufrieden fühlen – und trotzdem abnehmen.

All das sind keineswegs haltlose Behauptungen, sondern unumstößliche Tatsachen. Die Wirksamkeit meines Programms wurde wissenschaftlich nachgewiesen: In einer Studie mit 574 Patienten, die an meinem stationären Gewichtsreduktionsprogramm in Napa Valley (Kalifornien) teilnahmen, verloren übergewichtige Männer (die über 100 Kilo wogen) innerhalb von nur elf Tagen im Durchschnitt 8,3 Pfund – das ist beinahe ein Pfund pro Tag! Übergewichtige Frauen (mit über 75 Kilo) nehmen innerhalb dieser elf Tage durchschnittlich 4,4 Pfund ab. Wer mein Programm praktiziert, verliert dabei 6 bis 15 Pfund pro Monat – so lange, bis er schlank ist. Und jetzt kommt das Allerwichtigste: Bei dieser Diät muss man nicht hungern. Jeder meiner Patienten darf sich noch eine zweite oder dritte Essensportion holen, wenn er möchte. Wir *ermahnen* sie sogar dazu, sich satt zu essen!

Für viele Menschen, die mein Programm ausprobieren, nachdem sie meine Bücher gelesen oder einen Vortrag von mir gehört haben, ist das die »letzte Hoffnung«: Die meisten haben schon unzählige Male versucht abzunehmen, sind damit immer wieder gescheitert und haben dadurch den Mut verloren. Sie müssen jede Menge Tabletten schlucken und leiden unter den verschiedensten Krankheiten und Funktionsstörungen. Diese Menschen haben es mit so gut wie allen Diäten versucht, die jemals auf dem Buchmarkt veröffentlicht wurden, haben stationäre Gewichtsreduktionsprogramme absolviert, wochenlang nur von Diätshakes gelebt, ärztlich überwachte Fastenkuren über sich ergehen lassen und alle möglichen Medikamente eingenommen, die eine Gewichtsabnahme versprechen. Sie haben Tausende von Dollars ausgegeben, um sich von Abnehm-experten beraten zu lassen, und sind trotzdem immer noch übergewichtig.

Da diese Menschen trotz aller Bemühungen im Lauf der Zeit immer mehr zugenommen haben, halten sie sich für hoffnungslose Fälle und glauben, dass sie ihr Leben lang dick sein werden. Doch sobald sie an diesem Tiefpunkt angelangt sind, kommt die wundersame Wende. Denn nachdem alle Abnehmversuche nichts gebracht haben, sind sie bereit für eine große Veränderung; und dann unternehmen sie noch einen letzten Versuch – mit dem McDougall-Programm für maximale Gewichtsreduktion.

Denjenigen meiner Leser, die sich für besonders schwere Fälle halten, möchte ich versichern, dass gerade sie die besten Chancen haben, zu den Stars meines Programms zu werden. Viele Männer und Frauen, deren Geschichten ich in diesem Buch erzähle, hatten schon die Hoffnung aufgegeben, ihr Übergewicht jemals in den Griff zu bekommen; doch dann versuchten sie es mit dem McDougall-Programm für maximale Gewichtsreduktion und hatten Erfolg damit. Je übergewichtiger Sie sind, umso schneller können Sie abnehmen – und das, ohne hungern zu müssen. Also entschließen Sie sich, Ihr Problem an der Wurzel zu bekämpfen! Das ist der erste Schritt zu einer erfolgreichen Gewichtsabnahme.

Die 30-jährige Marcy Ann Roth aus Petaluma (Kalifornien) ist ein lebender Beweis dafür. Marcy nahm mit dem McDougall-Programm ungefähr fünf Kilo pro Monat ab, bis sie um insgesamt 27,5 Kilo leichter war; und dieses Programm, an das sie sich nun schon seit über zwei Jahren hält, bringt ihr auch heute noch Vorteile. »Ich habe durch einen Arbeitskollegen von dem McDougall-Programm erfahren«, berichtet sie. »Das ist die gesündeste Diät, die ich kenne. Es gibt vier schädliche Lebensmittelgruppen, von denen man die Finger lassen sollte. Ansonsten darf man essen, essen, essen – und nimmt trotzdem ab. Ich weiß, das klingt unglaublich – aber es stimmt! Und der Abnehmerfolg stellt sich fast sofort ein.« Aber Marcy hat mit diesem Programm nicht nur abgenommen, sondern noch viel mehr erreicht. »Mein Cholesterinspiegel ist von 188 auf 131 mg/dl gesunken. Außerdem ist mein Körper durch die Diät und durch meinen Sport viel straffer geworden. Ich musste meine Garderobe von Grund auf erneuern.«

Vorher hatte Marcy schon viele schlechte Erfahrungen mit Diäten gemacht. »Ich habe es auch mal mit den Weight Watchers versucht, konnte mein dadurch erreichtes Gewicht aber nicht lange halten. Außerdem hatte dieses Programm viele Nachteile: a) Man musste hungern, b) sich von ungesunden Lebensmitteln ernähren und c) alle seine Essensportionen abwiegen bzw. abmessen und über alles, was man aß, genau Buch führen. Im Großen und Ganzen fühlte ich mich während des Weight-Watchers-Programms nicht schlecht, aber ich hatte dauernd Hunger, und als ich mich dann wieder normal ernährte, nahm ich zu.«

Ein paar einfache Spielregeln

Mein Programm ist nicht schwer zu verstehen und sehr wirksam. In Kapitel 6 dieses Buches beschreibe ich es genauer, und Kapitel 15 enthält eine umfangreiche Liste von abgepackten und verarbeiteten Lebensmitteln, die dabei erlaubt sind. Aber zunächst einmal möchte ich Ihnen einen kurzen Überblick über mein Programm geben. Dabei werden Sie sich von folgenden Lebensmitteln ernähren:

- Sämtliche Vollkornprodukte und Vollkorngetreideflocken wie beispielsweise Naturreis, Mais, Haferflocken, Gerste, Hirse und Vollweizen; viele abgepackte Getreideflocken; gepufftes Getreide und andere gesunde Getreideprodukte
- Kürbisse (Eichelkürbis, Butternusskürbis, Riesenkürbis, Gartenkürbis) und Zucchini
- Wurzelgemüse wie beispielsweise Kartoffeln und Süßkartoffeln
- Hülsenfrüchte wie Erbsen, Schälerbsen, Schwarzaugenbohnen, grüne Bohnen, Kichererbsen, Linsen, Adzukibohnen, Pintobohnen, weiße und schwarze Bohnen
- Grünes und gelbes Gemüse wie Blattkohl, Brokkoli, Grünkohl, Blattsenf, Weißkohl; Brunnenkresse und verschiedene andere grüne Salatarten; Sellerie, Blumenkohl, Karotten, Spargel und Tomaten
- Obst wie Äpfel, Bananen, Beeren, Grapefruits, Orangen, Pfirsiche und Birnen (aber nur zwei Portionen pro Tag)
- Für die meisten Menschen gilt die Regel, dass sie Einfachzucker, Salz und Gewürze sparsam bei Tisch benutzen, aber nicht zum Kochen verwenden sollten.

Diese und andere Lebensmittel machen meine Diät zu einem der interessantesten Ernährungsprogramme, die es gibt. Sobald Sie gelernt haben, wie man Kräuter, Gewürze und verschiedene Garmethoden richtig einsetzt, werden Sie von diesen Gerichten stets satt werden, und sie werden Ihnen auch gut schmecken. Einen großen Bogen sollten Sie dagegen um folgende Lebensmittel machen:

- Alle roten Fleischsorten wie beispielsweise Rind, Schwein und Lamm, denn sie sind reich an Fett, Cholesterin und anderen ungesunden Inhaltsstoffen.
- Geflügel und Fisch. Geflügel enthält ungefähr genauso viel Cholesterin wie rotes Fleisch, während der Cholesteringehalt bei Fisch von der Art abhängt. Manche Fischarten enthalten mehr Cholesterin als rotes Fleisch, andere weniger.
- Alle Milchprodukte einschließlich Milch, Joghurt und Käse – denn auch sie enthalten jede Menge Fett und Cholesterin. Fettarme Milchprodukte sind

aufgrund möglicher Gesundheitsrisiken wie beispielsweise Allergien, Diabetes im Kindesalter, Arthritis und Laktoseintoleranz ebenfalls nicht zu empfehlen.

- Alle Öle einschließlich Oliven-, Distel-, Erdnuss- und Maisöl. Öl ist nichts anderes als Fett in flüssiger Form!
- Alle Eier. Sie sind wahre Fett- und Cholesterinbomben.
- Nüsse, Kerne, Avocados, Oliven und Sojaprodukte (einschließlich Tofu, Sojakäse und Sojamilch). Sojaerzeugnisse, die nicht speziell verarbeitet wurden, haben einen hohen Fettgehalt. (Fettarme Sojaprodukte sind ebenfalls nicht zu empfehlen.)
- Trockenobst und Fruchtsäfte
- Sämtliche Mehlprodukte wie Brot, Bagels und Brezeln. Je weniger ein Lebensmittel verarbeitet wurde, umso besser eignet es sich zum Abnehmen. Mehlerzeugnisse bestehen lediglich aus Getreidefragmenten oder ziemlich kleinen Getreidepartikeln, die der Körper besser aufnehmen kann als Vollkornprodukte, und verlangsamen daher die Gewichtsabnahme.

Wie Sie sehen, besteht diese Diät aus unverarbeiteten, kohlenhydratreichen Lebensmitteln. Fett ist nur in kleinen Mengen erlaubt.

Da man sich beim McDougall-Programm für maximale Gewichtsreduktion an klare Regeln halten muss, ist diese Diät unkompliziert und leicht zu befolgen. Von den »erlaubten« Lebensmitteln dürfen Sie so viel essen, wie Sie möchten, sodass Sie stets satt werden. Da Fett bei diesem Ernährungsprogramm nur 3 bis 5 Prozent Ihrer Gesamtkalorienaufnahme ausmacht (denn auch Stärke, Gemüse und Obst enthalten etwas Fett), bleibt nach der Verwertung Ihrer Nahrung kaum noch Fett übrig, das als Körperfett gespeichert werden könnte.

An diese neue Ernährungsweise gewöhnt man sich innerhalb von ein bis zwei Wochen. Nur an den ersten Tagen ist es etwas mühsam, sich daran zu halten: Man muss lernen, von welchen Lebensmitteln man sich ernähren soll, wo diese zu finden sind und wie man sie zubereitet. Doch schon nach einer Woche haben Sie sich auf diese Ernährung eingestellt und werden feststellen, dass man sein Essen auch ohne Fleisch und Fett genießen kann – und dann ist es gar kein Problem mehr, sich an dieses Programm zu halten.

Festtage werden wieder zu etwas Besonderem

Das McDougall-Programm ist für Ihre tägliche Ernährung bestimmt. Dabei handelt es sich mehr oder weniger um die gleiche Kost, von der wir Menschen uns schon seit Jahrtausenden ernähren. Mit dieser Ernährung haben wir uns im Lauf der Evolution zu unserer heutigen Lebens- und Erscheinungsform entwickelt. Angehörige traditioneller Kulturen und die meisten Menschen auf der Welt ernähren sich heute noch so.

So richtig geschlemmt haben unsere Vorfahren nur zu festlichen Anlässen: An Fest- und Feiertagen und bei anderen besonderen Gelegenheiten aß und trank man nach Herzenslust und ließ es sich gut gehen.

Vor dem Hintergrund der Menschheitsgeschichte betrachtet, ist unser heutiges Leben äußerst unnormal. Denn heute ernähren wir uns fast alle so, wie es sich früher nur ein paar genusssüchtige Adlige leisten konnten; und die Auswirkungen dieser üppigen Kost auf die Aristokratie früherer Zeiten wurden in historischen Krankengeschichten und auf Gemälden genauestens dokumentiert: Bilder von vollgefressenen Adligen in eleganten Kleidern und literarische Beschreibungen ihres dekadenten Lebensstils und der dadurch entstandenen Krankheiten zeigen, wie sehr diese Völlerei und dieses bequeme Leben ihrer Gesundheit geschadet haben. Damit will ich natürlich über niemanden ein moralisches Urteil fällen, sondern nur auf eine wissenschaftlich erwiesene medizinische Tatsache hinweisen: Ein untätiges Lebens und eine fettreiche, kohlenhydratarme Kost haben verheerende Auswirkungen auf unsere Gesundheit. Für so eine Ernährung sind wir von unserer Evolution her einfach nicht geschaffen.

Trotzdem dürfen wir im Rahmen dieses Programms natürlich auch ab und zu einmal richtig »zuschlagen« – aber eben nur zu festlichen Anlässen. Wenn wir unsere Gesundheit zurückgewinnen möchten, müssen wir es genauso halten wie unsere Vorfahren: Truthahn gibt es nur an Thanksgiving, Schinken nur zu Weihnachten, Eier nur zu Ostern, Süßigkeiten nur am Valentinstag, Kuchen und Eis nur bei Geburtstagsfeiern. Doch für den Durchschnitts-amerikaner ist jedes Frühstück ein Osterfest; mittags wird so üppig gegessen wie an Weihnachten und Leckerbissen wie Kuchen oder Eis, die man sich früher nur an Geburtstagen gegönnt hat, stehen jetzt fast jeden Tag auf dem Programm. Wenn Sie unsere Lebensweise einmal vor dem Hintergrund der Welternährung oder der Menschheitsgeschichte betrachten, kristallisieren sich dabei zwei wichtige Erkenntnisse heraus: 1) Unsere Essgewohnheiten unterscheiden sich sehr stark von denen unserer Vorfahren und auch von der

Ernährungsweise in den meisten Ländern der Welt. 2) Diese Essgewohnheiten haben zu der bei uns herrschenden Fettleibigkeitsepidemie und der erschreckenden Häufigkeit degenerativer Erkrankungen geführt. Unsere heutige Kost ist für unseren Stoffwechsel einfach zu üppig. Im Grunde ist das Ganze nur eine Frage der Ausgewogenheit: Wir müssen unsere tägliche Ernährung so einfach und gesund wie möglich gestalten, und Schlemmen ist in Zukunft nur noch an Festtagen erlaubt.

Es ist wichtig, sich mit den wissenschaftlichen und medizinischen Grundlagen des McDougall-Programms und der im Rahmen dieser Diät erlaubten gesunden Lebensmittel auseinanderzusetzen. Daher möchte ich in den nächsten fünf Kapiteln beschreiben, was in unserem Körper passiert, wenn wir zu- oder abnehmen. Auf unseren Hungertrieb, unseren Stoffwechsel und unsere Ernährungsbedürfnisse bin ich ja bereits eingegangen. In Kapitel 6 folgt eine genaue Beschreibung des McDougall-Ernährungsprogramms. Kapitel 9 beinhaltet ein wirksames, gefahrloses Trainingsprogramm, das sich problemlos durchhalten lässt; und in den darauffolgenden Kapiteln gehe ich auf besondere Fragen und Probleme ein (zum Beispiel, warum Frauen langsamer abnehmen als Männer). Außerdem erhalten Sie Tipps, wie Sie sich schnell an dieses Programm gewöhnen können; was man beachten sollte, wenn man während der McDougall-Diät im Restaurant essen möchte; und was auf Ihrer Einkaufsliste stehen sollte. In den Kapiteln 15 und 16 schließlich lernen Sie Essenspläne, empfehlenswerte Garmethoden und über 100 Rezepte kennen.

Und nun wollen wir Ihren wundersamen Wandlungsprozess in Angriff nehmen und damit bei einem Punkt beginnen, der die meisten übergewichtigen Menschen am meisten verwirrt und ihnen die größten Schuldgefühle einjagt: dem Hungertrieb.

Kapitel

2

Die Macht des Hungertriebs

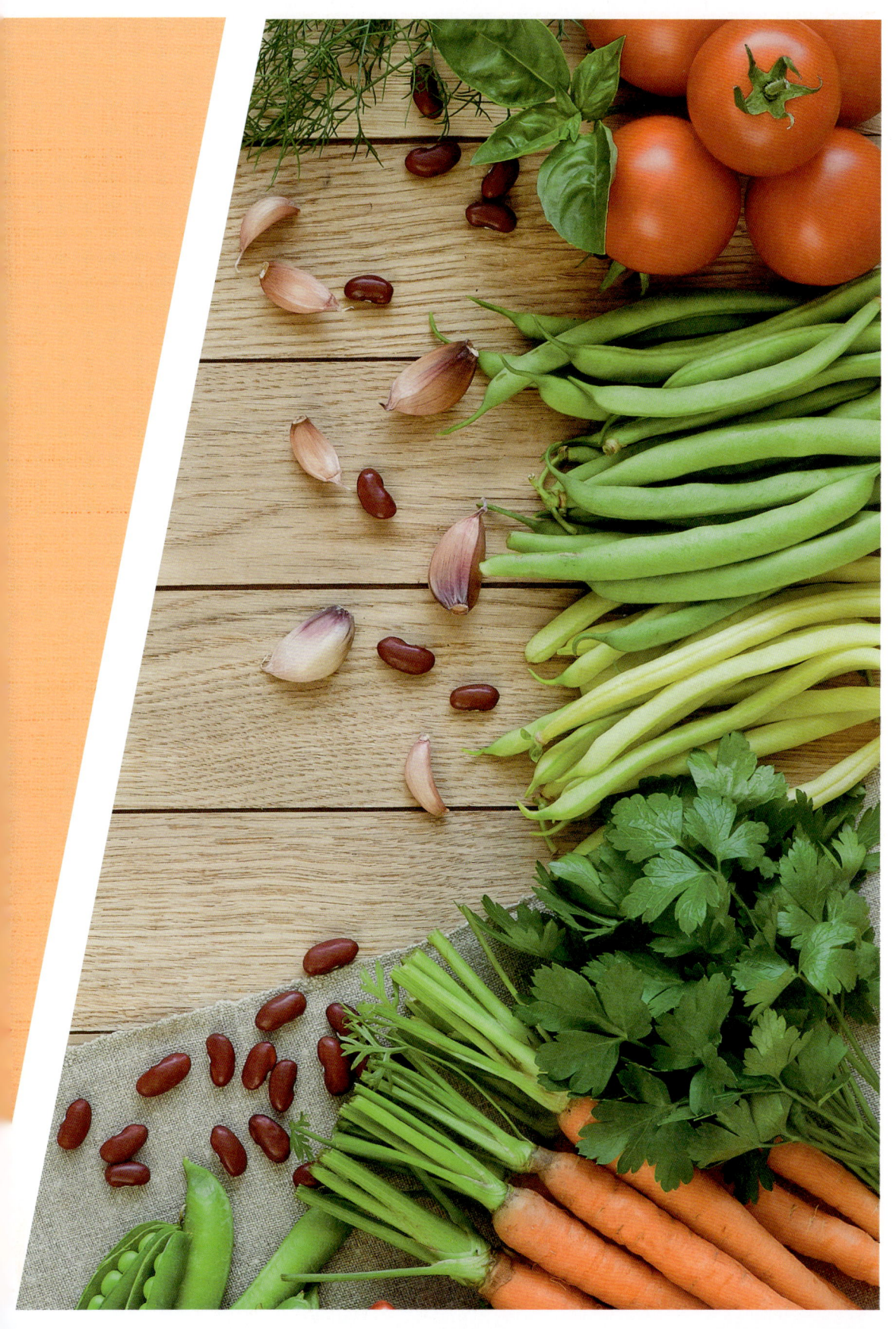

◆◆◆◆◆◆

Sein Hungergefühl in den Griff zu bekommen, ist eines der größten Probleme, mit denen man zu kämpfen hat, wenn man abnehmen möchte. Und doch liegt diese Beherrschung des Hungertriebs den meisten Gewichtsabnahmeprogrammen zugrunde: Sie beruhen auf dem Prinzip, dass man unweigerlich zunimmt, wenn man seinem Hungergefühl nachgibt. Man hat also nur zwei Möglichkeiten: Entweder man unternimmt heroische Anstrengungen, um sein natürliches Bedürfnis nach Nahrung unter Kontrolle zu bekommen, oder man nimmt einen Appetitzügler ein oder macht eine Diät, bei der der Körper in den Hungerstoffwechsel (Ketose) hineingerät – wie es beispielsweise bei der Atkins-Diät und den Optifast-Programmen der Fall ist –, um sein Hungergefühl zu unterdrücken. Doch wie die meisten Menschen wissen, sind solche Abnehm-Methoden normalerweise nicht von Erfolg gekrönt.

Jeder, der abnehmen möchte, sollte sich zuallererst darüber klar werden, dass es nicht vorgesehen ist, unseren Hunger zu ignorieren oder zu unterdrücken. Die Natur hat es absichtlich so eingerichtet, dass dieser Trieb sehr stark, manchmal sogar übermächtig ist, weil er uns am Leben erhält. Deshalb wird das Hungergefühl immer größer, je länger wir hungern.

Versuchen Sie einmal, 48 Stunden lang nichts zu essen (aber nur, wenn Sie nicht krank sind oder irgendwelche Medikamente einnehmen müssen). In den ersten zwölf Stunden hält man das noch ganz gut aus; doch danach werden Sie feststellen, dass Ihre Gedanken nur noch ums Essen kreisen. Und nach 24-stündigem Hungern werden Sie wissen, dass das eine todsichere Methode ist, um alle anderen täglichen Sorgen und Probleme aus Ihrem Kopf zu vertreiben – denn dann werden Sie sich garantiert keine Gedanken mehr über Geld, Familienstreitigkeiten oder Atomkriege machen, sondern nur noch an eines denken können: *Essen!* Am zweiten Hungertag werden Sie literweise Wasser trinken, um Ihren Magen zu füllen – auch wenn Ihnen das nur ein vorübergehendes Sättigungsgefühl vorgaukelt.

Wenn Sie sich weiterhin jede Nahrungsaufnahme versagen, kommen zu dem nagenden Hunger weitere körperliche Beschwerden hinzu: Müdigkeit, Abgeschlagenheit, Frösteln, Übelkeit. Und diese Beschwerden werden mit der Zeit immer schlimmer, bis es Ihnen beim besten Willen nicht mehr gelingt, sich von diesem grausamen Hungergefühl abzulenken.

Ohne diesen starken Drang nach Nahrungsaufnahme könnte es passieren, dass Sie auf Essen verzichten, weil Sie sich lieber einem Freizeitvergnügen hingeben, arbeiten oder irgendetwas anderes tun möchten. Das wiederum könnte zu Unterernährung oder womöglich sogar zum Tod durch Verhungern führen. Das erbarmungslose Hungergefühl ist für Ihr Überleben – und das der Menschheit – also dringend notwendig.

Die Menschheitsgeschichte liefert anschauliche Beispiele dafür, wie stark dieser Drang ist. Hunger hat uns schon zu ungeheuer mutigen, aber auch barbarischen Taten getrieben. Je hungriger man ist, umso mehr gerät man außer Kontrolle. Normalerweise können wir erst dann wieder etwas Vernünftiges mit unserem Leben anfangen, wenn wir unseren Hunger gestillt haben.

Vielleicht hat es schon Zeiten gegeben, in denen es Ihnen gelang, dieses unstillbare Bedürfnis nach Essen zu unterdrücken. Vielleicht haben Gruppenprogramme wie die Weight Watchers, die Jenny-Craig-Methode oder die Nutrisystem-Diät Ihre Willenskraft gestählt, sodass Sie dem quälenden Hunger ein bisschen länger widerstehen konnten. Doch wie die meisten Menschen, die eine Diät machen, haben Sie wahrscheinlich irgendwann aufgegeben, sich wieder normal ernährt und daraufhin die ganzen mühsam abgehungerten Pfunde wieder zugenommen – vielleicht sogar noch mehr.

Hunger setzt Überlebensmechanismen in Gang

Und darüber waren Sie vermutlich sehr enttäuscht und hatten auch ein schlechtes Gewissen. Viele Menschen werden wütend auf sich selbst und halten sich für Versager, wenn eine Diät misslingt. Aber die Natur hat es nun einmal nicht so vorgesehen, dass wir den Kampf gegen den Hunger gewinnen. Denn mit diesem Kampf wenden Sie sich gegen Ihren eigenen Körper. Wenn Sie längere Zeit nichts essen, reagiert Ihr Körper darauf genauso wie auf eine Hungersnot. Wissenschaftliche Untersuchungen zeigen, dass Nahrungsentzug verschiedene Überlebensmechanismen unseres Körpers in Gang setzt: zum Beispiel die Neigung, zu viel zu essen, sobald wieder Nahrung vorhanden ist. So baut unser Körper für die nächste Zeit der Essensknappheit vor.

Menschen, die während des Ersten und Zweiten Weltkriegs hungern mussten, fiel es anschließend sehr schwer, ihren Appetit im Zaum zu halten. Viele Menschen nahmen in der Nachkriegszeit 4.000 bis 5.000 Kalorien pro Tag zu sich und wurden dadurch dick. Es gibt auch Berichte über Strafgefangene, Schiff-brüchige und verirrte Entdeckungsreisende, die sich überaßen (und manchmal sogar daran starben), sobald ihnen nach einer Phase zwangsweisen Hungerns wieder Nahrung zur Verfügung stand.

Genauso ergeht es uns nach einer Diät: Wir essen zu viel und nehmen mehr zu, als wir vorher abgenommen hatten.

Außerdem nimmt unser Darm Nährstoffe nach einer Hungerphase besser auf. Auch das ist ein Grund für den gefürchteten Jo-Jo-Effekt, der bewirkt, dass man nach einer Diät schneller zunimmt als vorher.

Ein weiterer Überlebensmechanismus, mit dem unser Körper auf Nahrungsmangel reagiert, besteht darin, seinen Stoffwechsel herunterzufahren. Bei einer Nulldiät nimmt man im Durchschnitt fast drei Kilo pro Woche ab. Das würde bei einem durchschnittlich großen Mann erwartungsgemäß nach ungefähr 21 Tagen zum Tod führen. Doch in der Regel können gesunde, normalgewichtige junge Männer gute zwei Monate lang hungern. Diese Verlängerung der Überlebenszeit kommt dadurch zustande, dass in Zeiten der Nahrungsmittelknappheit unsere Stoffwechselrate sinkt.

Während einer Diät verbrennen wir also weniger Kalorien, und zwar sowohl in Ruhe als auch in Bewegung. (Empfehlungen für körperliche Aktivität finden Sie in Kapitel 9.) Dank seiner Überlebensmechanismen arbeitet Ihr Körper während einer Diät also gegen Sie: In der Absicht, so schnell wie möglich abzunehmen, essen Sie kaum noch etwas, weil Sie glauben, dass das Abnehmen dadurch leichter wird. Aber so funktioniert das nun einmal nicht.

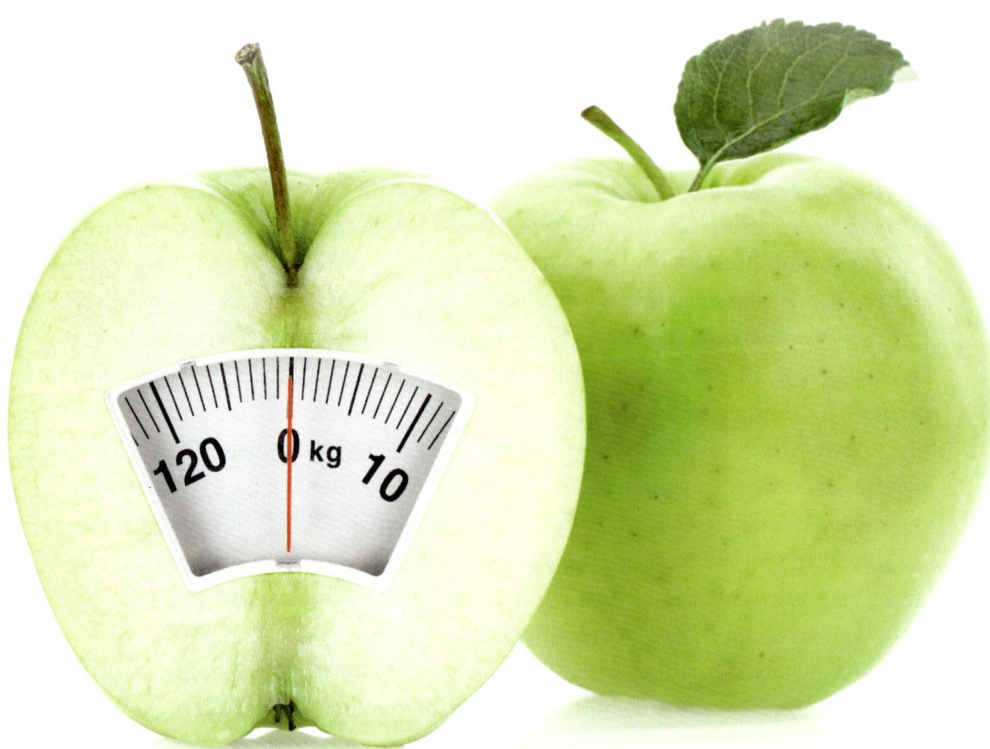

Man nimmt während einer Diät zwar tatsächlich ab – aber dadurch, dass der Körper seinen Stoffwechsel verlangsamt und Kalorien einspart, erfordert diese Gewichtabnahme mehr Anstrengung und Willenskraft.

Und zu allem Übel addieren sich diese Überlebensmechanismen auch noch: Je mehr Diäten Sie machen, umso besser lernt Ihr Körper seine Nahrung zu verwerten. Deshalb nimmt man bei der zweiten Diät langsamer ab als bei der ersten. Und jedes Mal, wenn Sie wieder mit einer neuen Diät anfangen, wird Ihnen das Abnehmen schwerer fallen, weil Sie Ihren Körper ja mittlerweile darauf trainiert haben, Hungersnöte zu überstehen. Kurzum: Je mehr Diäten Sie machen, umso schwieriger wird es mit dem Abnehmen.

Beim Abnehmen verliert man nicht nur Fett!

Wiederholte Diäten mit anschließender erneuter Gewichtszunahme (ein Phänomen, das man als Jo-Jo-Effekt bezeichnet) sind nicht nur sinnlos, sondern schaden auch Ihrer Gesundheit, weil Ihre Körperzusammensetzung sich dadurch ändert. In Zeiten teilweisen Nahrungsentzugs (also bei einer Diät) verliert man nicht nur Fett, sondern auch ziemlich viel Muskelmasse, sofern man sich während der Diät nicht körperlich betätigt. Doch nach der Diät nimmt man hauptsächlich Fettmasse zu. Unter dem Strich bewirken Diäten also, dass Ihr Körper hinterher aus mehr Fett und weniger Muskelmasse besteht – ohne dass sich an Ihrem Gewicht etwas geändert hat!

Muskelmasse ist sehr aktiv und verbrennt viel mehr Kalorien als Fettgewebe. Eine gesunde Muskulatur verbraucht sogar im Ruhezustand noch Kalorien. Fettgewebe dagegen besteht in erster Linie aus im Körper gespeicherten Kalorien. Wenn Sie Muskelmasse durch Fett ersetzen, nehmen Sie Ihrem Körper also genau das Gewebe weg, das Ihnen bei einer künftigen Gewichtsabnahme helfen könnte. Dadurch steigt das Risiko, dass Sie dick bleiben.

Sie geben die Schuld für Ihr übermäßiges Bedürfnis nach Essen Ihrem Appetit – und werfen sich Ihre erbärmliche Willensschwäche vor. In diesen Gefühlen werden Sie wahrscheinlich auch noch durch einen ganzen Chor von »Expertenstimmen« bestätigt, die sagen: »Ohne ‚FdH‘ kann man nicht abnehmen« oder »Es kommt nur auf die Kalorien an«. Deshalb ergehen viele übergewichtige Menschen sich in Selbstvorwürfen: »Dass ich nicht abnehme, liegt einfach nur daran, dass ich zu viel esse. Ich kann meinen Appetit einfach nicht im Zaum halten!«

Mutter Natur lässt sich nicht überlisten

Auf dieses erbarmungslose Hungergefühl reagieren die Menschen sehr unterschiedlich. Es gibt fünf Möglichkeiten:

1. Manche resignieren ganz einfach und essen. Das führt naturgemäß zu einer Gewichtszunahme. (In Kapitel 4 erfahren Sie mehr darüber, warum das so ist.)
2. Sie verkneifen sich ihren Hunger – zumindest eine Zeit lang. Dafür gibt es verschiedene Methoden; doch für alle braucht man Willenskraft. Und wie gesagt: Letzten Endes siegt der Hunger ja doch.
3. Sie nehmen Appetitzügler ein. Normalerweise schluckt man nur Medikamente, wenn man krank ist. Menschen, die Diätpillen einnehmen, halten ihr Hungergefühl also offensichtlich irgendwie für etwas Unnormales oder Krankhaftes und glauben daher, ihm mit Tabletten beikommen zu müssen. Doch diese Medikamente bewirken keine große Gewichtsabnahme und haben viele unerwünschte Nebenwirkungen. Am häufigsten treten Nervosität, Angstzustände, Ruhelosigkeit, Reizbarkeit, Schlafstörungen, Schwindelgefühl, Magenprobleme und Mundtrockenheit auf.
4. Sie machen sich mit Diäten krank. Ja: Extrem kohlenhydratarme Diäten können tatsächlich krank machen. Denn wenn der Körper nicht genügend Kohlenhydrate bekommt, verbrennt er Fett; und dadurch entstehen Ketonkörper, die den Appetit hemmen. Noch vor ein paar Jahren hat man im Rahmen solcher Diäten hauptsächlich Fleisch und Milchprodukte gegessen, die wenig bis gar keine Kohlenhydrate enthalten. Dank unserer heutigen eiweißreichen, kohlenhydratarmen Diätpulver, die man nur noch mit Wasser anrühren muss, können wir uns inzwischen noch schneller krank machen – oft mit sehr drastischen negativen Konsequenzen, aber leider nur vorübergehenden Abnehmerfolgen (siehe Oprah Winfrey). Diese Pulverdiäten haben unter anderem eine wassertreibende Wirkung, zwingen den Körper also, Gewebewasser auszuscheiden. Langfristig können solche Diäten Herz-, Nieren- und Lebererkrankungen verursachen. Da sie so viel Eiweiß enthalten, tragen sie außerdem zur Entmineralisierung der Knochen bei und können zu Osteoporose führen. Außerdem können sie Müdigkeit, Abgeschlagenheit, Durchblutungsstörungen, Appetitverlust, Übelkeit und Herzrhythmusstörungen verursachen.
5. Sie lassen sich operieren. Für stark übergewichtige Menschen gibt es eine ganze Reihe adipositas-chirurgischer Eingriffe im Magen-Darm-Trakt. Manche dieser Operationen verkleinern den Magen, sodass man schon nach ein paar Bissen satt ist: Mithilfe von Klammern wird ein schmaler Magenschlauch gebildet, oder ein großer Teil des Magens und Dünndarms wird durch einen Bypass umgangen, um die Nährstoffaufnahme im Magen und Darm zu verringern. Diese drastischen Veränderungen des Verdauungstrakts haben starke Nebenwirkungen und sind außerdem häufig erfolglos.

Egal, wie Sie Ihren Hungertrieb zu manipulieren versuchen – all diese Bemühungen sind auf eine zwar einleuchtende, aber irrtümliche Vorstellung zurückzuführen: nämlich dass Ihr Bedürfnis nach Essen etwas Falsches ist. Sie halten Hunger für eine »Fehlkonstruktion« der Natur, die korrigiert oder verändert werden muss.

Aber ist so etwas wirklich möglich? Kann es sein, dass unser biologisches Bedürfnis nach Essen unserem Bedürfnis nach Gesundheit und stabilem Gewicht widerspricht? Mit dieser Frage wollen wir uns nun ein bisschen genauer beschäftigen.

Unsere menschlichen Bedürfnisse

Die Natur hat uns mit bestimmten Trieben und Instinkten ausgestattet, die unser Überleben und unseren Erfolg im Leben sichern. Diese lebenserhaltenden Bedürfnisse kann man nach dem Grad ihrer Wichtigkeit in folgende Kategorien einteilen:

Lebenswichtige Bedürfnisse:
- Luft: Ohne Luft sind wir nach drei Minuten tot.
- Wasser: Ohne Wasser sind wir nach drei Tagen tot.
- Nahrung: Ohne Nahrung sind wir nach drei Wochen bis drei Monaten tot.

Nicht lebenswichtige Bedürfnisse:
- Sex
- Geld
- Liebe
- Familie
- Beruflicher Erfolg
- Status innerhalb unseres Lebensumfelds

Die nicht lebenswichtigen Bedürfnisse (beispielsweise nach Sex und beruflichem Erfolg) beherrschen zwar oft unser ganzes Leben; aber wir könnten auch ohne diese Dinge existieren. Atmen, essen und trinken aber müssen wir, um zu überleben.

Wie gut hat die Natur für die Deckung unseres Atemluftbedarfs gesorgt? Kennen Sie Menschen, die »zu viel atmen«? Zählen Sie Ihre Atemzüge pro Minute, um sicherzugehen, dass Sie genügend Luft bekommen? Oder verlassen Sie sich einfach auf Ihren Atemantrieb? Wie würden Sie reagieren, wenn ich Ihnen sagte, dass in Ihrer Stadt oder Ihrem Dorf zurzeit Luftknappheit herrscht und Sie daher statt der normalen 18 Atemzüge nur noch 14-mal pro Minute atmen sollten, um Ihren Beitrag zur Atemluftersparnis zu leisten? Es würde eine enorme Konzentration und Selbstdisziplin erfordern, Ihre Atmung permanent unter Kontrolle zu halten.

Und wie steht es mit dem Durst? Verlassen Sie sich auf Ihr Durstgefühl? Würden Sie sich bei der Gartenarbeit an einem heißen Sommertag sagen: »Eigentlich habe ich Durst, aber ich habe meine sechs Gläser Wasser heute ja schon getrunken, und mehr darf ich nicht trinken?« Oder vertrauen Sie darauf, dass Ihr Durstgefühl Ihnen schon sagen wird, wie viel Flüssigkeit Ihr Körper braucht? Kannten Sie schon einmal jemanden, der sich an Wasser »übertrunken« hat?

Offensichtlich hat die Natur bei der Einrichtung Ihres Bedürfnisses nach Luft und Wasser also nichts falsch gemacht; darauf können Sie sich getrost verlassen. Woran liegt es dann, dass so viele Menschen »zu viel essen« und jeden Bissen, den sie zu sich nehmen, zählen oder abmessen müssen, um nicht dick und krank zu werden? Ist der Natur bei der »Programmierung« unseres Hungergefühls ein Fehler unterlaufen, sodass man sich auf diesen Instinkt nicht verlassen kann? Oder verwechseln wir Hunger mit etwas anderem?

Unser Hungertrieb ist kein Problem – ebenso wenig wie unser Durst oder unser Bedürfnis nach Atemluft. Das Problem rührt vielmehr von dem, *was* wir essen.

Auswahl kann auch ein Nachteil sein!

Der Hunger nimmt unter unseren lebenswichtigen Bedürfnissen eine Sonderstellung ein, weil wir dabei (im Gegensatz zu unserem Bedürfnis nach Luft und Flüssigkeit) eine Auswahl haben. Das einzige Gasgemisch, das Sie einatmen können, um zu überleben, ist sauerstoffhaltige Luft, genau wie Wasser die einzige Flüssigkeit ist, die Sie am Leben erhält. Aber es gibt Hunderte verschiedener Lebensmittel – vom Antilopensteak bis hin zur Zucchinipfanne. Von der Auswahl, die Sie unter diesen Lebensmitteln treffen, hängen Ihre Gesundheit und Ihre Figur ab. Die Lebensmittelauswahl erfordert also eine Kombination aus Instinkt (Hunger) und Verstand: Wir müssen zwischen gesunden und gesundheitsschädlichen Lebensmitteln unterscheiden.

Obwohl es auf der Welt schon immer Gifte gegeben hat, verlangt unsere heutige große Auswahl an Lebensmitteln uns mehr Urteilsvermögen ab als je zuvor. Anthropologischen Untersuchungen zufolge lebten die ersten menschlichen Gemeinschaften, die vor rund 35.000 Jahren entstanden sind, hauptsächlich von Wildgetreide, Gemüse und Beeren. Während des größten Teils der Menschheitsgeschichte haben wir unsere Nahrung in erster Linie aus der

Landwirtschaft (also dem Anbau von Getreide, Obst, Gemüse und Bohnen) bezogen. Tierische Nahrung wie Fleisch, Eier und Milchprodukte waren knapper; diese Lebensmittel bewahrten wir uns für besondere Zeremonien und Festmähler auf. (Die Vorstellung, dass solche Lebensmittel etwas Besonderes sind, herrschte bis in die Fünfziger-, Sechziger- und Siebzigerjahre hinein vor – damals war Steak noch ein Statussymbol.) Früher erlegte die Natur dem Menschen bei seiner Lebensmittelauswahl Grenzen auf – und diese Einschränkungen haben sich sehr positiv auf unser Gewicht und unsere Gesundheit ausgewirkt.

Doch inzwischen ist in den USA und vielen anderen westlichen Ländern ein Landwirtschaftssystem entstanden, das uns Rindfleisch, Schweinefleisch, Geflügel und Milchprodukte in nahezu unbegrenzter Menge zur Verfügung stellt. Unsere moderne Technik bietet uns die Möglichkeit der Kühlung von Lebensmitteln; außerdem gibt es künstliche Konservierungsstoffe und Verkehrsmittel, mit denen wir unsere landwirtschaftlichen Erzeugnisse bis in die abgelegensten Regionen unseres Landes – und der ganzen Welt – transportieren können. Dank dieser Entwicklungen steht uns heute eine Auswahl

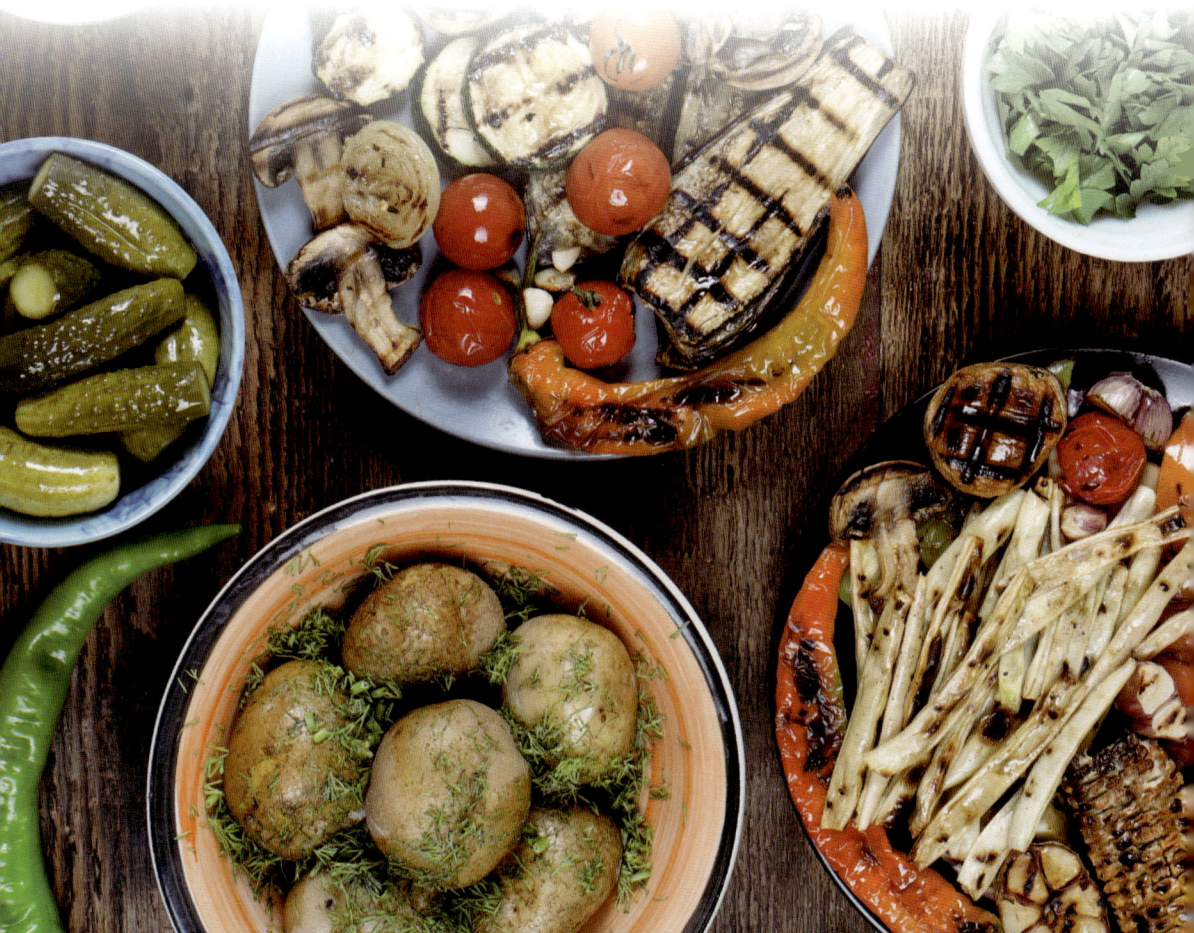

an Lebensmitteln zur Verfügung, die es in der Menschheitsgeschichte bisher noch nie gegeben hat.

Umso dringender müssen wir jetzt bewusste Entscheidungen im Hinblick auf unsere Ernährung treffen, um unseren Hunger zu stillen und dabei gleichzeitig gesund zu bleiben. Das erfordert schon ein gewisses Maß an Bildung und Selbstreflexion; und der erste Schritt dazu besteht darin, uns von dem Irrglauben zu verabschieden, dass der Hunger unser Feind ist.

Hunger ist nicht das Problem

Die Natur hat nichts falsch gemacht, als sie das Hungergefühl erschuf. Sie brauchen Ihr Bedürfnis nach Nahrung, um auf diesem Planeten und in diesem menschlichen Körper so lange wie möglich zu überleben. Mit anderen Worten: Hunger ist nicht Ihr Feind, sondern Ihr Freund.

Sie müssen Ihren Hunger nur mit anderen Lebensmitteln stillen, um Ihr Idealgewicht und einen optimalen Gesundheitszustand zu erreichen.

Diese Erfahrung hat auch Gary Digman, ein 47-jähriger Musiker und Lehrer aus Guerneville (Kalifornien), gemacht. Wie viele andere Menschen wurde Gary von einem Freund auf das McDougall-Programm hingewiesen. Er litt unter Übergewicht und zu hohem Bluthochdruck und entschloss sich daher im März 1990, mein Ernährungsprogramm auszuprobieren. Gary ist 1,80 Meter groß und wog damals knapp 130 Kilo. Seit Beginn meines Programms hat er 30 Kilo abgenommen und ist kaum noch wiederzuerkennen: »Meine Haut ist straffer geworden, ich bekomme nicht mehr so viele Pickel, und auch mein Haar ist nicht mehr so fettig«, berichtete er mir stolz. »Bevor ich mit diesem Programm begann, wollte mein Arzt mir ein blutdrucksenkendes Mittel verschreiben; doch das lehnte ich ab und hielt mich stattdessen lieber an dieses Programm. Daraufhin ist mein Blutdruck ohne Medikamente von 160/100 auf 120/80 gesunken. Mein Cholesterinspiegel liegt inzwischen bei 116 mg/dl. Ich erkälte mich nicht mehr so oft und wenn, dann hauen mich diese grippalen Infekte längst nicht mehr so um wie früher. Außerdem habe ich mehr Energie, fühle mich nicht mehr so müde, bekomme seltener Durchfall oder Verstopfung, und Sodbrennen oder andere Verdauungsstörungen kenne ich gar nicht mehr.«

Gary hatte vorher schon viele Gewichtsreduktionsprogramme ausprobiert und beschreibt seine Erfahrungen damit folgendermaßen: »1) Fasten: keine dauerhafte Gewichtsabnahme. 2) Verzicht auf Salz und rotes Fleisch: keine Gewichtsabnahme. 3) Fettarme und fettfreie Milchprodukte: kein Abnehmerfolg. 4) Kohlenhydratarme Diät: eine Katastrophe. 5) Jogging und Tennis: Dadurch habe ich tatsächlich ein bisschen abgenommen, konnte dieses anspruchsvolle Sportprogramm aber nicht lange durchhalten.«

Heute hält er sich an ein ganz einfaches Trainingsprogramm: »Ich gehe jeden Tag ungefähr eine Stunde spazieren.«

Seine Erfahrungen mit dem McDougall-Programm fasst Gary folgendermaßen zusammen: »Dieses Programm hat einen ganz einfachen Vorteil – es funktioniert. Man hat keinen Hunger, fühlt sich nicht schlapp und energielos und muss sich nicht kasteien.«

Auch die 41-jährige Kathy Clendenen aus Healdsburg (Kalifornien) hatte sich schon mit unzähligen Gewichtsreduktionsprogrammen herumgequält und es trotzdem nicht geschafft, dauerhaft abzunehmen. »In den letzten 30 Jahren meines Lebens habe ich eine Diät nach der anderen gemacht«, erzählte sie mir. »Norma-lerweise reduzierte ich meine Energieaufnahme dabei auf 500 bis 800 Kalorien pro Tag und ernährte mich hauptsächlich von Spinat, Eiern und viel Salat. Dabei verlor ich auch tatsächlich das gewünschte Gewicht (oft sogar 15 bis 20 Kilo), nahm aber innerhalb von ein paar Monaten wieder genauso viel zu, sobald ich mit der Diät aufhörte. Dieses ständige Auf und Ab machte mich wahnsinnig. Während meiner Diäten fühlte ich mich meiner Lebensfreude beraubt, war übellaunig und gereizt. Und danach entschädigte ich mich für die ausgestandenen Entbehrungen, indem ich hemmungslos Essen in mich hineinstopfte.«

Durch einen Freund erfuhr Kathy dann von dem McDougall-Programm. Dadurch nahm sie innerhalb von drei Monaten 15 Kilo ab, und ihre Kleidergröße verkleinerte sich von 44 auf 40. Inzwischen praktiziert sie dieses Programm seit über drei Jahren und wiegt (bei einer Größe von 1,70 Metern) nur noch 65 Kilo.

»Dank dem McDougall-Programm habe ich nun eine große Auswahl an Lebensmitteln, von denen ich so viel essen kann, wie ich möchte«, sagt Kathy. »Das ist keine ‚Ich darf nicht‘-, sondern eine ‚Ich darf‘-Diät, bei der man sich an leckeren Lebensmitteln satt essen kann. Und weil ich damit problemlos mein Gewicht halte, kann ich mir auch hin und wieder einen besonderen Leckerbissen gönnen. Außerdem handelt es sich dabei um ein sinnvolles Ernährungsprogramm – es orientiert sich daran, was Menschen auf der ganzen Welt schon seit vielen Generationen gegessen haben.«

Kathy geht an drei bis vier Tagen pro Woche jeweils eine Stunde spazieren oder trainiert auf dem Laufband.

Und sie hat dank diesem Programm nicht nur abgenommen, sondern auch mehr Selbstvertrauen gewonnen. »Mein Selbstbild hat sich durch die Gewichts-abnahme sehr verbessert. Außerdem habe ich jetzt mehr Schwung und Energie; und dadurch, dass ich mein Essverhalten im Griff habe, traue ich mir auch in anderen Lebensbereichen mehr zu. Früher hatte ich ständig mit Verstopfung und Menstruationsproblemen zu kämpfen. Beides hat sich durch diese Diät stark verbessert.«

Auch Sie können Ihre Gewichtsprobleme in den Griff bekommen, und zwar dauerhaft. Aber das werden Sie nicht schaffen, indem Sie versuchen, Ihren Hunger zu unterdrücken. Und Sie werden Ihr Idealgewicht auch nicht mit einem dieser als Wundermittel angepriesenen Schlankheitspulver oder durch unausgewogene Diäten erreichen.

Um abzunehmen und gesund zu bleiben, müssen Sie 1) Ihren Hunger stillen, indem Sie sich satt essen, und 2) sich von gesunden, schlank machenden Lebensmitteln ernähren. Alles andere bringt Ihnen höchstens vorübergehende Abnehmerfolge; doch langfristig werden Sie damit nur scheitern und frustriert sein.

Wenn Sie die richtige Lebensmittelauswahl treffen, muss Essen nicht länger Ihr Feind sein. Beim McDougall-Programm für maximale Gewichtsreduktion dürfen Sie so viel essen, wie Sie möchten, und werden dabei immer schlanker und gesünder.

Die Ernährung, mit der Sie Ihr Gewicht unter Kontrolle bekommen, besteht aus verschiedenen stärkereichen Lebensmitteln plus Obst und Gemüse. Sie brauchen Ihren täglichen Konsum an Fleisch, Milchprodukten und Desserts einfach nur durch Kartoffeln, Mais, Reis, Bohnen, Kürbis, grüne und gelbe Salat- und Gemüsearten und Obst zu ersetzen. Ernährungstechnisch bedeutet dies, dass Sie alle Fette und Öle in Ihrer Ernährung durch Kohlenhydrate ersetzen. Denn Ihr Hunger wird nicht durch Fett, sondern durch Kohlenhydrate gestillt, da diese der Hauptbrennstoff unseres Zellstoffwechsels sind. Kohlenhydrate erhalten den Körper am Leben und liefern ihm Energie.

Das ist – neben der Erkenntnis, dass Hungern nicht funktioniert – der zweite Schlüssel zum erfolgreichen Abnehmen: Ihr Körper braucht Kohlenhydrate dringender als alle anderen Nahrungsbausteine; deshalb wird er Sie so lange zum Weiteressen drängen, bis er genug davon bekommen hat.

Wie Sie im nächsten Kapitel erfahren werden, verschwindet das Hungergefühl, sobald Sie Ihrem Körper genügend Kohlenhydrate zugeführt haben. Außerdem enthält eine kohlenhydratreiche Ernährung viermal weniger Kalorien als die typische amerikanische Kost. Und selbst wenn Sie mehr Kohlenhydratkalorien aufnehmen sollten, als Sie brauchen, werden diese von Ihrem Körper als Wärme verbrannt oder zumindest nicht als Fett, sondern unsichtbar in Form von Glykogen gespeichert. (Glykogen ist ein Vielfachzucker, den der Körper für den späteren Verbrauch in Muskeln und Leber speichert.) Wenn Sie dagegen zu viel Fett essen, wird dieses nahezu mühelos in Form von Körperfett gespeichert. Eine kohlenhydratreiche Ernährung liefert Ihnen außerdem mehr Energie und Ausdauer für körperliche Aktivitäten, sodass Sie wiederum mehr Kalorien verbrennen können.

Üppige, gehaltvolle Speisen müssen für Sie wieder zu etwas Besonderem werden, das Sie sich nur an besonderen Festtagen gönnen. Sobald Sie mit dem

McDougall-Programm für maximale Gewichtsreduktion Ihr Wunschgewicht erreicht haben, feiern Sie das ruhig mit einem üppigen Gelage! Streichen Sie sich in Ihrem Kalender am besten jetzt schon einen Sonn- oder Feiertag in ein paar Monaten an, an dem Sie Ihr Gewichtsziel erreicht haben möchten. Bis dahin halten Sie sich eisern an dieses Programm. Und wenn der ersehnte Tag dann endlich gekommen ist, haben Sie einen ganz persönlichen Grund zum Feiern. Aber seien Sie gewarnt: Sobald Ihr Körper sich daran gewöhnt, gesund zu essen und sich wieder wohlzufühlen, reagiert er häufig negativ – mit Verdauungsproblemen oder Durchfall – auf ungesunde Lebensmittel: ein Phänomen, das ich als »McDougalls Rache« bezeichne!

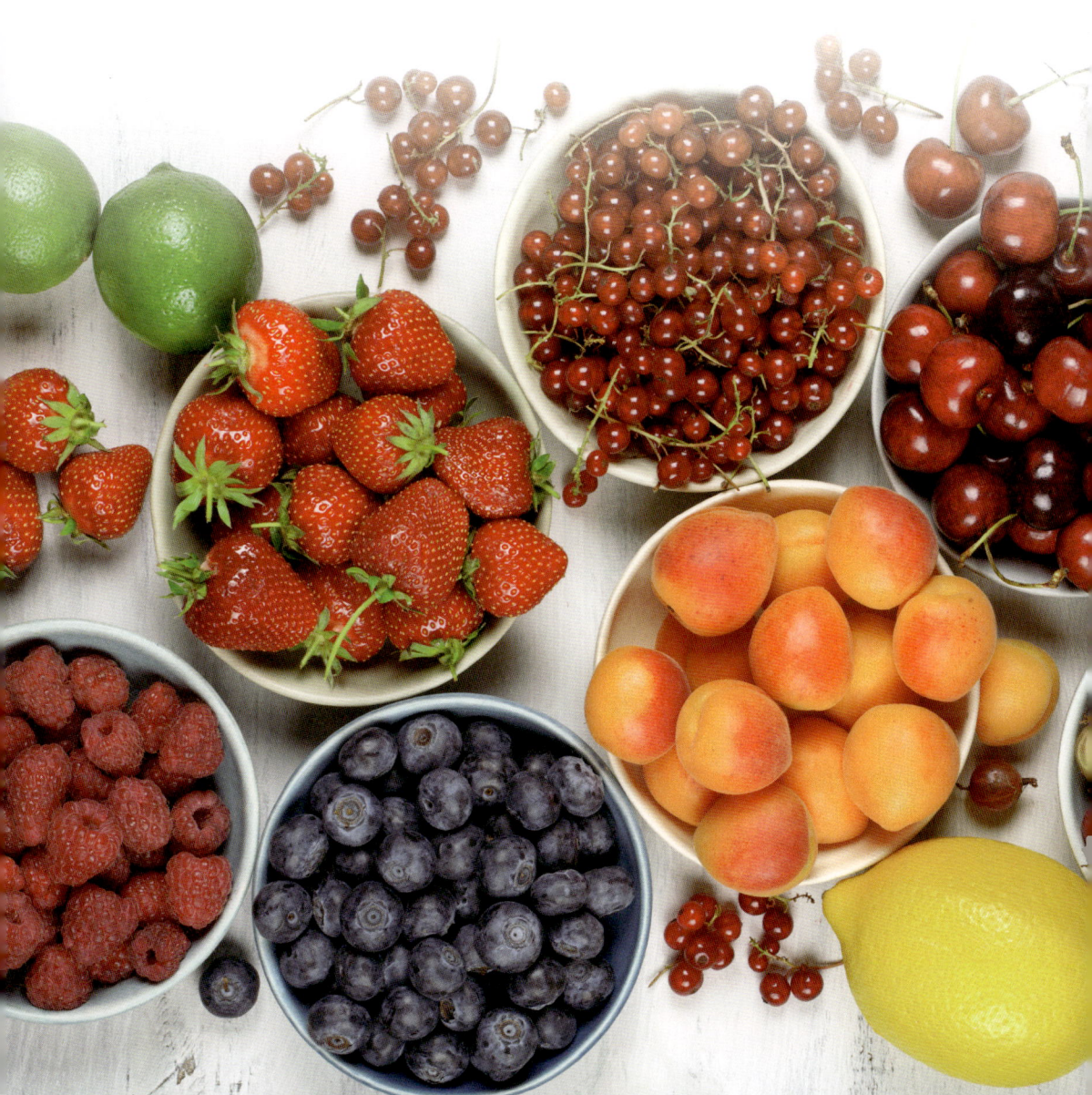

KAPITEL

3

*Nur Kohlenhydrate
machen satt*

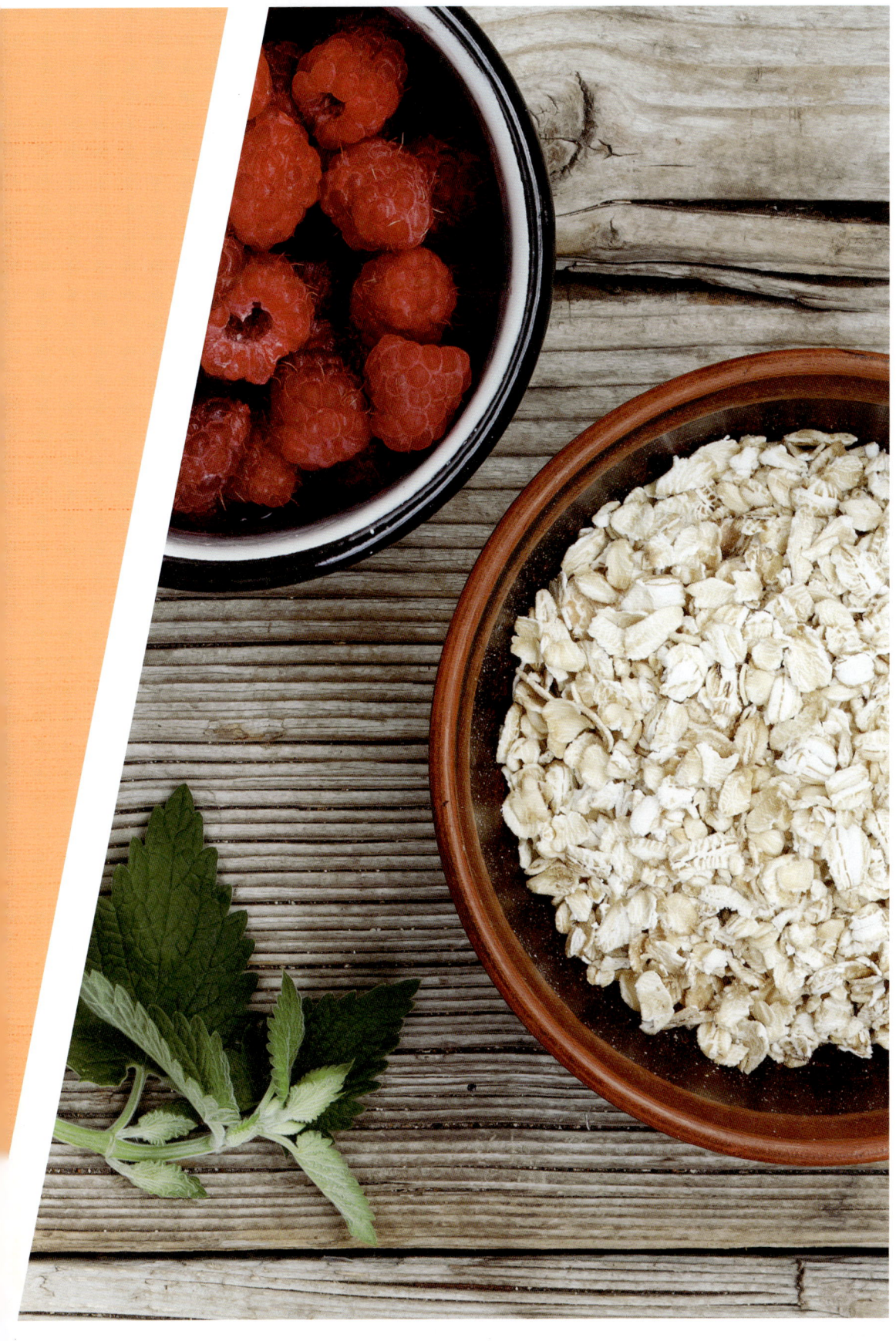

❖❖◆❖❖

Wenn Sie sich mit mir auf eine Wanderung in über 3000 Metern Höhe in der wunderschönen Sierra Nevada begäben, würde unsere Atemtätigkeit sich im Vergleich zu unserer Atmung auf Meereshöhe drastisch verändern; und wenn wir noch höher hinaufstiegen, würden wir innerhalb kürzester Zeit unter Sauerstoffmangel leiden. Denn in einer solchen Höhe bekommen wir weniger Sauerstoff pro Atemzug, als wir es normalerweise gewohnt sind; also müssten wir wohl schneller und tiefer atmen, um unseren Sauerstoffbedarf zu decken. Dann würde es vielleicht so aussehen, als seien wir »zwanghafte Zu-viel-Atmer«, und ich könnte Sie ermahnen: »Du atmest zu viel. Atme langsamer.« Aber was würde das nützen? Schließlich atmen Sie ja nur so schnell, wie Sie müssen, um genug Sauerstoff zu bekommen. Dieses »zwanghafte Zu-viel-Atmen« könnten wir nur kurieren, indem wir einfach auf Meereshöhe zurückkehren, wo jeder Atemzug unserem Körper mehr Sauerstoff bringt. Dann könnten Sie wieder langsamer und flacher atmen und würden trotzdem genügend Sauerstoff bekommen; und das wäre Ihre Heilung. Ist das nicht wunderbar?

Nach dem gleichen Prinzip kann man Menschen auch davon heilen, zu viel zu essen. Denn Kohlenhydrate sind für unseren Hunger genau das Gleiche wie Sauerstoff für unsere Lungen und Wasser für unseren Durst: Ihr Körper verlangt nach Kohlenhydraten, weil sie sein wichtigster Brennstoff sind. Von den drei Grundkalorienlieferanten unserer Nahrung – Kohlenhydraten, Eiweiß und Fett – sind Kohlenhydrate der wichtigste Treibstoff für unseren Körper, der bei seiner Verbrennung am wenigsten Rückstände hinterlässt. Wie Sie gleich sehen werden, ist Ihr Körper primär dafür ausgestattet, Kohlenhydrate zu verstoffwechseln und zu verwerten; Ihre Körperzellen verlangen ständig nach ausreichendem Kohlenhydratnachschub. Daher hängt die Stillung Ihres Hungers davon ab, ob Ihre Nahrung genügend Kohlenhydrate enthält. Bei einer kohlenhydratarmen Ernährung bleiben Sie hungrig. Eine solche Kost mag Ihren Magen vielleicht vorübergehend füllen; aber es wird Sie trotzdem immer noch nach den Kohlenhydraten verlangen, die Ihr Körper so dringend braucht. Dies lässt sich mithilfe meines Beispiels von der Wanderung in großer Höhe sehr gut veranschaulichen: Im Gebirge müssen Sie mehr atmen (= bei kohlenhydratarmer Diät mehr essen), um Ihrem Körper das zu geben, was er braucht. Mit diesem Thema wollen wir uns nun ein bisschen näher beschäftigen.

Warum Ihr Körper Kohlenhydrate braucht

Unser Verdauungstakt beginnt bei Mund, Zunge, Zähnen und Speichel und setzt sich dann über die Speiseröhre bis zum Magen, Dünn- und Dickdarm fort, wobei im Dünndarm Nährstoffe resorbiert und im Dickdarm Abfallstoffe ausgeschieden werden. Diese Verdauungsorgane sind so konstruiert, dass sie den Verzehr von Kohlenhydraten genießen und diese Nahrungsbausteine auch gut verwerten können. Mit Genießen meine ich, dass sogar die Geschmacksknospen auf Ihrer Zunge kohlenhydratreiche Nahrung bevorzugen. Wir werden von der Natur dafür belohnt, die Lebensmittel zu essen, die unser Körper braucht: Die Geschmacksknospen, die süße Aromen wahrnehmen, sitzen ganz vorn auf der Zungenspitze – ein deutlicher Hinweis darauf, dass unser Körper hauptsächlich diesen Geschmack wahrnehmen möchte. Diese biologisch begründete Vorliebe unserer Geschmacksknospen für Süßes verschafft uns kulinarische Genüsse, die wiederum dazu führen, dass wir vorzugsweise zu Lebensmitteln greifen, die unser Körper besonders dringend braucht: So hat die Natur dafür gesorgt, dass wir das tun, was notwendig ist, um unseren Körper am Leben zu erhalten.

Etwas weiter in der Mitte der Zunge sitzen die Geschmacksknospen, die salzige Aromen wahrnehmen. Weiter hinten – an den Seiten der Zunge – befinden sich die Geschmacksknospen, die für saure Aromen zuständig sind; und ganz hinten sitzen die Knospen, die bitteren Geschmack erkennen.

Anthropologischen Untersuchungen zufolge haben wir Menschen schon sehr früh gelernt, dass die Geschmacksrichtung »süß« auf nahrhafte Lebensmittel hindeutet, während ein bitteres Aroma häufig anzeigt, dass das betreffende Nahrungsmittel giftig ist. Wenn unsere Vorfahren ein Lebensmittel nicht gleich an der Zungenspitze als süß identifizieren konnten, aßen sie es nicht. So schützte die Natur unseren Körper vor Gefahren.

Ein süßer Geschmack findet sich in einfachen und komplexen Kohlenhydraten. Stärkereiche Lebensmittel wie Getreide, Bohnen, Kartoffeln und Gemüse haben einen hohen Gehalt an komplexen Kohlenhydraten. Die hochkonzentrierten einfachen Kohlenhydrate sind dagegen in vielen Früchten und verschiedenen Süßungsmitteln (beispielsweise Honig, Gerstenmalz, Ahornsirup und Haushaltszucker) enthalten.

Auch der Aufbau unseres Gebisses passt zu dieser Präferenz unseres Körpers für Kohlenhydrate. Unsere Vorderzähne haben Schnittkanten, die sich gut zum Abbeißen von Stücken stärkereicher Lebensmittel und Früchte eignen. Anschließend werden diese Stücke von den seitlich und hinten im Mund sitzenden Backenzähnen, die eine flache Oberfläche haben, zermahlen.

Während des Kauens werden unsere Speisen gleichzeitig mit Speichel vermischt. Dieser Speichel enthält das Verdauungsenzym Alpha-Amylase, dessen einzige Funktion darin besteht, komplexe in einfache Kohlenhydrate aufzuspalten, die der Verdauungstrakt leichter aufnehmen kann.

Unser Körper zieht Kohlenhydrate deshalb allen anderen Nahrungsbausteinen vor, weil er am allerdringendsten Brennstoff braucht. Selbst in der Kindheit benötigt der Körper viel mehr Brennstoff für seinen Zellstoffwechsel als Eiweiß für sein Wachstum. Kohlenhydrate liefern nicht nur am meisten von diesem Brennstoff, sondern hinterlassen bei der Verbrennung auch am wenigsten Rückstände. Kohlenhydrate bestehen aus Kohlenstoff, Wasserstoff und Sauerstoff. Die wichtigsten Nebenprodukte, die bei der Verstoffwechselung von Kohlenhydraten entstehen, sind Kohlendioxid und Wasser, die der Körper beide mühelos ausscheiden kann. Eiweiß kann zwar ebenfalls als Brennstoff genutzt werden, lässt sich aber viel schwerer in Energie umwandeln, und das dabei anfallende Nebenprodukt Stickstoff wird zu Ammoniak und Harnstoff umgewandelt. Beide Substanzen können – vor allem in höheren Mengen – schädlich sein.

Doch der Mund steht lediglich am Anfang des Verdauungsprozesses. Ihr ganzes Verdauungssystem ist auf die effiziente Verarbeitung großer Kohlenhydratmengen ausgerichtet. Der erste Teil des Dickdarms enthält Verdauungssäfte, die von der Bauchspeicheldrüse gebildet werden und ebenfalls zu einem hohen Anteil aus Kohlenhydrate aufspaltender Amylase bestehen. Unsere Därme sind lang und in zahlreichen Windungen ineinander verschlungen – genau die richtige Konstruktion für den langsamen Prozess der Kohlenhydratverdauung.

Wenn man die Anatomie und Physiologie des menschlichen Darms daraufhin untersucht, welche Nahrung er am besten verarbeiten kann, erkennt man, dass er sich optimal für die Verdauung und Assimilation kohlenhydratreicher Speisen eignet. Dieser gesamte Verdauungsprozess vermittelt uns gleichzeitig auch ein Gefühl vollständiger Sättigung.

Hunger bedeutet mehr, als nur seinen Magen zu füllen

Hunger ist mehr als ein bloßes Bedürfnis nach Magenfüllung. Denn wenn das das Einzige wäre, was wir brauchen, könnten wir uns auch an Reifengummi satt essen. Unser Hunger ist ein erstaunlich komplexer Trieb, mit dessen Hilfe wir eine ganze Reihe von Ernährungsbedürfnissen befriedigen. Dieses Hungergefühl legt sich erst, wenn unser Körper alle Nährstoffe aufgenommen hat, die er braucht; ein Gefühl der Sättigung stellt sich erst dann ein, wenn wir genügend Kohlenhydrate gegessen haben.

Obwohl wir unser Hungergefühl vorübergehend lindern können, indem wir einfach nur unseren Magen füllen, verschwindet der Hunger erst dann richtig, wenn der Speisebrei in den Dünndarm gelangt, wo seine Bestandteile (vor allem die Kohlenhydrate) in den Blutstrom aufgenommen werden, damit das Blut sie zu den Zellen transportieren kann. Da Kohlenhydrate für die menschliche Ernährung eine so vorrangige Rolle spielen, stillt ihr Verzehr unseren Appetit besser als jeder andere Nährstoff. Wenn Sie also nicht genügend Kohlenhydrate zu sich nehmen, bleiben Sie hungrig (nach Kohlenhydraten) – mit dem Ergebnis, dass Sie in dem Bemühen, genügend Kohlenhydrate zu konsumieren, dann wahrscheinlich von allen drei Grundnährstoffen zu viel essen – und Ihrem Körper damit eine Menge Fett- und Eiweißkalorien zuführen.

Kein Wunder, dass so viele traditionelle Kulturen sich hauptsächlich von Knollen, Getreide und Hülsenfrüchten ernährt haben! Die Jäger und Sammler früherer Zeiten verzehrten Knollen als Stärkequelle; und als die Menschen dann später anfingen, Landwirtschaft zu betreiben, begannen sie Getreide zu essen. In Europa sind Weizen und Mais die wichtigsten Getreidearten; in Asien und Afrika ernähren sich die Menschen hauptsächlich von Reis und Hirse. Stärkehaltige Wurzeln und Knollen wie Yams, Maniok und Kartoffeln gehören in tropischen Regionen zu den Grundnahrungsmitteln.

Das große Wettessen

Wie bereits in Kapitel 1 dieses Buches erwähnt, leite ich ein zwölftägiges stationäres Gesundheitsprogramm im St. Helena Hospital in Napa Valley (Kalifornien). An diesen Programmen nehmen immer viele übergewichtige Menschen teil; normalerweise sind stets ein bis zwei Patienten dabei, die über 150 Kilo wiegen. Diese Menschen klagen über ein ziemlich weit verbreitetes Dilemma: Sie können zu jeder Mahlzeit Unmengen von Lebensmitteln vertilgen und haben danach trotzdem immer noch Hunger. Wenn sie mir von ihren Fressorgien berichten, fordere ich sie mit so lauter Stimme, dass alle am Abendbrottisch es hören können, zu einem kleinen Wettkampf heraus: »Ich wette, ich kann noch mehr essen als Sie!« Diese Wette nehmen die »Vielfraße« unter meinen Patienten gerne an.

Am ersten Tag holen sie sich zu jeder Mahlzeit zwei bis drei gehäufte Teller voll Essen. (Bei uns kann man sich selbst bedienen, ähnlich wie in einer Cafeteria.) Ich esse dann jedes Mal genauso große Portionen wie sie oder sogar noch mehr; und sie gehen aus diesem Wettessen unweigerlich als Verlierer hervor, weil ich an solche Lebensmittel gewöhnt bin und sie noch nicht: Spätestens am dritten Tag erklären sie mir, dass sie von den Gerichten, die im Rahmen unseres Programms angeboten werden, nicht mehr als einen mittelgroßen Teller voll essen können. »Aber dann kriegen Sie ja gar nichts für Ihr Geld!«, stachle ich sie an. »Essen Sie lieber mehr!« Aber sie winken seufzend ab: »Ich bin satt!« Und ich lächle zufrieden in mich hinein – hatte ich doch von vornherein gewusst, dass diese kohlenhydratreiche Kost sie sättigen würde. Am Beispiel dieser Patienten, die ihre Niederlage stets sehr sportlich nehmen, kann ich den Teilnehmern meines Programms etwas Wichtiges demonstrieren: »Seht ihr? Es gibt also *doch* Lebensmittel, von denen ihr satt werdet.«

Am Ende sind sie tatsächlich alle so satt, dass sie beim besten Willen keinen Bissen mehr hinunterbringen. Nachdem sie sich so viele Jahre lang mit den falschen Lebensmitteln vollgestopft und ihrem Körper den Nährstoff verweigert haben, den er eigentlich braucht, stellen sie endlich fest, dass sie satt sind – weil sie genügend Kohlenhydrate gegessen haben.

Ohne Kohlenhydrate wird man nicht satt

Die typische reichhaltige amerikanische Kost besteht hauptsächlich aus kohlenhydratarmen Lebensmitteln: Fleisch, Geflügel und Fisch enthalten keine Kohlenhydrate, und Schweinefett, Butter, Olivenöl, Maisöl und sonstige Pflanzenöle auch nicht. Bei Käse bestehen nur zwei Prozent, bei Hüttenkäse nur acht Prozent der Kalorien aus Kohlenhydraten. Diese Nahrungsmittel decken Ihren Kohlenhydratbedarf also nicht – und stillen daher auch nicht den Appetit. Bei einer kohlenhydratarmen Ernährung sagt Ihr Körper sich ständig: »Wann bekomme ich endlich etwas Richtiges zu essen? Vielleicht bringt der nächste Teller mir das, was ich brauche!«

Wenn Sie sich kohlenhydratarm ernähren, hören Sie normalerweise auf zu essen, sobald Ihr Magen voll ist. Denn dann haben Ihre Magenwände sich durch dieses eiweiß- und fettreiche Essen gedehnt, und das tut weh. Trotzdem sehnen Sie sich immer noch nach dem Sättigungsgefühl, das nur eine kohlenhydratreiche Ernährung Ihnen schenken kann.

Süchtig nach Eis?

Viele Menschen erzählen mir, dass sie süchtig nach Kuchen, Eis und Süßigkeiten sind und einen überwältigenden Heißhunger auf zuckerreiche Lebensmittel haben. Denn bei einer kohlenhydratarmen Ernährung ist Zucker oft die einzige richtige Kohlenhydratquelle. Schon aufgrund seiner hochkonzentrierten Kohlenhydrate stellt Zucker also eine enorme Stimulation für Ihre Geschmackknospen dar, die sonst nie das bekommen, wonach sie sich wirklich sehnen.

Nach einem Frühstück aus Speck und Eiern – die beide keine Kohlenhydrate enthalten – lechzen Sie förmlich nach Zucker und schütten deshalb gleich zwei

Esslöffel davon in Ihren Kaffee hinein. Nach einem hauptsächlich aus Hähnchen-brust bestehenden Mittagessen gelüstet es Sie unwiderstehlich nach dem Zucker in dem Schokoriegel, den Sie sich als Nachtisch zu Gemüte führen. Und auch das dicke, saftige Steak, das Sie abends essen, befriedigt Sie nicht so richtig – es sei denn, Sie runden es mit einem Dessert aus Kuchen oder Eis ab. Ohne diesen Zucker, der Ihren Kohlenhydrathunger stillt, werden Sie zwangsläufig das Gefühl haben, dass Ihnen etwas fehlt; doch danach sind Sie plötzlich mit einem Schlag total satt. Der hochkonzentrierte Zucker in einem Dessert oder Snack nach einer fett- und eiweißreichen Mahlzeit wirkt euphorisierend, so wie der erste Atemzug, nachdem man unter Wasser durch ein ganzes Schwimmbecken geschwommen ist. Raucher werden sich bei dieser Beschreibung wahrscheinlich an das besonders intensive Vergnügen erinnert fühlen, das ihnen die erste Zigarette am Morgen nach stundenlanger Abstinenz beschert. Ich kann gut verstehen, warum manche Menschen glauben, süchtig nach Eis und Süßigkeiten zu sein: Der hochkonzen-trierte Zucker, den sie bekommen, nachdem sie sich durch ein kohlenhydratarmes Essen hindurchgekaut haben, versetzt sie in Ekstase; und damit geht es ihnen ganz ähnlich wie einem Süchtigen, der nach längerer Abstinenz endlich wieder zu seiner Droge kommt.

Sobald man nicht mehr auf Kohlenhydrate verzichtet, hört dieser Heißhunger nach Süßigkeiten auf. Denn wenn Ihre Mahlzeiten fast ausschließlich aus Kohlen-hydraten bestehen, erfüllen Sie sich Ihre Nahrungswünsche und -bedürfnisse mit jedem Bissen. Dann fehlt es Ihnen an nichts; und dann hat ein Dessert nach dem Essen auf Sie auch keine euphorisierende Wirkung mehr, weil Ihr Hunger ja bereits gestillt ist.

Der Tabelle auf der folgenden Seite können Sie den Kohlenhydratgehalt verschiedener Lebensmittel entnehmen. Daran sehen Sie, wie drastisch Lebens-mittel sich hinsichtlich ihres Kohlenhydratgehalts voneinander unterscheiden!

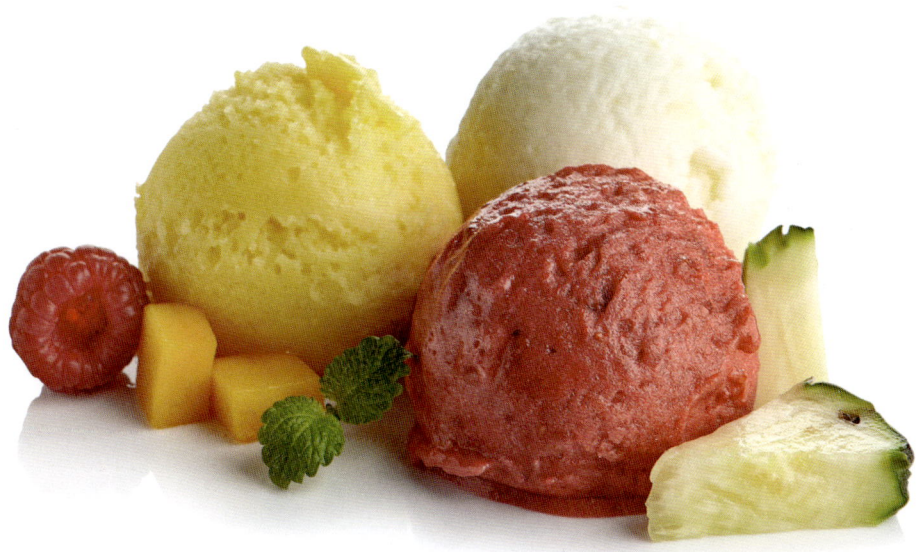

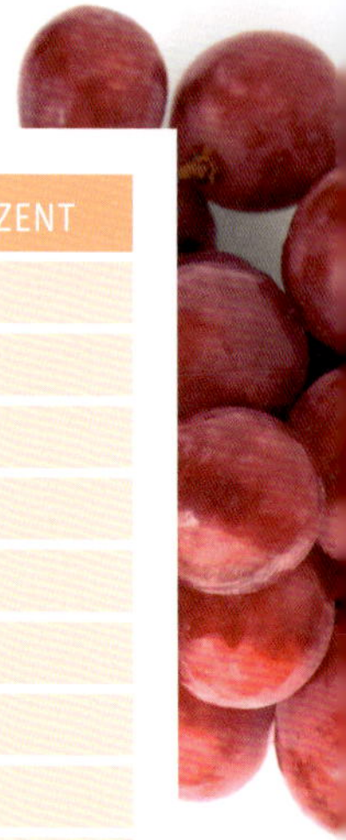

LEBENSMITTEL	KOHLENHYDRATGEHALT IN PROZENT
Äpfel	100
Avocado	15
Brombeeren	89
Butter	0,2
Cheddarkäse	2
Eier	2
Erdnüsse	14
Gerste	90
Haferflocken	71
Hühnerfleisch	2
Hummer	1
Kabeljau	0
Karotten	92
Kartoffeln	90
Kidneybohnen	72
Mais	94
Mandeln	13
Margarine	0
Milch (Vollmilch, 3,5 Prozent Fett)	30
Olivenöl	0
Putenfleisch	0
Reis	86
Rindfleisch	0
Schweinefleisch	0
Shrimps	0
Sonnenblumenkerne	14
Spargel	77
Speck	0
Süßkartoffeln	92
Thunfisch	0
Tomaten	85
Weintrauben	91

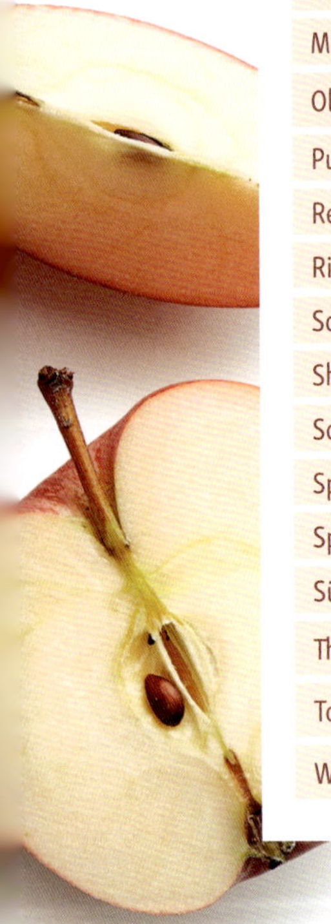

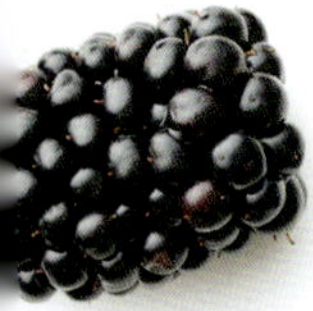

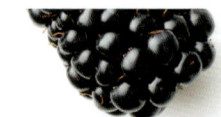
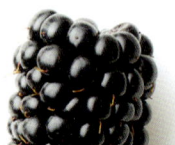

Fett und Eiweiß machen nicht richtig satt

Studien, die um die Mitte des letzten Jahrhunderts an Ratten durchgeführt wurden, haben zu falschen Vorstellungen über die Ernährungsbedürfnisse und den Appetit von uns Menschen geführt. Da Labortiere ihr Energieniveau bei sehr unterschiedlicher Ernährung aufrechterhalten können (von fettreichem bis hin zu kohlenhydratreichem Futter), kamen Wissenschaftler auf die Idee, dass Fett den menschlichen Hunger besser stillt als Kohlenhydrate.

Neuere Untersuchungen zeigten jedoch, dass die Fette in unserer Nahrung unser Hungergefühl kaum beeinflussen. So besitzen wir beispielsweise keine Geschmacksknospen für Fett, und es gibt auch keinen Trieb, der uns zur Fettaufnahme drängt – dabei handelt es sich lediglich um ein erlerntes Verhalten.

Bei 80 Prozent dessen, was wir als Geschmack wahrnehmen, handelt es sich in Wirklichkeit um Gerüche. Der Geschmackssinn ist der ungenaueste unserer fünf Sinne. Auf der Zunge müssen sich Tausende von Molekülen einer Substanz auflösen, bevor sie deren Geschmack wahrnimmt. Der Geruchssinn dagegen gehört zu unseren schärfsten Sinnen. Einen Geruch können wir schon anhand von neun Molekülen einer Substanz wahrnehmen. Bei einer soge-nannten Geschmackswahrnehmung kombiniert das Gehirn in Wirklichkeit Informationen von den Geschmacksknospen und den Riechnerven, und das interpretieren wir dann als Geschmack. Wie abhängig unser Geschmackssinn vom Geruchssinn ist, erleben wir bei jeder Erkältung: Wenn unsere Nase verstopft ist, können wir auch nichts mehr schmecken – aus dem einfachen Grund, weil wir es nicht riechen.

In unserer westlichen Ernährung sind die meisten Aromen und Gerüche an fettlösliche Moleküle gebunden. Daher assoziieren wir intensive Aromen mit fettreichen Nahrungsmitteln wie Steak, Bratensauce, Käse und Eiscreme. Bei der asiatischen Ernährung ist es genau umgekehrt: In der japanischen und chinesischen Küche sind die meisten Aromen und Gerüche sind an wasserlösliche Moleküle gebunden. Die Lebensmittel, die diese Geschmackswahrnehmungen liefern, sind Getreide, Gemüse, Obst und Saucen auf Wasserbasis. Auch die asiatische Küche ist sehr aromatisch: Sie verfügt über ein breites Spektrum an äußerst raffinierten Geschmacksrichtungen, die eine wahre Gaumenfreude sind. Doch diese asiatischen Gerichte mit ihren an wasserlösliche Moleküle gebundenen Aromen bestehen hauptsächlich aus fettarmen Nahrungsmitteln. Deshalb ist die asiatische Küche sehr viel gesünder als unsere. Die Japaner und Chinesen haben gelernt, gesunde Lebensmittel zu genießen und Appetit darauf zu haben. Das können Sie auch!

Unsere geschmacklichen Präferenzen beruhen nämlich nicht auf genetischer Veranlagung, sondern sind anerzogen: Mit der Zeit beginnt man die Lebensmittel, von denen man sich ernährt, automatisch zu mögen. Wenn mexikanische Kinder zum ersten Mal Peperoni essen, finden sie ihren scharfen Geschmack widerlich. Das liegt teilweise daran, dass Peperoni einen natürlichen Reizstoff namens Capsaicin enthalten. Doch da die erwachsenen Familienmitglieder diese Schoten gern essen, entwickelt mit der Zeit auch die Kinder eine Vorliebe dafür: Sie lernen, eine Substanz zu mögen, obwohl diese eigentlich ihren Gaumen reizt.

Nahrungspräferenzen kann man erlernen, und man kann diesen Lernprozess auch wieder rückgängig machen. Wir können die Liste der Lebensmittel, die wir zurzeit gerne essen, also erweitern, indem wir unserem Gaumen einfach Zeit geben, sich daran zu gewöhnen. Und wenn wir bestimmte Nahrungsmittel meiden, werden wir den Geschmack dieser Speisen, die wir früher so gerne gegessen haben, bald als abstoßend empfinden. Unser Essverhalten ist also etwas sehr Veränderliches: Es hängt fast vollständig von Zeit, Erfahrung, Erziehung und Assoziationen ab. Deshalb stellen Menschen, die auf das McDougall-Programm für maximale Gewichtsreduktion umsteigen, schon nach kurzer Zeit fest, dass ihnen diese Lebensmittel, an die sie vorher nicht gewöhnt waren, schmecken. Schon nach etwa einer Woche werden Sie Vollkornprodukte, Obst und Gemüse als köstlich und angenehm sättigend empfinden.

Und dabei decken Sie gleichzeitig auch noch Ihren Kohlenhydratbedarf und nehmen ab!

Kohlenhydrate erfüllen emotionale Bedürfnisse

Kohlenhydrate haben Auswirkungen auf unseren Körper, die weit über die rein physische Gesundheit hinausgehen: Sie schenken uns nämlich auch emotionales und psychisches Wohlbefinden. Sie verändern unsere Hirnchemie sogar so, dass Depressionen dadurch gelindert werden und der Hungertrieb abnimmt.

Am Massachusetts Institute of Technology (MIT) durchgeführte Untersuchungen haben gezeigt, dass durch den Verzehr von Kohlenhydraten der Spiegel eines chemischen Nervenbotenstoffs namens Serotonin im Gehirn ansteigt. Dieses Serotonin – so stellten die Forscher am MIT fest – löst ein Gefühl des Wohlbehagens aus, steigert das Konzentrationsvermögen und verbessert den Schlaf. Gleichzeitig nimmt das Hungergefühl ab. Durch den Verzehr kohlenhydratreicher Lebensmittel erhöhen wir den Serotoninspiegel in unserem Gehirn und kommen so in den Genuss all dieser Vorteile.

Eiweißreiche Nahrungsmittel wie Fleisch und Milchprodukte haben genau die entgegengesetzte Wirkung auf unsere Hirnchemie: Sie führen zu einem Abfall des Serotoninspiegels.

Wir alle essen süß schmeckende Lebensmittel, um aus Stimmungstiefs herauszukommen. Menschen, die während des Winters oder in lichtarmer Umgebung Depressionen entwickeln (eine Erkrankung, die man als Winterdepression oder saisonal-affektive Störung – kurz: SAD – bezeichnet), haben oft ein übermäßiges Verlangen nach kohlenhydratreichen Lebensmitteln, um diesen deprimierenden Auswirkungen des Winters oder Lichtmangels entgegenzuwirken. Viele Frauen haben kurz vor ihrer Menstruation einen Heißhunger auf Schokolade und andere Lebensmittel mit hohem Kohlenhydratgehalt, weil diese ihre hormonell bedingte Reizbarkeit und Niedergeschlagenheit lindern. Auch übergewichtige Menschen essen immer wieder übermäßig viele Kohlenhydrate, um ihre Stimmung zu heben und ihre Ängste zu lindern. All das funktioniert nur deshalb, weil Kohlenhydrate den Serotoninspiegel im Gehirn erhöhen, was sich wiederum positiv auf die psychische Verfassung auswirkt.

Deshalb fühlen Menschen, die anfangen, sich nach dem McDougall-Programm für maximale Gewichtsreduktion zu ernähren, sich in psychischer Hinsicht schon nach kurzer Zeit wohler.

Das McDougall-Programm hat schon viele Skeptiker zu Gläubigen gemacht. Zu mir kommen Menschen aus allen Gesellschaftsschichten – Sportler, Geschäftsleute, Arbeiter und Büroangestellte. Und doch haben sie alle etwas gemeinsam: Sie haben sich jahrzehntelang von der typisch amerikanischen Kost ernährt; sie sind entweder krank oder übergewichtig oder beides; sie haben auch schon andere Gewichtsreduktionsprogramme ausprobiert und sind dabei gescheitert; und nun sind sie bereit, mit dem McDougall-Programm noch einen letzten Versuch zu wagen.

So erging es auch dem 43-jährigen Mike Ferreira aus Santa Rosa (Kalifornien): Er hatte es schon mit vielen Diäten versucht, bevor er in einer Radio-Talkshow von mir und meinem Programm erfuhr. »Nach und nach begann ich mich nach dem McDougall-Programm zu ernähren«, berichtete Mike, »und stellte mich schließlich aufgrund meiner arthrosebedingten Knieschmerzen und Rückenbeschwerden ganz auf diese Kost um. Innerhalb von vier Monaten habe ich dadurch über 20 Kilo (von 107,5 auf 87 Kilo) abgenommen. Inzwischen hat mein Gewicht sich bei ungefähr 92,5 Kilo stabilisiert, und ich halte mich schon seit zwei Jahren an diese stärkebasierte Ernährung. Das Programm funktioniert tatsächlich! Ich kann nur jedem empfehlen, es einfach einmal zwei bis drei Wochen lang auszuprobieren. Wer sich ehrlich daran hält und nicht ‚schummelt‘, sollte nach dieser Probezeit von dem Programm überzeugt sein. Man muss sich nur genau darüber informieren, was man isst. Es gibt viele Fallstricke, zum Beispiel irreführende Angaben auf den Lebensmitteletiketten.«

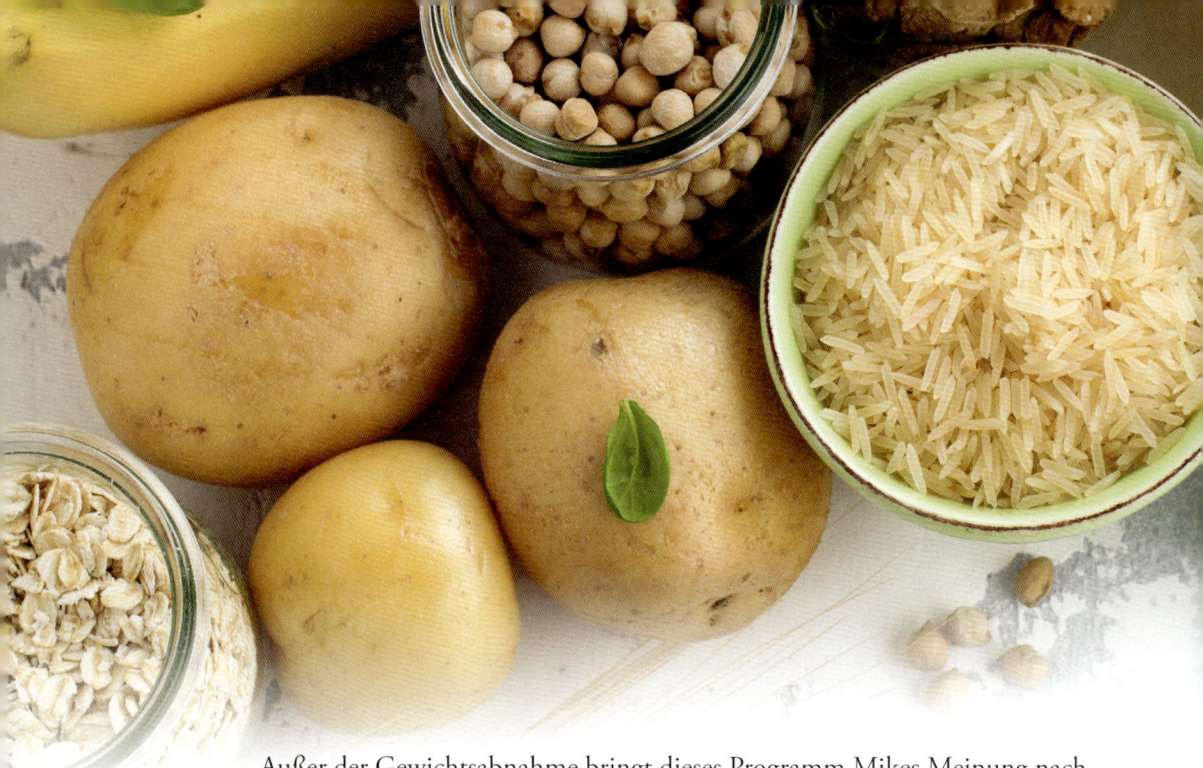

Außer der Gewichtsabnahme bringt dieses Programm Mikes Meinung nach aber auch noch andere Vorteile: »Meine Rückenbeschwerden sind inzwischen fast weg und von den Arthroseschmerzen im Knie spüre ich gar nichts mehr. Früher musste ich immer Ibuprofen gegen die Schmerzen einnehmen. Das brauche ich jetzt nicht mehr.«

Joey Hadfield aus Wilsonville (Oregon) fing im Alter von 66 Jahren an, sich nach dem McDougall-Programm zu ernähren. Nachdem sie mich in der *Larry-King*-Talkshow gehört hatte, kaufte sie sich eines meiner Bücher und begann sich an meine Ernährungsempfehlungen zu halten. Innerhalb von sechs Monaten hat sie dadurch 20 Kilo abgenommen, ihre Taille ist um knapp 13 cm schlanker geworden und sie muss ihre Kleider jetzt drei Größen kleiner kaufen. Dieses Gewicht konnte sie bis zum heutigen Tag – zwei Jahre später – beibehalten. Joey hält sich zu rund 80 Prozent an diese Diät und schlägt nur an etwa vier Tagen im Monat über die Stränge. Trotzdem bleibt sie schlank – und isst dabei mehr und fühlt sich sehr viel wohler als je zuvor.

Einer der größten Vorteile des McDougall-Programms besteht für Joey darin, dass sie nach jeder Mahlzeit satt ist und kein Bedürfnis danach hat, zu »schwindeln« oder zwischendurch zu naschen. Und wenn sie doch einmal einen unwiderstehlichen Heißhunger oder Appetit auf irgendetwas hat, gönnt sie sich diesen Leckerbissen einfach.

Joey trainiert ungefähr 40 Minuten pro Tag auf einem Airdyne-Heimfahrrad. Und sie hat durch ihre neue Lebensweise nicht nur abgenommen: »Auch meine Haut ist straffer geworden, meine Augen strahlen wieder mehr, und meine Freunde sagen, dass ich viel jünger aussehe. Früher hatte ich dauernd Magenverstimmungen – auch damit ist es jetzt vorbei. Meine ständige Verstopfung ist ebenfalls verschwunden: Jetzt habe ich wieder regelmäßig jeden Tag Stuhlgang. Und ich bin auch nicht mehr so nervös.«

Wie viele andere Menschen, die irgendwann zu meinem McDougall-Programm für maximale Gewichtsreduktion kommen, hat auch Joey schon viele Diäten hinter sich. In einem staatlich betriebenen Zentrum für Gewichtsreduktion nahm sie sogar 25 Pfund ab, bekam aber schon nach ein paar Monaten ein Magengeschwür. Ihr Arzt erklärte ihr, das Programm dieser Klinik sei »die schlimmste Diät, mit der ich es je versucht hatte. Bei einem anderen Gewichtsabnahmeprogramm verlor ich 20 Pfund, und diese Ernährung schien meinem strapazierten Magen auch besser zu bekommen. Doch bei beiden Diäten dachte ich die ganze Zeit nur an *Essen*! Und sobald ich mich wieder normal ernährte, nahm ich nicht nur die verlorenen Pfunde zu, sondern sogar noch mehr. Außerdem litt ich ständig unter Verstopfung.«

Lisa Caldera aus Windsor (Kalifornien) begann schon im Alter von 26 Jahren mit dem McDougall-Programm für maximale Gewichtsreduktion und hat damit drei Kilo abgenommen. »Ich sah Dr. McDougall in *People Are Talking,* probierte das Programm zwei Wochen lang aus und fühlte mich schon nach dieser kurzen Zeit sehr viel wohler. Früher hatte ich aufgrund meines prämenstruellen Syndroms eine richtige ‚Dr. Jekyll und Mr. Hyde‘-Persönlichkeit. Jede Kleinigkeit verursachte mir enormen Stress. Manchmal war ich so depressiv, dass ich schon beim geringsten Anlass in Tränen ausbrach.« Seither haben sich alle ihre Gesundheitsprobleme gebessert: »Sogar mein Heuschnupfen hat nachgelassen, und ich werde auch nicht mehr so leicht krank, wenn ich mich bei der Arbeit nicht zu sehr überfordere. Außerdem habe ich inzwischen auch sehr viel mehr Energie. Ich bin viel leistungsfähiger als vor diesem Programm; früher fühlte ich mich immer müde und abgeschlagen.«

Dauerhafte Gewichtskontrolle durch Sättigung

Man kann seinen Hungertrieb nur unter Kontrolle bekommen, indem man seinem Körper die Kohlenhydrate gibt, nach denen er verlangt. Warum fangen Sie nicht jetzt gleich damit an, ihm dieses Bedürfnis zu erfüllen? Wenn ich sage: »Essen Sie«, dann meine ich das auch so. Aufgrund Ihrer früheren Erfahrungen mit Diäten werden Sie vielleicht kaum glauben können, dass Sie sich tatsächlich nach Herzenslust mit stärkereichen Lebensmitteln, Obst und Gemüse vollstopfen dürfen. Doch je eher Sie damit anfangen, umso schneller werden Sie Ihre Gesundheit und Ihre Figur in den Griff bekommen.

KAPITEL

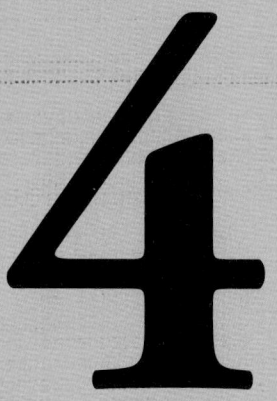

*Das Fett, das Sie essen,
landet direkt auf Ihren Hüften!*

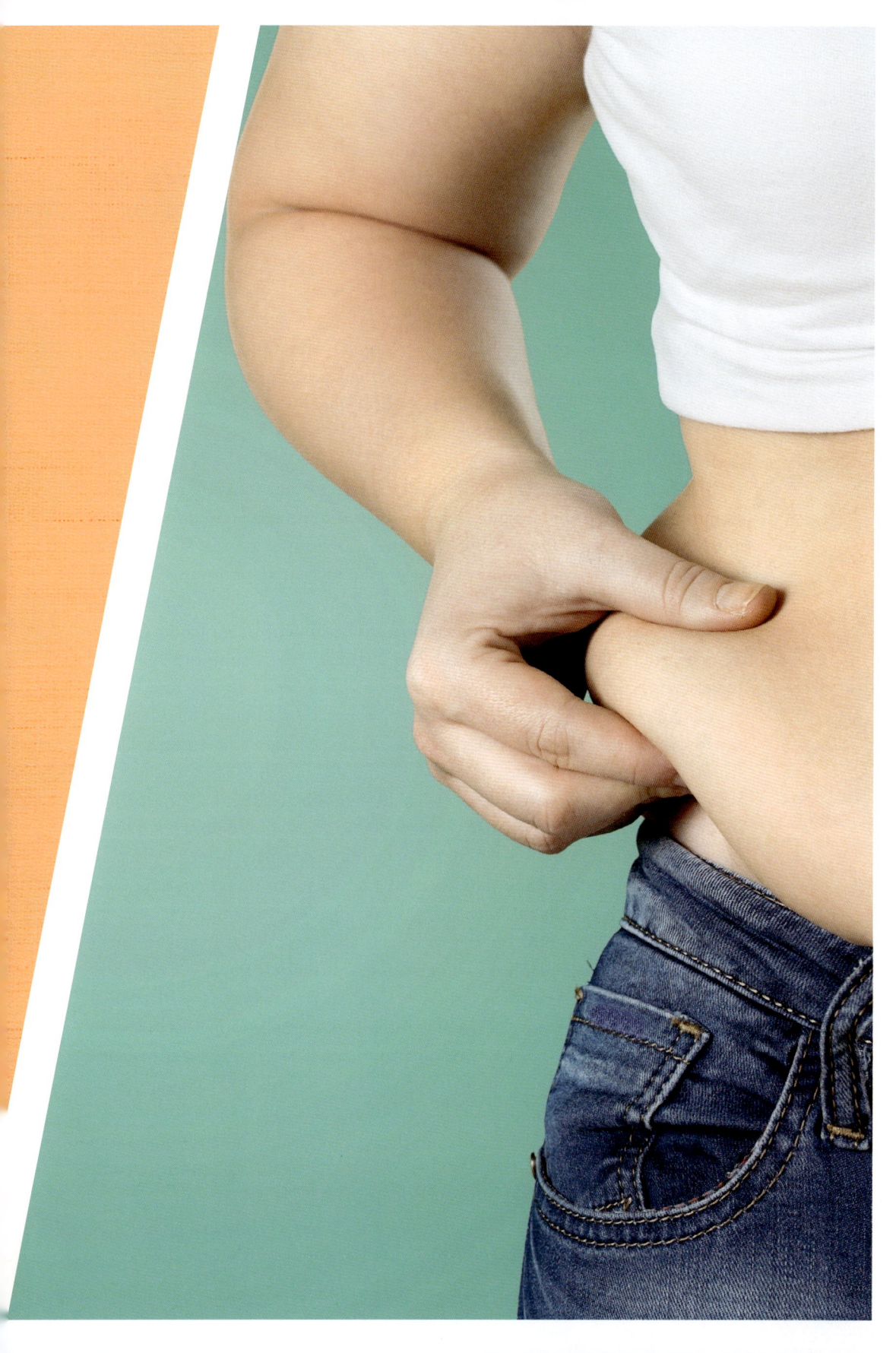

◆━━◆━◆━◆━◆━◆━━◆

Uns allen wurde immer wieder eingeredet, dass man nur abnehmen kann, wenn man Kalorien zählt und seine Kalorienaufnahme einschränkt. Das ist ein so bestechend einfaches Rezept, dass nur wenige Menschen sich näher mit dem Thema Gewichtsabnahme befassen. Sie akzeptieren diese Aussage einfach als der Weisheit letzten Schluss.

Und nun kommt ein Dr. McDougall daher und sagt Ihnen, dass das alles Humbug ist. Mit Kalorienzählen und Hungern kommen Sie nicht weiter als eine Maus im Tretrad: Die strampelt sich zwar ab, kommt aber in Wirklichkeit keinen Schritt vorwärts. Dazu müsste sie von ihrem Tretrad heruntersteigen und am Boden entlangkrabbeln.

Und genau das empfehle ich auch Ihnen. Die üblichen Empfehlungen zur Gewichtsreduktion sind nichts weiter als eine Tretmühle, die Sie immer im gleichen Teufelskreis gefangen hält: Zuerst begeben Sie sich voller Hoffnung und Feuereifer an eine neue Diät. Sie zählen Kalorien, hungern und freuen sich über eine kurzfristige Gewichtsabnahme. Doch früher oder später fordert der Hunger seinen Tribut, und Sie fangen wieder an zu essen. Und da Sie sich nie mit den wahren physiologischen Mechanismen der Gewichtsabnahme beschäftigt haben, ernähren Sie sich jetzt zwangsläufig wieder genauso wie vorher – und nehmen auf diese Weise nicht nur die verlorenen Pfunde zu, sondern sogar noch mehr. Nach all der vergeblichen Liebesmühe sind Sie wieder am gleichen Punkt angelangt wie zuvor – genau wie die Maus. Eigentlich geht es Ihnen jetzt sogar noch schlechter, denn Sie haben das Gefühl, versagt zu haben. Und das alles nur, weil Sie nicht wissen, dass Kalorienzählen und Hungern nichts bringen!

Es gibt einen ganz einfachen Grund, warum die derzeit gängigen Methoden zur Gewichtsabnahme zum Scheitern verurteilt sind: weil sie außer Acht lassen, wie wichtig es ist, den Hunger zu stillen und unser Bedürfnis nach Kohlenhydraten zu befriedigen. Außerdem lassen sie einen wichtigen Ernährungsfaktor unberücksichtigt, der todsicher zur Gewichtszunahme führt: Fett.

Deshalb wollen wir uns nun dem nächsten Schlüssel zu einer erfolgreichen Gewichtszunahme zuwenden, auf dem das McDougall-Programm beruht: nämlich der Rolle des Fetts in unserer Ernährung.

Fett ist sehr kaloriendicht: In keinem anderen Nahrungsbaustein sind Kalorien in so hoch konzentrierter Form enthalten. Ein Gramm Fett liefert ungefähr neun

Kalorien, während ein Gramm reines Eiweiß oder ein Gramm reine Kohlenhydrate nur mit vier Kalorien zu Buche schlägt. Das ist einer der Gründe, warum ich immer wieder sage, dass eine kohlenhydratreiche Kost nicht so viele Kalorien enthält wie die typisch amerikanische, fettreiche Ernährung.

Fett wird als energiereicher Nahrungsbaustein bezeichnet, weil es eine hohe Kalorienzahl pro Gramm liefert. Mit jeder fettreichen Mahlzeit nehmen wir also eine Menge potenzieller Energie zu uns – oder anders ausgedrückt: Wir schaffen die besten Voraussetzungen dafür, uns Übergewicht anzufuttern.

Bevor wir uns näher mit diesem Thema beschäftigen, möchte ich Ihnen noch erklären, dass es sich bei der Kalorie um eine genau definierte Maßeinheit handelt: Sie bezeichnet die potenzielle Energie, die in einem bestimmten Brennstoff (= Nahrungsmittel) enthalten ist. Eine Kalorie ist also ein Maß für potenzielle Energie. Die meisten Amerikaner brauchen 1.800 bis 2.500 Kalorien pro Tag, um ihren Körper ausreichend mit Energie zu versorgen. Holzfäller und Profisportler benötigen natürlich mehr Kalorien; doch da heutzutage die meisten Menschen im Büro arbeiten oder irgendeiner anderen sitzenden Tätigkeit nachgehen, unterscheiden sie sich in ihrem Kalorienbedarf kaum voneinander. Laut DGE gilt für Erwachsene eine täglichen Energiezufuhr von 2.300 kcal für Männer und 1.800 kcal für Frauen im Alter von 25–50 Jahren bei geringer körperlicher Aktivität.

Aber nur weil Fett eine Menge potenzieller Energie enthält, bedeutet das noch lange nicht, dass fettreiche Nahrungsmittel Ihnen auch tatsächlich viel Energie liefern. Denn für Ihren Körper ist es leichter, Fett zu speichern, als es zu verbrennen. Bevor Ihr Körper größere Mengen Fett verbrennt, wird er also zuerst einmal alle verfügbaren Kohlenhydrate als Brennstoff nutzen. Und deshalb ist Fett – obwohl es als energiereicher Nahrungsbaustein gilt – in Wirklichkeit eher ein Energie*speicher*; denn in der Realität speichert Ihr Körper einen Großteil des Fetts, das Sie mit der Nahrung zu sich nehmen.

Auch gesunde Fette machen dick

Sicherlich haben Sie auch schon gehört oder gelesen, dass es verschiedene Arten von Fetten gibt: gesättigte, mehrfach ungesättigte und einfach ungesättigte. Diese Begriffe beziehen sich auf die chemische Struktur der Fettsäuren, aus denen das jeweilige Fett besteht.

Fettmoleküle setzen sich aus Kohlenstoff-, Sauerstoff- und Wasserstoffatomen zusammen. Je mehr Wasserstoffatome jedes Fettmolekül enthält, umso gesättigter ist das betreffende Fett. Sie können sich ein solches Molekül wie ein Wohnzimmer vorstellen, in dem nur eine bestimmte Anzahl an Möbeln Platz hat. Gesättigte

Fette sind total mit Möbeln vollgestellt; man könnte nicht einmal mehr ein kleines Beistelltischchen hineinstellen. Bei einfach gesättigten Fetten bietet das »Wohnzimmer« noch Platz für ein oder zwei Stühle, und bei mehrfach ungesättigten Fetten kann man gut und gerne noch ein Sofa und ein paar kleinere Einrichtungsgegenstände unterbringen.

Je gesättigter ein Fett ist, umso dichter ist es – wie ein dicht mit Möbeln vollgestopftes Wohnzimmer. Gesättigte Fette sind so dicht, dass sie sich bei Zimmertemperatur normalerweise verfestigen. Ein Stück Butter besteht beispielsweise aus gesättigtem Fett. Solche Fette sind hauptsächlich in tierischer Nahrung enthalten; daher bezeichnet man sie oft auch als tierische Fette.

Pflanzliche Fette hingegen sind normalerweise einfach oder mehrfach ungesättigt. Bei diesen Fettmolekülen befinden sich weniger Wasserstoffatome zwischen den Kohlenstoffatomen. (Einfach ungesättigte Fette weisen eine, mehrfach ungesättigte Fette mehrere freie Bindungsstellen auf, an denen sich ein Wasserstoffatom anlagern könnte.)

Gesättigte Fette sind bei Zimmertemperatur normalerweise fest, während einfach und mehrfach ungesättigte Fette flüssig (also Öle) sind. Öl ist nichts anderes als flüssiges Fett. In der Natur gibt es keine reinen Fette; sie sind stets mit anderen Nahrungsbestandteilen vermischt. Öle werden durch verschiedene Verarbeitungsmethoden aus ihrer ursprünglichen Nahrungsquelle extrahiert. Das können ganz einfache Verfahren sein: zum Beispiel, Erdnüsse zu mahlen und das Öl dann von der Oberfläche abzuschöpfen.

Es gibt aber auch ein paar pflanzliche Fette, die überwiegend gesättigte Fettsäuren enthalten: zum Beispiel Kokosöl, Palmöl und Kakaobutter.

Sicherlich haben Sie auf den Etiketten von Mais- oder Sojaöl schon einmal die Bezeichnung »teilgehärtet« gelesen. Das bedeutet, dass ein einfach oder mehrfach ungesättigtes Fett mit zusätzlichen Wasserstoffatomen angereichert wurde. Dadurch wird das Mais- oder Sojaöl fest. Und ein Öl, das bei Zimmertemperatur fest ist, kann man als butterähnlichen Brotaufstrich, Margarine, Back- oder Bratfett verwenden.

Ein gesättigtes Fett ist nicht nur dicht, sondern enthält auch jede Menge Kalorien oder potenzielle Energie. Einfach und mehrfach ungesättigte Fette sind etwas weniger dicht; doch da es sich auch bei ihnen um Fette handelt, sind sie ebenfalls sehr kalorienreich.

Die fetthaltigsten pflanzlichen Nahrungsmittel sind Avocados, Nüsse, Kerne, Oliven und Sojabohnen. Doch die meisten pflanzlichen Lebensmittel sind fettarm, während fast alle tierischen Produkte (vor allem diejenigen, von denen die meisten Amerikaner sich ernähren) viel Fett enthalten. Die reichsten Fettquellen in unserer täglichen Kost sind Fleisch, Geflügel, Fisch, Milchprodukte, verarbeitete und abgepackte Lebensmittel und verschiedene Pflanzenöle.

Es kommt also gar nicht so sehr darauf an, was für Fette man zu sich nimmt: Sie lassen sich alle leicht in Form von Körperfett speichern.

Ein Pfund Körperfett ist schnell beisammen

Der menschliche Körper nutzt die Rohmaterialien, die wir ihm mit der Nahrung zur Verfügung stellen, stets so effizient wie möglich. Wie Sie bereits in Kapitel 3 erfahren haben, verwendet er als Brennstoff für seine täglichen Aktivitäten am liebsten Kohlenhydrate. Eiweiß wird zum Aufbau und zur Regeneration von Geweben verwendet. Jede Ernährung – so ungesund sie auch sein mag – ist eine Kombination aus Kohlenhydraten, Eiweiß und Fett. Da der Körper Kohlenhydrate als Brennstoff bevorzugt, nutzt er diese zuerst. Er verbrennt auch ein paar Fette. Doch da die meisten Menschen ihr Leben hauptsächlich im Sitzen verbringen und gleichzeitig viel Fett zu sich nehmen, wird ein Großteil dieses Fetts in Fettzellen eingelagert und gespeichert – und zwar hauptsächlich in dem Fettgewebe, das direkt unter der Hautoberfläche liegt und auch unsere inneren Organe umgibt.

Trotzdem nutzt unser Körper Fett nicht nur als Energiespeicher. Eine kleine Menge des Nahrungsfetts (weniger als vier Prozent unserer gesamten täglichen Kalorienaufnahme) wird für den Aufbau neuer Zellen und Körpergewebe und für die Synthese von Hormonen verwendet. Weitere drei Prozent der Kalorien werden bei der Umwandlung des Fetts auf unserem Esstisch in Körperfett verbrannt. Danach sind aber immer noch 93 Prozent von dem verzehrten Nahrungsfett übrig – und dreimal dürfen Sie raten, wo dieses Fett hinwandert? Richtig: Es wird in Ihrem Gewebe gespeichert, damit der Körper es als Brennstoff nutzen kann, falls Ihr Energiebedarf irgendwann einmal nicht durch Kohlenhydrate gedeckt sein sollte.

Diese Umwandlung von Nahrungsfett in Körperfett läuft so effizient ab, dass die ursprüngliche chemische Struktur des Fetts dabei erhalten bleibt. Wenn man Ihnen mit einer Biopsienadel Proben Ihres Fettgewebes entnehmen und im Labor untersuchen lassen würde, könnte man am Untersuchungsergebnis ablesen, von welchen Fetten Sie sich hauptsächlich ernährt haben. Wenn Sie zum Beispiel viel Olivenöl zu sich genommen haben, würde die Laboranalyse in erster Linie einfach ungesättigte Fette ergeben, so wie sie auch im Olivenöl enthalten sind. Wenn Sie viel Margarine und Backfette konsumiert haben, würde die Untersuchung vorwiegend Transfette ergeben. Wenn Sie viel Fisch gegessen haben, enthalten Ihre Fettzellen hauptsächlich Omega-3-Fettsäuren; und wenn Sie sich hauptsächlich von anderen tierischen Fetten ernährt haben, besteht Ihr Körperfett in erster Linie aus gesättigten Fetten.

Da Amerikaner sich größtenteils von tierischen Fetten ernähren, enthalten ihre Fettzellen mehr gesättigte und weniger ungesättigte Fettsäuren als beispielsweise bei Japanern, die mehr pflanzliche Fette zu sich nehmen.

Da über 90 Prozent des Fetts, das Sie verzehren, als Fettgewebe gespeichert wird, brauchen Sie nur 3.765 Kalorien in Form von Fett zu sich zu nehmen, um ein Pfund Körperfett zu bilden. Sie brauchen also nur ein paar fettreiche Mahlzeiten zu verzehren – und schon setzt sich ein Pfund Fett an Ihrem Bauch, Ihren Hüften oder Oberschenkeln an.

Hier ein paar Beispiele zur Veranschaulichung. Innerhalb einer Woche können Sie ein Pfund Körperfett ansetzen, wenn Sie jeden Tag Folgendes essen:

- zwei Sandwiches mit jeweils 85 Gramm Cheddarkäse zum Mittagessen oder
- viereinhalb Esslöffel Olivenöl als Sauce für Ihr Pastagericht am Abend oder
- drei Esslöffel Roquefort-Dressing zu dem Salat, den Sie
  sich zum Mittag- und Abendessen anrichten, oder
- ein 227 Gramm schweres Sirloin-Steak zum Abendessen oder
- einen Eisbecher vor dem Schlafengehen.

Innerhalb eines Monats setzen Sie ein Pfund Körperfett an, wenn Sie sich täglich Folgendes gönnen:

- vier Scheiben Frühstücksspeck oder
- vier Portionen Butter oder Margarine als Aufstrich
  für Ihren Frühstückstoast oder
- ein großzügiges Messervoll Mayonnaise als
  Zutat für Ihr Mittagssandwich oder
- zwei Messervoll Erdnussbutter als Brotaufstrich oder
- einen Esslöffel Distelöl zum Einfetten Ihrer Pfanne für ein Gemüsegericht oder
- ein Stück Kaffeekuchen in der Vesperpause.

Jedes Pfund gespeicherten Fetts entspricht 3.500 Kalorien. Das ist mehr als Ihr Energiebedarf für einen ganzen Tag. 25 Pfund Fett decken Ihren Energiebedarf für ungefähr 50 Tage. Die Fettgewebsmasse eines durchschnittlichen Menschen wiegt 20 bis 45 Pfund. Dieses Fettvolumen entspricht in etwa der Größe sämtlicher Muskeln, des Skeletts oder der Haut. Fettgewebe kann sich um das Tausendfache vergrößern, während fettfreie Körpermasse sich nur um das Zwei- bis Dreifache vermehren, aber auch schrumpfen kann.

All dieses Fett ist nichts anderes als potenzielle Energie, die Sie vielleicht nie brauchen werden, wenn Sie sich weiterhin so ernähren und bewegen wie bisher. Doch selbst vermehrte körperliche Aktivität wird Ihnen nicht viel bringen, wenn Sie Ihrem Körper durch Ihre fettreiche Ernährung weiterhin kiloweise Fett hinzufügen. Mit anderen Worten: Es ist sehr schwierig, Ihre Fettpölsterchen loszuwerden, wenn Sie nicht von einer fettreichen auf eine kohlenhydratreiche Ernährung umsteigen.

Denn das Fett aus den Lebensmitteln, die Sie essen, wandert direkt auf ihre Hüften. (Warum viele übergewichtige Menschen aufgrund dieses effizienten Umwandlungsprozesses leichter zunehmen als normalgewichtige, werden Sie in Kürze erfahren.)

Welche Funktion erfüllt Fett im menschlichen Körper?

Fett ist mehr als nur ein Energievorrat für Notfälle. Der Körper braucht es auch für die Verstoffwechselung bestimmter Vitamine (A, D, E und K), zur Wärmeisolation, als Stütze für seine inneren Organe und zur Reparatur von Zellmembranen.

Die meisten Fette kann der menschliche Körper selbst herstellen. Es gibt aber auch Fette, die für Wachstum, Reparaturarbeiten und den reibungslosen Ablauf vieler physiologischer Prozesse benötigt werden und die der Körper nicht selbst synthetisieren kann. Diese »essenziellen Fette« muss man ihm mit der Nahrung zuführen. Das wichtigste essenzielle Fett ist die Linolsäure. Wenn Ihr Körper nicht genügend Linolsäure bekommt, wird Ihre Haut womöglich trocken und schuppig, und es können auch noch andere unerwünschte Symptome auftreten. Bei Kindern führt Linolsäuremangel zu einer unzureichenden Gewichtszunahme.

Ihr Bedarf an essenziellen Fetten liegt unter zwei Prozent der Kalorienmenge, die Sie aufnehmen – wahrscheinlich beträgt er sogar nur 0,55 Prozent Ihrer Kalorienaufnahme. Für einen Erwachsenen ist es praktisch unmöglich, unter einem Mangel an essenziellen Fetten zu leiden. Selbst wenn Sie völlig auf den Verzehr von Fetten verzichten würden (was gar nicht geht, weil alle natürliche Lebensmittel Fett enthalten), ist in Ihrem Fettgewebe immer noch ein großer Vorrat an essenziellen Fetten gespeichert. Dieser Vorrat reicht aus, um den Bedarf eines Erwachsenen an diesen Fetten zu decken.

Interessanterweise werden essenzielle Fette nicht von Tieren, sondern nur von Pflanzen synthetisiert. Daher liefert eine pflanzliche Kost – selbst wenn diese Lebensmittel nur einen sehr geringen Fettgehalt haben – immer noch eine so große Menge essenzieller Fette, dass Sie auf gar keinen Fall einen Mangel zu befürchten haben.

Cellulite ist kein unabwendbares Schicksal!

Viele Menschen glauben, dass Cellulite – jenes unschöne Fett, das sich oft an Hüften und Beinen ansammelt – besonders schwer loszuwerden ist. Cellulite tritt hauptsächlich bei Frauen, aber auch bei manchen fettleibigen Männern auf; und zwar zeigt sie sich bei den Herren der Schöpfung um den Bauch herum. Wie wir alle wissen, sehen diese Dellen sehr unschön aus – daher auch die treffende Bezeichnung »Orangenhaut«. Sie entstehen durch eine Kombination aus Eiweißfasern und Fettgewebe: Die Eiweißfasern binden sich ans Fettgewebe, welches sich wiederum ausdehnt, sodass die Haut am Ende wie eine ungleichmäßig gefüllte Matratze aussieht. Der einzige realistische Ausweg aus diesem Dilemma besteht darin, die Füllung wieder aus der Matratze herauszuholen – also das Fett loszuwerden und so die Spannung aus den Eiweißfasern herauszunehmen. Dann wird die Haut wieder glatt.

Wenn Sie abnehmen, verschwindet Ihre Cellulite also automatisch. (In Kapitel 7 werde ich noch ausführlicher auf das Thema Cellulite und auf die Fettreserven eingehen, die sich bei Frauen im Hüftbereich ansammeln.)

Und was ist mit dem Eiweiß?

Viele Menschen machen sich stets Sorgen darüber, ob ihre Ernährung auch wirklich genügend Eiweiß enthält. Irgendwann in den Fünfzigerjahren kam die Überzeugung auf, dass Eiweiß (Protein) der wichtigste Nahrungsbaustein ist, den es gibt; und immer wenn es um das Thema Ernährungsumstellung ging, fragte garantiert irgendjemand: »Aber bekomme ich denn dann noch genug Eiweiß?« Wie ich bereits in meinem ersten Buch *The McDougall Plan* erklärt habe, führen Sie Ihrem Körper beim McDougall-Programm jede Menge Eiweiß zu, da dieses auch in pflanzlicher Kost enthalten ist. Trotzdem wollen wir unseren Eiweißbedarf nun einmal ein bisschen genauer unter die Lupe nehmen.

Wie Ihr Körper Eiweiß verwertet

Die Eiweißverdauung beginnt im Magen, wo das Protein durch Magensäure und Enzyme in kleinere Bestandteile namens Aminosäuren aufgespalten wird. Ein

Teil dieses Eiweißes wird sofort für den Aufbau von Muskeln, Haut und anderen Geweben sowie für die Bildung von Hormonen verwertet. Die meisten Menschen (außer Kindern, die noch wachsen müssen, Bodybuildern und Patienten, die sich von einer Verletzung erholen) verbrauchen nur wenig Eiweiß pro Tag. Studien zufolge verbraucht ein gesunder, aktiver erwachsener Mann täglich weniger als 20 Gramm Eiweiß pro Tag.

Die Amerikaner nehmen im Durchschnitt aber 160 Gramm Eiweiß pro Tag zu sich, also ungefähr achtmal so viel, wie ihr Körper braucht. Wenn überhaupt, wird nur wenig von diesem Eiweiß in Energie umgesetzt. Und das Protein wird auch nicht in Kohlenhydrate umgewandelt – es sei denn, Sie führen Ihrem Körper mit der Nahrung keine Kohlenhydrate zu. Ebenso wenig wird das Eiweiß in Fett verwandelt. Die überschüssigen 140 Gramm Eiweiß, die der Durchschnittsamerikaner jeden Tag zu sich nimmt, können also nirgends gespeichert werden – der Körper muss sie irgendwie wieder loswerden.

All dieses überschüssige Protein wird von Leber und Nieren verarbeitet und ausgeschieden. Dadurch werden diese Organe allerdings mit der Zeit überlastet: Sie vergrößern sich, und die Nierenfunktion verschlechtert sich im Lauf des Lebens. Für die meisten Menschen spielt dieser Verlust an Nierengewebe aufgrund der Reservekapazität der Nieren keine Rolle. Eine normale Nierenfunktion ist auch mit nur einem Viertel des normalen Nierengewebes immer noch gewährleistet. Doch jemand, der durch einen Unfall, Diabetes, Arteriosklerose, eine Infektion oder irgendeine andere Ursache ohnehin schon Nierengewebe eingebüßt hat, bei dem können die Nieren durch eine zu eiweißreiche Kost – wie die meisten Amerikaner sie zu sich nehmen – lebensbedrohlich geschädigt werden.

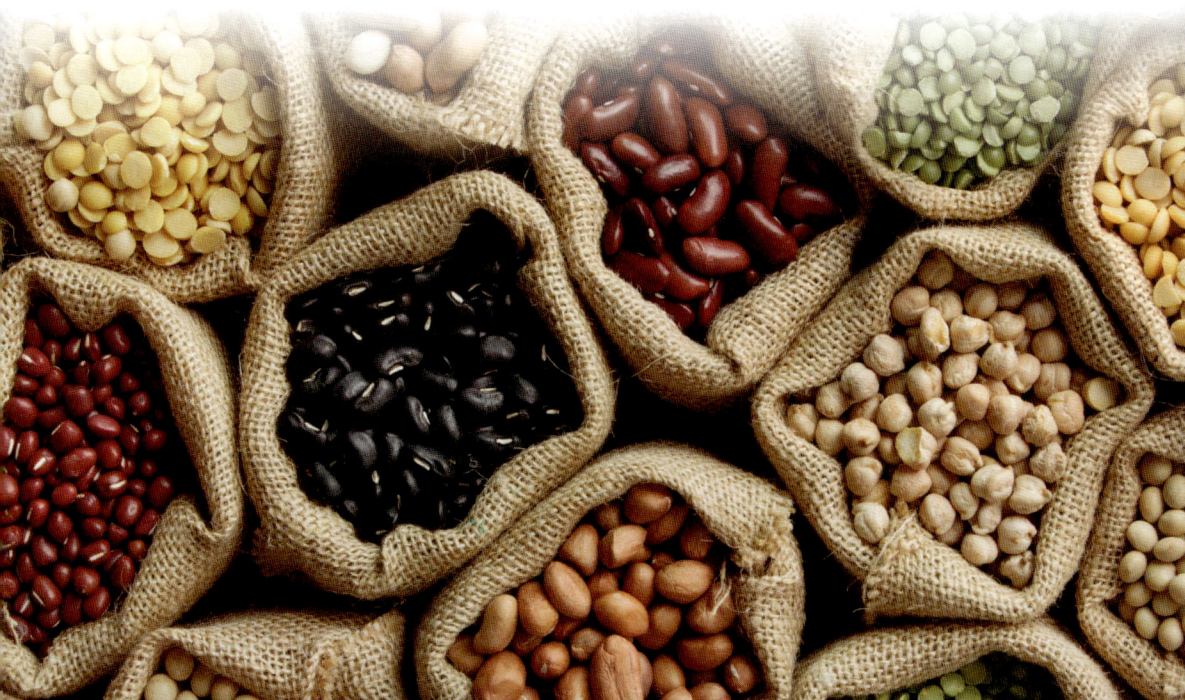

Außerdem verändert überschüssiges Nahrungseiweiß auch den Nierenstoffwechsel. Wenn die Nieren all dieses überschüssige (vorwiegend tierische) Eiweiß ausscheiden müssen, verlieren sie dabei gleichzeitig auch Mineralstoffe. Zu den wichtigsten dieser Mineralstoffe gehört das Kalzium aus den Knochen. Dieser Kalziumverlust kann zur Entstehung von Osteoporose und Nierensteinen führen. Der größte Teil des schädlichen Proteins stammt aus tierischer Nahrung wie beispielsweise rotem Fleisch, Geflügel, Milchprodukten, Eiern und Fisch.

Nur in der allergrößten Not – beispielsweise bei schweren Krankheiten oder längerem Hungern – verwertet der Körper das Eiweiß aus seinen Geweben als Brennstoff. Menschen, die unbedingt abnehmen möchten, hungern häufig, um dieses Ziel zu erreichen. Dabei verbrennt der Körper Fett; doch leider nutzt er jetzt auch Eiweiß aus Muskeln und anderen wichtigen Geweben als Brennstoff, um zu überleben. Das ist genauso, wie wenn jemand sein eigenes Haus (oder zumindest seine besten Eichenholzmöbel) zu Brennholz zerkleinert und ins Kaminfeuer wirft, um in der Kälte nicht umzukommen, statt normales Holz dafür zu verwenden.

Kohlenhydrate werden nur selten in Fett umgewandelt

Wenn Eiweiß nicht als Fett im Körper gespeichert wird, wie sieht es dann mit überschüssigen Kohlenhydraten aus? Werden diese in Form von Körperfett gespeichert? Nein, auch nicht. Der Körper verwertet die Bestandteile der Nahrung, die wir zu uns nehmen, stets so effizient wie möglich. Kohlenhydrate in Fett umzuwandeln, kostet ziemlich viel Energie. Daher werden fast alle überschüssigen Kohlenhydrate, die wir aufnehmen, einfach verbrannt und in Form von Hitze über Haut und Lungen freigesetzt.

Die übliche amerikanische Kost enthält ungefähr 250 g Kohlenhydrate (1000 Kalorien) pro Tag. Einen Großteil dieser Kohlenhydrate verwertet der Körper sofort, um seinen Tagesenergiebedarf zu decken. Falls Sie ihm mehr Kohlenhydrate zuführen, als er gebrauchen kann, wird dieser Überschuss in Leber, Nieren und Muskeln in Form eines langkettigen Reservebrennstoffs (oder Reservezuckers) namens Glykogen gespeichert.

Diese gespeicherten Kohlenhydrate fallen kaum ins Gewicht. Ihre gesamten Kohlenhydratreserven – also Ihr Glykogen – machen nur eine Energiemenge von 2.000 bis 4.000 Kalorien aus, was wiederum 500 bis 1.000 Gramm, also einem bis zwei Pfund Glykogen entspricht. Dieses eine Kilo macht sich auf der Waage kaum bemerkbar; und an Ihrer Figur ist davon auch nichts zu erkennen, da die Kohlenhydrate unsichtbar in Leber und Muskeln gespeichert werden.

Bei einer stärkebasierten Ernährung, bei der 85 Prozent der aufgenommenen Kalorien aus Kohlenhydraten stammen, müsste ein normal aktiver Mann 5.000 Kalorien pro Tag verzehren, bevor sein Körper anfangen würde, diesen Kohlenhydratüberschuss in nennenswerte Mengen Fett umzuwandeln. Dazu müsste dieser Mann tagtäglich rund viereinhalb Kilo gekochten Reis oder 33 große Kartoffeln essen. Das könnten wohl nur wenige Menschen länger als ein paar Tage durchhalten.

Letzten Endes kann man durch Kohlenhydrate also nicht viel zunehmen. Nahrungsfett dagegen wird in Körperfett umgewandelt und setzt sich sofort an Bauch, Po und Hüften an.

Doch wenn Sie sich fettarm ernähren, können Sie das Körperfett, das sich bei Ihnen angesammelt hat, schnell wieder verbrennen.

Der 49-jährige John und die 44-jährige Roberta Ray aus Butte (Montana) nahmen mit dem McDougall-Programm je 25 Kilo ab – und zwar ohne über Fett oder Kalorien nachdenken oder ihren Hunger unterdrücken zu müssen.

»Meine Schwester in Vancouver (Washington) hat ein Interview mit Dr. McDougall im Fernsehen gehört, sich das Buch gekauft und uns davon erzählt«, erklärt Roberta. »Gleich nach der Lektüre des Buches fingen wir mit dem Programm an. Daraufhin ist Johns Cholesterinspiegel um 100 mg/dl gesunken. Ich selbst bekam normalerweise jedes Jahr ein bis zwei schwere grippale Infekte. Seit ich mich nach dem McDougall-Programm ernähre, bekomme ich gar keine Erkältungen mehr und habe auch viel mehr Schwung und Energie.« Inzwischen ernähren sich schon elf Familienmitglieder von Roberta nach dem McDougall-Programm; insgesamt haben sie 125 Kilo abgenommen.

Der 48-jährige Cal Kimes aus Santa Rosa (Kalifornien) nahm mit diesem Programm 30 Kilo ab und kam dadurch auch in den Genuss vieler anderer gesundheitlicher Vorteile.

»Das Programm war mir von einem Geschäftspartner und meinem Kardiologen empfohlen worden«, erzählte Cal. »Ich fühlte mich einfach nicht richtig gesund und beschloss daher, es damit zu versuchen. Zu Beginn des Programms wog ich 140 Kilo; jetzt sind es nur noch 120 Kilo, und ich habe zwei Kleidergrößen eingespart! All das habe ich in nur vier Monaten geschafft und dabei nie Hunger gehabt. Ich möchte gerne noch 10 bis 15 Pfund abnehmen, indem ich einfach mit dieser Diät weitermache. Mein Cholesterinspiegel ist von 267 auf 173 mg/dl gesunken, und meine Blutzuckerwerte, die vorher leicht erhöht gewesen waren, liegen inzwischen auch im grünen Bereich. Mein blutdrucksenkendes Mittel brauche ich jetzt gar nicht mehr zu nehmen.«

John, Roberta, Cal und viele andere Menschen haben die Erfahrung gemacht, dass man am schnellsten und sichersten abnimmt, wenn man das Fett aus seiner Ernährung eliminiert; und das ist gleichzeitig auch eine der schnellsten Methoden zur Bekämpfung anderer gesundheitlicher Probleme.

KAPITEL

5

Kalorienarme Ernährung und Insulinkontrolle:

Das Fundament einer dauerhaften, mühelosen Gewichtskontrolle

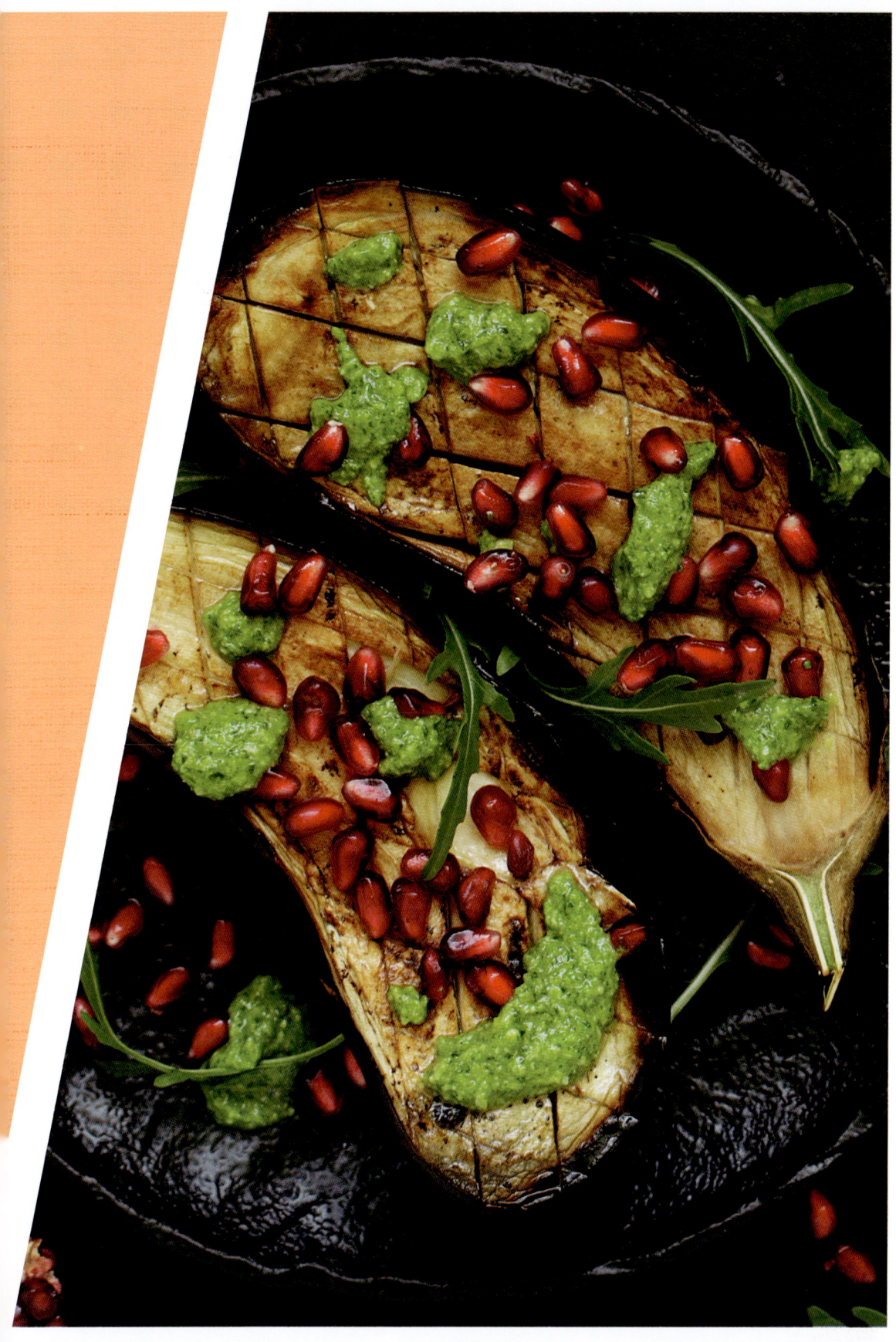

E gal, was wir essen – wir verfolgen dabei alle das gleiche Ziel: nämlich satt zu werden und uns wohlzufühlen. Für Menschen, die abnehmen oder ihren Gesundheitszustand verbessern möchten, erhebt sich nun die Frage: Wie kann ich mich von möglichst sättigenden und leckeren Gerichten ernähren und dabei gleichzeitig auch noch abnehmen und etwas für meine Gesundheit tun? Viele Menschen glauben, das sei zu viel verlangt. Wir sind nun einmal auf den Irrglauben konditioniert, dass Abnehmen oder ein gesundes Leben zwangsläufig mit Entbehrungen einhergehen muss. Doch wenn Sie sich nur ein bis zwei Wochen lang an das McDougall-Programm für maximale Gewichtsreduktion halten, werden Sie feststellen, dass es auch anders geht: Man kann sich durchaus satt essen – und das sogar mit Genuss – und dabei gleichzeitig abnehmen und seinen Gesundheitszustand verbessern. Genau das erreichen Sie mit meinem Programm. Aber da ich Sie ja schließlich nicht selbst bekochen kann, muss ich Ihnen zeigen, wie man das bewerkstelligt. Deshalb soll es in diesem Kapitel um das Thema Sättigung und Wohlbefinden gehen.

Der Sättigungsprozess beginnt bereits im Mund

Wie wir alle wissen, fängt die Befriedigung, die Essen uns schenkt, schon mit dem Geschmackssinn an. Doch dass unser Essen nach etwas schmecken soll, ist nicht nur ein psychisches, sondern auch ein körperliches Bedürfnis: Bei Menschen, die über eine Magensonde ernährt werden, tritt das Sättigungsgefühl später ein. Und natürlich hört man umso eher auf zu essen, je eher man satt ist. Wenn das Sättigungsgefühl nun verzögert eintritt, isst man so lange weiter, bis man keinen Hunger mehr hat – was für Menschen, die abnehmen möchten, nicht gut ist. Es ist also wichtig, dass Sie mit dem Essen nicht nur Ihren Hunger stillen, sondern es auch in psychischer Hinsicht als befriedigend empfinden.

Dazu müssen Sie zunächst einmal gründlich kauen. Denn die Kohlenhydratverdauung beginnt bereits im Mund: Der Speichel enthält ein Enzym namens

Ptyalin, das Kohlenhydrate aufspaltet und auf ihre weitere Verdauung vorbereitet. Je gründlicher diese Kohlenhydrate in Ihrem Mund aufgespalten werden, umso süßer schmeckt Ihnen das Essen. Der Speichel zerlegt Ihr Essen in seine Bestandteile, damit Ihre Geschmacksknospen es besser wahrnehmen können. Ihr Speichel und das darin enthaltene Ptyalin sorgen also dafür, dass Sie Ihre Nahrung besser schmecken und genießen können. Dadurch fühlen Sie sich schon nach einer geringeren Nahrungsmenge gesättigt.

Wie viel Befriedigung und Sättigung das Essen Ihnen verschafft, hängt nicht nur von seiner Menge ab. Ein nur halb gekauter Bissen Essen wird Sie weniger befriedigen als eine gleich große Menge der gleichen Speise, die Sie richtig durchgekaut haben. Das können Sie sich anhand eines kleinen Experiments veranschaulichen: Schreiben Sie sich ein oder zwei Tage lang genau auf, wie viel Sie im Rahmen des McDougall-Programms für maximale Gewichtsreduktion zum Frühstück, Mittag- und Abendessen zu sich nehmen. Essen Sie dann an den nächsten Tagen wieder genau das Gleiche – doch diesmal kauen Sie jeden Bissen 35- bis 50-mal. Sie werden feststellen, dass Ihr Essen Ihnen auf diese Weise mehr Befriedigung schenkt als an den vorigen Tagen. Und Sie werden sich dann auch schon nach einer viel geringeren Nahrungsmenge satt fühlen – vielleicht sogar so sehr, dass Sie das Gefühl haben, keinen Bissen mehr hinunterzubekommen. Gut gekautes Essen vermittelt Ihnen also ein stärkeres Gefühl der Befriedigung, weil Sie seinen Geschmack besser genießen können – und es sättigt auch mehr. Je gründlicher Sie kauen, umso mehr werden Sie Ihre Mahlzeiten genießen und umso schneller werden Sie satt sein. Deshalb ist Kauen ein weiterer Schlüssel zur erfolgreichen Gewichtsabnahme.

Ein voller Magen stillt den Hunger

Die nächste Voraussetzung, die erfüllt sein muss, damit man satt wird, ist das Gefühl eines vollen Magens. Niemand möchte gern Hunger leiden, auch wenn er noch so fest zum Abnehmen entschlossen ist. Das Gefühl des Gefülltseins spielt eine wichtige Rolle für unsere Sättigung, denn sobald der Magen voll ist, nimmt unser Bedürfnis nach Essen ab.

Wenn der Magen gefüllt wird, dehnen seine Wände sich aus. Dadurch erhält unser Gehirn das Signal, dass wir etwas zu uns genommen haben. Sobald wir so viel gegessen haben, wie wir können, signalisiert der Magen uns, dass er jetzt »voll« ist, woraufhin das Gehirn sagt: »Schluss mit Essen!« Dass schon allein die Masse des Essens den Hunger stillt, ist bereits seit Langem bekannt.

Doch wie wir alle wissen, kann man seinen Magen mit den verschiedensten Nahrungsmitteln füllen: von Hamburgern und anderen fettreichen Speisen bis hin zu Getreideprodukten, Kürbissen und sonstigen Lebensmitteln mit einem hohen Gehalt an komplexen Kohlenhydraten. All diese Nahrungsmittel sättigen; und doch wirken sie sich aufgrund ihres unterschiedlichen Kaloriengehalts eben auch sehr unterschiedlich auf ihr Gewicht aus.

Ihr Essen besteht aus verschiedenen Nährstoffen

Alle Lebensmittel stellen Kombinationen aus fünf verschiedenen Hauptbestandteilen – Fett, Eiweiß, Kohlenhydrate, Ballaststoffe und Wasser – und noch ein paar anderen, volumenmäßig kleineren Komponenten wie beispielsweise Vitaminen, Mineralstoffen und Schadstoffen dar. Tierische Nahrungsmittel enthalten Cholesterin. Das mengenmäßige Verhältnis der Bausteine Fett, Eiweiß, Kohlenhydrate, Ballaststoffe und Wasser in Ihren Speisen entscheidet darüber, wie viele Kalorien in Ihrem Magen landen.

Manche Lebensmittel sind naturgemäß kaloriendichter als andere. Ein Gramm der fünf Hauptbestandteile Ihrer Nahrung enthält folgende Kalorienmengen:

Fett	9
Eiweiß	4
Kohlenhydrate	4
Ballaststoffe	0
Wasser	0

Diese Zahlen werden noch aufschlussreicher, wenn wir uns bestimmte Nahrungsmittel auf ihren Kaloriengehalt hin anschauen. Halten Sie sich einmal vor Augen, wie viele Kalorien Sie mit ungefähr zwei Pfund (1.000 Gramm) der folgenden Lebensmittel zu sich nehmen würden:

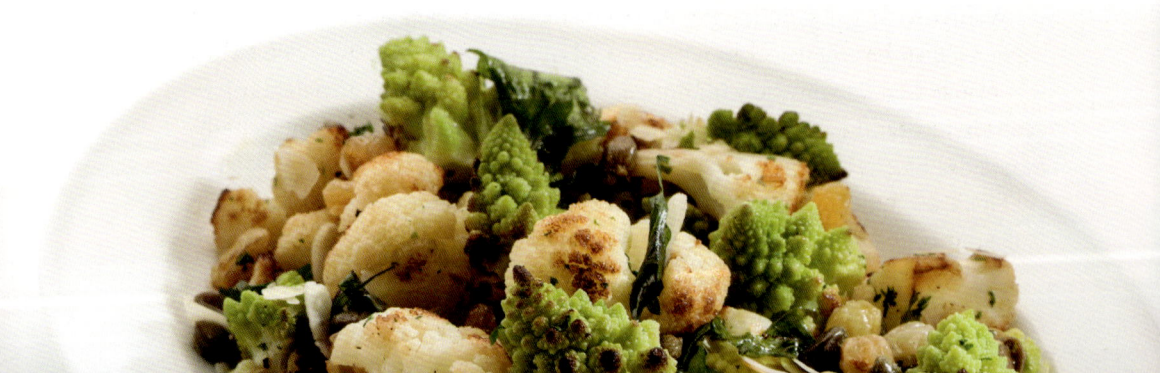

LEBENSMITTEL	KALORIEN
Blumenkohl	242
Brokkoli	273
Cheddarkäse	4.028
Kartoffeln	860
Kichererbsen	1.188
Kürbis	336
Mais	1.085
Orangen	464
Reis	1.190
Rindfleisch	2.920
Rosenkohl	385

Von den fünf Hauptbestandteilen Ihrer Nahrung enthalten nur drei – Eiweiß, Kohlenhydrate und Fett – Kalorien. Der vierte Bestandteil (Wasser) ist völlig kalorienfrei, aber für die meisten Abläufe in unserem Körper unentbehrlich. Und der letzte Bestandteil (Ballaststoffe) liefert ebenfalls keine Kalorien, weil er vom Körper nicht aufgenommen wird. Ballaststoffe passieren den Verdauungstrakt mehr oder weniger unverändert, fördern aber, wie wir später noch sehen werden, die Verdauung und leisten außerdem einen wichtigen Beitrag zur Entstehung des Sättigungsgefühls.

Da Wasser und Ballaststoffe völlig kalorienfrei sind, enthalten Lebensmittel mit einem hohen Anteil an diesen beiden Bestandteilen weniger Kalorien, während Nahrungsmittel mit geringem Wasser- und Ballaststoffgehalt normalerweise kalorienreicher sind. Stärkereiche Lebensmittel, Gemüse und Obst enthalten viel Wasser und Ballaststoffe.

Ballaststoffe sättigen und sind gesund

Ballaststoffe sind nur in pflanzlicher Nahrung enthalten. Rindfleisch, Huhn, Fisch, Eier und Milch liefern keinerlei Ballaststoffe. Obwohl diese Substanzen auch als »Faserstoffe« bezeichnet werden, darf man sie sich nicht so vorstellen wie Borsten eines Besens: Sie bestehen aus mikroskopisch kleinen, langen, verzweigten Einfachzuckerketten. Die Verbindungen zwischen diesen Zuckermolekülen sind unverdaulich.

Trotzdem entfalten Ballaststoffe in unserem Körper ganz erstaunliche Wirkungen: Während ihrer Passage durch den Verdauungstrakt binden sie krebserregende

Substanzen, sodass diese ausgeschieden werden können. Und sie erfüllen auch noch andere wichtige Funktionen: So binden sie sich zum Beispiel auch an Fett und Cholesterin, die der Körper dann ebenfalls mit dem Stuhl ausscheidet. Dadurch, dass ein gewisser Teil des Nahrungsfetts, das sich sonst in unserem Gewebe ansammeln würde, wegfällt, nimmt der Körper natürlich weniger Kalorien auf. Gleichzeitig sinkt auf diese Weise auch der Cholesterinspiegel. Außerdem regen Ballaststoffe den Darm zu vermehrter Aktivität an (einem Prozess, den man als Peristaltik bezeichnet). So können Abfallstoffe und nicht verwertete Kalorien schneller ausgeschieden werden.

Und nicht zuletzt binden Ballaststoffe auch Wasser und erhöhen dadurch das Volumen des Speisebreis in Magen und Darm, sodass man schneller und bereits nach geringerer Kalorienaufnahme satt wird. Gleichzeitig verlangsamen diese Faserstoffe den Verdauungsprozess so sehr, dass das Sättigungsgefühl länger anhält.

Studien zeigen, dass eine ballaststoffreiche Ernährung die Essenszeit verlängert und das Sättigungsgefühl verstärkt. Außerdem führt sie dazu, dass der Körper Energie besser verwerten kann. Ballaststoffreiche Lebensmittel sind normalerweise reich an komplexen Kohlenhydraten – einer Energiequelle, die lange vorhält. Doch eine ballaststoffreiche Kost erhöht auch die Insulinsensitivität, sodass unser körpereigenes Insulin – das Hormon, das den Nahrungszucker aus dem Blut in die Zellen transportiert – besser wirken kann. (Auf das Thema Insulin werde ich gleich noch näher eingehen.) Auf diese Weise benötigt der Körper weniger Insulin, um Blutzucker in die Zellen einzulagern. Wie Sie gleich sehen werden, ist ein niedriger Insulinspiegel wichtig für die Gewichtsabnahme.

Welche Rolle spielt Insulin bei der Gewichtsreduktion?

Insulin ist ein Hormon, das in der Bauchspeicheldrüse gebildet wird. Seine Aufgabe besteht darin, die Menge des »Brennstoffs« im Blut zu regulieren. Dadurch, dass es den Blutzucker (den Hauptbrennstoff unseres Körpers, der auch als Glukose bezeichnet wird) aus dem Blut in die Zellen transportiert, reguliert es unseren Blutzuckerspiegel.

Wenn wir essen, bildet die Bauchspeicheldrüse mehr Insulin, und zwar in großen Mengen – normalerweise fünf- bis siebenmal so viel wie vor der Mahlzeit. Aufgrund dieses erhöhten Insulinspiegels verbrennt der Körper mehr Blutzucker. Deshalb bekommt man manchmal so einen plötzlichen Energieschub, nachdem man ein Stück Obst gegessen oder etwas Zuckerhaltiges zu sich genommen hat. Allerdings verbrennt man diese Energie auch schnell wieder, sodass der

Blutzuckerspiegel danach rasch absinkt. Und sobald der Vorrat an Glukose im Blut zur Neige geht, signalisiert der Körper dem Gehirn, dass wieder neuer Brennstoff gebraucht wird. So wird der Appetit angeregt, damit Sie wieder etwas essen. Je höher der Insulinspiegel, umso mehr Energie wird verbrannt, und umso schneller regt sich bei Ihnen wieder der Appetit.

So führt ein erhöhter Insulinspiegel zu vermehrtem Appetit und gesteigerter Nahrungsaufnahme. Insulin ist eine appetitanregende Substanz! Um Ihren Appetit zu zügeln und abzunehmen, müssen Sie Ihren Insulinspiegel also niedrig halten.

Wie viel Fett Sie verbrennen, hängt von Ihrem Insulinspiegel ab

Aber Insulin steigert nicht nur den Appetit und senkt den Blutzuckerspiegel, sondern entscheidet auch darüber, wie viel Fett Ihr Körper verbrennt.

Wenn Sie hungern, sinkt Ihr Insulinspiegel. Dann werden Ihre Fettreserven aus den Fettzellen herausgelöst, um Ihren Körper mit Energie zu versorgen. (Diesen Prozess bezeichnet man als Lipolyse.) Wenn Sie dagegen etwas essen, führt das Insulin zu einer Zunahme der Fettproduktion (Lipogenese) und Fettspeicherung. Dabei hemmt es gleichzeitig die Aufspaltung und Freisetzung von Fett aus dem Fettgewebe. Mit anderen Worten: Sie speichern mehr Fett und verbrennen weniger von Ihrem Speicherfett.

Kurz gesagt, fördert Insulin die Gewichtszunahme gleich auf drei Wegen:

1. Es steigert den Appetit.
2. Es führt dazu, dass sich mehr Fett in Ihrem Gewebe ablagert.
3. Es hemmt die Fettfreisetzung.

Welche Faktoren erhöhen den Insulinspiegel?

Kohlenhydrat- und ballaststoffreiche, fettarme Lebensmittel führen dazu, dass das Insulin besser wirkt und unser Körper folglich weniger von diesem Hormon benötigt. Die Bauchspeicheldrüse muss dann also nicht mehr so viel Insulin bilden. Durch den Verzehr fettreicher Lebensmittel dagegen wird die Insulinproduktion drastisch gesteigert. Auch der in raffinierten Lebensmitteln wie Weißbrot, Teigwaren aus Weißmehl und weißem Reis enthaltene Zucker geht schneller ins Blut über und führt zu einem rapiden Insulinanstieg. Reiner Zucker lässt das Insulin im Blut noch schneller und höher ansteigen.

Einer der Gründe, warum raffinierte Lebensmittel den Insulinspiegel erhöhen, besteht darin, dass sie keine Ballaststoffe enthalten. Wie Sie inzwischen ja bereits wissen, erhöhen Ballaststoffe die Insulinwirkung – Ihr Körper braucht dann also weniger Insulin.

Welch enger Zusammenhang zwischen Insulin und Gewichtszunahme besteht, dafür liefern Diabetiker uns das beste Beispiel: Diese Patienten sind normalerweise übergewichtig. (Das gilt vor allem für Menschen mit Typ-2- oder Erwachsenendiabetes.) Viele Diabetiker nehmen Tabletten ein, die die Insulinproduktion der Bauchspeicheldrüse steigern. Dadurch entwickeln sie häufig ein starkes Übergewicht, und es fällt ihnen besonders schwer, abzunehmen. Folgende Faktoren erhöhen den Insulinspiegel und tragen zu einer Gewichtszunahme bei:

- Übergewicht
- Zu fettreiche Ernährung
- Zucker
- Raffinierte Lebensmittel
- Zu seltene Nahrungsaufnahme
- Körperliche Inaktivität
- Orale Antidiabetika (blutzuckersenkende Tabletten)
- Insulinspritzen

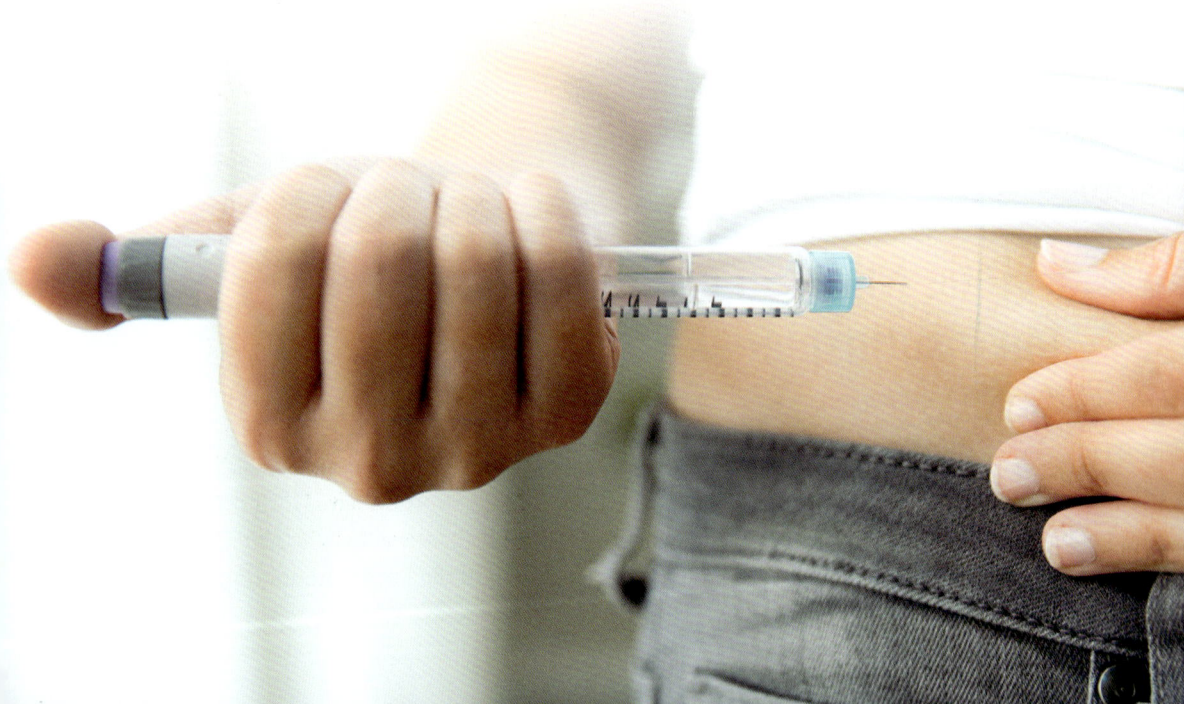

Übergewicht und erhöhter Insulinspiegel: ein Teufelskreis

Dass die meisten übergewichtigen Menschen einen erhöhten Insulinspiegel haben, weiß man schon seit Langem. So entsteht ein gefährlicher Teufelskreis: Das erhöhte Insulin erzeugt Hunger, sodass diese Menschen mehr essen und infolgedessen zunehmen. Doch je mehr Übergewicht man mit sich herumschleppt, umso höher steigt der Insulinspiegel an, umso leichter wird Fett im Körper gespeichert, und umso mehr nimmt man zu.

Durch Gewichtsabnahme lässt sich dieser Prozess umkehren, denn dadurch sinkt der Insulinspiegel wieder, und man hat weniger Appetit, was zu einer stärkeren Gewichtsabnahme führt. Mit dem McDougall-Programm für maximale Gewichtsreduktion können Sie den oben beschriebenen Teufelskreis am wirksamsten durchbrechen.

So halten Sie Ihren Insulinspiegel niedrig

Nahrungsmittel mit hohem Gehalt an komplexen Kohlenhydraten passieren den Verdauungstrakt langsam – vor allem dann, wenn sie viele Ballaststoffe und wenig Fett enthalten. Die Ballaststoffe führen dazu, dass die Kohlenhydrate langsam und gleichmäßig ins Blut übergehen. Dadurch braucht der Körper weniger Insulin, um den mit der Nahrung aufgenommenen Zucker in die Zellen zu transportieren. Auch durch körperliche Aktivität wird Blutzucker verbraucht und somit der Insulinbedarf verringert.

Insulinpflichtige Diabetiker müssen einerseits ihren Blutzucker so gut wie möglich unter Kontrolle halten, sollten sich aber andererseits auch nicht zu viel Insulin spritzen, da dieses den Appetit anregt und zu vermehrter Fetteinlagerung führt. Orale Antidiabetika (blutzuckersenkende Tabletten) schaden der Gesundheit und führen außerdem ebenfalls zu einer Gewichtszunahme. Deshalb verschreibe ich sie meinen Patienten nie. Das beste Erfolgsrezept für einen Diabetiker besteht darin, abzunehmen und seinen Diabetes auf diese Weise besser unter Kontrolle zu bringen. So lassen sich auch Diabeteskomplikationen wie Herz-Kreislauf-Erkrankungen, Schlaganfall und Krebs vermeiden. Meiner Ansicht nach ist es kontraproduktiv, diesen Patienten Medikamente zu verschreiben, von denen sie zunehmen, wodurch sich dann wiederum ihr Diabetes verschlechtert.

Der Beweis für die Wirksamkeit meines Programms liegt in Ihrer Gewichtsabnahme!

Nun habe ich Ihnen eine ganze Menge wissenschaftlicher Informationen vermittelt, und meiner Meinung nach ist kann es auch durchaus hilfreich sein, sich mit den wissenschaftlichen Grundlagen der Gewichtszu- und -abnahme zu beschäftigen. Aber denken Sie daran: Letztendlich liegt der Beweis für die Wirksamkeit meines Programms darin, wie Sie danach aussehen und sich fühlen. Und wenn Sie sich an diese Ernährung halten, werden Sie garantiert besser aussehen und sich wohler fühlen. Sie glauben mir nicht? Dann brauchen Sie nur den 52-jährigen George H. Mills zu fragen, der mit meinem Programm 45 Kilo abgenommen hat.

Der in Santa Rosa (Kalifornien) lebende George wurde durch seinen Zahnarzt, der ihm mein Buch *The McDougall Program* in die Hand drückte, auf mein Programm aufmerksam. Schon im ersten halben Jahr sank Georges Gewicht von 195 auf 150 Kilo, und seine Taille verschmälerte sich von 152 auf 132 Zentimeter. »Jetzt habe ich auch wieder meine frühere gesunde Gesichtsfarbe und brauche kein Insulin mehr zu spritzen und keine Medikamente gegen meine Depressionen und gegen meine Durchfälle einzunehmen«, freut sich George. »Und ich habe nie Hunger. Ich esse dreimal am Tag – und zwar dreimal so viel wie früher. Außerdem habe ich jetzt auch wieder mehr Energie.«

Und George nimmt mit meinem Programm immer weiter ab. Nur mit seinem körperlichen Training nimmt er es nicht so genau: »Ich gehe ungefähr dreimal pro Woche ein bisschen spazieren.«

Dieser Mann hatte vorher schon unzählige Abnehmversuche unternommen: »Ich habe mir ein Hormon aus dem Urin schwangerer Frauen spritzen lassen, das zur Gewichtsabnahme führen soll, und daraufhin tatsächlich 20 Kilo verloren – doch kurze Zeit später hatte ich 30 Kilo wieder drauf. Ähnlich erging es mir mit den Weight Watchers, bei denen ich 50 Kilo abnahm, nur um anschließend 60 Kilo wieder zuzunehmen. Hypnose – kein Erfolg! Akupunktur – ebenfalls kein Erfolg! Nach einem schweren Herzinfarkt nahm ich im Krankenhaus 60 Kilo ab; doch auch danach legte ich bald wieder 75 Kilo zu. Eine Zeit lang habe ich mich nur von Diätshakes ernährt, aber auch das hat nichts gebracht: Nach einer anfänglichen Gewichtsabnahme von 25 Kilo nahm ich wiederum 35 Kilo zu.«

Im Gegensatz zu seinen anderen Abnehmversuchen hat das McDougall-Programm bei George zum Erfolg geführt. »Ich habe dieses Programm schon zehn anderen Leuten empfohlen«, sagt er. »Sie sehen, wie viel schlanker ich dadurch geworden bin, und das überzeugt sie.«

Die 48-jährige Jollena Tylor aus Camarillo (Kalifornien) hat durch das McDougall-Programm für maximale Gewichtsreduktion nicht nur die schlanke Figur zurückgewonnen, die sie als junge Frau hatte; auch ihre Haut wirkt jetzt wieder viel jugendlicher.

»Ein Freund hatte einen Vortrag von Dr. McDougall in Vancouver (British Columbia) gehört und meinem Mann und mir von dem Programm erzählt. Daraufhin lasen wir das Buch *The McDougall Plan* und nahmen an Dr. McDougalls stationärem Gewichtsreduktionsprogramm teil. Seitdem habe ich 19 Kilo abgenommen und meine Kleidergröße hat sich von 42/44 auf 36/38 verkleinert. Und ich musste nie hungern, um das zu erreichen – ganz im Gegenteil: Ich esse jetzt mehr als je zuvor. Früher habe ich immer aufs Frühstück verzichtet. Inzwischen habe ich das nicht mehr nötig und ich gönne mir jetzt auch eine sehr üppige, stärkereiche Mittagsmahlzeit – ich esse doppelt so viel zu Mittag wie früher. Und meine Freunde sagen, ich sehe zehn Jahre jünger aus. Meine Haut ist reiner und nicht mehr so grobporig. Meine Beinmuskulatur ist fester geworden, die Cellulite an Oberschenkeln und Po fast völlig verschwunden. Der Tonus meiner Gesichts-, Kinn- und Nackenmuskeln hat sich verbessert, und meine Gesichts- und Nackenpartie ist deutlich schlanker geworden. Jetzt genieße ich das Gefühl der Freiheit, das sich einstellt, wenn man kein Übergewicht mehr hat: Ich kann mich wieder problemlos bücken oder hinhocken und wieder aufstehen. Auch meine Schulterschmerzen sind weg.« Jollena ernährt sich nun schon seit Mai 1991 nach meinem Programm.

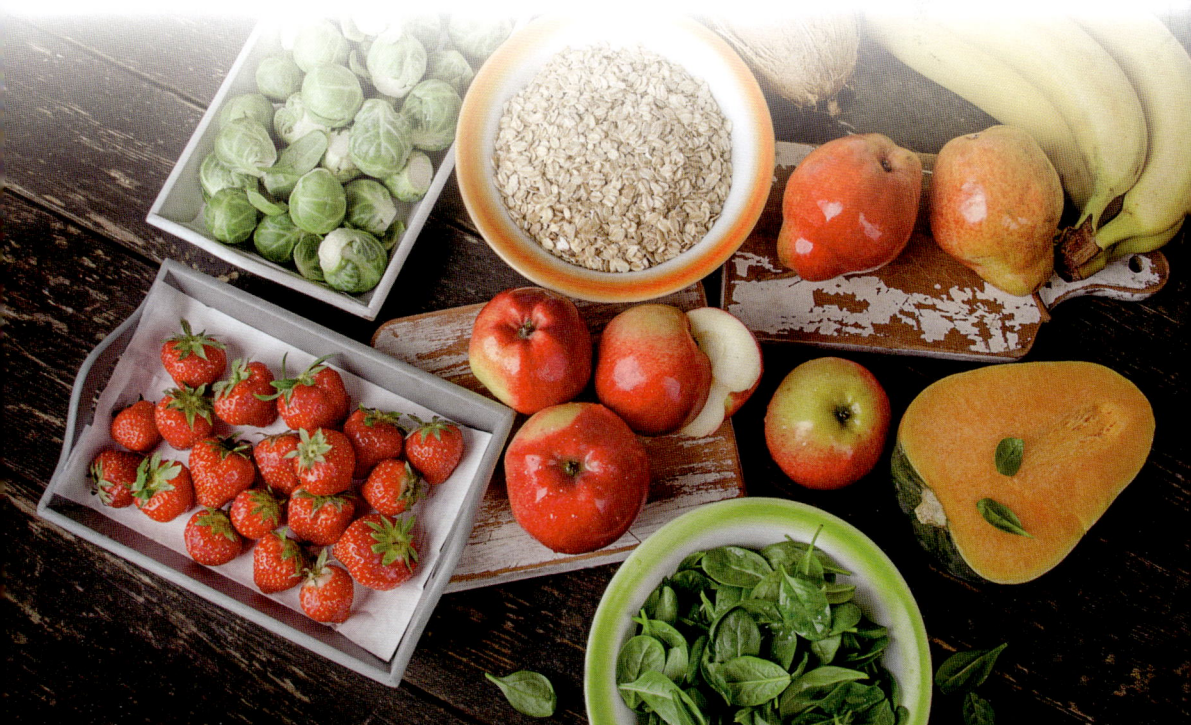

KAPITEL

6

Das McDougall-Programm für
maximale Gewichtsreduktion:
Die Ernährung

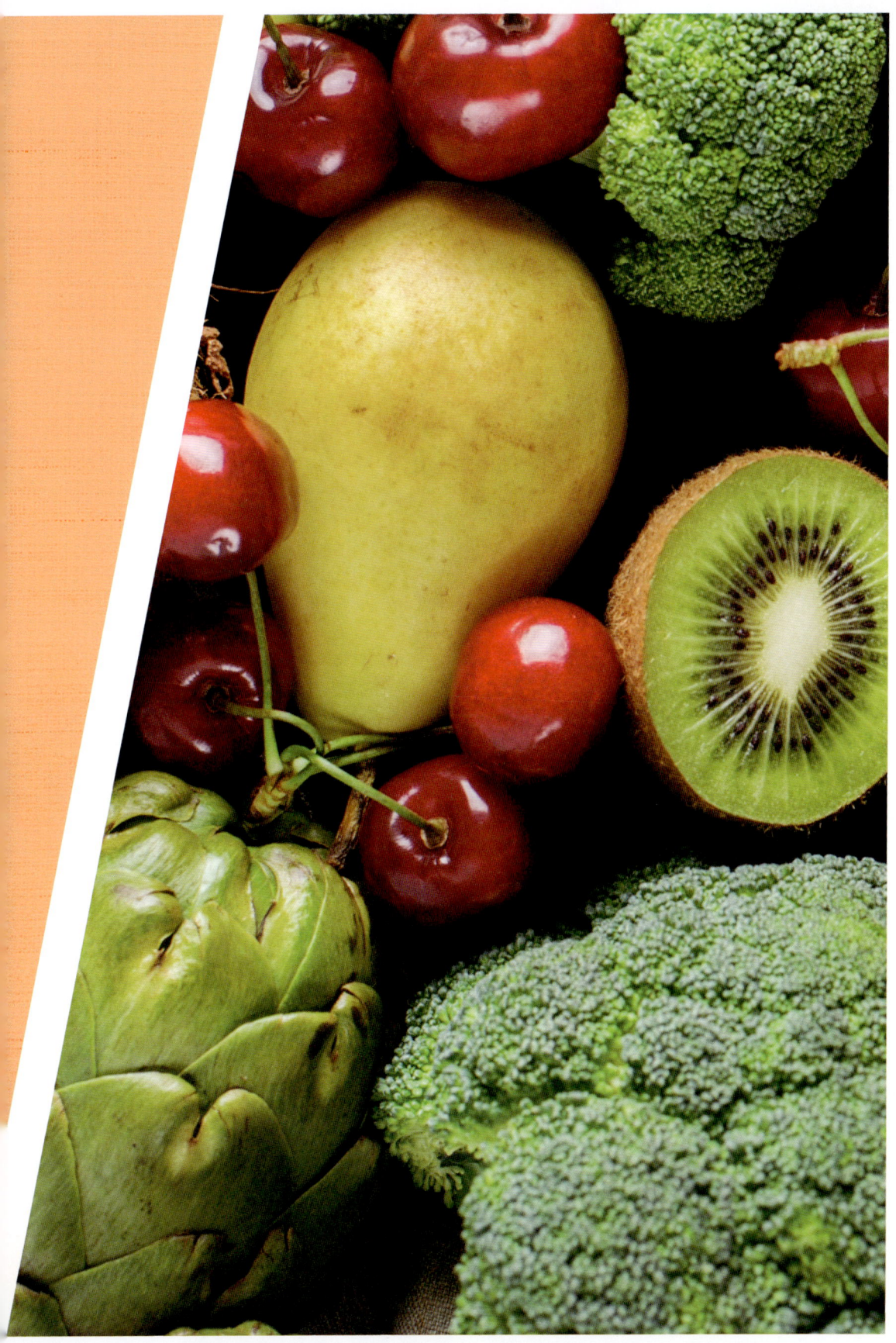

D as McDougall-Programm für maximale Gewichtsreduktion basiert auf dem ursprünglichen McDougall-Programm und wurde nur ein bisschen abgeändert, damit man damit noch schneller und leichter abnimmt. Das Programm besteht aus zwei Teilen: einem Ernährungs- und einem Trainingsplan. Um die besten Resultate zu erzielen, sollten Sie sich an beide Bestandteile dieses Programms halten. Doch schon allein durch das Ernährungsprogramm dürften Sie 6 bis 15 Pfund pro Monat abnehmen – allerdings mit zwei Einschränkungen: Erstens gehe ich dabei davon aus, dass Sie stark übergewichtig sind und dementsprechend viel (mindestens 15 Kilo) abnehmen müssen. Die meisten Menschen erreichen schon allein durch die Umstellung ihrer Ernährung ein Gewicht, das ihren Idealvorstellungen ziemlich nahe kommt; und wenn sie bei diesem Wunschgewicht angelangt sind, hat ihr Körper naturgemäß ein natürliches Gleichgewicht zwischen Kalorienauf- und -abnahme erreicht. Zweitens müssen Sie sich, um wirklich abzunehmen, genau an diese Ernährungsvorgaben halten. Halbherzige Abnehmversuche bringen nicht viel, denn dabei betrügt man sich meistens selbst, indem man sich von Lebensmitteln mit hohem Fett- und niedrigem Ballaststoffgehalt ernährt, die, wie ich ja bereits gezeigt habe, zu einer Gewichtszunahme führen.

Solange Sie übergewichtig sind und sich genau an mein Programm halten, werden Sie damit mühelos abnehmen; denn durch diese Diät schmilzt das Übergewicht automatisch weg. Wenn es Ihnen trotzdem schwerfallen sollte, auch noch die letzten fünf bis zehn Kilo abzunehmen, sollten Sie Ihre körperliche Aktivität intensivieren und sich an die Blitzvariante meines Programms halten, bei der man mehr grüne und gelbe Gemüse und Salate isst.

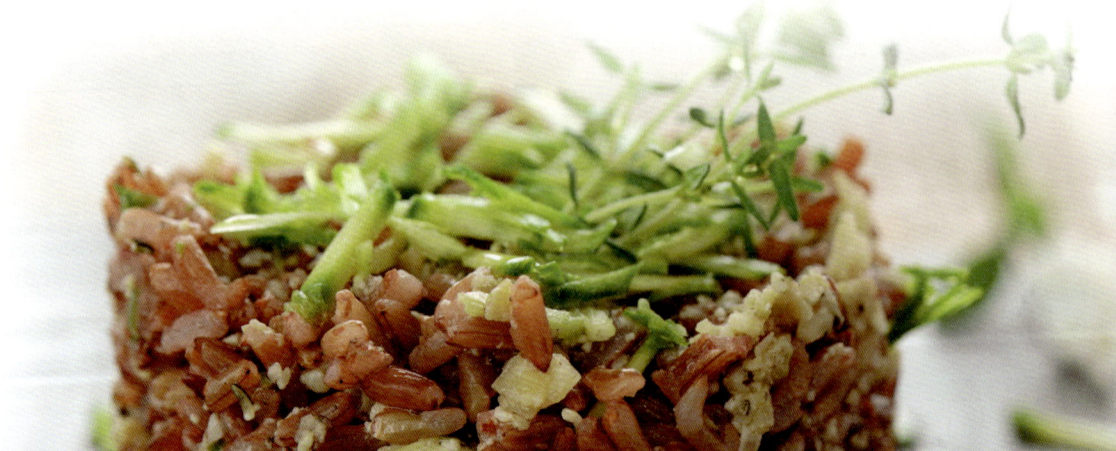

Ihr Ernährungsplan für maximale Gewichtsreduktion

Das McDougall-Programm für maximale Gewichtsreduktion ist eine ganz neue Ernährungsweise. Diese Kost besteht hauptsächlich aus Stärkelieferanten, und zwar vor allem aus folgenden Kategorien:

- Vollkorngetreide wie Naturreis, Gerste, Vollkornhaferflocken, Vollkornweizen und -hirse
- Kartoffeln und Süßkartoffeln
- Kürbissen wie Eichel-, Butternuss-, Riesen-, Sommer- und Gartenkürbis
- Hülsenfrüchten (Bohnen, Erbsen und Linsen)
- grünen und gelben Gemüsen und Salaten wie beispielsweise Karotten und Blattkohl. Diese stellen eine wichtige Ergänzung zu den stärkereichen Lebensmitteln dar.
- Obst (allerdings darf man im Rahmen dieses Programms nur zwei Portionen Obst pro Tag essen)

Diese Lebensmittel bieten nachweislich eine optimal ausgewogene Ernährung und sind daher für alle Menschen – unabhängig von ihrem Gewicht – hervorragend geeignet. Doch aufgrund ihres hohen Kohlenhydrat- und niedrigen Fettgehalts eignen sie sich besonders gut zum Abnehmen.

Dieser Ernährungsplan für maximale Gewichtsreduktion lässt sich leicht befolgen. Solange Sie sich an die hier beschriebenen Ernährungsempfehlungen halten, können Sie essen, was und so viel Sie wollen. Und das Programm erfordert auch keine komplizierten Berechnungen.

1. Verzichten Sie auf alle tierischen Nahrungsmittel

Also: Kein Fleisch, kein Geflügel, kein Fisch, keine Meeresfrüchte, keine Eier, keine Milch, keine Butter, kein Käse, kein Joghurt und kein Sauerrahm! Warum, habe ich Ihnen ja schon erklärt: Viele tierische Produkte haben einen extrem hohen Fettgehalt, und die meisten liefern keine Kohlenhydrate. Das in Milch enthaltene Kohlenhydrat (Milchzucker oder Laktose) können die meisten Menschen auf der Welt nicht verdauen, und bei vielen trägt das Milcheiweiß zur Entstehung von Knochenschwund und allergischen Erkrankungen bei. Außerdem enthalten tierische Lebensmittel keine Ballaststoffe, die sättigen, den Blutzucker- und Insulinspiegel regulieren und für eine gesunde Darmtätigkeit wichtig sind.

Und nicht nur das: Tierische Nahrungsmittel enthalten zusätzlich auch noch Cholesterin, und es fehlen ihnen wichtige Vitamine und Mineralstoffe. Nicht zuletzt haben tierische Produkte einen gefährlich hohen Eiweißgehalt, der zur Schädigung der Nieren und zur Entstehung von Nierensteinen und Osteoporose beitragen kann.

2. Verzichten Sie auf sämtliche Öle

Denken Sie daran: Öl ist reines (flüssiges) Fett und enthält neun Kalorien pro Gramm. Dieses Fett landet unweigerlich in Ihrem Gewebe und führt zur Gewichtszunahme. Außerdem erhöht es das Risiko für schwere Krankheiten wie Krebs, Herz-Kreislauf-Leiden, Gallenblasenerkrankungen und Diabetes.

3. Verzichten Sie auf alle fettreichen pflanzlichen Nahrungsmittel

Zu den pflanzlichen Nahrungsmitteln mit hohem Fettgehalt gehören Nüsse, Nussbutter (beispielsweise Erdnuss- oder Mandelbutter), Kerne, Aufstriche aus Nüssen und Kernen (zum Beispiel Tahini), Avocados, Oliven, Kokosnüsse und Sojaprodukte wie Tofu (der zu 54 Prozent aus Fett besteht). Denn das Fett in diesen pflanzlichen Lebensmitteln wird sich unweigerlich in Ihrem Fettgewebe ablagern. Außerdem liefern diese Nahrungsmittel kaum sättigende Kohlenhydrate. Da es sich dabei nicht um tierische Produkte handelt, halten viele Menschen sie irrtümlicherweise für gesund. Deshalb gibt es so viele übergewichtige Veganer mit fettiger Haut und fettigem Haar!

4. Verzichten Sie auf alle Mehlprodukte

Essen Sie lieber Vollkorngetreide! Brot, Bagel, Teigwaren, Brezeln, Cracker, Mais- und Weizentortillas sollten Sie von Ihrem Speisezettel streichen. Je weniger stark verarbeitet ein Lebensmittel ist, umso besser eignet es sich normalerweise zum Abnehmen. Denn durch das Vermahlen werden zwei wichtige Eigenschaften des Getreides verändert: Erstens (und das ist das größte Problem) vergrößert sich durch das Vermahlen von Körnern zu Mehl die Oberfläche, die den Enzymen des Verdauungstrakts ausgesetzt ist, sodass Ihr Darm mehr Nährstoffe daraus resorbieren kann. Gleichzeitig treten die im Mehl enthaltenen Kohlenhydrate dadurch schneller in die Blutbahn über, wo sie den Insulin- und Blutzuckerspiegel erhöhen. (Durch Vermahlen von Körnern zu Mehl erhöhen sich Ihre Kalorienaufnahme und der Anstieg Ihres Blutzucker- und Insulinspiegels um das Drei- bis Vierfache.) Zweitens werden dadurch die Faserstoffe des Getreides zerstört – und damit auch seine Fähigkeit, die Nährstoffaufnahme zu verlangsamen, den Insulinspiegel zu senken, den Blutzuckerspiegel zu regulieren, zu sättigen und die Ausscheidungstätigkeit des Darms anzuregen.

5. Essen Sie Vollkornprodukte und Kartoffeln

Alle Vollkorngetreide (beispielsweise Naturreis, Gerste, Vollkornhirse, -weizen und -hafer) und Kartoffeln (einschließlich Süßkartoffeln) gehören zur Gruppe der Stärkelieferanten. Sie haben einen hohen Kohlenhydrat- und Ballaststoffgehalt und tragen daher zur Sättigung, Verlangsamung der Nährstoffaufnahme und Verringerung der Insulinproduktion in der Bauchspeicheldrüse bei.

6. Essen Sie Hülsenfrüchte

Zu den Hülsenfrüchten gehören sämtliche Bohnen, Erbsen und Linsen. Sie sind von einer Eiweißhülle umgeben und enthalten wasserlösliche Ballaststoffe und Kohlenhydrate. Deshalb werden sie nur langsam verdaut, und ihre Nährstoffe gehen auch dementsprechend langsam in den Blutstrom über. Die Kohlenhydrate in Hülsenfrüchten können erst im letzten Dünndarmabschnitt – dem Krummdarm (Ileum) – verdaut werden. Dies ist ein Signal an den Magen, die Freigabe von Speisebrei an den Darm zu verlangsamen, was wiederum zu dem starken Sättigungsgefühl beiträgt, das sich einstellt, wenn man Bohnen oder andere Hülsenfrüchte isst. Auch bei der nächsten Mahlzeit vier oder fünf Stunden später hat man dann immer noch das Gefühl, ziemlich schnell satt zu werden.

Die gleichen Faktoren, die zur Sättigung und zu einer langsameren Verdauung beitragen, halten auch den Insulinspiegel im Blut niedriger – und zwar selbst dann, wenn man die Hülsenfrüchte püriert oder zerdrückt.

7. Ein Drittel bis 50 Prozent Ihrer Mahlzeit sollten aus grünem und gelbem Gemüse und Salat bestehen

Grüner Salat und grünes und gelbes Gemüse haben nur ungefähr ein Viertel so viele Kalorien wie die meisten stärkereichen Gemüsearten.

Um die Gesamtkalorienkonzentration in Ihrer Ernährung zu senken, sollten Sie daher einen Teil Ihres stärkereichen Gemüses durch grüne und gelbe Gemüse und Salate ersetzen – aber bitte nicht so viel, dass Sie von Ihren Mahlzeiten nicht mehr satt werden!

Stärkereiche Gemüsearten

NAHRUNGSMITTEL	KALORIEN PRO GRAMM*
Bohnen	1,3
Kartoffeln	0,8
Linsen	1,2
Mais	1,1
Reis	1,1
Süßkartoffeln	1,0
Winterkürbis	0,4

Grüne und gelbe Gemüse und Salate

NAHRUNGSMITTEL	KALORIEN PRO GRAMM*
Auberginen	0,2
Blumenkohl	0,3
Brokkoli	0,3
Champignons	0,3
Grüner Salat	0,2
Spargel	0,3
Tomaten	0,2
Weißkohl	0,3
Zucchini	0,2
Zwiebeln	0,3

* Ärzte, Ernährungsberater und Naturwissenschaftler vergleichen die Kalorienkonzentration verschiedener Nahrungsmittel miteinander, indem sie die Kalorienzahl durch das Gewicht des betreffenden Lebensmittels dividieren. Die Zahl, die sich daraus ergibt, steht
für die Kaloriendichte dieses Nahrungsmittels. Die Kaloriendichte einer rohen Kartoffel errechnet man beispielsweise, indem man
88 Kalorien durch 112 Gramm teilt. Daraus ergibt sich eine Kaloriendichte von 0,8 Kalorien pro Gramm.

8. Essen Sie Rohkost

Wenn Sie regelmäßig rohes Gemüse verzehren, nehmen Sie noch schneller ab. Karotten, Sellerie, Brokkoli, Blumenkohl, Zucchini, Zuckererbsen, Paprika und Zwiebeln eignen sich gut als Rohkost. Auch Ihre täglichen zwei Portionen Obst sollten Sie roh verzehren.

Mit dem Kochen beginnt bereits die Aufspaltung komplexer Kohlenhydrate zu leichter verdaulichen, süß schmeckenden Einfachzuckern. Vielleicht ist Ihnen schon aufgefallen, dass Getreide, Obst und Gemüse in gekochtem Zustand süßer schmecken. (Auch das Essenerbrot erhält sein süßliches Aroma durch langsames Garen angekeimter Getreidekörner bei niedriger Temperatur.) Außerdem kann sich durch Kochen die Partikelgröße vieler Lebensmittel

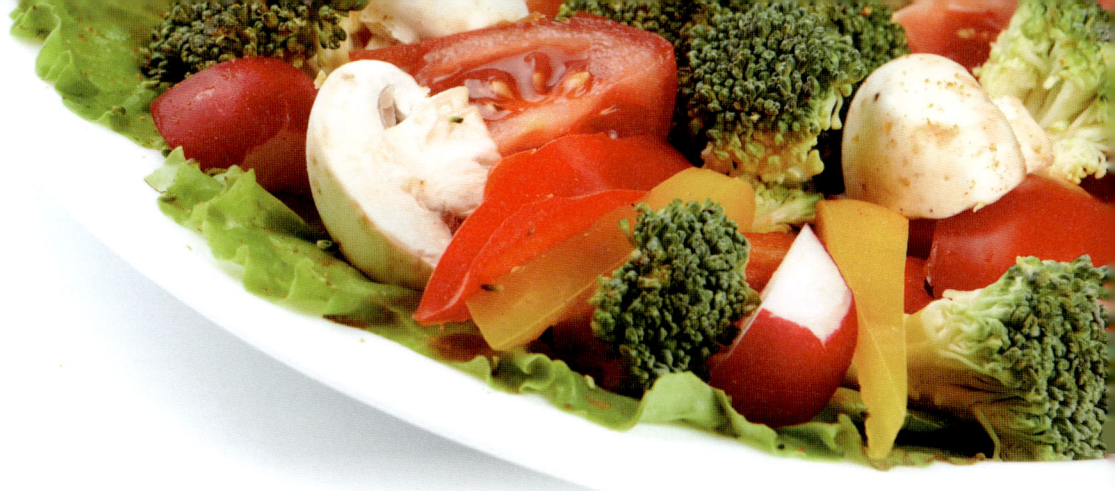

verkleinern. Je einfacher Zucker in seinem Aufbau ist und je kleiner die Partikel der Nahrungsmittel sind, die Sie zu sich nehmen, umso schneller werden diese verdaut, erhöhen den Insulin- und Blutzuckerspiegel und verlangsamen somit die Gewichtsabnahme.

9. Essen Sie nicht mehr als zwei Portionen frisches Obst pro Tag und verzichten Sie auf Trockenobst, Fruchtpüree und Fruchtsäfte

Wie Sie aus der untenstehenden Tabelle ersehen können, hat Obst einen ziemlich niedrigen Kaloriengehalt:

OBSTART	KALORIEN
Apfel	81
Banane	105
Birne	98
Grapefruit	37
Mango	135
Orange	65
Pfirsich	37

Das Problem beim Obst besteht allerdings darin, dass es einfach zu gut schmeckt, sodass man am liebsten 20 Stück am Tag davon essen würde; und das würde mit 1.000 bis 2.000 zusätzlichen Kalorien zu Buche schlagen und somit natürlich die Gewichtsabnahme verlangsamen. Außerdem führt Fruchtzucker bei manchen Menschen zu einem erheblichen Anstieg der Triglyzeride (eines Blutfettwerts); und genau diese Fette werden im Fettgewebe gespeichert. Und nicht zuletzt regt Obst die Insulinausschüttung an und trägt somit dazu bei, dass all diese Fette in Fettzellen eingelagert werden.

Durch die Verarbeitung von Früchten zu Saucen oder Säften werden die darin enthaltenen Ballaststoffe aufgebrochen und/oder völlig entfernt, sodass mehr von den darin enthaltenen Kohlenhydraten in die Blutbahn gelangen, und das auch noch in schnellerem Tempo. Nach dem Verzehr von Fruchtpüree wie beispielsweise Apfelsauce steigt der Insulinspiegel höher an, als wenn man das Obst in ganzem Zustand gegessen hätte. Fruchtsäfte regen die Insulinausschüttung noch stärker an.

Trockenfrüchte liefern Kalorien in hoch konzentrierter Form, sättigen aber nicht so stark wie frisches Obst, da sie kein Wasser mehr enthalten. Wahrscheinlich würde es Ihnen schwerfallen, in der Zeit, in der Sie diese Buchseite lesen, drei ganze Aprikosen (insgesamt 153 Kalorien) zu essen. Doch während derselben Zeit könnten Sie mit Leichtigkeit zehn getrocknete Aprikosen (insgesamt 510 Kalorien) wegfuttern – und würden es wahrscheinlich nicht einmal merken.

10. Gehen Sie sparsam mit Einfachzuckern um

Einfachzucker wie Haushaltszucker, brauner Zucker, Fruktose, Honig, Melasse, Ahornsirup und Apfelsaftkonzentrat verlangsamen die Gewichtsabnahme.

Das hat zwei Gründe: Erstens liefert Zucker Kalorien und erspart Ihnen damit die Verbrennung von Körperfett. Dadurch schmelzen Ihre Fettpölsterchen langsamer weg. Zweitens regt Zucker die Insulinproduktion sehr stark an; und Insulin fördert die Speicherung von Fett in den Fettzellen Ihres Körpers.

Deshalb gibt es für den Zuckerkonsum beim McDougall-Programm für maximale Gewichtsreduktion klare Regeln. Ein Teelöffel Zucker enthält nur 16 Kohlenhydratkalorien. Wenn Sie auf diese paar Kalorien verzichten, wirkt sich das kaum oder gar nicht auf Ihr Gewicht aus. Andererseits werden Ihnen Ihre Haferflocken mit einem Teelöffel Zucker besser schmecken, während Sie sie ohne Zucker vielleicht gar nicht hinunterbringen. Daher ist es im Rahmen dieses Programms erlaubt, Ihre Speisen mit etwas Zucker zu bestreuen. Beim Kochen darf Zucker hingegen nicht verwendet werden, weil der süße Geschmack durch die Vermischung mit anderen Zutaten weitgehend verlorengehen würde. Auch Nahrungsmittel mit einer Kombination aus Zucker und Fett sind streng verboten – und diese Kombination ist häufiger, als Sie vielleicht glauben!

Bei der typisch amerikanischen Ernährung wird Zucker oft in Form von Kuchen, Eis, Donuts und Schokoladenerzeugnissen verzehrt. Bei all diesen Produkten handelt es sich um ein Gemisch aus Fett und Zucker. Diese Kombination macht häufig besonders dick, da der Zucker die Insulinproduktion ausgerechnet zu einem Zeitpunkt anregt, zu dem große Mengen Fett in den Blutstrom übertreten. Das führt zu einem drastischen Anstieg der Fettspeicherung in Ihrem Körper. Bei vielen Süßigkeiten, Keksen und Desserts machen Zucker und Fett bis zu 98 Prozent der Kalorien aus!

Gesunde Ersatzprodukte für »verbotene« Lebensmittel

Obwohl die genannten Ernährungsempfehlungen schon ziemlich konkret sind, bedürfen sie doch noch einiger weiterer Erläuterungen. In der unten stehenden Tabelle habe ich Lebensmittel aufgelistet, die Sie meiden sollten, und danebengeschrieben, wodurch Sie sie ersetzen können.

ZU MEIDEN	MÖGLICHER ERSATZ
Milch (zum Kochen)	Reismilch (ein Getränk, das aus Naturreis, Wasser und Süßstoff hergestellt wird)
Milch (zum Trinken)	Wasser, Kräutertee, Getreidekaffee
Butter	Kein Ersatz
Käse	»Käse«-Sauce (Rezept siehe Seite 251)
Joghurt	Kein Ersatz
Sauerrahm	Kein Ersatz
Eiscreme	Kein Ersatz
Eier (zum Kochen)	Eiersatz (»Ener-G Egg Replacer«)
Eier (zum Essen)	Kein Ersatz
Fleisch, Geflügel, Fisch	stärkereiche Gemüse, Vollkornprodukte, Hülsenfrüchte, Winterkürbis
Mayonnaise	Kein Ersatz
Pflanzenöl (zum Einfetten der Pfanne)	Kein Ersatz; verwenden Sie Teflon- oder silikonbeschichtete Töpfe und Pfannen
Pflanzenöl (zur Verwendung in Rezepten)	Kein Ersatz; lassen Sie das Öl weg, oder verwenden Sie stattdessen zum Befeuchten der Speisen Wasser oder etwas zerdrückte Banane
Weißer Reis	Vollkornreis oder anderes Vollkorngetreide
Getreidemehle	Kein Ersatz

Empfehlungen für ein gesundes Essverhalten

Das Wichtigste an diesem Programm sind natürlich die Lebensmittel, von denen Sie sich ernähren. Aber es kommt auch auf Ihr Essverhalten an. Wenn Sie sich an folgende Spielregeln halten, wird Ihnen das Abnehmen leichter fallen.

1. Essen Sie, bis Sie satt sind

Im Gegensatz zur vorherrschenden Meinung muss man nicht hungern, um abzunehmen – ganz im Gegenteil: Je mehr Sie essen, umso schlanker werden Sie. (Allerdings mit einer wichtigen Einschränkung: Sie dürfen sich nur von den Lebensmitteln ernähren, die im Rahmen des McDougall-Programms für maximale Gewichtsreduktion erlaubt sind.) Denn wenn Sie satt sind, geraten Sie nicht mehr so leicht in Versuchung, auch ab und zu einmal zu Produkten zu greifen, die man bei diesem Ernährungsprogramm meiden sollte. Wenn Ihr Magen mit lecker zubereiteten kohlenhydratreichen, fettarmen Speisen gefüllt ist, werden Sie wahrscheinlich gar nicht erst auf die Idee kommen, sich selbst zu beschwindeln und sich dadurch um eine fantastische Figur und einen hervorragenden Gesundheitszustand zu bringen. Außerdem werden Ihre Mitmenschen Sie dann für einen Ausbund an Willenskraft und Disziplin halten – und Sie werden sich auch so fühlen.

2. Nehmen Sie lieber öfters kleinere Mahlzeiten zu sich

Sie sollten mindestens sechs kleine Mahlzeiten pro Tag zu sich nehmen und dürfen sich zwischendurch auch ruhig öfter mal einen Imbiss gönnen – aber Ihre Mahlzeiten und Snacks dürfen nur aus den im Rahmen dieses Programms empfohlenen Lebensmitteln bestehen.

Wissenschaftliche Untersuchungen zeigen, dass fettleibige Menschen normalerweise weniger und größere Mahlzeiten einnehmen als schlanke. Damit ist die althergebrachte Vorstellung, dass man lieber dreimal am Tag »richtig« essen und zwischendurch nichts zu sich nehmen sollte, widerlegt – zumindest für Menschen, die abnehmen möchten. Denn wenn Sie nur ein- oder zweimal am Tag etwas essen, vermitteln Sie Ihrem Körper damit die Botschaft, dass Ihnen nicht immer Nahrung zur Verfügung steht und womöglich bald eine Hungersnot droht. Mit solchem Verhalten programmieren wir uns darauf, automatisch mehr zu essen, sobald wieder Nahrung zur

Verfügung steht. Dadurch schaltet unser Körper auf Überlebensmodus um und verlangsamt seinen Stoffwechsel, um die Kalorien, die wir ihm anbieten, so gut wie möglich zu verwerten.

Wenn Sie sich nur wenige Mahlzeiten gönnen, dabei aber richtig »zuschlagen«, wird Ihr Körper einen Teil der angebotenen Nahrung sofort verwerten, den Rest aber für etwaige Notzeiten speichern. (Welche Konsequenzen dieser Überlebensmechanismen hat, habe ich Ihnen ja bereits in Kapitel zwei auseinandergesetzt.) Und nicht nur das: Je länger Sie auf Nahrung verzichten, umso leckerer erscheint Ihnen das Essen, wenn Sie dann endlich zugreifen dürfen, und umso länger und schneller (vor allem zu Beginn der Mahlzeit) essen Sie. Auf diese Weise isst man automatisch mehr.

Schon allein der Gedanke an Essen regt den Stoffwechsel an und führt dazu, dass Kalorien verbraucht werden. (Dieses Phänomen bezeichnet man als zerebrale Thermogenese.) Und je öfter Sie essen, umso öfter denken Sie zwangsläufig auch daran – und verbrauchen infolgedessen Energie. All diese Faktoren deuten darauf hin, dass eine häufigere Nahrungsaufnahme (natürlich nur von den empfohlenen Lebensmitteln) günstiger ist, wenn man möglichst schnell abnehmen möchte.

3. Nehmen Sie sich Zeit zum Verdauen

Magen und Darm brauchen Zeit, um dem Gehirn zu signalisieren, dass Sie jetzt mit dem Essen fertig sind und Ihren Nahrungsbedarf gedeckt haben. Bei einer kohlenhydratreichen Ernährung ist das ganz besonders wichtig, denn bei einer solchen Kost entsteht das Sättigungsgefühl in erster Linie dadurch, dass Ihr Bedarf an Kohlenhydraten jetzt gedeckt ist, und nicht dadurch, dass Sie sich den Magen vollgestopft haben. Wenn Sie dem Essen ein bisschen Zeit lassen, damit es in Ruhe in den Dünndarm übertreten und die darin enthaltenen Kohlenhydrate an die Blutbahn abgeben kann, werden Sie eher satt und essen somit auch weniger.

Deshalb sollten Sie sich beim Essen stets an folgende Vorgehensweise halten: Füllen Sie Ihren Teller mit einer normalen (nicht zu knappen, aber auch nicht zu reichlichen) Essensmenge. Nachdem Sie diese Portion aufgegessen haben, warten Sie ungefähr 20 Minuten lang, bis der Verdauungsprozess beginnt. Sie werden feststellen, dass Ihr Hungergefühl während dieser Wartezeit schnell abnimmt. Wenn Sie nach 20 Minuten immer noch Hunger haben, holen Sie sich eine zweite Portion und warten anschließend wieder 20 Minuten ab. Damit tun Sie im Grunde nichts anderes, als öfter einmal eine kleine Mahlzeit zu sich zu nehmen, statt große Essensmengen auf einmal in sich hineinzustopfen. Dadurch wird Ihr Hunger besser gestillt und Sie kommen mit weniger Kalorien aus.

4. Kauen Sie Ihr Essen gründlich

Die Entstehung des Sättigungsgefühls beginnt bereits im Mund. Wenn Sie Ihr Essen länger kauen, wird Ihr Appetit besser gestillt. Außerdem müssen ballaststoffreiche Lebensmittel ohnehin gründlicher gekaut werden! Und nicht nur das: Wenn Sie sich Zeit nehmen, jeden Bissen richtig durchzukauen, statt Ihr Essen hastig in sich hineinzuschlingen, haben Magen und Darm auch mehr Zeit, um dem Gehirn mitzuteilen, dass Ihr Nahrungsbedarf jetzt gedeckt ist und Sie mit dem Essen aufhören können.

5. Gönnen Sie sich beim Essen lieber nicht zu viel Abwechslung

Untersuchungen zeigen, dass wir umso mehr Kalorien zu uns nehmen, je abwechslungsreicher unser Essen ist. Denn während wir ein bestimmtes Lebensmittel essen, nimmt sein optischer und geschmacklicher Reiz mit der Zeit ab, während ein neues Nahrungsmittel in seinem Aroma und seinem äußeren Erscheinungsbild wieder genauso reizvoll auf uns wirkt, als hätten wir gerade erst mit dem Essen begonnen. Daher isst man von einer Mahlzeit, die aus vielen verschiedenen Lebensmitteln besteht, automatisch mehr, als wenn nur ein einziges Nahrungsmittel auf dem Teller liegt – selbst wenn dieses unser Lieblingsessen ist.

In vielen Teilen der Welt ernähren sich die Menschen hauptsächlich von einem einzigen stärkereichen Grundnahrungsmittel (beispielsweise Reis in Asien). In solchen Ländern gibt es kaum übergewichtige Menschen. In den meisten Ländern und Kontinenten der Welt (China, Japan, Afrika) ist die Kost nach wie vor sehr einfach und nahrhaft und besteht hauptsächlich aus Stärkelieferanten. Diese Menschen sind nicht so genusssüchtig wie bei uns im Westen, wo es völlig normal ist, eine große Vielfalt an Lebensmitteln auf dem Teller zu haben. Aber leider ist in unseren westlichen Industrienationen eben auch Übergewicht inzwischen fast schon normal. Haben Sie schon einmal darüber nachgedacht, dass in einem durchschnittlichen Supermarkt 15.000 bis 20.000 verschiedene Artikel angeboten werden?

Vielleicht befürchten Sie, dass eine Kost, die nicht abwechslungsreich genug ist, zu Mangelernährung führen könnte. Die Mär von der »ausgewogenen Ernährung« wurde uns von klugen Marketingexperten unser Leben lang eingehämmert. Doch ernährungswissenschaftliche Untersuchungen zeigen eindeutig, dass eine Kost, die nur aus einem einzigen stärkereichen Lebensmittel und einer zusätzlichen Obst- oder Gemüseart besteht, alle Eiweiße, essenziellen Fette, Vitamine und Mineralstoffe liefert, die Erwachsene und Kinder benötigen. Selbst extrem einseitige, nur auf einfachen Stärkequellen basierende Kostformen decken nachweislich unseren gesamten Nährstoffbedarf.

In Peru ernährte man Kinder, die im zarten Alter von acht Monaten ihre Eltern verloren hatten oder ausgesetzt worden waren, ausschließlich von weißen

Kartoffeln; trotzdem haben sie sich völlig normal entwickelt. Diese frugale Kost wurde lediglich durch Öl ergänzt, um den Kindern zusätzliche »leere« Kalorien zu liefern.

Auch erwachsene Menschen, die lange Zeit nur von Kartoffeln und Wasser leben mussten, erfreuten sich bester Gesundheit. Auch diesen Erwachsenen gab man zusätzlich zu den Kartoffeln Öl, weil sie von dieser stärkereichen Ernährung sonst zu sehr abgenommen hätten. (Wenn man Öl – eine leere Kalorienquelle – hinzufügt, nimmt die Eiweiß-, Mineralstoff- und Vitaminkonzentration der Kartoffeln ab, denn sie wird dadurch gewissermaßen »verdünnt«. Trotzdem sind damit immer noch alle Nährstoffbedürfnisse gedeckt – ein weiterer Beweis dafür, dass einfache Gerichte einen hervorragenden Nährwert bieten.)

Muss man bei dieser Diät Vitamin- oder Mineralstoffpräparate einnehmen?

Bei vielen Diäten, die Sie bisher ausprobiert haben, wurde Ihnen vielleicht empfohlen, zusätzlich Vitaminpräparate einzunehmen. Denn da die Nahrungsaufnahme bei den meisten Diäten stark eingeschränkt ist, erhält der Körper dabei womöglich nicht alle lebensnotwendigen Nährstoffe in der erforderlichen Menge. Beim McDougall-Programm für maximale Gewichtsreduktion dagegen dürfen Sie nährstoffreiche Nahrungsmittel in unbegrenzter Menge zu sich nehmen – und diese Lebensmittel enthalten mehr als genug Eiweiß, Kohlenhydrate, essenzielle Fette, Vitamine und Mineralstoffe. Daher müssen Sie bei dieser Diät auch keine Nahrungsergänzungsmittel einnehmen – vielleicht mit Ausnahme eines einzigen Vitamins, das von Bakterien gebildet wird (Vitamin B_{12}). (Freilich darf man sich nicht nur von Getreide und Hülsenfrüchten ernähren, sondern braucht zusätzlich auch Nahrungsmittel mit einem höheren Vitamin-A- und -C-Gehalt, also beispielsweise Obst oder grünes Gemüse, um seinen kompletten Nährstoffbedarf zu decken. In Wurzelgemüse wie Kartoffeln sind jedoch beide Vitamine in reichlicher Menge enthalten.)

Elf der dreizehn bekannten Vitamine werden von Pflanzen gebildet; daher enthält eine pflanzliche Kost besonders viel von diesen Vitaminen. Vitamin D ist in Wirklichkeit ein Hormon, das mithilfe des Sonnenlichts in der Haut gebildet wird. Um bei guter Gesundheit zu bleiben, braucht man genügend Sonnenlicht. Das letzte Vitamin, B_{12}, sollten Sie in Form eines Vitaminpräparats einnehmen, wenn Sie sich mehr als drei Jahre lang von einer rein pflanzlichen Kost wie dem

McDougall-Programm für maximale Gewichtsreduktion ernähren – aber auch dann, wenn Sie schwanger sind oder stillen. Den meisten Menschen liefern die Bakterien im Darm und in Ihrer Umgebung genügend Vitamin B_{12}. Doch um gegen die – wenn auch unwahrscheinliche – Gefahr eines solchen Vitaminmangels gewappnet zu sein, sollten Sie täglich ein Nahrungsergänzungsmittel mit fünf Mikrogramm Vitamin B_{12} einnehmen; das ist für die meisten Menschen mehr als genug. Stattdessen können Sie auch einmal pro Jahr Ihren Vitamin-B_{12}-Spiegel im Blut untersuchen lassen: Liegt er über 150 Picogramm pro Milliliter, so ist in Ihrem Körper noch genug von diesem Vitamin gespeichert.

Pflanzen haben einen hohen Gehalt an Mineralstoffen; daher brauchen Sie bei einer stärkebasierten Diät auch keinen Mineralstoffmangel zu befürchten. (Dies gilt auch für Kalzium und Eisen.) Die Einnahme von Mineralstoffpräparaten ist unnötig und manchmal sogar ausgesprochen unklug. (So beeinträchtigen Kalziumpräparate beispielsweise die Aufnahme von Eisen im Körper.)

Ein einfaches und doch wirksames Rezept gegen Übergewicht

Eine der wirksamsten und berühmtesten Gewichtsreduktionsdiäten der letzten 50 Jahre wurde von Walter Kempner an der Duke University entwickelt.

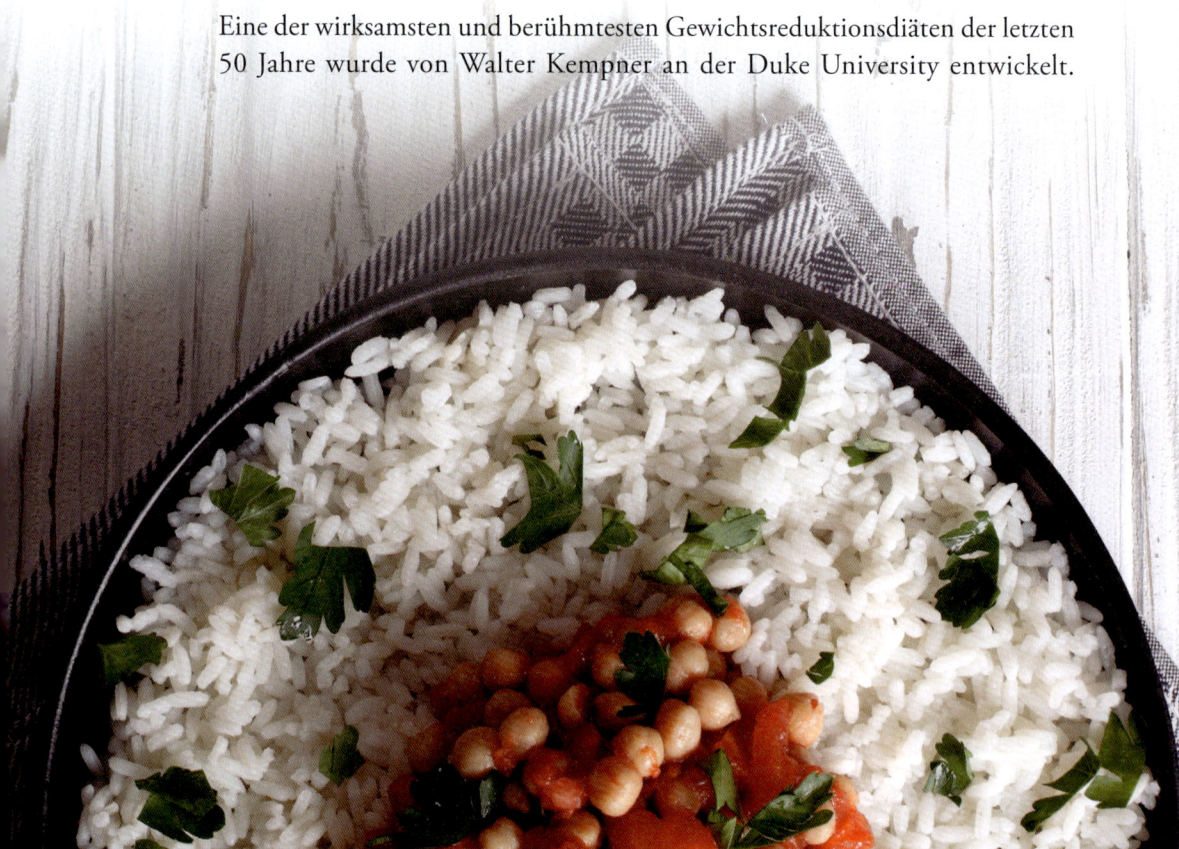

Kempners Reisdiät liefert nur 400 bis 800 Kalorien pro Tag, und diese stammen hauptsächlich (zu 90 bis 95 Prozent) aus Reis, Obst und Fruchtsäften. Später darf man bei diesem Diätprogramm auch noch Gemüse und kleine Mengen mageres Geflügel oder sonstiges mageres Fleisch essen. Bei einer Untersuchung der Gewichtsreduktion, die sich mit dieser Diät erreichen lässt, nahmen 106 stark fettleibige Menschen innerhalb eines Zeitraums von ungefähr einem Jahr im Durchschnitt 70,5 Kilo ab. 43 dieser 106 Patienten erreichten sogar ihr Normalgewicht. Männer nahmen stärker ab als Frauen. »Diese Studie zeigt, das auch stark fettleibige Menschen ihr Gewicht ohne stationäres Gewichtsreduktionsprogramm, Operationen oder medikamentöse Behandlungsmaßnahmen deutlich reduzieren, ja sogar normalisieren können«, lautet das Fazit der Autoren dieser Untersuchung. Trotz der starken Gewichtsabnahme konnte bei den Studienteilnehmern keinerlei Nährstoffmangel festgestellt werden; das Gewichtsreduktionsprogramm von Walter Kempner ist schon seit Langem erprobt, und es haben sich dabei noch nie irgendwelche Sicherheitsprobleme ergeben.

Dr. Kempner konnte mit diesem Programm erfolgreich ein breites Spektrum von Krankheiten behandeln, unter anderem akute und chronische Nierenerkrankungen, vergrößerte und kranke Herzen, Diabetes, Bluthochdruck und Fettleibigkeit. Aber die Reisdiät bewirkt auch noch andere Verbesserungen des Gesundheitszustands: So sinkt dadurch beispielsweise der Blutzucker-, Triglyzerid- und Harnsäurespiegel. Auch über die Besserung von abnormalen EKG-Befunden, Augenerkrankungen (Retinopathie) und einer krankhaften Vergrößerung des Herzens wurde berichtet. Dr. Kempners bahnbrechende Erkenntnisse sind ein wichtiger Meilenstein auf dem Gebiet der Gewichtsreduktionsforschung, denn seine Arbeit hat gezeigt, dass man mit einer ganz einfachen stärkebasierten Diät abnehmen kann.

Der Speisezettel der Natur ist sehr abwechslungsreich

Das McDougall-Programm für maximale Gewichtsreduktion bietet eine enorme Vielfalt an pflanzlichen Nahrungsmitteln. Sobald Sie sich mit diesen Lebensmitteln vertraut gemacht haben, werden Sie garantiert nicht mehr das Gefühl haben, auf irgendetwas verzichten zu müssen, und Ihre Kost wird Ihnen auch bestimmt nicht eintönig vorkommen. Die Pflanzenwelt bietet mehr gesunde, abwechslungsreiche Lebensmittel als jede andere Nahrungsquelle.

Noch ein paar wichtige Überlegungen

Vielleicht helfen Ihnen auch folgende Ideen und Anregungen weiter:

Durch die Einnahme von Ballaststoffpräparaten können Sie Ihre Gewichtsabnahme beschleunigen, weil dann ein geringerer Anteil des Speisebreis verdaut wird. Gleichzeitig sinkt dadurch Ihr Insulin- und Blutzuckerspiegel. Sie können Präparate mit wasserlöslichen Ballaststoffen (beispielsweise Guarkernmehl, Hafer- oder Reiskleie) oder mit wasserunlöslichen Ballaststoffen wie Weizenkleie einnehmen. Wasserlösliche Ballaststoffe senken den Insulin- und Blutzuckerspiegel besonders stark.

Salz kann den Appetit anregen, die Kalorienaufnahme erhöhen und außerdem die Verdauung und Resorption von Nährstoffen im Darm beschleunigen. Andererseits schmeckt das Essen ohne Salz nicht so gut. Um sich dieses Ernährungsprogramm ein bisschen schmackhafter zu machen, dürfen Sie Ihr Essen also ruhig mit etwas Salz bestreuen. Beim Kochen dagegen sollten Sie nach Möglichkeit auf Salz verzichten, denn während des Kochvorgangs verwendetes Salz liefert weniger Geschmack, als wenn die Zunge beim Essen direkt mit dem Salz in Berührung kommt. Sie können Ihren Speisen aber auch mit salzfreien Würzmitteln etwas mehr Pfiff geben.

Chilis und Peperoni enthalten den Scharfstoff Capsaicin und können den Stoffwechsel anregen, sodass mehr Kalorien verbrannt werden und Sie folglich auch schneller abnehmen. Verwenden Sie solche Würzen in vernünftigen Mengen statt Salz. Auch Cayennepfeffer und rote Chiliflocken enthalten Capsaicin.

Künstliche Süßstoffe können die Gewichtsabnahme erschweren, weil sie zu vermehrtem Hunger führen. (Das liegt daran, dass sie den Serotoninspiegel im Gehirn senken und den Insulinspiegel erhöhen.) Da im Rahmen dieses Ernährungsprogramms etwas Zucker erlaubt ist, brauchen Sie weder Saccharin noch Aspartame oder irgendwelche anderen künstlichen Süßstoffe zu verwenden.

Wasser füllt den Magen und kann daher auch ohne Kalorienaufnahme ein Sättigungsgefühl erzeugen; insofern trägt es nicht zur Gewichtszunahme bei. Andererseits kann das Trinken von Wasser aber auch den Austritt von Speisebrei aus dem Magen beschleunigen, sodass man schneller wieder Hunger bekommt, sein Essen rascher verdaut und dadurch womöglich dann doch leichter zunimmt. Also trinken Sie nur dann, wenn Sie Durst haben – und nach Möglichkeit nicht während der Mahlzeiten.

Bleiben Sie sich und Ihren Zielen treu!

Das McDougall-Programm für maximale Gewichtsreduktion funktioniert nur dann, wenn Sie sich genau daran halten. Natürlich kann man sich auch selbst beschwindeln. Aber denken Sie daran: Schon kleine Ausrutscher können die Wirksamkeit dieses Ernährungsprogramms erheblich beeinträchtigen. Aufgrund der effizienten Bauweise des menschlichen Körpers lagern Fette, die Sie zusätzlich zu dieser stärkebasierten Kost aufnehmen, sich hauptsächlich an Hüften, Ober-schenkeln, Bauch und Kinn an. Daher reicht es nicht aus, meine Ernährungs-empfehlungen nur teilweise zu befolgen – auch wenn Sie sich damit sicherlich schon wesentlich gesünder ernähren als je zuvor und sich einzureden versuchen, dass Sie sich doch eigentlich genau an alle meine Vorgaben gehalten haben. Ein berühmter Diätpapst hat einmal gesagt: »Alle Menschen, die eine Diät machen, lügen.« Tatsächlich entspricht das, was solche Menschen in Wirklichkeit essen, nicht immer ihren Angaben. Doch wenn Sie sich nicht an die Prinzipien des McDougall-Programms für maximale Gewichtsreduktion halten, verliert dadurch nur einer etwas – nämlich Sie. Also lesen Sie sich diese Empfehlungen immer wieder durch und vergleichen Sie sie mit ihrem täglichen Essverhalten!

Drei verschiedene Diät-Varianten

Sie können noch schneller und besser abnehmen, wenn Sie mehr grüne und gelbe Gemüse und Salate in Ihre Diät einbauen. Aber Ihre Mahlzeit sollte trotzdem immer noch genügend stärkereiche Lebensmittel enthalten, da diese leckerer schmecken und mehr sättigen. Rezepte zum Abnehmen finden Sie in Kapitel 16. Der einzige Unterschied zwischen den drei Varianten des McDougall-Programms für maximale Gewichtsreduktion liegt im mengenmäßigen Verhältnis zwischen stärkereichen Gerichten versus Salat und Gemüse:

Moderate Variante: Zwei Drittel stärkebasierte Gerichte und ein Drittel Salate mit sehr niedrigem Kaloriengehalt

Schnelle Variante: 50 Prozent stärkebasierte Gerichte und 50 Prozent Salate mit sehr niedrigem Kaloriengehalt

Blitzvariante: Ein Drittel stärkebasierte Gerichte und zwei Drittel Salate mit sehr niedrigem Kaloriengehalt

Schauen Sie sich die Rezepte für stärkereiche Gerichte und kalorienarme Gerichte aus grünem und gelbem Gemüse und Salat in Kapitel 16 einmal durch, und wählen Sie aus jeder Kategorie ein Rezept für Ihre jeweilige Mahlzeit aus. Nachdem Sie diese Gerichte zubereitet haben, kombinieren Sie sie einfach in dem Mengenverhältnis miteinander, das der von Ihnen gewählten Variante entspricht. Die Essensmengen können Sie per Augenmaß schätzen. Sie brauchen sie nicht zu wiegen; denn mit diesem Programm erreicht man auch dann die gewünschten Resultate, wenn das mengenmäßige Verhältnis nicht hundertprozentig genau stimmt. Am besten ist es, das Gericht mit dem sehr kalorienarmen grünen und gelben Gemüse und Salat vor dem stärkehaltigen Teil Ihrer Mahlzeit zu essen; auf diese Weise gehen Sie sicher, die kalorienarmen Lebensmittel zu verzehren, bevor Sie satt sind.

Jedem, der das McDougall-Programm für maximale Gewichtsreduktion zum ersten Mal ausprobiert, rate ich, sich für die moderate Diätvariante zu entscheiden. Die meisten Menschen erreichen auch damit hervorragende Abnehmerfolge, und die Mahlzeiten schmecken auf diese Weise sehr viel besser und sättigen auch mehr. Mit der Schnellvariante nehmen Sie noch mehr und rascher ab; diese Vorgehensweise empfehle ich besonders ungeduldigen Menschen oder auch denjenigen, die ihr Zielgewicht mit der moderaten Variante nicht schnell genug erreichen. Wie der Name schon sagt, nimmt man mit der Blitzvariante besonders schnell ab. Trotzdem ist das nicht unbedingt der klügste Weg zu einer dauerhaften Gewichtsreduktion: Denn vielleicht sind Ihre Mahlzeiten Ihnen dann nicht schmackhaft oder sättigend genug, und es wird Ihnen schwerfallen, diese Diätvariante langfristig durchzuhalten. Doch für sehr genügsame Menschen, die gerne grüne und gelbe Gemüse und Salate essen, ist das vielleicht die beste Vorgehensweise. Sie können diese Blitzvariante so lange praktizieren, wie Sie möchten. Bei einer so großen Menge an kalorienarmem Salat und Gemüse wird garantiert jeder mühelos abnehmen – selbst Menschen mit sitzender Lebensweise und extrem gute Futterverwerter. (Nur wer sich selbst beschwindelt, wird natürlich auch mit dieser Variante keine Abnehmerfolge erzielen.)

Als die 29-jährige Karen Nichols aus Rosebury (Oregon) zum ersten Mal von meinem Programm erfuhr, bezeichnete sie mich als »fanatischen Vegetarier« und hätte nie aus eigenem Antrieb eines meiner Bücher gekauft oder sich einen Vortrag von mir angehört. Doch ihre Schwägerin, die sich große Sorgen um ihre Gesundheit machte, drückte ihr meine Bücher in die Hand und empfahl ihr, sie zu lesen, was Karen dann auch tat.

Karen hatte es schon mit vielen Diäten versucht, dabei aber stets Hunger gehabt – und mit diesem Gefühl konnte sie, wie sie sagte, überhaupt nicht umgehen. »Mit dem Kalorienzählen hat es zwar ganz gut geklappt; doch irgendwann hatte ich genug davon. Denn mit 1.000 Kalorien am Tag nahm ich zwar ab, war aber dauernd hungrig; und irgendwann konnte ich einfach keinen Salat mehr sehen. Doch sobald ich mit dem Kalorienzählen aufhörte, nahm ich sofort wieder zu«, berichtete Karen. »Im Übrigen hatte ich nie das Gefühl, dass Fleisch und

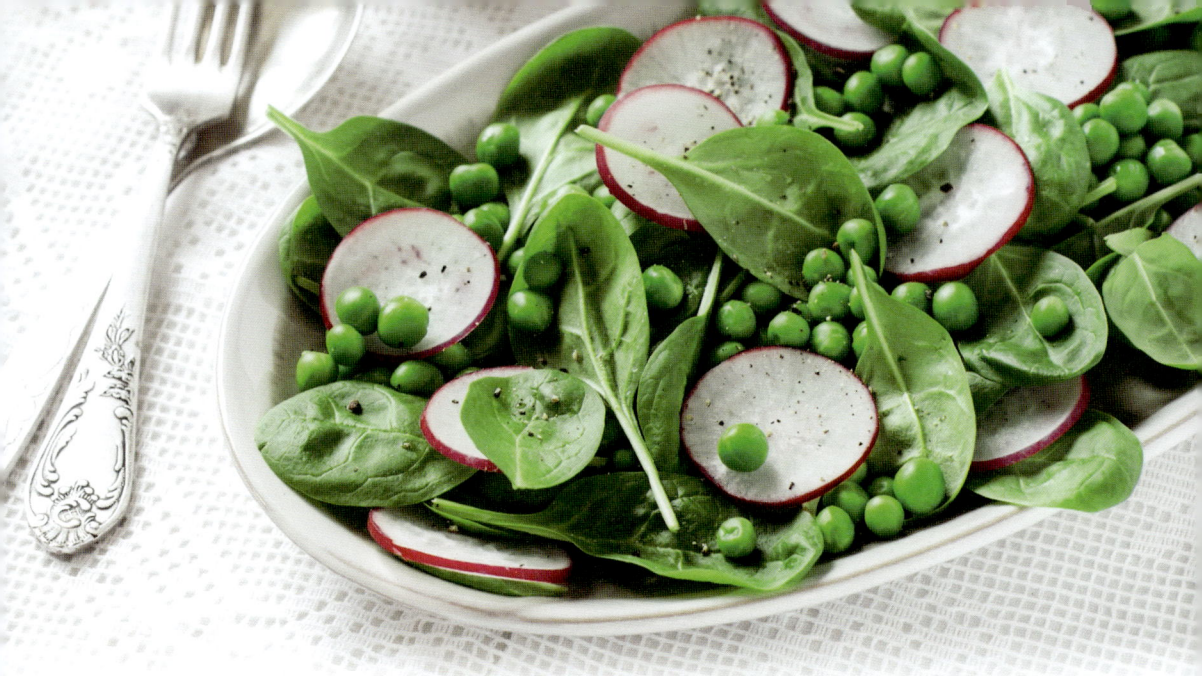

Milchprodukte nicht gut für mich sind. Denn mir war schon seit meiner Kindheit eingeredet worden, dass man diese Nahrungsmittel unbedingt braucht. Deshalb hatte ich vorher noch nie eine Diät wie das McDougall-Programm gemacht.«

Karen war 1,70 Meter groß. Sie hatte vor Kurzem ein Kind zur Welt gebracht, und während der Schwangerschaft war ihr Gewicht auf 96 Kilo angestiegen. Und wie es leider so oft der Fall ist, wurde sie diese überzähligen Pfunde nach der Geburt ihres Kindes nicht wieder los. »Da ich mein Baby stillte, kam für mich keine der üblichen Diäten infrage.« Nachdem Karen unsere Bücher gelesen hatte, beschloss sie, es mit diesem Programm zu versuchen.

Während der ersten sechs Monate nahm sie damit 20 Kilo ab; und dieses Gewicht hält sie nun schon seit über zwei Jahren (seit 1991). Auch während ihrer letzten Schwangerschaft hielt sie sich an das McDougall-Programm und nahm in dieser Zeit nur neuneinhalb Kilo zu. Bei einer Größe von 1,70 Meter wiegt Karen jetzt nur noch 70 Kilo. Sie würde gerne noch fünf Kilo abnehmen, doch es fällt ihr schwer, auf Zucker, Speiseöle und mit Öl gebackenes Brot oder Brötchen zu verzichten. Aber sie hat noch nicht aufgegeben und hofft eines Tages irgendwo preisgünstige ölfreie Brote zu finden.

»Eigentlich ist das McDougall-Programm gar keine Diät, sondern einfach nur eine neue Ernährungsweise, an die ich mich nun mitsamt meiner Familie halte. Ich werde nie wieder so essen wie früher und habe auch gar kein Bedürfnis mehr danach. Als ich das ein paarmal probierte, bekam ich prompt Durchfall und Magenkrämpfe. Fleisch habe ich schon seit Monaten nicht mehr angerührt, weil ich glaube, dass ich davon auch Magenschmerzen bekommen würde.«

Karen geht zweimal pro Woche etwa eine Stunde lang spazieren. Das ist ihre einzige körperliche Aktivität. Trotzdem hat diese Diät sich bei ihr in vielerlei Hinsicht positiv ausgewirkt: So hat sich zum Beispiel der Zustand ihrer Haare, die ihr Mann Brent mittlerweile als »glänzend« bezeichnet, sehr verbessert. Und sie hat jetzt auch mehr Schwung und Energie und ist sehr viel glücklicher. »Ich musste alle meine Kleider neu kaufen – die alten passen mir nicht mehr.« Früher musste Karen wegen ihrer Kopfschmerzen öfters Ibuprofen einnehmen. Auch diese Beschwerden sind inzwischen fast völlig verschwunden.

Und was ist, wenn man sein Wunschgewicht erreicht hat?

Das McDougall-Programm für maximale Gewichtsreduktion ist keine dieser marktschreierischen Diäten, mit denen man aufhört, sobald man sein Wunschgewicht erreicht hat, um dann gleich wieder zu seinem alten ungesunden Essverhalten zurückzukehren. Wenn Sie Ihr erreichtes Gewicht halten möchten, müssen Sie sich auch weiterhin an dieses Programm halten. Und es gibt auch gar keinen Grund, sich jetzt wieder genauso üppig zu ernähren wie früher, wo Sie doch jetzt so viel besser aussehen und sich so viel wohler fühlen.

Sie sollten das McDougall-Programm für maximale Gewichtsreduktion nicht als Gefängnis, sondern als Werkzeugkasten betrachten. Sobald Sie Ihr Wunschgewicht eine Zeit lang (vielleicht für ein halbes Jahr) gehalten haben, können Sie die im Rahmen des ursprünglichen McDougall-Programms erlaubten etwas kalorienreicheren Nahrungsmittel ruhig wieder in Ihren Speiseplan aufnehmen. Die meisten Menschen nehmen dadurch nicht nennenswert zu. Man darf sich jetzt (allerdings nur in Maßen) also wieder Brot, Bagels, Teigwaren, Brezeln, Cracker, Trockenfrüchte, Säfte und Fruchtpürees, mehr gekochte Speisen und hin und wieder auch fettreichere pflanzliche Nahrungsmittel gönnen, und braucht nicht mehr so viel grüne und gelbe Gemüse und Salate zu essen. Wer das nicht möchte, kann sich natürlich gerne auch weiterhin an die strengen Grundsätze des McDougall-Programms für maximale Gewichtsreduktion halten.

Sie werden schon herausfinden, wie viel von diesen kalorienreicheren Lebensmitteln Sie essen können, ohne wieder zuzunehmen. Dieses Limit hängt natürlich auch vom Grad Ihrer körperlichen Aktivität und davon ab, wie schlank Sie sein möchten und wie oft Sie Ihren gesunden Ernährungsprinzipien untreu werden.

Sobald Sie Ihr Idealgewicht erreicht und Ihr Gewicht unter Kontrolle zu haben glauben, können Sie auch nahrhaftere Lebensmittel wie Trockenobst, Nüsse, Kerne, Avocados, Oliven und Sojaprodukte (Tofu oder Sojamilch) in Ihren Speisezettel aufnehmen. Vielleicht können Sie es sich dann sogar erlauben, an Festtagen ein bisschen zu schlemmen, und sich beispielsweise an Weihnachten einen Gänsebraten, zu Ostern Eier und an Geburtstagen Kuchen und Eiscreme gönnen.

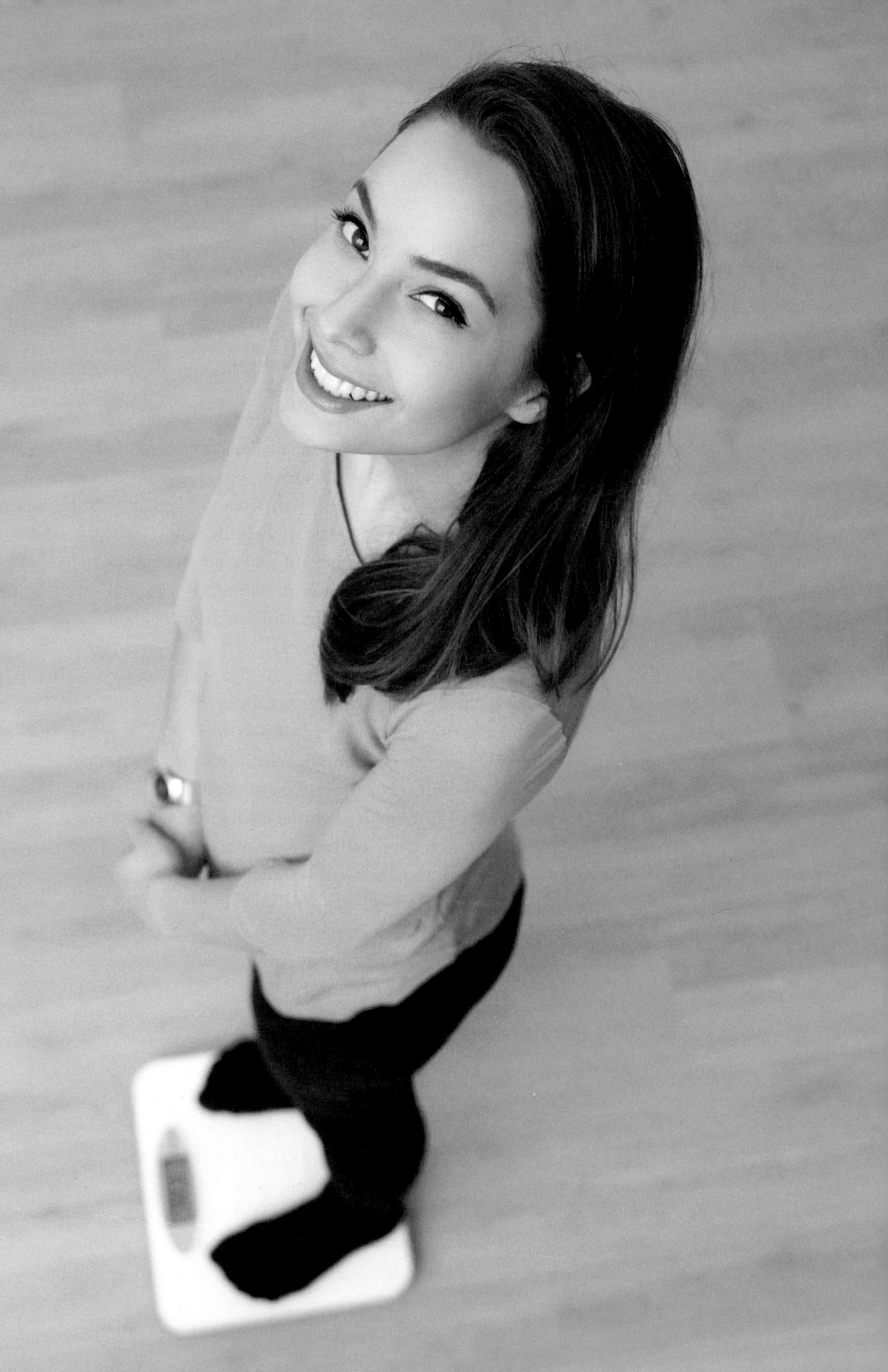

Sind Sie jetzt etwa zu dünn?

Das ist eine der häufigsten Sorgen, die ich von Menschen höre, die sich gewissenhaft an das McDougall-Programm gehalten haben: »Jetzt habe ich zu viel abgenommen.«

Doch die meisten dieser Menschen bilden sich nur ein, zu dünn zu sein. Denn sie haben sich über viele Jahre hinweg an ein viel voluminöseres Spiegelbild gewöhnt, sodass ihr neuer schlanker Körper ihnen nun fremd vorkommt. Vielleicht bekommen sie auch negatives Feedback von ihren Freunden: »Du hast furchtbar abgenommen – bist du etwa krank?« Womöglich machen diese Freunde sich wirklich Sorgen; oder sie sind einfach nur neidisch, weil sie gerne genauso schlank wären. Neue Bekannte werden Ihre Figur wahrscheinlich genau richtig finden. »Zu dick« und »zu dünn« sind sehr subjektive Begriffe.

Wenn Sie mit Ihrer neuen Figur wirklich nicht zufrieden sein sollten, brauchen Sie nur wieder das Gegenteil von dem zu essen, was im Rahmen des McDougall-Programms für maximale Gewichtsreduktion erlaubt ist: Legen Sie einfach wieder mehr Milchprodukte und gekochte Speisen, und weniger grüne und gelbe Gemüse und Salate in Ihren Einkaufswagen. Als Nächstes nehmen Sie Trockenobst und schließlich Nüsse, Kerne, Avocados, Oliven und Sojaprodukte (einschließlich Tofu) in Ihren Speisezettel auf. Aus diesen fettreichen pflanzlichen Produkten könnte ich mühelos eine Diät entwickeln, die sogar noch mehr Kalorien und Fette enthält als die Ernährung der meisten Amerikaner – und damit wäre das Problem des Zu-dünn-Seins ein für allemal gelöst.

Bei der Beurteilung Ihrer Diäterfolge sollten Sie auch andere Faktoren mit berücksichtigen, die sich auf Ihr Gewicht auswirken können. Durch Sport nimmt man beispielsweise ab. Manche Menschen – zum Beispiel einige Langstreckenläufer – übertreiben es damit allerdings auch und haben dann unter den negativen Konsequenzen übermäßiger körperlicher Anstrengung (beispielsweise Abmagerung, Anämie und Menstruationsstörungen) zu leiden. In so einem Fall sollten Sie vielleicht lieber auf einen weniger kräftezehrenden Sport umsteigen.

Bei diesem Programm muss man nicht auf den Genuss am Essen verzichten!

Wer ohne Öl kochen und weder Fleisch noch Milchprodukte essen möchte, muss schon ein paar neue Garmethoden erlernen und sich auch intensiv mit

Lebensmittelkombinationen und Würzmitteln beschäftigen. Deshalb beschreibe ich in Kapitel 15 dieses Buches eine Reihe empfehlenswerter Garmethoden und liefere Ihnen außerdem Essenspläne mit Frühstück, Mittag-, Abendessen und Snacks für 21 Tage. Bei den Rezepten in Kapitel 16 ist garantiert für jeden Geschmack etwas dabei: Dort finden Sie so gut wie alles – von schnellen, einfachen Gerichten bis hin zu Meisterwerken der Gourmetküche. Ihr neues Essverhalten wird in Ihnen garantiert auch ein neues Interesse am Kochen und Essen wecken – eigentlich ist dieses Programm also eine kulinarische Abenteuerreise!

Die meisten Menschen essen am liebsten das, was sie kennen. Und da eine Ernährung, die ausschließlich aus stärkereichen Lebensmitteln, Gemüse und Obst besteht, für die meisten von Ihnen neu ist, müssen Sie sich erst einmal an das McDougall-Programm für maximale Gewichtsreduktion gewöhnen. Gönnen Sie sich diese Eingewöhnungszeit! Dabei werden Sie feststellen, dass diese Speisen eigentlich gar nicht so ungewohnt sind, wie sie Ihnen anfangs vorgekommen sein mögen. Eigentlich sind sie sogar gute alte Freunde – nur dass sie eben jetzt die Hauptrolle auf Ihrem Speisezettel spielen! Sie werden staunen, was für raffinierte Aromen man diesen einfachen Zutaten durch die richtigen Garmethoden und fantasievolles Würzen verleihen kann.

Dieses Ernährungsprogramm besteht aus vielen interessanten Lebensmitteln und bietet eine enorme Vielfalt an Geschmacksrichtungen, Farben und Konsistenzen. Diese reichliche Auswahl können Sie durch Verwendung Ihrer Lieblingskräuter und -gewürze, Salz und sogar etwas Zucker garantiert zu schmackhaftem Leben erwecken. Nach einer Woche werden Sie sich wahrscheinlich nicht nur an diese neue Kost gewöhnt haben, sondern sie sogar genießen.

Gutes Essen ist nicht nur deshalb ein Vergnügen, weil es den Hunger stillt, sondern auch, weil es unsere Sinne anspricht. Die Natur hat für uns dreierlei Genüsse vorgesehen, die unser Essen uns schenken soll: die Geschmacksrichtungen »salzig« und »süß« und das Aroma verschiedener Gewürze. Wir mögen Lebensmittel, die süß oder salzig schmecken, weil sich an unserer Zungenspitze Geschmacksknospen für diese beiden Aromen befinden. Und das pikante Aroma von Gewürzen spricht Rezeptoren in unserer Nase an. Ein Großteil der köstlichen Geschmacksrichtungen unserer Lebensmittel rührt von Kräutern und Gewürzen und dem Aroma verschiedener Gemüsearten her. Zu den besten Beispielen hierfür gehören Pilze (gekocht), Zwiebeln und Knoblauch. Mit anderen Worten: Wir haben den Genuss am Essen zum großen Teil seinen Gewürzen zu verdanken. Mein Ernährungsprogramm für maximale Gewichtsreduktion nutzt all diese köstlichen Kräuter und Würzmittel.

Sie werden bald die Erfahrung machen, dass Sie beim McDougall-Programm künftig nur noch auf eines verzichten müssen: nämlich auf den lebenslangen Kampf gegen Ihr Übergewicht.

Frauen nehmen langsamer ab
als Männer

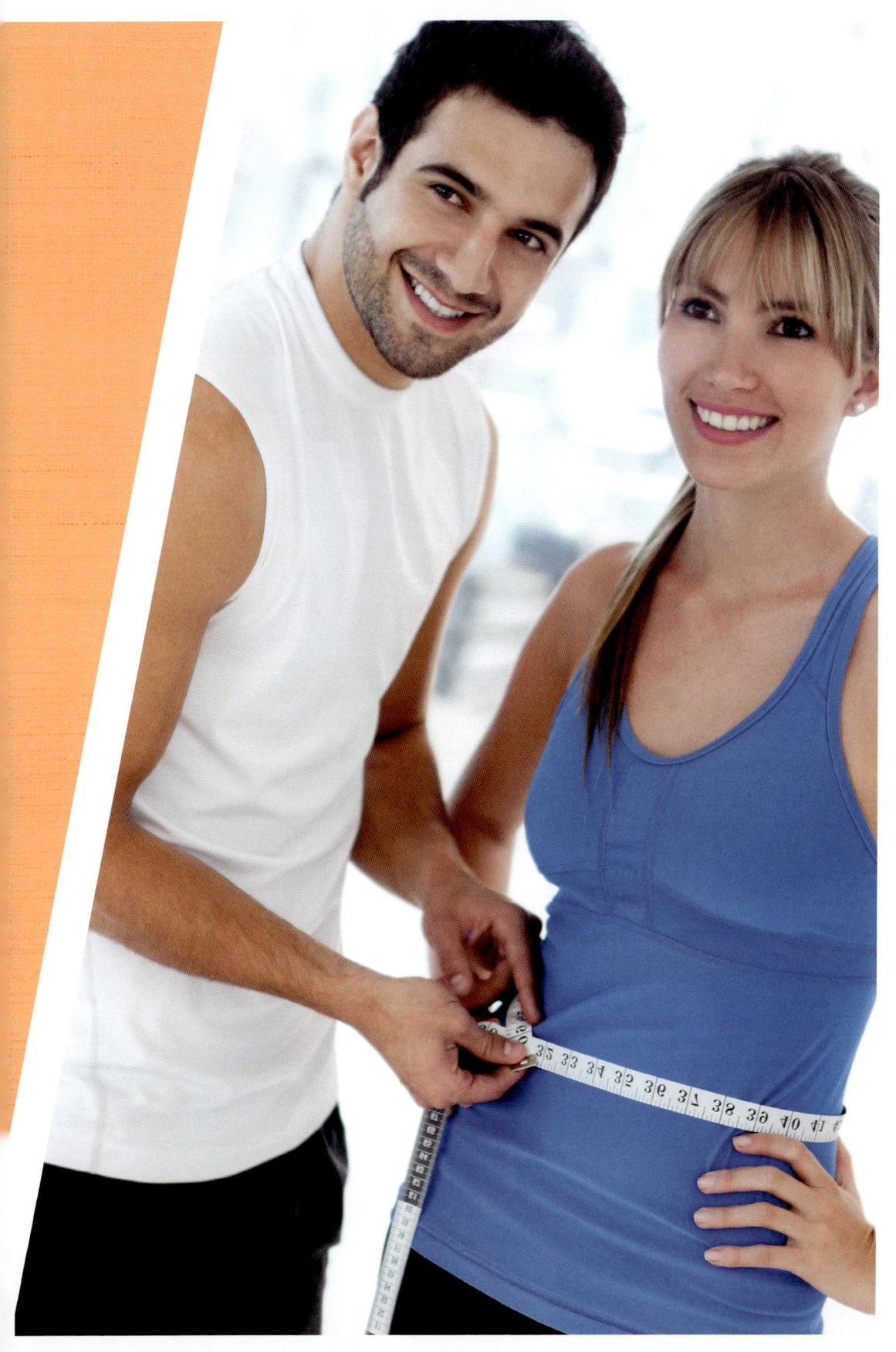

❖◆❖

Viele meiner Leserinnen wird es sicherlich nicht überraschen: Männer und Frauen speichern und verbrennen Fett in unterschiedlichem Tempo. Bei Frauen – so zeigen wissenschaftliche Untersuchungen – sammelt Fett sich schneller an und sie verbrennen es auch langsamer. Damit bestätigt sich der Verdacht, den viele Frauen schon seit Langem haben. Ich kann die Kommentare meiner Leserinnen förmlich hören: »Diese Untersuchung hätten sich die Wissenschaftler ruhig sparen können. Das hätte ich ihnen schon vorher sagen können.«

Im Tierreich ist es übrigens genauso: Aus verschiedenen Gründen, die immer noch nicht alle genau erforscht sind, speichern weibliche Tiere Fett schneller und verbrennen es langsamer als die Männchen. Damit sind Frauen bei der Gewichtsabnahme den Männern gegenüber eindeutig im Nachteil. Wenn Sie sich als Frau nun auch noch so ernähren wie die meisten Amerikaner, ist es für Sie nahezu unmöglich, schlank zu bleiben oder wieder auf ein normales Gewicht zu kommen, weil zusätzlich zu dieser ungesunden Kost auch noch Ihr Körper gegen Sie arbeitet.

Ich will Ihnen erklären, warum das so ist.

Warum werden Frauen leichter dick als Männer?

Zunächst einmal müssen wir uns darüber klar werden, dass »Übergewicht« ein relativer Begriff ist, dessen Definition von der jeweiligen Kultur abhängt. Dazu braucht man sich nur ein paar typische Bilder des flämischen Malers Peter Paul Rubens aus dem 17. Jahrhundert anzuschauen: Seine Porträts wohlgerundeter Frauengestalten entsprachen dem damaligen Schönheitsideal. Heute würde man die Rubens'schen Frauen als übergewichtig betrachten; doch immerhin haben seine schönen Bilder inzwischen schon sehr viel länger überdauert als unsere heutigen Gewichtsnormen. Andererseits ist krankhaftes Übergewicht oder

Fettleibigkeit (definiert als 25 Prozent über dem Idealgewicht) – auch objektiv betrachtet – ungesund und den meisten Definitionen zufolge unattraktiv.

Zwischen unserem heutigen Schönheitsideal und krankhaftem Übergewicht liegt eine Menge Fettgewebe – vor allem bei Frauen.

Noch vor einem Jahrhundert galt leichtes Übergewicht bei Amerikanern und Europäern als Zeichen von Wohlstand. Das galt insbesondere für Frauen. Aus damaliger Sicht war eine leicht übergewichtige Frau für ihre Familie besonders wertvoll, denn sie konnte in Notzeiten längere Zeit mit weniger Nahrung auskommen und dabei auch noch arbeiten. Außerdem wusste man schon damals, dass Körperfett vor Kälte schützt und die Knochen abpolstert. Beides war in Zeiten, in denen man hart (und vorwiegend im Freien) arbeiten musste, ein weiterer Vorteil. Außerdem betont etwas überschüssiges Fett die Kurven einer Frau; und das wirkte sich auch dann positiv aus, wenn man sich in den eigenen vier Wänden aufhielt und an ganz andere Dinge dachte als die tägliche Arbeit auf dem Feld.

Es gibt aber auch noch einen anderen Grund, warum die ästhetischen Vorstellungen früherer Kulturen den biologischen Notwendigkeiten viel eher entsprachen als unser heutiges Schönheitsideal. Damit meine ich natürlich den Aspekt der Fortpflanzung: Der Körper einer Frau muss den Anforderungen der Schwangerschaft und Stillzeit gewachsen sein – auch in Zeiten der Nahrungsmittelknappheit. Deshalb hat die Natur es so eingerichtet, dass Frauen leichter Fett ansammeln und ihr Körper es nur ungern wieder hergibt.

Um Kinder auszutragen, braucht man einen effizienten Stoffwechsel

Während der Schwangerschaft haben Frauen mehr Appetit und nehmen somit auch mehr Kalorien und Nährstoffe auf, um ein normales Wachstum des Kindes im Mutterleib zu gewährleisten. Diese zusätzliche Nahrung ist aber auch für die Veränderungen im Körper der Frau (beispielsweise in Gebärmutter, Plazenta und Brüsten) notwendig. Im Verlauf einer Schwangerschaft braucht eine Frau – zusätzlich zu ihrem normalen Eiweißbedarf – ungefähr zwei weitere Pfund Eiweiß und schätzungsweise 80.000 Extra-Kalorien. (Das sind im Durchschnitt 300 zusätzliche Kalorien pro Tag.) Im Durchschnitt nimmt eine Frau bei der typisch amerikanischen Ernährung während der Schwangerschaft 27,5 Pfund zu. Bei normalgewichtigen Frauen bestehen acht dieser Pfunde aus Fett; doch korpulentere Frauen legen normalerweise mehr

Fett zu. Wahrscheinlich wird der Appetit durch das sogenannte Schwangerschaftshormon Progesteron angekurbelt.

Die Natur hat die Frauen so perfekt auf Schwangerschaft und Geburt vorbereitet, dass sie selbst in Zeiten der Nahrungsmittelknappheit gesunde Kinder hervorbringen. So können Frauen in Entwicklungsländern, in denen nicht immer genügend Nahrung zur Verfügung steht (sodass sie während der Schwangerschaft im schlimmsten Fall sogar weniger zu essen bekommen als sonst), trotzdem normale, gesunde Kinder zur Welt bringen. Das liegt daran, dass ihr Stoffwechsel während der Schwangerschaft besonders effizient arbeitet: Ihr Grundumsatz und ihre körperliche Aktivität werden während dieser Zeit automatisch zurückgefahren. Beides spart Energie.

Der Körper der Frau ist auf das Tragen von zusätzlichem Gewicht ausgelegt

Frauen sind von Natur aus dafür ausgestattet, zusätzliches Gewicht zu tragen; und der Körper einer Frau verbrennt dieses zusätzliche Gewicht trotz körperlicher Aktivität auch nicht so leicht wie der eines Mannes. Im Rahmen

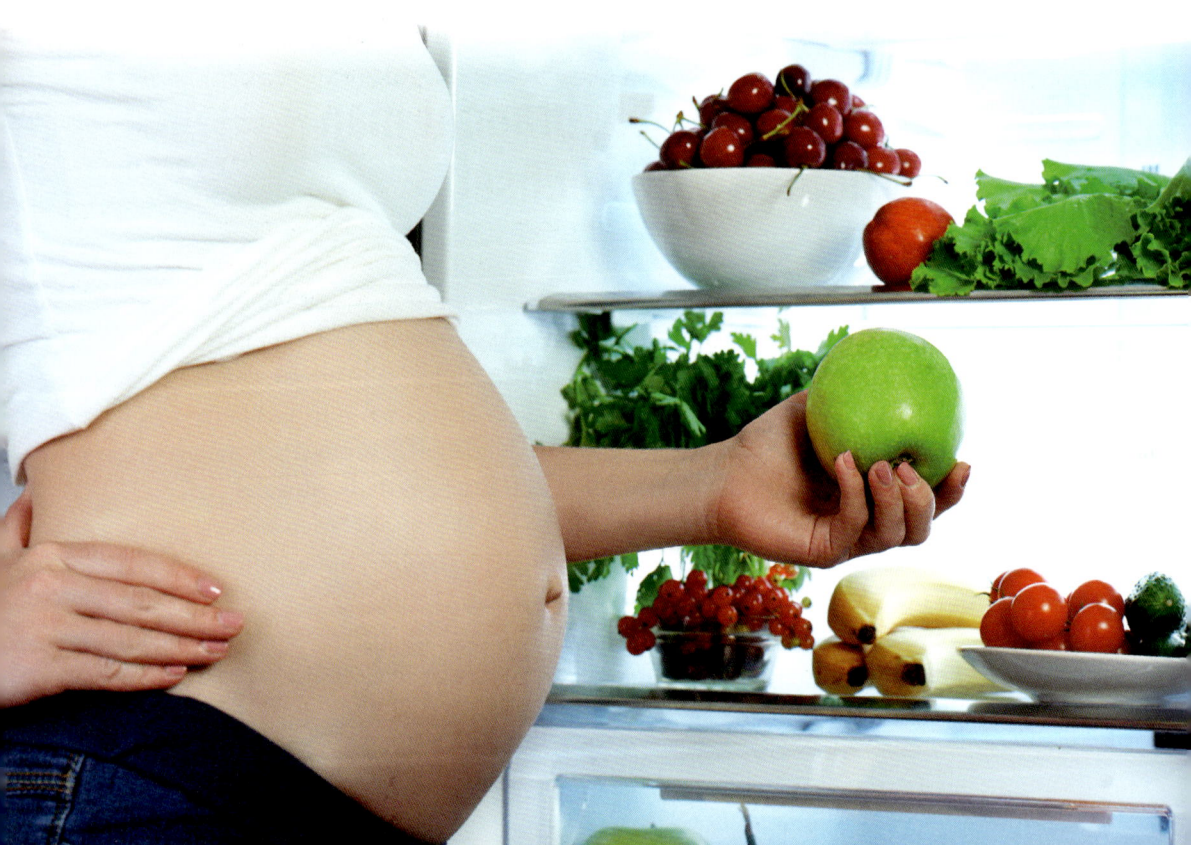

einer Studie trainierten acht Frauen auf dem Laufband. Diese Frauen untersuchte man in einem Ganzkörperkalorimeter, das den Energieverbrauch während körperlicher Aktivität misst, und belastete sie dabei mit zusätzlichen Gewichten (jeweils bis zu 45 Prozent des Körpergewichts). Manche Frauen mussten auf diese Weise zusätzliche 33 Kilo tragen – und das immerhin eine Viertelstunde lang.

Die Wissenschaftler wollten nun herausfinden, ob die Frauen dieses zusätzliche Gewicht tragen konnten, ohne mehr Kalorien zu verbrennen. Das erstaunliche Ergebnis: Jede dieser Frauen konnte mindestens 20 Prozent ihres eigenen Körpergewichts tragen, ohne ihren Energieverbrauch zu erhöhen! Eine Frau mit einem Körpergewicht von 50 Kilo konnte also zusätzliche zehn Kilo (oder 20 Prozent ihres eigenen Gewichts) tragen, ohne mehr Kalorien zu verbrauchen, als wenn sie ohne zusätzliches Gewicht auf dem Laufband trainiert hätte. Obwohl diese Frauen eine ziemlich schwere Last zu schleppen hatten, reagierte ihr Körper darauf nicht mit vermehrtem Kalorienverbrauch.

Auch das hat die Natur in weiser Absicht so eingerichtet: Während der Schwangerschaft muss eine Frau zunehmen und außerdem auch noch neun Monate lang das Gewicht ihres Babys und zusätzlicher Nährstoffvorräte mit sich herumschleppen. Da müsste man doch eigentlich annehmen, dass der Körper der Frau aufgrund dieses zusätzlichen Gewichts mehr Kalorien verbrennt. Doch das stimmt nicht: Als wahre Meisterleistung der Natur trotzt die Schwangerschaft den Gesetzen, denen unsere Ernährung und unser Stoffwechsel normalerweise unterworfen sind. Allerdings fällt es nicht schwangeren Frauen aufgrund dieses Phänomens auch schwerer, durch zusätzliche körperliche Aktivität zehn überflüssige Kilos abzunehmen.

Diese Stoffwechseleffizienz des weiblichen Körpers zeigt sich nicht nur während der Schwangerschaft. Frauen haben generell einen niedrigeren Grundumsatz als Männer: Das heißt, sie müssen weniger Kalorien verbrennen, um die Grundfunktionen ihres Körpers aufrechtzuerhalten. Und diese Unterschiede sind enorm: Eine kleine Frau braucht zur Aufrechterhaltung ihrer normalen biologischen Aktivitäten vielleicht nur 1.000 und eine größere Frau nur 1.600 Kalorien am Tag. Bei Männern dagegen beträgt der Grundumsatz 1.350 bis 2.140 Kalorien pro Tag.*

---

* Um den Grundumsatz zu ermitteln, betrachtet man die biologischen und physischen Aktivitäten getrennt voneinander. Da unser Körper mindestens 1.000 Kalorien pro Tag braucht, um den Herzschlag und die Atmungstätigkeit der Lungen aufrecht- und seine Gewebe am Leben zu erhalten, macht jeder, der behauptet, bei einer Diät mit 800 Kalorien pro Tag zuzunehmen, sich etwas vor!

Frauen haben ein anderes Fettverteilungsmuster

Sogar das Speicherfett der Frauen befindet sich an anderen Stellen als beim Mann. Das hat die Natur so eingerichtet, damit diese Kalorien für die Deckung ihres vermehrten Energiebedarfs während der Schwangerschaft und Stillzeit zur Verfügung stehen. Frauen haben größere Fettpolster an Gesäß und Oberschenkeln. In diesen Körperregionen kann man das Fett leicht tragen; und die Hormone sorgen dafür, dass diese Energiereserven bei Bedarf dem ungeborenen Kind und den Brüsten zugeführt werden.

Ein weiterer Unterschied zwischen Männern und Frauen besteht darin, dass das Fett sich bei Männern innerhalb der Bauchhöhle ablagert, bei Frauen dagegen unter der Hautoberfläche. Frauen haben auch größere Fettzellen als Männer.

Auch diese Unterschiede in der Fettverteilung sind auf die Wirkung der Geschlechtshormone zurückzuführen. In diesem Zusammenhang ist es bemerkenswert, dass die Fettspeicher der Frau nach den Wechseljahren, wenn ihr Östrogenspiegel abnimmt, denen der Männer ähnlicher werden und auch so reagieren. Aber auch umgekehrt wird ein Schuh daraus: Wenn Männer zur Behandlung von Prostatakrebs Östrogene einnehmen, entwickeln sie »weiblichere« Fettpölsterchen.

Da überschüssige Fettdepots beim weiblichen Geschlecht eine natürliche Rolle bei der Fortpflanzung spielen, treten sie normalerweise auch bei Frauen mit gesünderem Essverhalten auf. Bei Männern dagegen kommt es nicht von Natur aus zu so einer übermäßigen Fettspeicherung: Bei ihnen ist übermäßiges Körperfett also eher auf eine zu üppige Ernährung und mangelnde körperliche Aktivität zurückzuführen. Daher haben fettleibige Männer ein höheres Gesundheitsrisiko. Im medizinischen Vergleich sind Männer mit dem gleichen relativen Körpergewicht weniger gesund als Frauen: Sie haben einen höheren systolischen und diastolischen Blutdruck und auch einen höheren Cholesterin-, Triglyzerid-, Blutzucker- und Insulinspiegel. Andererseits ist das Gesundheitsrisiko bei Frauen mit männlichem Fettverteilungsmuster (Bauchfett) genauso hoch wie bei Männern.

Im Bauchbereich wird Fett leichter mobilisiert und verbrannt als an Hüften und Oberschenkeln (also an den Stellen, wo sich die Fettpölsterchen bei Frauen normalerweise ansammeln). Das ist einer der Gründe, warum Frauen überschüssiges Fett langsamer verlieren als Männer; und es erklärt auch, warum Frauen, bei denen sich während der Schwangerschaft größere Fettdepots an Hüften und Oberschenkeln bilden, dieses Fett nach der Entbindung nicht so leicht wieder loswerden. Durch Stillen schmilzt das Hüft- und Oberschenkelfett allerdings schneller weg.

Aus all diesen Gründen nehmen Frauen selbst dann schneller zu, wenn sie auf ihr Gewicht achten. Das empfinden viele Frauen als unbegreiflich und frustrierend, vor allem, wenn sie Kalorien zählen und ständig hungern. »Ich brauche Essen nur anzusehen, und schon nehme ich zu« – diese Klage hört man von vielen Frauen. Tatsächlich speichern Frauen (unabhängig davon, was sie essen) naturgemäß eine gewisse Menge an Fett; doch eine Frau, die sich fettreich ernährt, muss auf jeden Fall damit rechnen, übergewichtig zu werden.

Es gibt zwei Möglichkeiten, dieser unliebsamen Tatsache zu begegnen: Entweder man resigniert und gibt die Hoffnung aufs Abnehmen auf, wie viele Frauen es heutzutage tun; oder man ändert die Zusammensetzung seiner Kost und ernährt sich nach dem McDougall-Programm für maximale Gewichtsreduktion. Dann braucht man sich keine Sorgen mehr um Diäten und Gewichtsabnahme zu machen; denn wer sich an dieses Programm hält, bleibt mühelos schlank und attraktiv.

So erging es auch der 46-jährigen Susan Super aus Juneau (Alaska): Als sie anfing, sich nach dem McDougall-Programm für maximale Gewichtsreduktion zu ernähren, nahm sie 25 Kilo ab.

»Ich nahm zusammen mit meinem Mann an Dr. McDougalls stationärem Gewichtsreduktionsprogramm im St. Helena Hospital teil. Da wurde mir klar, dass ich in meinem Leben schon genug gehungert hatte. Meine Kleidergröße verringerte sich von 44 auf 36. Innerhalb von acht Monaten verlor ich 25 Kilo. Mehr brauche ich nicht abzunehmen; jetzt wiege ich nur noch 60 Kilo und halte dieses Gewicht schon seit drei Jahren. [Susan ist 1,68 Meter groß.] Beim McDougall-Programm darf man essen, so viel man will – wann immer man Hunger hat. Auf tierische Lebensmittel wird dabei völlig verzichtet, was ich aus ethischen Gründen gut finde. Ich sehe jetzt viel besser aus, kann mich jugendlicher kleiden, und auch meine Schwangerschaftsstreifen sind verschwunden. Ich sehe jünger und gesünder aus, meine Haut ist nicht mehr so fettig, mein Cholesterinspiegel ist von 191 auf 119 mg/dl gesunken, und ich habe viel mehr Schwung und Energie.«

Ein Abnehmprogramm, das mit der Stoffwechseleffizienz Ihres Körpers im Einklang steht

Nun, da Sie über die Stoffwechseleffizienz Ihres weiblichen Körpers Bescheid wissen und die Gründe für diese wunderbare Einrichtung der Natur kennen, können Sie die nötigen Maßnahmen ergreifen, um unerwünschte Fettpölsterchen loszuwerden. Eigentlich müssen Sie sich dazu nur an die Empfehlungen in diesem Buch halten und sich noch ein bisschen mehr bewegen. Sie brauchen keine Diät zu halten – ganz im Gegenteil: Sie sollen sich nach wie vor satt essen und müssen lediglich auf eine stärkebasierte Ernährung umsteigen und sich jeden Tag körperlich betätigen.

In Kapitel neun, in dem es um Ihr Trainingsprogramm geht, werden Sie sehen, dass man sich gar nicht übermäßig viel zu bewegen braucht, um abzunehmen. Schließlich sollen Sie diesen gesunden Lebensstil, der Ihnen Ihr optimales Gewicht sichert, ja langfristig durchhalten! Das würden Sie wohl kaum schaffen, wenn Sie dafür hungern und sich an ein anstrengendes Trainingsprogramm halten müssten. Mein Programm erlegt Ihnen keine Qualen und Entbehrungen auf, sondern steht mit den Bedürfnissen Ihres Körpers im Einklang. Deshalb lässt es sich auch langfristig durchhalten.

Die 57-jährige gelernte Krankenschwester und Hausfrau Grace Telfer aus St. Clairsville (Ohio) begann im Jahr 1989 mit meinem Ernährungsprogramm. Innerhalb von vier Monaten verlor sie dadurch 47 Pfund, konnte sechs Kleidergrößen einsparen, und ihre Taille ist jetzt gute zehn Zentimeter schmaler. Vier Jahre später (zu dem Zeitpunkt, als ich dieses Buch schrieb) ernährte Grace sich immer noch nach meinem Programm und hat ihr Gewicht gehalten. Sie ist hundertprozentig zufrieden mit dieser Ernährung, hält sich »zu ungefähr 99 Prozent« daran – und hat dabei nie Hunger. »Dieses Programm ist so einfach, dass es gar keinen Grund gibt, etwas daran zu ändern. Es bietet eine so große Auswahl an Lebensmitteln, dass dabei weder Hunger noch Langeweile aufkommt. Seitdem gehe ich zwar nicht mehr so oft essen wie früher, aber ab und zu kommt es schon noch vor – und wenn das Restaurant mir mein Essen nicht so zubereitet, wie ich es haben möchte, gehe ich einfach wieder. Doch bisher gab es in dieser Hinsicht zum Glück kaum Probleme.«

Als ich Grace nach ihren früheren Abnehmversuchen fragte, berichtete sie mir von der üblichen Diät-Odyssee. »Es gibt kaum ein Gewichtsreduktionsprogramm, das ich nicht schon ausprobiert habe – Gruppentherapie, Weight Limited, Weight Watchers, Cambridge-Diät, Grapefruitdiät usw. Ich kann mich gar nicht mehr an alle Diäten erinnern. Dabei habe ich zwar stets

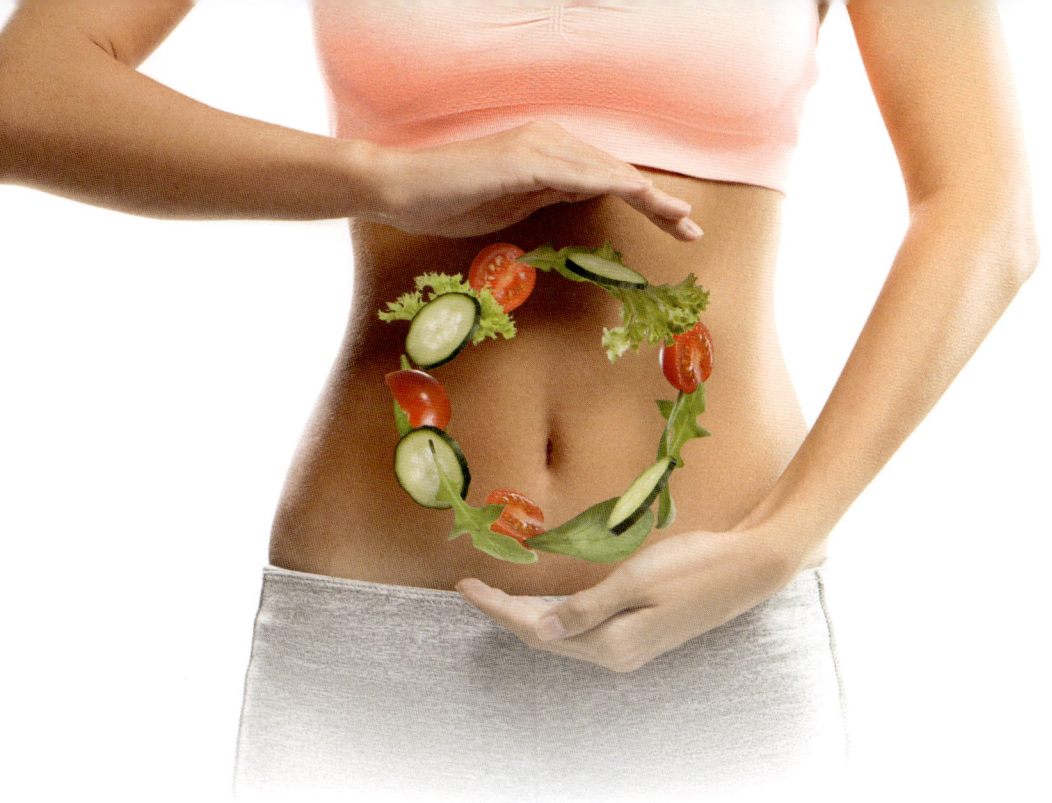

problemlos abgenommen, aber ich fand diese Ernährung langweilig, hatte das Gefühl, auf jeden Genuss verzichten zu müssen, war hatte ständig hungrig – und immer, wenn ich damit aufhörte, nahm ich wieder zu, und zwar mehr, als ich vorher gewogen hatte.«

Auch an ihr Trainingsprogramm hält Grace sich sehr gewissenhaft: Sie geht fünfmal pro Woche eine Stunde lang spazieren oder macht Aerobic. Diese Kombination aus gesunder Ernährung und Bewegung hat ihr Leben – und das ihres Mannes – von Grund auf verändert!

»Ich war zwar auch vorher gesund; doch jetzt fühle ich mich noch wohler. Und ich bin auch glücklicher und habe mehr Selbstvertrauen. Zu meiner großen Überraschung hat mein Mann beschlossen, es ebenfalls mit diesem Programm zu versuchen, und hatte damit noch mehr Erfolg als ich: Er hat 27,5 Kilo abgenommen und dieses Gewicht seither gehalten. Mein Mann arbeitet 12 bis 14 Stunden pro Tag und treibt viermal in der Woche Sport. Das Programm hat ihm eine Menge Vorteile gebracht. Er schnarcht nicht mehr, sein dicker Bauch ist weg, und ich muss mir keine Sorgen mehr darüber machen, dass er an einem Herzinfarkt sterben könnte: Früher lag sein Cholesterinspiegel bei 545 mg/dl; inzwischen ist er auf 170 mg/dl gesunken.«

Ja, es stimmt: Frauen nehmen langsamer ab als Männer. Aber das bedeutet nicht, dass Sie Ihre jugendliche Figur und Ihren guten Gesundheitszustand nicht zurückgewinnen können. Sie müssen nur mit der richtigen Methode an Ihr Gewichtsproblem herangehen.

KAPITEL

8

Übergewicht ist heilbar

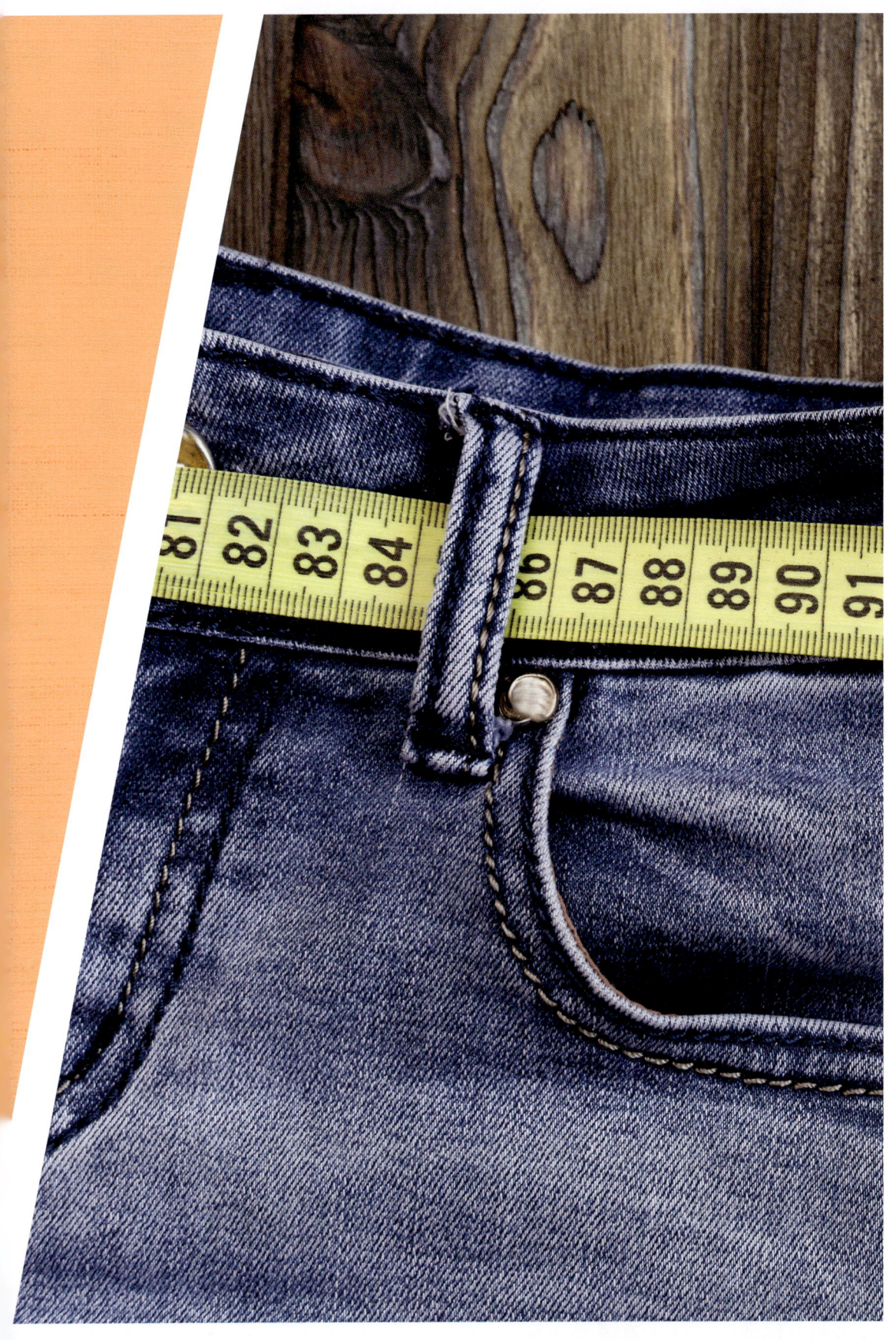

W ie viele übergewichtige Menschen hatte auch die 39-jährige Linda Parker aus Union City (Kalifornien) es mit den üblichen Gewichtsreduktionsmethoden versucht und keinen Erfolg damit gehabt. Linda wog 142,5 Kilo und hatte die Hoffnung, jemals schlanker zu werden, fast schon aufgegeben, als sie von dem McDougall-Programm erfuhr.

»Ein Freund erzählte mir von dieser Methode, und ich fing am 6. Oktober 1991 damit an«, erzählt Linda. »Innerhalb von sechs Monaten habe ich 62,5 Kilo abgenommen und wog nur noch 80 Kilo.« Beim letzten Wiegen hat sie mit meinem Programm insgesamt 68 Kilo verloren und nimmt immer noch weiter ab.

»Man muss sich einfach sagen, dass man dieses Programm nur zwölf Tage lang ausprobieren wird, und sich während dieser Zeit genau an alle Empfehlungen halten«, rät Linda abnehmwilligen Menschen, die meinem Programm noch skeptisch gegenüberstehen. »Wenn man das tut, fühlt man sich hinterher so fantastisch, dass man für immer dabei bleiben möchte. Ich habe inzwischen schon mehrere Freundinnen und Freunde durch dieses Programm begleitet, und auch sie haben damit abgenommen. Allerdings sage ich den Leuten auch, dass das Programm nicht für jeden geeignet ist. Man muss schon den festen Willen haben, sich wieder gesund und attraktiv zu fühlen und sein Leben in die Hand zu nehmen.«

Linda geht jeden Tag spazieren. Das ist ihre einzige körperliche Aktivität und es reicht völlig aus. »Durch dieses Programm bin ich ein ganz neuer Mensch geworden: Ich habe eine neue Lebenseinstellung und neue Kleider«, sagt sie. »Und ich kenne auch keine Müdigkeit und Erschöpfung mehr und fühle mich *fantastisch*! Inzwischen brauche ich keine Medikamente mehr gegen meine Allergie, kein Ibuprofen gegen meine Kopfschmerzen und keine Eisenpräparate.«

Es gibt keinen besseren Beweis dafür, dass wir die Zusammensetzung unserer Ernährung ändern müssen, als das Problem des krankhaften Übergewichts (das im medizinischen Fachjargon auch als Fettleibigkeit oder Adipositas bezeichnet wird). Fettleibige Menschen müssen nicht nur – wie alle Übergewichtigen – ständig gegen ihren Hunger und ihr überschüssiges Fett ankämpfen, sondern ihnen stehen darüber hinaus auch noch ganz besondere Hindernisse im Weg, die ihnen das Abnehmen erschweren. Diese Probleme wollen wir nun einmal genauer unter die Lupe nehmen.

Abnehmhindernisse: Fettleibige Menschen essen nicht mehr als andere

Immer mehr wissenschaftliche Untersuchungen deuten darauf hin, dass fettleibige Menschen nicht mehr essen als schlanke. Sie nehmen vielleicht nur deshalb nicht so leicht ab, weil sie einen effizienteren Stoffwechsel haben: Das heißt, sie brauchen für die gleichen Aktivitäten einfach weniger Kalorien. Und vielleicht sind sie körperlich auch weniger aktiv. Diese Kombination macht es fettleibigen Menschen nahezu unmöglich, bei der typischen amerikanischen bzw. deutschen Ernährung abzunehmen – selbst dann, wenn sie Kalorien zählen.

Die Richtigkeit dieser Erkenntnisse hängt natürlich davon ab, ob die fettleibigen Probanden, die an diesen Untersuchungen teilnahmen, wahrheitsgetreue Angaben über ihre Nahrungsaufnahme und den Grad ihrer körperlichen Aktivität gemacht haben. Doch wenn diese Untersuchungsergebnisse stimmen (wovon die meisten Experten schon seit Jahrzehnten ausgehen), scheinen die Prinzipien des McDougall-Programms für maximale Gewichtsreduktion für abnehmwillige fettleibige Menschen ganz besonders wichtig zu sein.

Sechs wissenschaftliche Untersuchungen konnten keine nennenswerten Unterschiede zwischen der Kalorienaufnahme fettleibiger und nicht-fettleibiger Personengruppen feststellen. Eine Analyse von fünf Studien, die die Kalorienaufnahme fettleibiger und nicht-fettleibiger Menschen miteinander verglichen, kam zu dem Ergebnis, dass die fettleibigen Versuchspersonen sogar deutlich weniger Kalorien aufnahmen. Vier Studien über fettleibige Erwachsene und fünf Studien über fettleibige Jugendliche haben ebenfalls ergeben, dass die Kalorienaufnahme bei ihnen wesentlich geringer war als bei gleichaltrigen nicht-fettleibigen Probanden.

Diese Erkenntnisse deuten darauf hin, dass fettleibige Menschen für ihr Alltagsleben und für eine normale Körperfunktion weniger Energie benötigen. Das könnte eine Erklärung dafür sein, warum sie weniger abnehmen als Menschen ohne krankhaftes Übergewicht, auch wenn sie körperlich genauso aktiv sind.

Vererbte Stoffwechseleffizienz

Während des größten Teils der Menschheitsgeschichte mussten wir uns nach Kräften abmühen, um genügend Nahrung zu finden. An diese Nahrungsmittelknapphcit hat unser Körper sich dadurch adaptiert, dass seine Zellen sehr effizient – also mit möglichst wenigen Kalorien – arbeiten können. So können wir auch in Zeiten des Nahrungsmangels und bei Hungersnöten überleben.

Doch heutzutage haben wir i .d. R. mehr als genug zu essen. Folglich nehmen wir mehr Kalorien (insbesondere Fettkalorien) zu uns, als wir für unser Leben brauchen. Paradoxerweise hat unser Evolutionsvorteil – nämlich der effiziente Stoffwechsel – sich dadurch zum Handicap entwickelt: Wir speichern zu viele Kalorien.

Das gilt vor allem für Menschen, die mit einem besonders effizienten Zellstoffwechsel gesegnet oder eben gestraft sind – je nachdem, aus welcher Perspektive man es betrachtet. Manche Untersuchungen zeigen, dass diese Stoffwechseleffizienz familiär gehäuft auftritt, was auf einen genetischen Zusammenhang hindeutet. Das Gewicht adoptierter Kinder ähnelt mehr dem Gewicht ihrer biologischen Eltern als dem ihrer Adoptiveltern.

Der Grundumsatz (das Tempo, in dem unser Körper im Ruhezustand Kalorien verbrennt) wird, wie man inzwischen weiß, von Generation zu Generation weitervererbt. Diese Stoffwechseleffizienz fettleibiger Menschen erstreckt sich sogar auf ihre Fähigkeit zur Erhaltung der Körperwärme: Untersuchungen zufolge müssen fettleibige Menschen für die Aufrechterhaltung der gleichen Körpertemperatur weniger Kalorien verbrennen.

Aber es gibt auch noch andere rätselhafte Unterschiede zwischen fettleibigen und nicht-fettleibigen Menschen. So führen Anblick und Geruch und die Geräusche von Essen bei normalgewichtigen Menschen beispielsweise nur zu einem geringen Anstieg des Insulinspiegels im Blut, während sich der Insulinspiegel bei Fettleibigen unter den gleichen Umständen sehr viel stärker erhöht. Selbst ehemals fettleibige Menschen, die ihr Gewicht inzwischen wieder normalisiert haben, weisen trotzdem immer noch diese übermäßig starke Insulinreaktion auf. (Insulin verhindert die Freisetzung von Fett aus den Fettzellen, sodass wir unser Speicherfett nicht loswerden. Nähere Informationen über die Rolle, die das Insulin bei der Gewichtsabnahme spielt, finden Sie in Kapitel 5.)

Und so wirkt dieser effiziente Stoffwechsel, der ursprünglich ein Überlebensvorteil war, sich bei fettleibigen Menschen erst recht negativ aus, wenn sie versuchen, abzunehmen.

Durch Diäten wird Ihr Stoffwechsel noch effizienter

Oft verschlimmern übergewichtige Menschen das Problem mit ihren Abnehmversuchen sogar noch. Denn wie ich bereits in Kapitel 1 gezeigt habe, haben Diäten eher negative Folgen: Durch wiederholte Kalorienrestriktion trainieren wir unseren Körper darauf, Kalorien noch besser zu verwerten und noch schwerer zu verbrennen – ein Überbleibsel der Anpassung an wiederkehrende Hungersnöte, die im Lauf unserer Evolution stattgefunden hat. Durch diese Diäten entwickelt man einen niedrigeren Grund- und Leistungsumsatz: Das heißt, man verbrennt sowohl im Ruhezustand als auch bei körperlicher Aktivität weniger Kalorien. Außerdem kann der Darm Nährstoffe umso besser resorbieren, je mehr Diäten wir bereits hinter uns haben. Für fettleibige Menschen, die ohnehin schon einen besonders effizienten Stoffwechsel haben, wird die Gewichtsabnahme durch diese Veränderungen noch schwieriger.

Fettleibige gehen bei körperlicher Aktivität sparsamer mit ihrer Energie um

Für fettleibige Menschen ist es naturgemäß besonders anstrengend, ihren voluminösen Körper mit sich herumzuschleppen. Ein stark übergewichtiger Mensch braucht also mehr Energie als ein schlanker, um eine bestimmte Strecke gehend oder laufend zurückzulegen. Also müsste ein fettleibiger Mensch, der regelmäßig walkt oder joggt, eigentlich mehr abnehmen als ein schlanker, weil das so ist, als wenn man einem normalgewichtigen Läufer zusätzlich noch Gewichte umbinden würde.

Interessanterweise geht der Körper fettleibiger Menschen aber auch in dieser Hinsicht sparsam mit seiner Energie um, sodass sie bei der gleichen körperlichen Anstrengung weniger Kalorien verbrauchen als schlanke. In einer klassischen Studie, die Volleyballspielerinnen im Teenageralter miteinander verglich, bewegten die fettleibigen Mädchen ihre Arme und Beine während des Spiels viel weniger und verbrauchten weniger Kalorien als die nicht-fettleibigen.

Zu viele Fettzellen?

Ein weiteres Hindernis, das fettleibigen Menschen das Abnehmen erschwert, ist die relative Anzahl der Fettzellen in unserem Körper. Zur Fettspeicherung kann es entweder durch eine Zunahme der Größe oder der Anzahl von Fettzellen im Gewebe kommen. Extrem fettleibige Menschen haben deutlich mehr Fettzellen.

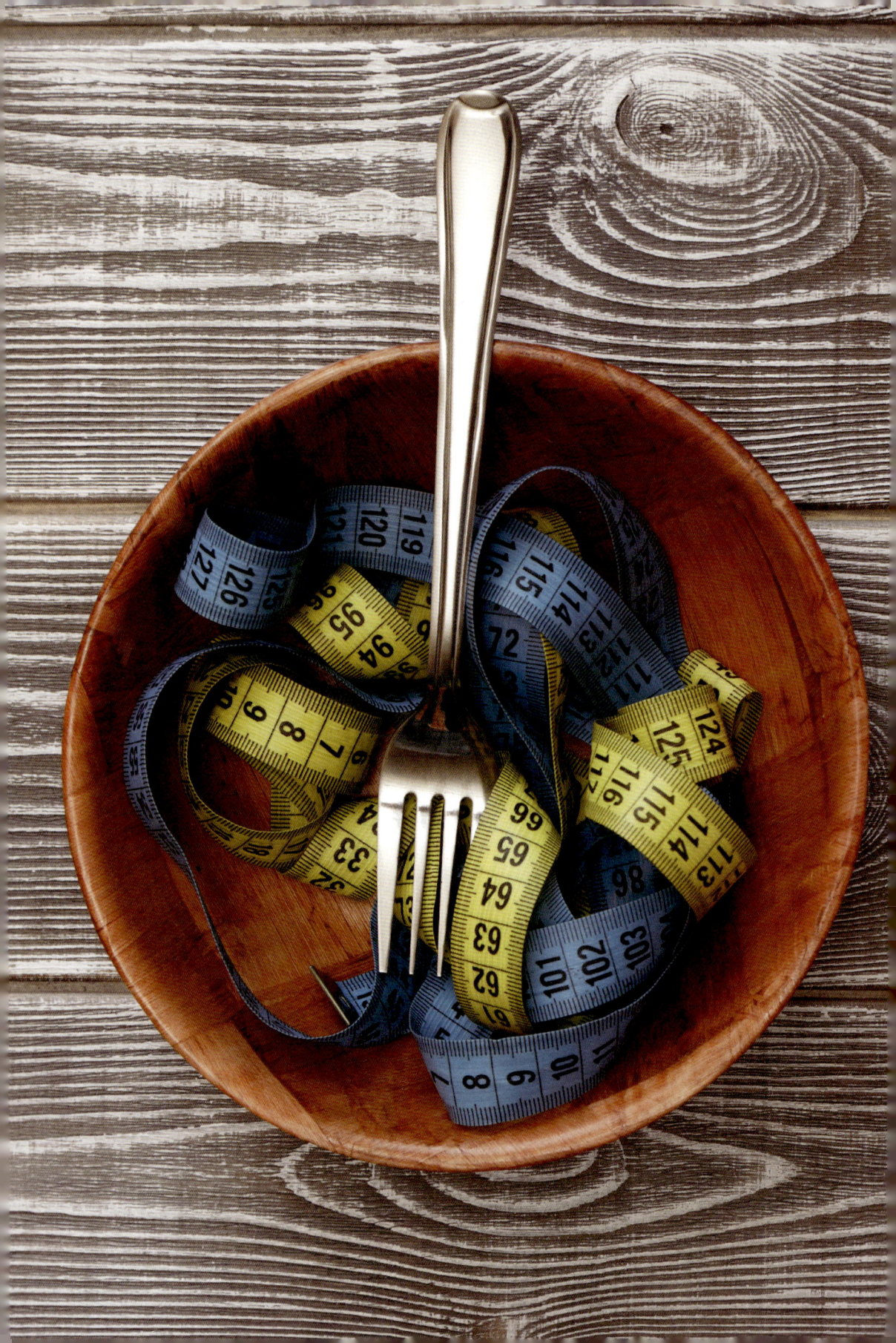

Diese Zahl wird bereits im Kleinkindalter festgelegt: Ein überernährtes Kind entwickelt mehr Fettzellen. So entsteht schon in jungen Jahren eine lebenslange Tendenz zur Fettleibigkeit. Im Erwachsenenalter werden diese Zellen zu »Fettschwämmen«, die sich mit Triglyzeriden (Fettsäuren) aus fettreichen Mahlzeiten vollsaugen. Und je mehr »Schwämme« (Fettzellen) man hat, umso schneller kann das Gewebe das Fett natürlich auch aufnehmen und nur schwer wird man es wieder los.

Vererbt oder erlernt?

All das deutet darauf hin, dass die Gewichtszu- und -abnahme sowohl durch genetische als auch durch Entwicklungsfaktoren beeinflusst werden kann. Doch bevor Sie jetzt anfangen, über Ihre schlechten Gene zu klagen: Kopf hoch! Trotz Ihrer negativen Erfahrungen mit gescheiterten Diäten sind Sie nicht für immer und ewig zur Fettleibigkeit verdammt. Denn Ihre Gene bestimmen nicht allein über Ihr Gewicht.

In Wirklichkeit unterliegen gesundheitliche und äußerliche Merkmale, die familiär gehäuft vorkommen, nämlich nicht nur genetischen Einflüssen, sondern hängen auch von dem in der jeweiligen Familie üblichen Essverhalten ab. Dieses Verhalten wirkt sich sowohl kurz- als auch langfristig auf unseren Gesundheitszustand und unser Gewicht aus. Solche Einflüsse machen selbst vor Haustieren nicht halt: Dicke Hundebesitzer haben normalerweise auch dicke Hunde – und das hat ganz eindeutig keine genetischen Ursachen. Und dicke Männer haben in der Regel auch dicke Ehefrauen; die Korrelation zwischen übergewichtigen Ehepartnern ist sogar ebenso stark wie diejenige zwischen übergewichtigen Eltern und Kindern. Auch Krankheiten, die nachweislich auf Umwelteinflüsse zurückgehen, wie beispielsweise Dickdarmkrebs, Herzkrankheit und Typ-2-Diabetes, treten familiär gehäuft auf – und das liegt nicht unbedingt immer nur an den Genen, sondern auch daran, dass die Familienmitglieder sich ähnlich ernähren. Einfacher ausgedrückt: Von seinen Eltern lernt man kochen und man übernimmt von ihnen auch bestimmte Nahrungsmittelpräferenzen.

Tatsächlich zeigen viele Studien, dass es zwischen fettleibigen Amerikanern viele sozioökonomische Gemeinsamkeiten gibt, die nichts mit Vererbung zu tun haben. So neigen Menschen mit niedrigerem Einkommen – insbesondere Frauen – beispielsweise eher zu Fettleibigkeit; und die Angehörigen dieser sozioökonomischen Schichten sind genetisch keineswegs miteinander verwandt. Andererseits gibt es Länder, in denen Fettleibigkeit nahezu unbekannt ist, wie beispielsweise in China. Doch wenn Chinesen in die USA auswandern und sich nicht mehr von ihrer gewohnten stärkereichen Kost aus Reis und Gemüse ernähren, verlieren sie ihr schlankes, gesundes Aussehen und ihre Immunität gegen Fettleibigkeit. Viele chinesischstämmige Amerikaner werden übergewichtig und krank, sobald sie anfangen, sich genauso üppig zu ernähren, wie es in den USA üblich ist.

Unsere Stoffwechseleffizienz und unsere Stoffwechselrate unterliegen durchaus genetischen Faktoren. Doch diese Faktoren machen Menschen mit effizientem Stoffwechsel lediglich anfälliger für eine Gewichtszunahme, wenn sie sich fettreich und kohlenhydratarm ernähren.

Neuere Untersuchungen an Erwachsenen und Kindern zeigen eindeutig, wo das Problem liegt: Die Kost fettleibiger Menschen ist fettreicher und kohlenhydrätärmer als bei Menschen ohne krankhaftes Übergewicht, selbst wenn sie sich in ihrer Gesamtkalorienaufnahme gar nicht voneinander unterscheiden. Diesen Untersuchungen zufolge aßen fettleibige Kinder am liebsten fettreiche Snacks wie Chips und Kekse, während nicht-fettleibige Kinder kohlenhydratreiches Snacks und Getränke wie Eis am Stiel oder Limonade bevorzugten.

Gewichtsexperten zufolge könnten zwar viele individuelle Unterschiede im Grad des Übergewichts innerhalb einer Bevölkerung, deren Mitglieder sich ähnlich ernähren, auf genetische Faktoren zurückgehen; doch die Unterschiede im Grad der Fettleibigkeit zwischen Bevölkerungen, die sich unterschiedlich ernähren und bewegen und eine unterschiedliche Einstellung zu ihrem äußeren Erscheinungsbild haben, sind auf Umwelteinflüsse zurückzuführen. Wenn man den Einfluss dieser beiden Faktoren – Vererbung versus Erziehung – miteinander vergleicht, kommt man zwangsläufig zu dem Schluss, dass Fettleibigkeit eher ein erlerntes Phänomen ist.

Wie überwindet man diese Abnehmhindernisse?

Keine Sorge: Ihr Problem ist nicht unlösbar. Es gibt sogar eine ganz einfache Lösung dafür: nämlich das McDougall-Programm für maximale Gewichtsreduktion. Damit können Sie diese kleinen Abnehmhindernisse mühelos überwinden. Nach ein paar Wochen oder Monaten werden Sie Ihr Gewicht damit garantiert unter Kontrolle haben und genauso schlank sein wie Angehörige normalgewichtiger Familien. Und Sie brauchen dazu auch keine Diät zu halten: Solange Sie sich an die Spielregeln einer stärkebasierten

Ernährung halten und sich jeden Tag körperlich betätigen, dürfen Sie essen, so viel Sie wollen.

Die 46-jährige Orrenn H. DuBow aus New York nahm mit diesem Programm 47 Kilo, der 47-jährige Francis Schaefer aus Glenburn (North Dakota) 35 Kilo und der 37-jährige Paul V. Capps aus Durham (North Carolina) 44,5 Kilo ab.

Orrenn DuBow erfuhr durch unser erstes Buch *The McDougall Plan*, das sie im Jahr1987 las, von dem Programm. »Ich habe sofort damit angefangen«, sagt Orrenn. »Damals wog ich 110 Kilo, litt unter extrem hohen Blutfettwerten und Bluthochdruck, und sah aus wie ein Fass. Inzwischen halte ich mich schon seit sieben Jahren an diese stärkebasierte Ernährung und wiege nur noch 65 Kilo – und dazu habe ich nur sechs bis sieben Monate gebraucht. Ich konnte von Kleidergröße 52/54 auf Größe 34/36 umsteigen. Früher lag mein Taillenumfang bei knapp 107 Zentimetern; inzwischen sind es nur noch 66 – und ich sehe besser aus als mit 20 Jahren. Je länger ich mich nach diesem Programm ernähre, umso genauer halte ich mich daran – denn wenn man dabei konsequent ist, sind die Erfolge überwältigend.«

Francis Schaefer hörte in Phoenix (Arizona) ein Rundfunkinterview mit mir. Zwei Monate später wurde bei ihm Diabetes diagnostiziert. Da erinnerte er sich an das McDougall-Programm und fing sofort an, sich danach zu ernähren. »Innerhalb von sieben Monaten habe ich dadurch 35 Kilo abgenommen, und meine Taille ist von 107 auf 96,5 Zentimeter ›geschrumpft‹. Ich lebe jetzt schon seit sechs Jahren nach diesem Programm. Mein Blutzucker hat sich normalisiert und mein Cholesterinspiegel ist auf 127 mg/dl gesunken, sodass ich alle Medikamente absetzen konnte. Inzwischen kann ich mich sogar wieder um meinen zwei Hektar großen Vorgarten, den Garten hinter dem Haus und einen 0,2 Hektar großen Baumgarten kümmern.«

Paul Capps ist »in einer Buchhandlung zufällig auf *The McDougall Program* gestoßen und blätterte das Buch durch. Innerhalb von zwei Tagen fing ich an, mich nach diesem Programm zu ernähren, und nahm innerhalb von gut neun Monaten 44,5 Kilo ab. Jetzt wiege ich 90 Kilo. Meine Taille ist um 30,5 Zentimeter schmaler geworden – und dabei esse ich viel mehr als früher.«

Viele Menschen, die auf das McDougall-Programm gestoßen sind, litten vorher unter starkem Übergewicht und waren fest davon überzeugt, dass dieses Problem sich nicht beheben lässt. Aber das stimmt nicht: Chronische Fettleibigkeit ist heilbar und man muss sich dafür keineswegs zu Tode hungern. Sie brauchen nur die Zusammensetzung Ihrer Kost zu ändern und sich von Lebensmitteln zu ernähren, die viele Kohlenhydrate und wenig Fett enthalten.

KAPITEL

9

Ein Trainingsprogramm, mit dem man leben kann

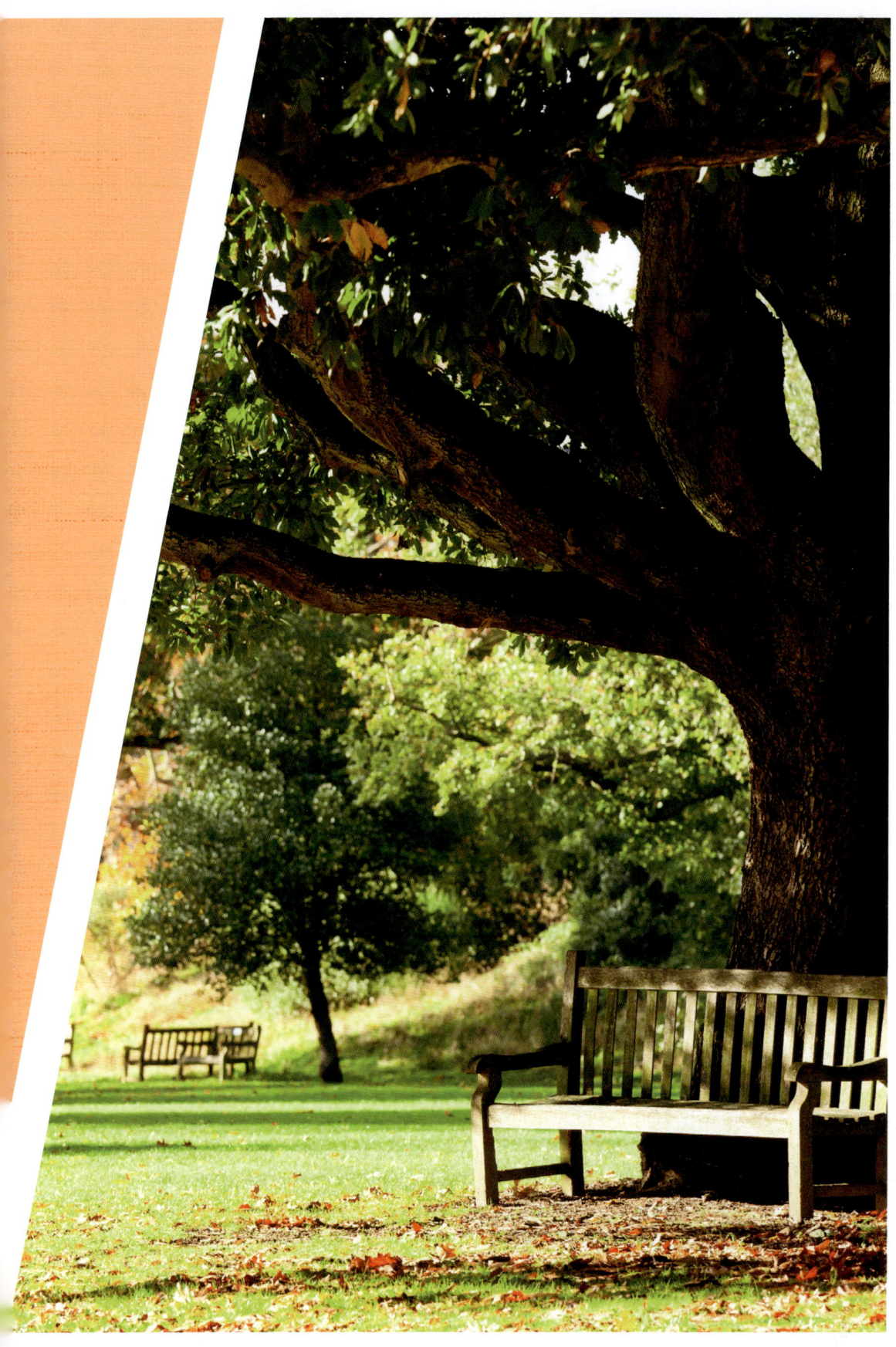

Theoretisch ist Abnehmen ziemlich einfach: Man braucht nur seine Kalorien-aufnahme (insbesondere die Anzahl der Fettkalorien) zu reduzieren oder seinen Kalorienverbrauch zu erhöhen, oder beides. Doch wie Sie gesehen haben, sind Ihre Chancen, dauerhaft abzunehmen, trotzdem ziemlich gering, wenn Sie sich nicht richtig ernähren.

Nicht nur über Diäten, sondern auch über körperliches Training gibt es jede Menge falscher Vorstellungen. Die meisten Menschen denken, wenn sie das Wort »Sport« hören, unwillkürlich an Schweiß, Strapazen und Binsenweisheiten wie »Ohne Fleiß kein Preis«. Daher ist körperliche Aktivität in ihren Augen eher eine Qual als ein Vergnügen. Doch im Gegensatz zu den Vorstellungen der meisten Menschen kann man auch schon mit moderater körperlicher Aktivität eine Menge erreichen. Schon ein einfacher Spaziergang durch den Park mindestens viermal pro Woche (oder noch besser: jeden Tag) reicht aus, wenn Sie nur lange genug und in zügigem Tempo gehen. Doch wie Sie gleich sehen werden, gibt es außer Spazierengehen auch noch viele andere Trainingsmethoden, bei denen man sich nicht zu quälen braucht, und die im Gegenteil sogar Spaß machen.

Wenn Sie sich nach dem McDougall-Programm für maximale Gewichtsre-duktion ernähren, können und werden Sie schon allein dadurch eine Menge abnehmen. Doch wenn Sie sich zusätzlich auch ein bisschen mehr bewegen, werden Sie Ihre überschüssigen Pfunde noch schneller und einfacher los. Außerdem hat körperliche Aktivität eine appetithemmende Wirkung, sodass es Ihnen dann auch leichter fallen wird, sich an mein Ernährungsprogramm zu halten. Und ein moderates Training bringt Ihnen noch viele weitere gesundheitliche Vorteile: Zum Beispiel verliert man dadurch Körperfett, das durch Muskelgewebe ersetzt wird. Kein schlechter Tausch!

Trotz der vielen wissenschaftlichen Untersuchungen, die zeigen, wie positiv Sport sich auf Körper und Geist auswirkt, sind laut einer vor Kurzem durch-geführten Umfrage des Meinungsforschungsinstituts Harris nur 37 Prozent aller Amerikaner regelmäßig körperlich aktiv. Die TK-Bewegungsstudie von 2016 gibt an, dass 30 Prozent der Bundesbürger in Deutschland wenig Sport treiben (Sport-muffel), 18 Prozent sogar gar nicht (Antisportler). Unter anderem führt unsere angeborene Neigung, Energie zu sparen (also keine Kalorien zu verschwenden) dazu, dass wir keine große Lust zum Sport haben.

Denken Sie einmal darüber nach, wie Sie sich in folgenden Situationen verhalten:

- Legen Sie eine kurze Strecke lieber mit dem Auto oder zu Fuß zurück?
- Suchen Sie lieber nach dem nächstgelegenen Parkplatz (oder warten womöglich auf eine Parklücke), statt ein paar Meter weiter zu laufen?
- Benutzen Sie lieber den Fahrstuhl oder die Treppe?
- Was empfinden Sie als angenehmer: Liegen bzw. Sitzen oder Stehen?
- Gehen Sie lieber langsam und gemächlich oder im Laufschritt zu einer Besprechung?

Diese Neigung zum Energiesparen war früher, als wir noch nicht regelmäßig etwas zu essen bekamen, ein wichtiger Überlebensmechanismus. Mit anderen Worten: Wenn wir Sport treiben, handeln wir eigentlich einem elementaren menschlichen Trieb zuwider, der uns eher zu einer sitzenden Lebensweise drängt.

Kalorienarme Ernährung und körperliches Training: eine gesunde Kombination

Kalorienarme Ernährung und körperliche Aktivität sind ein interessantes Gespann, denn sie verstärken sich gegenseitig in ihrer Wirkung. Daher wirkt eine kalorienarme Ernährung in Verbindung mit Sport sich positiver auf Ihr Leben aus, als wenn Sie nur einen dieser beiden Bestandteile meines Programms praktizieren würden.

Warum das so ist? Ganz einfach: Wenn Sie sich fettarm ernähren und zusätzlich auch noch regelmäßig bewegen, verbrennen Sie mehr Kalorien als mit einer fettarmen Kost allein und nehmen folglich auch mehr ab.

Interessanterweise zeigen Untersuchungen, dass Menschen, die sich nicht nur kalorienarm ernähren, sondern auch körperlich aktiv sind, sich länger an ihre Gewichtsreduktionskost halten. Und es gelingt ihnen auch eher, dauerhaft abzunehmen, als Menschen, die sich lediglich an eine kalorienarme Kost halten, aber auf körperliche Aktivität verzichten.

Körperliches Training wirkt sich gleich in mehrerlei Hinsicht positiv auf Ihr Gewicht aus: Untersuchungen zufolge geht es Menschen, die sich regelmäßig bewegen, psychisch besser, und sie haben auch ein höheres Selbstwertgefühl. Körperliche Aktivität hebt die Stimmung, lindert Ängste und Stress und erzeugt ein Gefühl des Wohlbefindens, ja sogar der Euphorie. Wir schöpfen daraus Selbstvertrauen und innere Kraft.

Außerdem verändert körperliches Training auch die chemischen Vorgänge im Gehirn: Schon nach 20-minütigem Joggen schüttet unser Gehirn mehr Beta-Endorphine aus. Das sind morphinähnliche chemische Substanzen, die zu dem typischen »Läuferhoch« führen, von dem so viele Sportler berichten. Dieser euphorische Zustand wirkt sich in vielerlei Hinsicht positiv auf unser Gehirn aus. Sogar eine leichte Depression lässt sich durch körperliche Aktivität lindern.

Auswirkungen auf unsere Psyche können uns davon abhalten, wieder in unsere alten Essgewohnheiten zurückzufallen, zumal ein positives Selbstbild uns auch zu gesünderem Verhalten anspornt.

Wenn Sie sich aufgrund Ihrer neuen Ernährung und Ihres Trainingsprogramms allmählich wohler zu fühlen beginnen, entsteht also ein sich selbst verstärkender positiver Kreislauf. Das gilt vor allem für stark übergewichtige Menschen: Denn erstens verbrennen diese bei allen gewichtsorientierten körperlichen Aktivitäten (wie beispielsweise Walken oder Joggen) mehr Kalorien, weil sie dabei mehr Gewicht tragen müssen als schlankere Personen. Deshalb verbrauchen Übergewichtige während einer gleich langen und gleich anstrengenden Trainingsphase mehr Energie und nehmen somit auch mehr ab als schlankere Menschen. Diese ermutigenden Ergebnisse erhöhen die Motivation dazu, auch weiterhin regelmäßig Sport zu treiben, was wiederum zu noch besseren Resultaten führt. So setzt sich dieser positive Kreislauf immer weiter fort.

Befragungen zeigen, dass Menschen, die sich kohlenhydratreich ernähren, während ihres körperlichen Trainings weniger angespannt, depressiv oder gereizt sind als Menschen unter einer kohlenhydratarmen Kost.

Natürlich reduziert ausreichende körperliche Aktivität auch andere mit starkem Übergewicht einhergehende Risikofaktoren. Zum Beispiel senkt sie den Blutdruck und den Triglyzeridspiegel und erhöht den Spiegel des »guten« HDL-Cholesterins und die Insulinsensitivität, sodass Diabetiker weniger blutzuckersenkende Medikamente einzunehmen brauchen. Und durch all diese Verbesserungen nimmt natürlich auch das Herzinfarkt- und Schlaganfallrisiko ab.

Außerdem kann das Herz effizienter arbeiten, wenn man regelmäßig körperlich aktiv ist: Das heißt, es kann dann pro Herzschlag mehr Blut durch den Körper pumpen und zwischen zwei Schlägen eine längere Ruhepause einlegen.

Lassen Sie sich vor Beginn Ihres Trainingsprogramms vom Arzt untersuchen!

Bevor Sie mit Ihrem Training anfangen, sollten Sie jedoch genau über Ihren Gesundheitszustand (vor allem den Zustand Ihres Herz-Kreislauf-Systems) Bescheid wissen. Dazu müssen Sie Ihren Blutdruck und Ihre Cholesterinwerte untersuchen und ein Elektrokardiogramm (EKG) schreiben lassen. Menschen mit moderater Fettleibigkeit (d. h. mit bis zu 130 Prozent ihres Idealgewichts) ohne andere Gesundheitsprobleme wie beispielsweise Bluthochdruck, zu hohen Cholesterinspiegel, Rauchen, abnormale EKG-Befunde oder Herzerkrankungen haben Lebensversicherungstabellen zufolge bei körperlicher Aktivität kein höheres Gesundheitsrisiko als die Normalbevölkerung. Trotzdem sollten Sie Ihre Risikofaktoren kennen, bevor Sie mit Ihren Trainingsprogramm beginnen. Je älter Sie sind, umso wichtiger ist eine vorherige ärztliche Beurteilung.

Ein Belastungs-EKG kann schon einige Anhaltspunkte über die Belastbarkeit Ihres Herzens liefern. Allerdings konnte bisher nicht festgestellt werden, dass solche Untersuchungen das Sterberisiko senken. Außerdem sollten Sie vor Beginn eines Trainingsprogramms Ihren Blutdruck und Cholesterinspiegel kennen. Diese Werte sind zuverlässige Indikatoren für Ihren Gesundheitszustand: Je höher sie sind, umso größer ist Ihr Risiko.

Wichtig: Stellen Sie vor Beginn des Trainingsprogramms Ihre Ernährung um!

Je üppiger und fettreicher Sie sich ernähren, umso größer ist die Gefahr, während des Trainings einen Herzinfarkt oder Schlaganfall zu erleiden. Die Friedhöfe sind voller Menschen, die vor, während oder nach einem erfolgreich absolvierten Dauerlauf am Herzinfarkt verstorben sind. Wenn Sie Ihre Ernährung nicht *vor* Beginn des Trainingsprogramms umstellen, steigt Ihr Herz-Kreislauf-Risiko.

Die Fette und Öle in der typisch amerikanischen Kost führen dazu, dass die roten Blutkörperchen sich aneinanderheften. Dadurch sinkt die Sauerstoffmenge, die das Blut in Ihr Gewebe transportiert, um 20 Prozent. Diese Beeinträchtigung der Sauerstofftransportfähigkeit des Blutes ist vor allem gefährlich für das Herz, das bei körperlicher Aktivität besonders stark belastet wird und daher in solchen Situationen auch mehr Sauerstoff benötigt. Wird der Herzmuskel nicht genügend mit Sauerstoff und Nährstoffen versorgt und werden Stoffwechselschlacken gleichzeitig nicht in ausreichender Form daraus abtransportiert, können Schmerzen im Brustkorb und ein erhöhtes Risiko für einen Herzinfarkt oder gefährliche Herzrhythmusstörungen (Arrhythmien) die Folge sein.

Und was am allerwichtigsten ist: Tierische Fette führen zur Bildung von Blutgerinnseln und steigern Ihr Herzinfarktrisiko ganz erheblich. Wenn Sie (gesättigte) tierische Fette zu sich nehmen, werden die für die Blutgerinnung zuständigen Blutplättchen »klebriger« – das heißt, sie können leichter verklumpen. Auch die Gerinnungsfaktoren werden dadurch aktiver. Diese Veränderungen können zur plötzlichen Bildung von Blutgerinnseln führen – einem Vorgang, den man »Thrombose« nennt. Wenn so ein Gerinnsel in einem Herzkranzgefäß entsteht, bezeichnet man dies als Koronarthrombose. Das ist gleichbedeutend mit einem Herzinfarkt.

Wenn Sie anfangen, sich nach dem McDougall-Programm für maximale Gewichtsreduktion zu ernähren, beginnt Ihre Durchblutung sich bereits innerhalb von fünf Tagen zu verbessern, und die gefährliche Neigung zur Gerinnselbildung lässt nach. Das bedeutet, dass sämtliche Gewebe Ihres Körpers jetzt wieder zuverlässiger und reichlicher mit Blut und Sauerstoff versorgt werden. Und diese verbesserte Durchblutung wirkt sich in jeder Hinsicht positiv auf Ihren Gesundheitszustand aus.

Daher sollten Menschen mit erhöhtem Herz-Kreislauf-Risiko sich vor Beginn eines Trainingsprogramms erst einmal mehrere Tage lang gesund ernähren.

Wie bereitet man sich auf das Training vor?

Vor jeder Trainingssitzung sollten Sie sich 10 bis 20 Minuten lang aufwärmen. Machen Sie sanfte Dehnübungen, um Ihre Muskeln auf das Training vorzubereiten. Außerdem sollten Sie in langsamem Tempo mit Ihrer körperlichen Aktivität beginnen und die Geschwindigkeit dann allmählich steigern, damit Ihr Körper Zeit hat, sich an die Belastung zu gewöhnen. Auch eine Abkühlphase nach dem Training ist wichtig: Machen Sie einen kleinen Spaziergang und wiederum ein paar leichte Dehnübungen. Dadurch bleiben Ihre Muskeln lockerer und verspannen sich nach dem Training nicht so sehr. Tragen Sie während des Trainings lose, bequeme Kleidung, damit Ihre Haut atmen und Ihr Körper seine Temperatur regulieren kann.

Bevor ich näher auf bestimmte Trainingsformen eingehe, will ich Ihnen noch kurz erklären, welche Vorteile körperliche Aktivität bringt.

Warum regelmäßiges körperliches Training für das Abnehmen so wichtig ist

1. Sie verbrennen dadurch Kalorien

Die meisten Kalorien, die Sie tagtäglich zu sich nehmen, werden für den lebensnotwendigen Erhalt Ihrer Körperfunktionen (Herz, Lungen, Gehirn und Leber) benötigt. Diese Funktionen fasst man unter dem Oberbegriff »Grundumsatz (GU)« zusammen. Sobald Sie sich bewegen, übersteigt Ihr Kalorienverbrauch diesen Grundbedarf. Genau das passiert bei körperlichem Training: Jetzt wird Ihr Körper über die zum bloßen Überleben notwendigen Aktivitäten hinaus

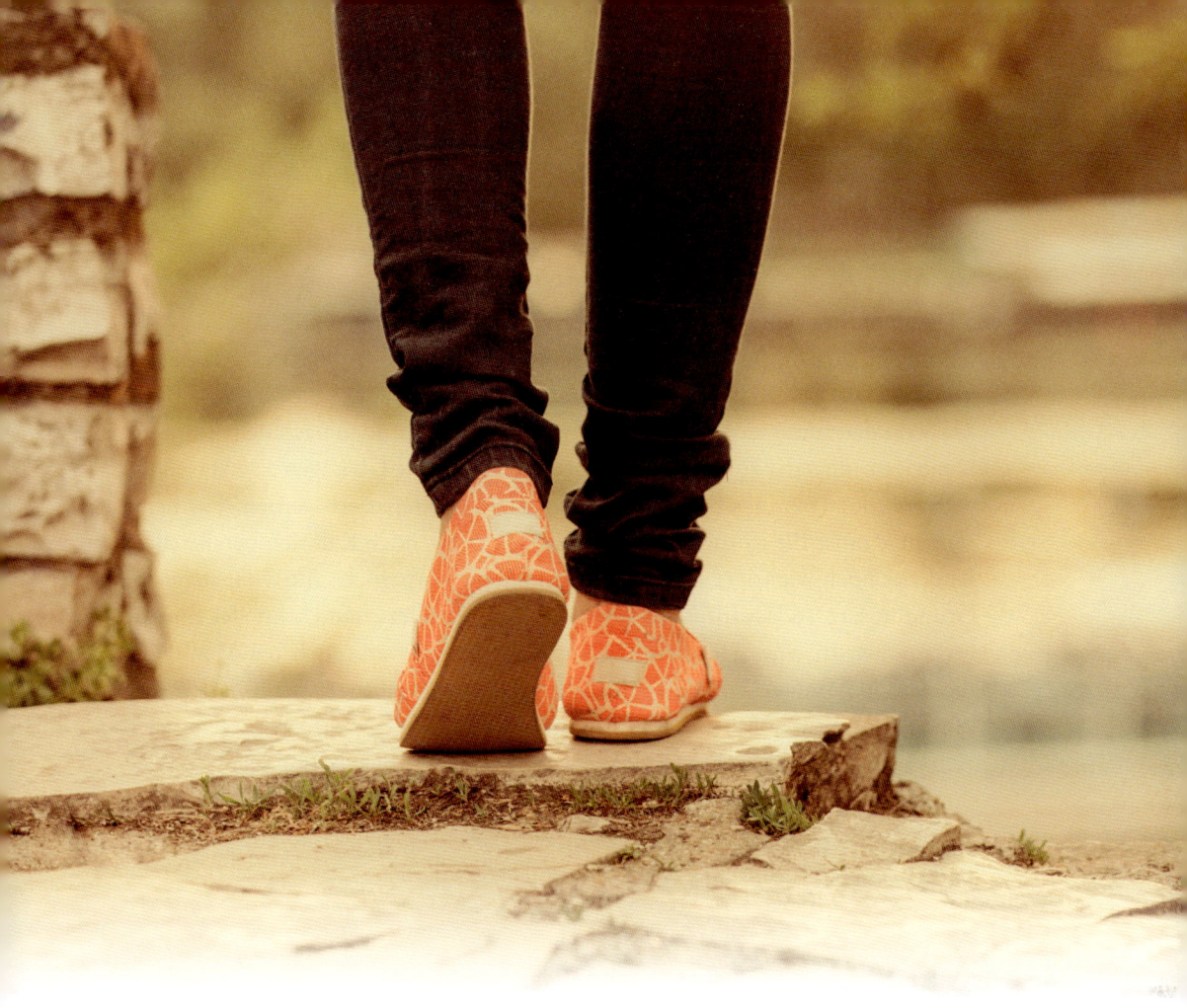

gefordert. Sobald Sie mit dem Training beginnen, nutzt Ihr Körper Fett zur Energiegewinnung – und Sie nehmen ab.

Wie viele Kalorien pro Minute werden bei körperlicher Aktivität verbrannt?
(Diese Berechnung basiert auf Ihrem Gehtempo und Ihrem Körpergewicht)

KÖRPERGEWICHT (PFUND)							
	100	140	180	220	260	300	340
GEHTEMPO (METER PRO STUNDE)							
2	2	2,8	3,6	4,4	5,2	6,0	6,9
2,5	2,3	3,3	4,2	5,1	6,0	6,9	7,9
3	2,6	3,7	4,7	5,8	6,8	7,8	8,9
3,5	2,9	4,1	5,3	6,4	7,6	8,8	10,0
4	3,2	4,6	5,8	7,1	8,4	9,7	11,0

Diese Daten stammen aus den *Guidelines for Exercise Testing and Prescription* des American College of Sports Medicine, 3. Auflage (Philadelphia: Lea & Febiger, 1986).

2. Die Kalorienverbrennung geht auch nach dem Training weiter

Vielleicht haben Sie sich durch Tabellen entmutigen lassen, in denen steht, dass man bei einem anderthalb Kilometer langen Spaziergang nur 100 Kalorien verbrennt. Das ist freilich nicht viel: 100 Kalorien entsprechen lediglich knapp 30 Gramm Käse oder einer mittelgroßen Kartoffel. (Zumindest zeigen uns diese Tabellen, wie wichtig die richtige Lebensmittelauswahl ist, wie leicht man zunimmt und wie schwer es ist, wieder abzunehmen). Doch zum Glück erhöht körperliche Aktivität den Energieverbrauch auch noch für viele Stunden nach dem Training: Denn jetzt muss das zuvor in den Muskeln gespeicherte Glykogen ersetzt und das während des Trainings beschädigte Muskelgewebe repariert werden. Für beide Vorgänge muss Ihr Körper auch nach dem Training noch Kalorien bereitstellen. Und was noch wichtiger ist: Durch regelmäßige körperliche Aktivität steigt Ihr Grundumsatz, sodass Ihre Zellen jetzt selbst im Ruhezustand schneller Energie verbrennen. In einer Untersuchung war der Energieverbrauch bei Menschen, die sich 80 Minuten lang körperlich betätigten, danach noch 12 Stunden lang um 15 Prozent erhöht. Allerdings geht dieser Anstieg des Grundumsatzes nach vermehrtem Energieverbrauch sehr schnell wieder zurück: Schon wenn Sie sich drei Tage lang nicht körperlich betätigen, verringert Ihr GU sich wieder. Und er bleibt auch nur nach aerobem Training wie Walken, Joggen, Radfahren, Tanzen, Basketball, Tennis und Skilanglauf längerfristig erhöht.

3. Körperliche Aktivität wirkt Abnehmplateaus entgegen

Wie Sie bereits in Kapitel 2 gelesen haben, schaltet Ihr Körper bei einer Diät automatisch auf Überlebensmodus um, verlangsamt seinen Stoffwechsel und speichert Kalorien. Durch die Gewichtsreduktion verändert sich Ihr Körper; er passt sich an das geringere Kalorienangebot an. Dadurch wird die weitere Gewichtsabnahme verlangsamt. Das erleben Menschen, die sich kalorienarm ernähren, als Abnehmplateau: Ihr Gewicht stagniert. Das ist normalerweise eine sehr entmutigende Phase, in der viele Menschen endgültig die Hoffnung auf eine Gewichtsabnahme aufgeben.

Da körperliches Training die Stoffwechselrate erhöht, wirkt es solchen frustrierenden Abnehmplateaus entgegen und sorgt für eine kontinuierliche Gewichtsreduktion.

4. Körperliche Aktivität unterdrückt den Appetit

Die meisten Menschen glauben, dass körperliche Aktivität hungrig macht; doch wissenschaftliche Untersuchungen zeigen eindeutig, dass der Appetit dadurch eher abnimmt oder sich zumindest nicht verstärkt. In fünf von sieben Studien, die den Zusammenhang zwischen Kalorienaufnahme und körperlicher Aktivität untersuchten, nahm die Kalorienaufnahme durch körperliches Training ab oder erhöhte sich zumindest nur sehr geringfügig. Und bei Übergewichtigen, bei denen körperliches Training den Appetit steigert, ist der dadurch bedingte Anstieg des Kalorienkonsums Studien zufolge geringer als die Anzahl der verbrannten Kalorien. Unter dem Strich nimmt man durch körperliche Aktivität also ab.

Die häufigste Auswirkung von körperlichem Training ist jedoch eine leichte Hemmung des Appetits. Oft wirkt körperliche Aktivität regulierend auf das Hungerzentrum im Gehirn ein, sodass man dadurch noch leichter abnimmt.

In einer vor kurzem im *American Journal of Clinical Nutrition* veröffentlichten Studie wurden 20 normalgewichtige Männer und Frauen jeweils fünf aufeinanderfolgende Tage lang beobachtet. Während dieser Tage waren sie abwechselnd für einen bestimmten Zeitraum körperlich aktiv und dann wieder inaktiv. Bei den Männern stieg die Kalorienaufnahme während der Trainingsphase im Durchschnitt um 208 Kalorien pro Tag an. Andererseits verbrannten sie aufgrund ihrer vermehrten körperlichen Aktivität im Durchschnitt 596 zusätzliche Kalorien pro Tag. Unter dem Strich verloren diese Männer durch ihr Training also tagtäglich 388 Kalorien. Die Frauen erhöhten ihre Nahrungsaufnahme während der Trainingsphase nicht und verbrannten 382 zusätzliche Kalorien pro Tag.

5. Körperliches Training senkt den Insulinspiegel

Wie wir bereits in Kapitel fünf besprochen haben, verhindert ein zu hoher Insulinspiegel die Fettverbrennung. Auch dagegen hilft vermehrte körperliche Aktivität: Sie drosselt die Insulinausschüttung, sodass das Fett aus den Fettzellen herausgelöst und als Treibstoff verbrannt werden kann.

6. Körperliche Aktivität erhält und vermehrt die Muskelmasse

Unser Muskelgewebe ist hoch aktiv: Schon allein um sich zu erhalten, muss es – selbst im Ruhezustand – eine Menge Kalorien verbrennen. Und wenn Muskeln arbeiten, verbrauchen sie noch mehr Energie. Fettzellen dagegen sind eher inaktiv und benötigen nur wenige Kalorien, um zu überleben. Daher verbraucht ein muskulöser Körper selbst in Ruhe mehr Kalorien als jemand mit einer dicklichen, unsportlichen Figur.

Viele Gewichtsreduktionsprogramme führen zu einem Verlust an Muskelmasse und (sobald man wieder mit der Diät aufhört) zu einer Zunahme des Körperfetts. Besonders hoch ist der Verlust an Muskelgewebe bei Programmen mit Diätshakes wie Optifast oder der Cambridge-Diät.

Körperliche Aktivität trägt zum Schutz des Muskelgewebes während einer Diät bei. In einer Studie wurden erwachsene Versuchspersonen in drei Gruppen eingeteilt: Die eine Gruppe reduzierte ihre Nahrungsaufnahme um 500 Kalorien pro Tag, praktizierte aber kein körperliches Training. Die zweite Gruppe steigerte ihre körperliche Aktivität so sehr, dass sie dadurch 500 Kalorien pro Tag verbrannte, und die dritte Gruppe senkte ihre Kalorienaufnahme um 250 und erhöhte ihren Kalorienverbrauch um 250 Kalorien. Alle drei Gruppen nahmen gleich viel ab. Doch die Probanden, die nur Diät hielten, ohne körperlich aktiv zu sein, verloren viel Muskelmasse, während diejenigen, die sich auch körperlich betätigten, mehr Fett verloren und bei ihnen mehr Muskelgewebe erhalten blieb.

Durch körperliche Aktivität können Sie Ihre Muskelmasse verdoppeln oder sogar verdreifachen. Sind Sie dagegen körperlich inaktiv und stopfen sich zusätzlich auch noch mit kalorienreichen Lebensmitteln voll, kann sich die Menge Ihres Fettgewebes dadurch vertausendfachen und Ihrem Körper erheblichen Schaden zufügen.

Wie oft soll man sich körperlich betätigen?

Um Ihr Körpergewicht und die Menge Ihres Fettgewebes zu reduzieren, müssen Sie schon mindestens dreimal pro Woche körperlich aktiv sein. Je öfter Sie sich bewegen, umso leichter wird Ihnen das Abnehmen fallen.

Wie viel man dadurch abnimmt, hängt davon ab, wie anstrengend das Training ist. Ein 100-Kilo-Mann verbrennt bei einem anderthalb Kilometer langen Spaziergang 100 Kalorien; wenn er die gleiche Strecke joggend zurücklegt, verbrennt er 150 Kalorien; fährt er dagegen anderthalb Kilometer auf dem Fahrrad, so schlägt das nur mit 54 Kalorien zu Buche. Doch normalerweise legt man auf dem Rad ja auch längere Strecken zurück; daher eignet Radfahren sich sehr gut als körperliches Training zum Abnehmen.

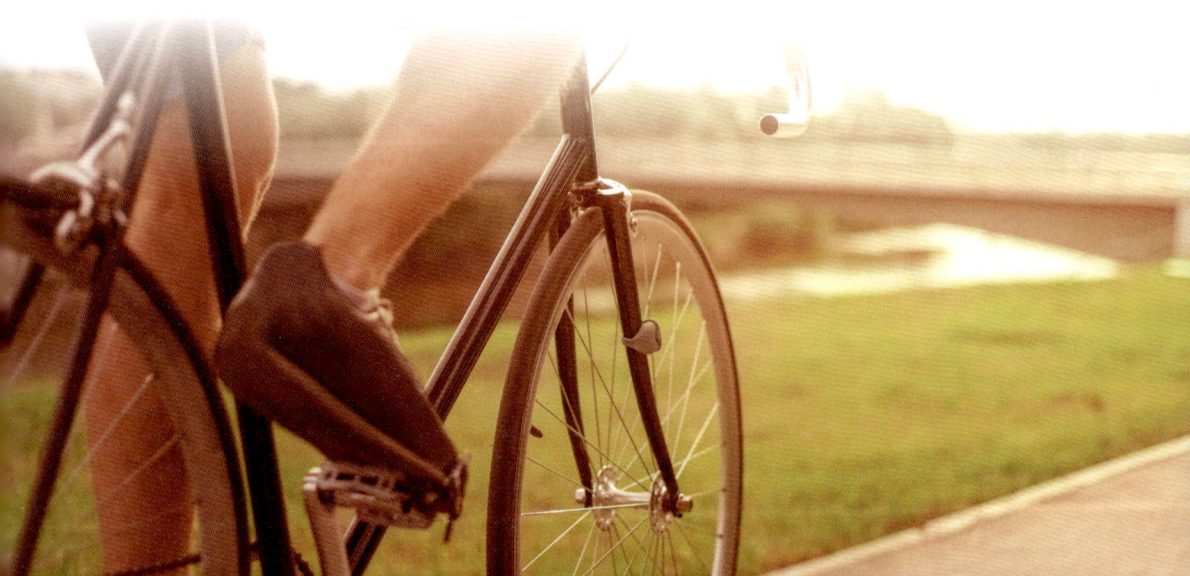

Ohne Fleiß kein Preis? Stimmt nicht!

Glauben Sie nicht an das alte Sprichwort: »Ohne Fleiß kein Preis«. Wer falsch trainiert oder seinen Körper dabei über seine Kondition hinaus belastet, kann sich verletzen oder noch schlimmeren Schaden nehmen. Man muss sich nicht überfordern, um von einem Trainingsprogramm zu profitieren.

Während des Trainings beziehen die Muskeln ihre Energie aus einer Kombination aus Kohlenhydraten und Speicherfett. Wenn Sie Ihre Muskelkapazität zu 60 Prozent ausschöpfen (also nicht »mit Vollgas« trainieren), beziehen Sie jeweils rund 50 Prozent Ihrer Energie aus Kohlenhydraten und die andere Hälfte aus Fett. Wenn Sie die Intensität Ihres Trainings nun beispielsweise bis auf 90 Prozent Ihrer Muskelkapazität steigern, stammt die Energie, die Sie dabei verbrauchen, fast ausschließlich aus Kohlenhydraten. Mit anderen Worten: Mit intensivem Training verbrennt man kaum Fett.

Um Körperfett zu verbrennen, ist eine moderate Ausdaueraktivität also am besten geeignet. Wenn Ihr Trainingsprogramm zu anstrengend ist, ermüden Sie sich nur, ohne viel Fett zu verlieren.

Selbsttest

Ob Sie in der richtigen Intensität trainieren, können Sie am besten feststellen, indem Sie auf Ihre Atmung achten. Sie sollten während des Trainings immer noch in der Lage sein, sich mit jemandem zu unterhalten. Wenn Sie Ihr optimales Trainingsniveau überschreiten, können Sie dabei nicht mehr sprechen. Sobald Sie das merken, sollten Sie Ihr Tempo verlangsamen und wieder richtig durchatmen. Also testen Sie ruhig ab und zu, ob Sie während des Walkens, Joggens oder sonstigen Trainings noch normal sprechen können!

Für diejenigen, die während des Trainings ihre Herzfrequenz messen möchten, gibt es Standardformeln: Um Ihre kardiovaskuläre und muskuläre Fitness zu erhöhen, sollte die Anzahl Ihrer Herzschläge pro Minute nach Einschätzung des *American College of Sports Medicine* 60 bis 90 Prozent Ihrer maximalen Herzfrequenz betragen. Ihre maximale Herzfrequenz können Sie berechnen, indem Sie Ihr Alter von der Zahl 220 abziehen. Wenn Sie 40 Jahre alt sind, beträgt Ihre maximale Herzfrequenz also 180 Schläge pro Minute. Um das richtige Trainingsniveau zu erreichen, sollten Sie Ihre Herzfrequenz dann auf 108 (60 Prozent von 180) bis höchstens 162 (90 Prozent von 180) Schläge pro Minute steigern und 15 bis 20 Minuten lang aufrechterhalten. So können

Sie sichergehen, Ihre allgemeine Kondition mit der Zeit zu verbessern. Ich finde diese Formel allerdings nicht so gut wie den »Gesprächstest«, da er zu unnötiger Überlastung führen kann. Also orientieren Sie sich lieber in erster Linie am Gesprächstest und verwenden Sie den Herzfrequenztest lediglich als zusätzliche Kontrolle.

Wichtig ist, dass Sie Spaß an Ihrem Training haben: So können Sie es sich am ehesten zur langfristigen Gewohnheit machen.

Trainieren Sie lieber länger als intensiver

Es ist ungefährlicher und effektiver, seine Trainingszeit zu verlängern, als die Intensität zu erhöhen. Wenn Sie eine 30-minütige Trainingssitzung um zehn Minuten verlängern, verbrennen Sie dabei um 33 Prozent mehr Kalorien.

Für eine effektive Gewichtsabnahme sollten Sie pro Trainingssitzung ungefähr 300 Kalorien verbrennen. Dazu müssen Sie 40 bis 60 Minuten lang in gemächlichem Tempo gehen, schwimmen oder Rad fahren. Mit 20- bis 30-minütigem moderatem bis schnellem Joggen erreichen Sie das gleiche Ziel.

Wie viel Energie Sie verbrauchen, hängt natürlich von der Dauer und Intensität ihres Trainings ab. Doch der Treibstoff, den der Körper dabei verbrennt, unterscheidet sich je nach Art des Trainings.

Während kurzer, intensiver Trainingsphasen wie beispielsweise Krafttraining bezieht der Körper seine Energie aus den Glykogenspeichern in der Muskulatur.

Bei aerobem Training benötigt Ihr Körper über einen längeren Zeitraum hinweg Energie. Also müssen für längere Zeit Energie und Sauerstoff aus dem Blut in die Muskeln transportiert werden. Dabei verbrauchen die Muskeln Fettsäuren aus dem Blut. Je besser der Trainingszustand Ihrer Muskulatur, umso besser kann sie die Fette verbrennen. So beugt regelmäßige körperliche Aktivität Übergewicht vor und hilft beim Abnehmen.

Je länger Sie trainieren, umso mehr Brennstoff bezieht Ihr Körper aus seinen Fettspeichern. Ein extremes Beispiel für anhaltende, anstrengende körperliche Aktivität ist der Marathonlauf. In den Anfangsstadien eines Marathons werden 90 bis 95 Prozent der Energie von den Glykogenspeichern der Muskeln geliefert, während der Fettanteil höchstens zehn Prozent beträgt. Doch im weiteren Verlauf wird die Energie für den Marathonlauf zu immer höheren Anteilen aus Fetten und zu einem immer geringeren Prozentsatz aus Kohlenhydraten gewonnen: Gegen Ende der 26 Meilen bezieht der Läufer ganze 95 Prozent der Energie aus seinen Fettspeichern. Bei längeren Trainingssitzungen wird also mehr Fett aus Ihrem Fettgewebe verbrannt.

Lassen Sie es langsam angehen und steigern Sie Ihre Trainingsintensität allmählich

Beginnen Sie Ihr Trainingsprogramm mit niedrigem Schwierigkeitsgrad, um Verletzungen, Überanstrengung, Schmerzen und Frustration vorzubeugen. Sie sollten während des Trainings nicht unter Schmerzen im Brustkorb (Angina pectoris), Beinschmerzen (Claudicatio intermittens, sogenannte »Schaufensterkrankheit«) oder sonstigen Schmerzen und Beschwerden leiden. Nach dem Training sollten Sie sich nicht schlechter, sondern wohler fühlen als vorher. Allmählich wird Ihre Fitness sich durch das Training verbessern und dann können Sie das Trainingsniveau langsam erhöhen. Für einen Anfänger mit schlechter Kondition reicht es vielleicht schon aus, in der ersten Woche einfach nur jeden Tag zehn Minuten auf ebener Fläche zu walken. Dann können Sie Ihre Trainingsdauer jede Woche um fünf Minuten erhöhen, bis Sie 40 bis 60 Minuten am Stück walken.

Trainieren Sie am besten direkt vor dem Essen

Wie ich bereits erwähnt habe, unterdrückt körperliche Aktivität den Appetit. Doch selbst wenn Sie dadurch wider Erwarten mehr Hunger bekommen sollten, ist das auch kein Problem, denn bei übergewichtigen Menschen entspricht die vermehrte Nahrungsaufnahme durch eine kleine Appetitsteigerung nicht der Kalorienmenge, die sie beim Training verbrennen. Unter dem Strich werden Sie durch körperliche Aktivität also auf jeden Fall abnehmen.

Um diese hungerdämpfende Wirkung des Trainings so gut wie möglich auszunutzen, sollten Sie nach Möglichkeit vor dem Essen trainieren. Studien zufolge verstärkt sich die appetithemmende Wirkung körperlicher Aktivität proportional zu ihrer Intensität und ist besonders stark, wenn man kurz nach dem Training etwas isst. In einer Untersuchung ließ sich die Nahrungsaufnahme bei Kindern im Vorschulalter dadurch verringern, dass man die Pause, die bis dahin nach dem Mittagessen stattgefunden hatte, vor die Mittagsmahlzeit verlegte. Auch Tierversuche sprechen dafür, dass die appetithemmende Wirkung körperlicher Aktivität sich mit der Trainingsintensität erhöht und dass Tiere weniger fressen, wenn sie kurz nach dem Ende ihrer Aktivitätsphase gefüttert werden.

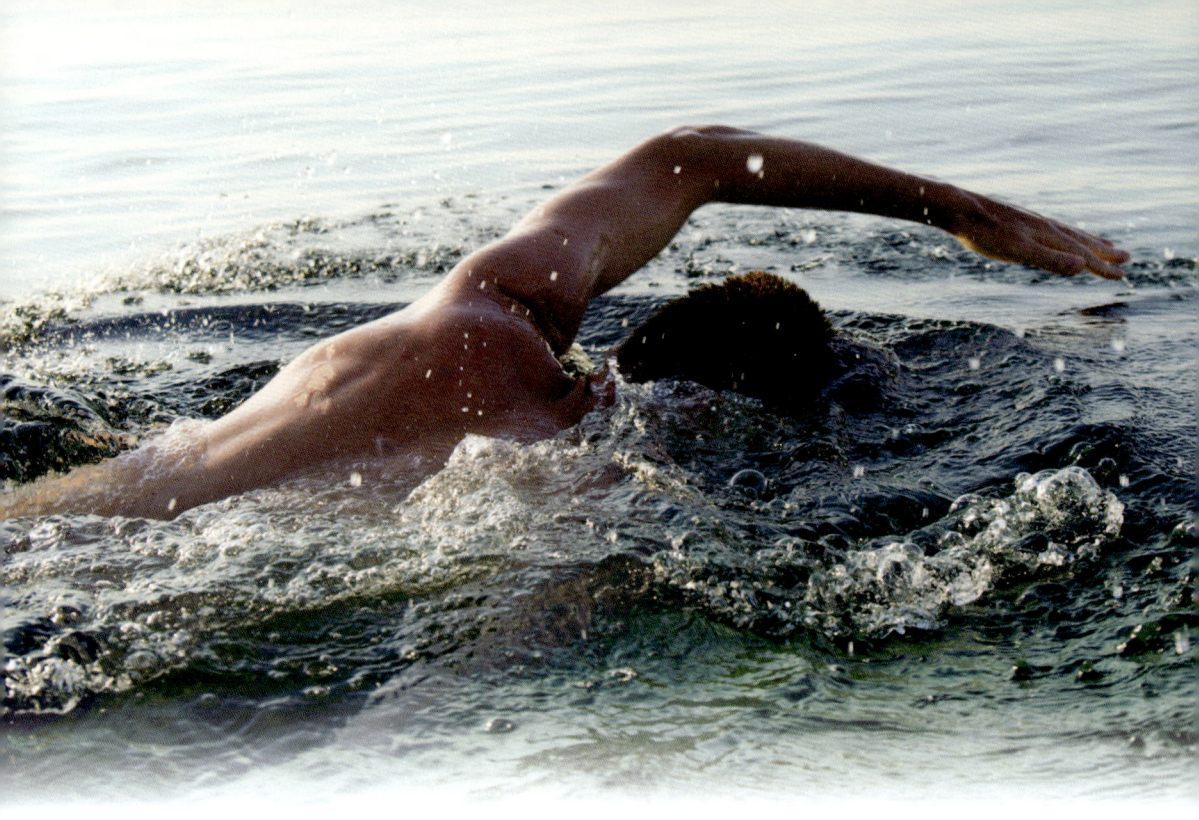

Aerobes Training ist besonders wirksam

Ausdaueraktivitäten, bei denen größere Muskelgruppen – zum Beispiel Beine und Rücken – zum Einsatz kommen, eignen sich besonders gut zum Abnehmen. Walken, Joggen, Radfahren und Schwimmen machen nicht nur Spaß, sondern sind gleichzeitig auch ein hochwirksames Gewichtsreduktionstraining. Auch Tennis, Basketball, Racquetball und Skilanglauf sind aerobe Sportarten, mit denen man hervorragend abnehmen kann. Untersuchungen zeigen, dass man mit diesen Sportarten ebenso wirksam Fett reduzieren und die Körperzusammensetzung (Muskelgewebe versus Fett) optimieren kann, solange man sie in ähnlicher Dauer, Häufigkeit und Intensität betreibt.

Bei der Planung Ihres Trainingsprogramms sollten Sie unbedingt Ihre körperliche Kondition berücksichtigen. Wer unter Arthritis leidet, ist in der Wahl seiner Trainingsform möglicherweise eingeschränkt. Im Extremfall kann man dann nur Übungen mit Hanteln im Rollstuhl ausführen. Arthritispatienten und extrem übergewichtige Menschen können ihre Fuß-, Bein- und Hüftgelenke schonen, indem sie ihr Ausdauertraining im Schwimmbecken absolvieren. Denn das Wasser trägt den Körper und entlastet die Gelenke während des Trainings. Bei Wassergymnastikübungen in kinntiefem Wasser muss Ihr Körper immerhin 90 Prozent weniger Gewicht tragen. Daher ist Wassergymnastik (»Aquafitness«) ein ganz hervorragendes Trainingsprogramm.

Welche Vorteile bietet Krafttraining?

Krafttraining ist schon längst nicht mehr nur etwas für Bodybuilder. Wissenschaftliche Untersuchungen zeigen, dass selbst hochbetagte Menschen (bis über 90 Jahre) von einem Kraft- und Beweglichkeitstraining mit Gewichten profitieren können. Die nun folgende Liste der Vorteile, die ein Training mit Gewichten bietet, ist keineswegs vollständig. Durch Gewichtstraining kann man:

- Einen stärkeren und wohlproportionierteren Körper entwickeln
- Seine Bänder kräftigen
- Seine Knochendichte erhöhen (und damit der Entstehung einer Osteoporose vorbeugen)
- Verletzungen des Bewegungsapparats vorbeugen
- Seinen Stoffwechsel ankurbeln
- Seine Ausdauer erhöhen
- Seinen HDL-Cholesterinspiegel (der vor Herz-Kreislauf-Erkrankungen schützt) erhöhen

Viele Sportler glauben, sich besonders eiweißreich ernähren zu müssen, da Krafttraining das Skelettmuskelgewebe »strapaziert«; dies konnte durch wissenschaftliche Untersuchungen bisher jedoch nicht bestätigt werden. Ganz im Gegenteil: Gerade die Tiere mit den größten Muskeln – Flusspferde, Pferde und Elefanten – ernähren sich nicht vom Muskelfleisch anderer Tiere, sondern von Gras und anderer pflanzlicher Kost. Im Allgemeinen sind Tiere, die andere Tiere fressen, (beispielsweise Katzen) eher klein.

Pflanzliche Nahrung enthält genügend Eiweiß für Ihr Muskelwachstum. Sie liefert zwei- bis viermal so viel Protein, wie man für jegliche körperliche Aktivität braucht. Wissenschaftlichen Untersuchungen zufolge müssen wir nur 2,5 Prozent unserer Kalorien in Form von Eiweiß aufnehmen. Die Deutsche Gesellschaft für Ernährung (DGE) empfiehlt 15 % Eiweiß für Erwachsene.

Und nun wollen wir uns den Eiweißgehalt pflanzlicher Nahrungsmittel einmal genauer anschauen.

Kartoffeln bestehen zu elf Prozent, Mais zu zwölf Prozent, Orangen zu acht Prozent und Blumenkohl zu 40 Prozent aus Protein; und zwar handelt es sich dabei um vollwertiges Eiweiß, das alle essenziellen Aminosäuren enthält. Wenn Sie die vielen eiweißfreien Zucker- und Fettkalorien zusammenzählen, die die meisten Menschen zu sich nehmen, werden Sie feststellen, dass die typisch amerikanische Kost zu ungefähr zwölf Prozent aus Eiweiß besteht – ungefähr genauso viel, wie man aufnimmt, wenn man sich nach dem McDougall-Programm für maximale

Gewichtsreduktion ernährt. Wenn Sie immer noch der Meinung sind, dass Sie mehr Protein benötigen, dann essen Sie einfach mehr Bohnen, Erbsen und Linsen: Bei diesen Hülsenfrüchten bestehen (ebenso wie bei Rindfleisch) 28 Prozent der Kalorien aus Eiweiß.

Wie ich ja bereits erklärt habe, wirkt dieses überschüssige Protein sich in vielerlei Hinsicht negativ auf unseren Körper aus.

Lokaler Fettabbau funktioniert nicht

Bestimmte Trainingsformen zielen darauf ab, nur an bestimmten Stellen Fett abzubauen. So versucht man mit Sit-ups beispielsweise Fett im Bauchbereich zu reduzieren – vielleicht in der Hoffnung, dass der Busen auf diese Weise nicht kleiner wird. Doch leider sprechen wissenschaftliche Untersuchungen nicht dafür, dass das funktioniert. Eine Studie zeigte, dass der rechte und der linke Unterarm von Profi-Tennisspielern sich in ihrem Fettgehalt und ihrer Dicke nicht voneinander unterscheiden, obwohl diese Sportler ihren rechten Arm sehr viel stärker belasten.

Körperliche Aktivität regt die Mobilisation von Fett aus den Fettspeichern unseres ganzen Körpers an. Wahrscheinlich verlieren wir dabei an den Stellen, an denen wir besonders viel Fett angesammelt haben, auch am meisten davon. Doch das Ziel besteht in einer Reduktion unseres Gesamtkörperfetts.

Viele Menschen versuchen mit Übungen zum lokalen Fettabbau ihre Cellulite an Hüften und Oberschenkeln zu bekämpfen. Doch es konnte nachgewiesen werden, dass fettleibige Versuchspersonen ihr Fett in diesen Bereichen auch nicht schneller abbauen als am übrigen Körper.

Ihr neues tägliches Trainingsprogramm

1. Stehen Sie jeden Tag eine halbe Stunde früher auf oder verzichten Sie auf eine Fernsehsendung, um Zeit für Ihr Training zu haben. Planen Sie einen festen Zeitpunkt dafür ein, legen Sie sich vorher schon Ihre Sportkleidung zurecht – und dann stürzen Sie sich mit Engagement in Ihr Training!

2. Versuchen Sie sich jeden Tag so viel wie möglich zu bewegen. Parken Sie Ihr Auto weiter vom Büro oder der Einkaufszone entfernt und benutzen Sie statt des Aufzugs nach Möglichkeit die Treppe. Beim Treppensteigen ist der Energieaufwand pro Minute höher als bei den meisten anderen körperlichen Aktivitäten. Bleiben Sie lieber ein bisschen länger stehen, als sich immer gleich hinzusetzen.

3. Wählen Sie eine Aktivität, die Ihnen schon immer Freude bereitet hat, und praktizieren Sie diese mindestens viermal pro Woche. Zu den beliebtesten Trainingsformen gehören Spaziergänge im Park, ums Haus herum oder im Wald, Radfahren, Tennis, Schwimmen, Wassergymnastik, und Hanteltraining zu Hause. Diese Aktivitäten kosten nur wenig oder gar nichts, machen Spaß und steigern die Lebensqualität.

4. Manchmal wirkt es auch motivierend, sich Trainingszubehör wie beispielsweise einen Treppensteiger (Stepper), ein Laufband, eine Skilanglaufausrüstung, ein Heimfahrrad oder Nautilus-Gerät anzuschaffen.

5. Es lohnt sich, Geld für die Mitgliedschaft in einem Sportverein oder Fitnessstudio zu investieren. Auch die meisten Universitäten bieten erstaunlich kostengünstige Gesundheits- und Fitnessprogramme an, und zwar oft mit gestaffelten Tarifen, sodass nahezu für jedes Budget etwas Passendes dabei ist.

6. Bitten Sie einen Freund, Ihr Trainingspartner zu werden. Dann können Sie sich gegenseitig motivieren – vor allem an Tagen, an denen der »innere Schweinehund« Ihnen einen Strich durch die Rechnung zu machen droht.

7. Gehen Sie tanzen! Das ist ein ganz hervorragendes (und nebenbei auch noch romantisches) aerobes Fitnesstraining. Die Auswahl ist groß: Swing, Salsa, Square Dance und Standardtänze wie Tango oder Cha-Cha-Cha … Und die Mitgliedschaft in einem Tanzclub kostet so gut wie nichts.

8. Treten Sie einem Walkingclub oder Wanderverein bei. In der Gruppe macht das Gehen oder Wandern einfach mehr Spaß! Außerdem unternehmen solche Vereine oft Wanderungen in landschaftlich besonders schönen Gegenden – eine gute Gelegenheit, aus den eigenen vier Wänden herauszukommen, Freundschaften zu schließen und dabei gleichzeitig auch noch abzunehmen.

9. Durchstöbern Sie das Volkshochschulprogramm Ihrer Stadt nach Sport- oder Trainingsprogrammen.

10. Führen Sie ein Trainingstagebuch! Wenn Sie sich genau aufschreiben, wie lange Sie jeden Tag trainiert oder welche Strecken Sie beim Walken oder Joggen zurückgelegt haben, können Sie besser nachverfolgen, wie sehr Ihr Körper sich dadurch verändert. Tragen Sie auch Ihren Trainingsplan in dieses Tagebuch ein und schreiben Sie dazu, wie viel Sie abnehmen und welche Kondition Sie erreichen möchten. Vergessen Sie auch nicht, zwischendurch immer wieder den Grad Ihrer körperlichen Fitness zu überprüfen, indem Sie Ihre Herzfrequenz messen, über Ihr Gewicht Buch führen und Ihren Blutdruck und Cholesterinspiegel kontrollieren lassen. Und belohnen Sie sich jedes Mal, wenn Sie ein Etappenziel erreicht haben, mit neuer Garderobe!

Durch diesen neuen Lebensstil ist Ihr Körper gezwungen, Fett ab- und Muskelgewebe aufzubauen, damit Sie auch weiterhin regelmäßig walken, Rad fahren, schwimmen, joggen, auf Berge steigen oder die Nacht durchtanzen können. Wenn Sie Ihren Körper nicht dazu herausfordern, immer wieder über seine Grenzen hinauszugehen, werden Sie nie erfahren, welch erstaunliches Potenzial für gutes Aussehen und sportliche Spitzenleistungen in ihm steckt.

KAPITEL

10

*Was haben
Alkohol und Kaffee
mit Ihrem Gewicht zu tun?*

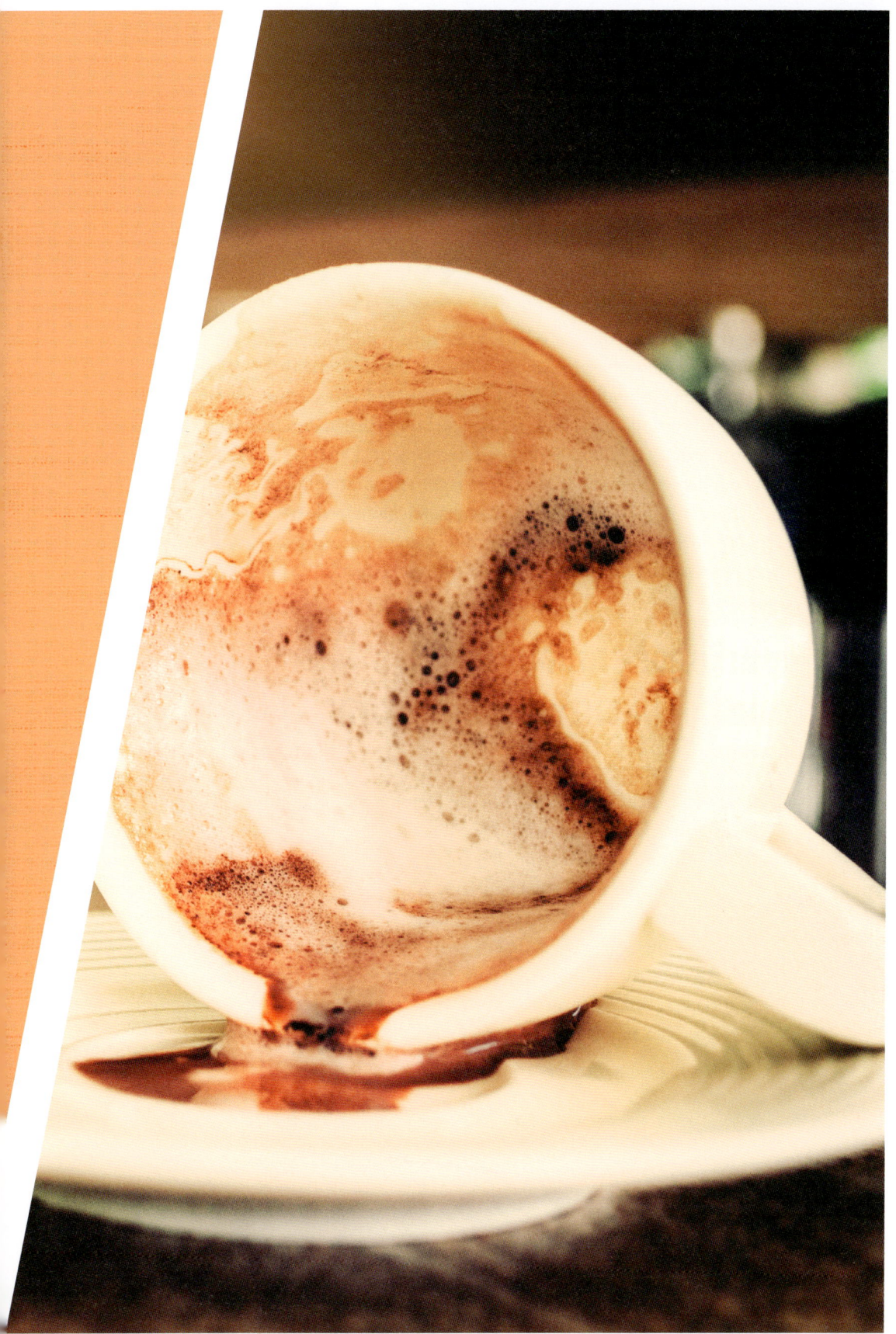

W enn Sie Alkohol oder Kaffee trinken oder Medikamente zur Gewichtsreduktion einnehmen, sollten Sie wissen, wie diese sich auf Ihre Figur
und Ihren Gesundheitszustand auswirken. Jeder, der schon einmal Kaffee oder
Alkohol getrunken hat, weiß, dass diese Stimulanzien durchaus ihre Reize haben –
sonst wären sie ja schließlich nicht so beliebt. Doch bei vielen Menschen (vor
allem denjenigen, die es damit übertreiben) wirkt Alkohol- und Kaffeekonsum
sich negativ auf die Lebensqualität aus. Ich kann weder das eine noch das andere
empfehlen – auch wenn voreingenommene Leser die Informationen in diesem
Kapitel teilweise sogar als Plädoyer für solche Getränke missverstehen könnten.

Alkohol enthält Kalorien in hochkonzentrierter Form

9,6 Liter reinen Alkohol tranken die Deutschen durchschnittlich im Jahr 2015
laut statistischem Bundesamt. Der durchschnittliche über 14 Jahre alte Amerikaner konsumiert rund zehn Liter reinen (absoluten) Alkohol pro Jahr. Das sind
71.232 Kalorien pro Person und Jahr. Wenn unser Körper all diese Kalorien in
Fett verwandelte, würde jeder Amerikaner im Durchschnitt mehr als zehn Kilo
pro Jahr zunehmen! Doch da ein Drittel der amerikanischen Bevölkerung keinen Alkohol trinkt, würde nach der derzeit gültigen Umrechnungstabelle von
Kalorien zu Fett jeder durchschnittlich Alkohol trinkende Amerikaner pro Jahr
sogar 14 Kilo zulegen.

Welchen Beitrag leistet Alkohol zum Übergewicht?

Ein Glas Wein (oder ein Glas eines anderen alkoholischen Getränks) liefert zwar nur sieben Kalorien pro Gramm Alkohol, doch leider kann Alkohol auch noch auf vielerlei andere Weise zu einer Gewichtszunahme beitragen. Erstens beschleunigt er die Aufnahme von Zucker aus dem Darm und erhöht dadurch den Insulinspiegel. Durch Aktivierung eines Enzyms namens Lipoproteinlipase (LPL) führt dieses Insulin dazu, dass sich Fett in unseren Fettzellen ansammelt. Außerdem blockiert Insulin die Aufspaltung des in diesen Zellen enthaltenen Fettes, sodass die Fettzellen voluminös bleiben – und Sie leider auch.

Aber Alkohol bewirkt noch viel mehr, als einfach nur Kalorien zu liefern und den Stoffwechsel zu beeinflussen: Aufgrund seiner enthemmenden Wirkung verändert er nämlich auch Ihr Essverhalten. Er beraubt Sie der Selbstkontrolle, die man braucht, um Hunger zu ertragen – und das hat bei jemandem, der sich kalorienarm ernähren möchte, zwangsläufig negative Auswirkungen. Die beste Absicht, einen großen Bogen um fettreiche Lebensmittel zu machen, kann durch ein paar Gläser Alkohol vereitelt werden!

Alkohol selbst macht nicht dick

Die Kalorien, die Alkohol liefert, führen nicht unbedingt zu Übergewicht. Die meisten starken Trinker sind sogar ziemlich schlank. Vor allem Alkohol trinkende Frauen wiegen oft weniger als Abstinenzlerinnen.

In einer Studie erhielten 55 Alkoholiker im Krankenhaus eine adäquate Ernährung aus 2.600 Kalorien pro Tag und zusätzlich 1.800 Kalorien Alkohol (einen knappen halben Liter Spirituosen). Diese Probanden nahmen nicht mehr zu als diejenigen, die keinen Alkohol bekamen. Auch in einer anderen Studie führten 2.000 zusätzlich zu einer adäquaten Ernährung verabreichte Alkoholkalorien nicht zu einer Gewichtszunahme, während die Probanden durch den zusätzlichen Konsum von 2.000 Kalorien aus Schokolade jedoch zunahmen.

Alkohol ersetzt andere Nahrungskalorien; außerdem wird er sofort als Energie oder Wärme verbrannt. Alkohol in Fett umzuwandeln, erfordert viel Energie. Statt diese Energie zu vergeuden, verbrennt der Körper die überschüssigen Kalorien lieber zur Wärmeerzeugung. Daher wird Alkohol trotz der zusätzlichen Kalorien, die er liefert, nicht in Fett umgewandelt.

Doch dadurch, dass der Alkohol Ihnen diese Kalorien liefert, verhindert er die Verbrennung von Körperfett, das somit in Ihrem Fettgewebe verbleibt. So werden Ihre Abnehmbemühungen durch Alkohol zunichtegemacht. Wenn Ihre Ernährung zu großen Teilen aus Fett und Alkohol besteht, nutzt der Körper die Alkoholkalorien für die Deckung Ihres täglichen physischen und metabolischen Energiebedarfs, während das Fett in Form von Fettgewebe gespeichert wird. Denn die effizienteste Verwertung von Nahrungsfett besteht darin, es einfach in die Fettzellen zu transportieren.

Im Rahmen einer kohlenhydratreichen, fettarmen Ernährung führt der Konsum von Alkohol nicht zu einer Gewichtszunahme, weil beide Kalorienarten nicht in Form von Fett gespeichert, sondern zur Wärmegewinnung verbrannt werden, wenn man mehr davon aufnimmt, als der Körper braucht. Wenn man Kohlenhydrate durch Alkohol ersetzt, nimmt man sogar ab, denn die Verstoffwechselung von Alkohol erfordert Energie und erhöht somit den Energieverbrauch.

Für Trinker, die nicht auf ihren Alkoholkonsum verzichten möchten, sich aber Sorgen um ihr Gewicht und ihre Gesundheit machen, ist eine fettarme, kohlenhydratreiche Kost besonders wichtig. Die meisten Menschen, die bei so einer gesunden Ernährung weiterhin Alkohol trinken, bleiben trotzdem schlank, und diejenigen, die es nötig haben, verlieren dabei überschüssiges Körperfett. Wissenschaftliche Untersuchungen deuten sogar darauf hin, dass häufige Folgeerkrankungen übermäßigen Trinkens (beispielsweise Fettleber, Alkoholhepatitis, Leberzirrhose und Mangelernährung) bei Alkoholikern, die eine stärkebasierte Kost mit Gemüse und Obst zu sich nehmen, selten vorkommen.

»Mein Kaffee hält mich schlank«

Normalerweise fördert Kaffeekonsum den Fettabbau. Die chemischen Inhaltsstoffe des Kaffees (zum Beispiel das Koffein) hemmen den Appetit. Vielen Menschen verursacht Kaffee sogar Übelkeit und verdirbt ihnen den Appetit, was letzten Endes ebenfalls zu einer Gewichtsabnahme führt. Die appetitzügelnde Wirkung des Kaffees kann sogar so stark sein, dass sie zu einem erheblichen Gewichtsverlust (bis hin zur lebensbedrohlichen Anorexie) führt.

Schon seit dem Jahr 1915 weiß man, dass Kaffeekonsum die Stoffwechselrate erhöht. Bereits zwei Tassen Kaffee beschleunigen den Stoffwechsel mindestens drei Stunden lang ziemlich stark.

Außerdem verdoppelt sich die Menge des Fetts im Blutstrom nach dem Koffeinkonsum, weil dadurch Fett aus den Fettzellen freigesetzt wird. Diese Fette werden letztendlich verbrannt. Der fettverbrennende Effekt von Kaffee ist hauptsächlich auf das darin enthaltene Koffein zurückzuführen, und bei normalgewichtigen Menschen stärker ausgeprägt als bei fettleibigen.

Koffein erhöht auch den Energieverlust durch Wärmeerzeugung (ein Prozess namens Thermogenese). In einer Studie stieg die Stoffwechselrate durch 100 Milligramm Koffein (das entspricht einer Tasse normalen Kaffees) während der nächsten 150 Minuten um drei bis vier Prozent. Wenn man den Probanden den ganzen Tag (zwölf Stunden) lang alle zwei Stunden immer wieder diese Koffeinmenge verabreichte, erhöhte sich ihr Energieverbrauch um acht bis elf Prozent. Insgesamt verbrauchten schlanke Menschen dadurch 150 und Menschen, die vorher übergewichtig gewesen waren, mittlerweile jedoch ein normales Gewicht erreicht hatten, 79 Kalorien. Die Menge an Kaffee, die ein durchschnittlicher Kaffeetrinker zu sich nimmt, kann also wichtige Auswirkungen auf die Energiebilanz haben und eine Gewichtsabnahme fördern. Wenn man jeden Tag 150 Kalorien verliert, könnte sich das alle 24 Tage auf den Verlust von einem Pfund Fett summieren.

Kaffee regt das sympathische Nervensystem an, das wiederum die Insulinaktivität hemmt und ebenfalls zu einer Gewichtsreduktion beiträgt. Außerdem führt das Koffein zur Hyperventilation, sodass die Atemmuskulatur mehr Kalorien verbrennt.

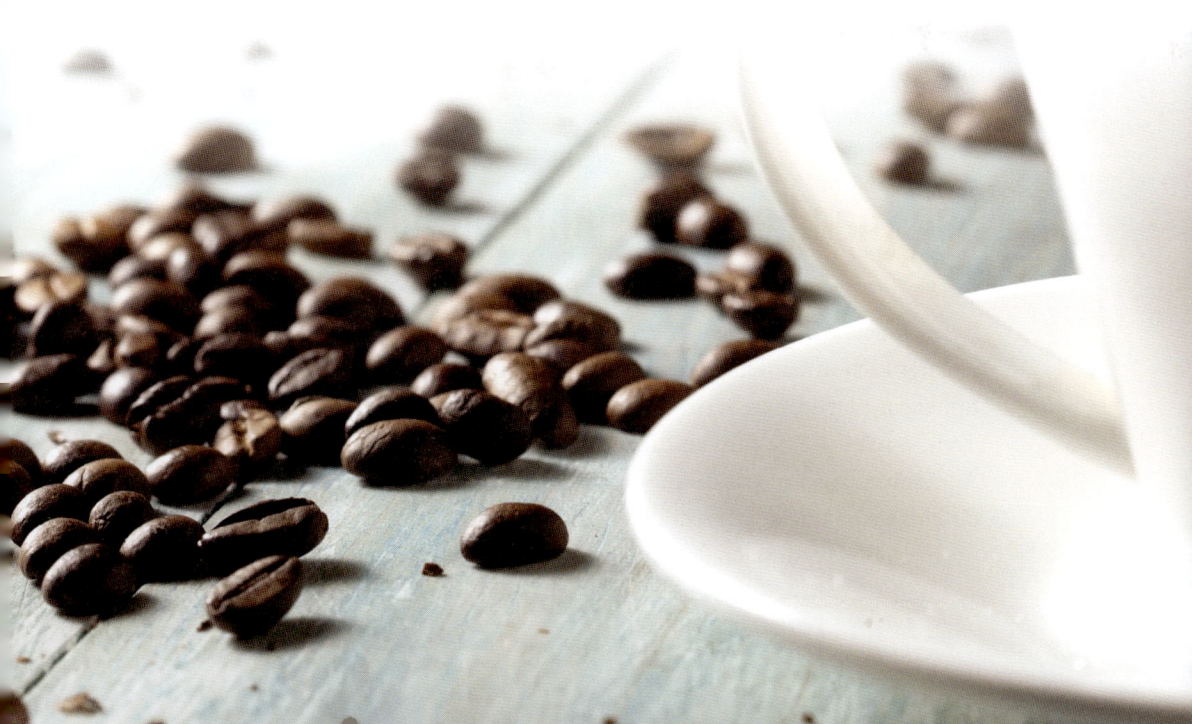

Warum die Kaffeepause trotzdem dick macht

Andererseits hat man festgestellt, dass Menschen, die Kaffee trinken, unter dem Strich mehr essen als Kaffee-Abstinenzler – und zwar ausgerechnet solche Lebensmittel, die jede Menge Kalorien, Cholesterin und Fett enthalten. Tatsächlich kommen bei ein und demselben Menschen normalerweise gleich mehrere verschiedene exzessive Verhaltensweisen vor: Übergewichtige Menschen trinken meist auch mehr Kaffee und mehr Alkohol, und essen weniger stärkereiche Lebensmittel, Gemüse und Obst. Obwohl Kaffee selbst keine Kalorien hat, nimmt man mit jedem Teelöffel Zucker 16 und mit jedem Teelöffel Kaffeeweißer 20 bis 40 zusätzliche Kalorien zu sich. Außerdem ist eine Kaffeepause für viele Menschen erst dann ein vollkommener Genuss, wenn sie sich dazu auch ein Brötchen oder einen Marmeladen-Donut gönnen.

Bei vielen Menschen führt Kaffee außerdem dazu, dass sie mehr essen, um die Magenschleimhautreizung zu lindern, die durch die vielen in diesem Getränk enthaltenen chemischen Substanzen entsteht. Denn diese säurebedingten Magenbeschwerden werden als Hunger wahrgenommen. Die meisten Menschen, die täglich Kaffee trinken, haben inzwischen schon die Erfahrung gemacht, dass Essen einen großen Teil der überschüssigen Säure aufsaugt, die ihr Magen aufgrund des Kaffeekonsums produziert, und somit das schmerzhafte Sodbrennen lindert.

Auch koffeinfreier Kaffee führt zu dieser vermehrten Säureproduktion und somit auch zu ähnlichen Magen- und Darmbeschwerden; und da er im Gegensatz zu koffeinhaltigem Kaffee keine gewichtsreduzierende Wirkung hat, dürfte die Gewichtszunahme bei Menschen, die solchen Kaffee bevorzugen, sogar noch größer sein.

Soll man Kaffee als Abnehmhilfe einsetzen?

Kaffee und andere Koffeinquellen werden (allein oder in Kombination mit anderen Zutaten) schon seit Langem als Abnehmhilfe genutzt. Der pflanzliche Wirkstoff Ephedrin, der in den verschiedensten Darreichungsformen – meist jedoch als Tee – erhältlich ist, wird zu diesem Zweck häufig mit Koffein kombiniert. Die Aufnahme von Ephedrin erhöht durch direkte Stimulation des Gewebes und durch Verstärkung der Aktivität des sympathischen Nervensystems (Noradrenalin) unsere Wärmeproduktion und unsere Stoffwechselrate. Ephedrin kommt in Pflanzen vor und wird in China schon seit über 5.000 Jahren verwendet. Ephedra-Tee gibt es in Naturkostgeschäften, doch die Dosis ist schwer zu bestimmen und hängt von verschiedenen Faktoren ab. Dieser Tee wird auch unter dem Namen Mormonentee, Wüstentee, Mau-Huang oder Ephedra sinica angeboten.

Untersuchungen zufolge führt eine Kombination aus Ephedrin und Koffein zu einer ebenso starken Gewichtsabnahme wie hochwirksame verschreibungspflichtige Diätpillen (beispielsweise Diethylpropion [Amfepranon], in Deutschland unter den Markennamen Regenon oder Tenuate erhältlich). Eine Studie verglich die Auswirkungen von Amfepranon und einer Ephedrin-Koffein-Kombination bei 108 fettleibigen Probanden. Nach zwölf Wochen hatten diese Versuchspersonen durch Einnahme von 120 Milligramm Ephedrin und 300 Milligramm Koffein im Durchschnitt fast 18 Pfund abgenommen. Diejenigen Probanden, die täglich 75 Milligramm Amfepranon einnahmen, nahmen 18,5 Pfund, die Patienten aus der Placebogruppe nur neun Pfund ab.

Kaffeekonsum hat seinen Preis

Kaffee ist in unserer westlichen Welt das beliebteste Getränk, und das mit gutem Grund: Er ist (zusammen mit Alkohol und Tabak) eine der letzten legalen psychoaktiven Substanzen. Das darin enthaltene Koffein macht wach und regt den Geist an. Leider verursacht Kaffee aber auch unerwünschte Nebenwirkungen, die zu Gesundheitsproblemen wie beispielsweise einem Anstieg des Cholesterinspiegels, Verdauungsproblemen und Durchfall führen können. Koffein ist in Kaffee (103 Milligramm pro Tasse à ca. 175 Milliliter), koffeinreichen Tees (weniger als 100 Milligramm pro Tasse), Pulverkaffee (57 Milligramm pro Tasse), Tee (36 Milligramm pro Tasse) und Cola-Getränken (40 Milligramm pro Glas à 350 Milliliter) enthalten.

Sowohl Koffein als auch Ephedrin sind hochwirksame Stimulanzien. Sie erhöhen Blutdruck und Herzfrequenz, verursachen einen unregelmäßigen Herzschlag und erweitern die Bronchien. Patienten mit Herz-Kreislauf-Erkrankungen oder zu hohem Blutdruck und Menschen, die Medikamente (vor allem gegen Bluthochdruck oder Depressionen) einnehmen müssen, sollten von diesen Stimulanzien die Finger lassen. Und die meisten Menschen, die genug davon konsumieren, um dadurch abzunehmen, würden dann wahrscheinlich auch unter unerwünschten Nebenwirkungen leiden. Daher kann ich diese »Abnehmhilfe« nicht empfehlen.

KAPITEL

11

Wie bekommt man negative Emotionen in den Griff?

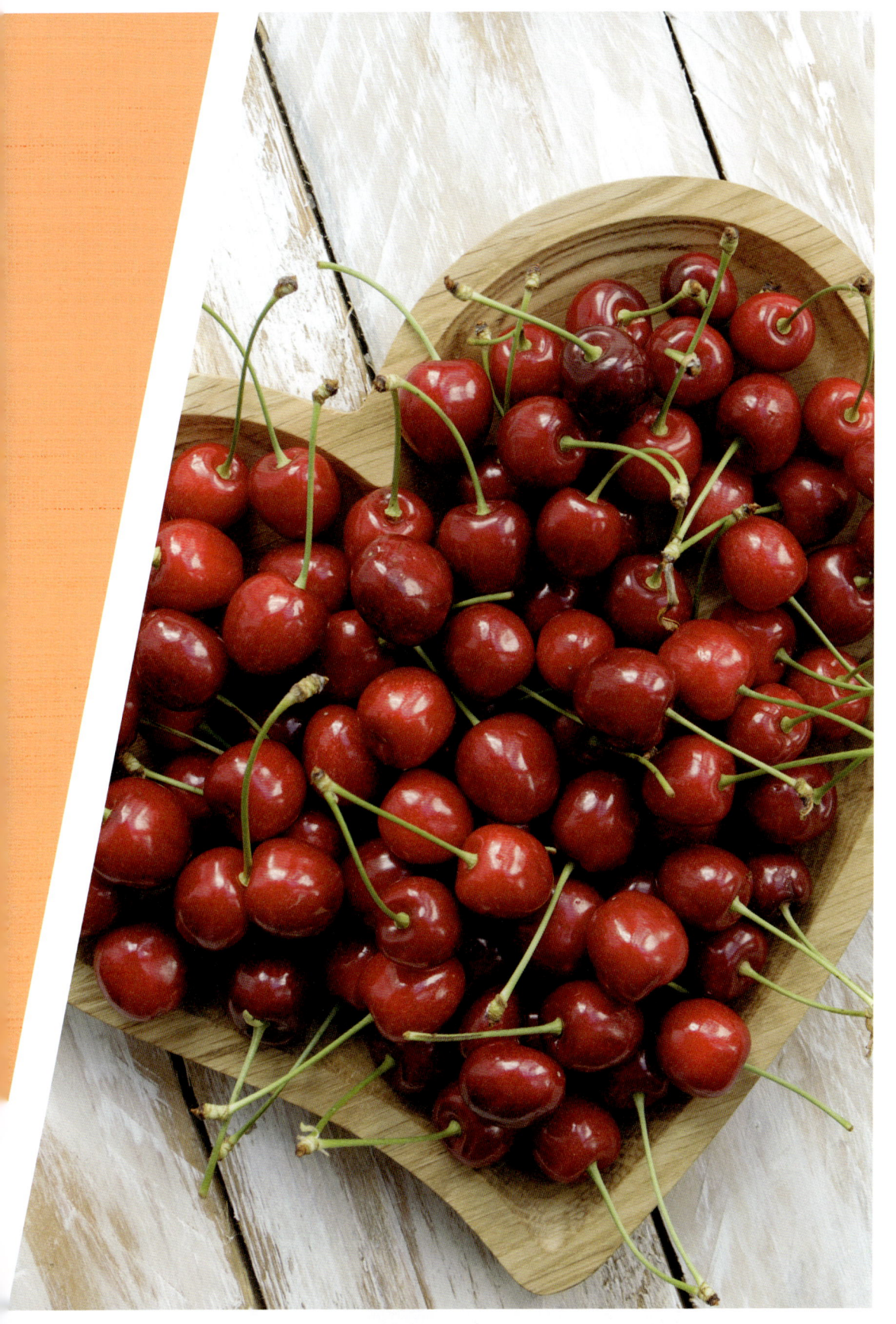

◆◆◆◆◆

Wir alle essen hin und wieder aus rein emotionalen Gründen. Wir belohnen uns mit Essen, wir feiern unsere Erfolge mit opulenten Mahlzeiten und manchmal versuchen wir uns durch Nahrungsaufnahme sogar zu entspannen. Zum Teil ist dieses Verhalten auf alte Traditionen zurückzuführen: Kirchliche und weltliche Feiertage wurden schon immer mit gutem Essen begangen, das einfach zum festlichen Ritual dazugehörte. Teilweise entspringt es aber auch einfach nur unserem instinktiven Wissen um den biologischen und psychischen Einfluss, den Essen auf uns ausübt. Und gerade wegen dieser Wirkungen wird Essen manchmal auch missbraucht – vor allem von chronisch depressiven Menschen.

10,6 % der Deutschen leiden unter Depressionen. Bei noch viel mehr Menschen liegt eine leichtere Depression vor, die sich aber dennoch negativ auf ihr Leben auswirkt. Mit anderen Worten: Depressionen sind ein großes Gesundheitsproblem und manchen Untersuchungen zufolge werden sie immer häufiger.

In diesem Kapitel möchte ich Menschen, die einfach nur essen (oder zu viel essen), um eine Depression oder ein Stimmungstief zu überwinden, ein paar hilfreiche Bewältigungsstrategien an die Hand geben. Damit will ich keineswegs sagen, dass alle übergewichtigen Menschen sich so verhalten oder dass die meisten übergewichtigen Leute depressiv sind. Doch manche Menschen, die mit überzähligen Pfunden zu kämpfen haben, essen tatsächlich zu viel, um besser mit ihrem emotionalen Stress zurechtzukommen. Es gibt verschiedene wirksame Methoden, eine Depression zu bewältigen: Ernährung, körperliche Aktivität, Veränderungen des Schlafverhaltens und stimmungsaufhellende Medikamente. Solche Arzneimittel sollte man allerdings nur unter ärztlicher Aufsicht einnehmen. Auf das Thema körperliche Aktivität bin ich an andere Stelle in diesem Buch bereits eingegangen. In diesem Kapitel will ich Ihnen erklären, wie Sie Ihre

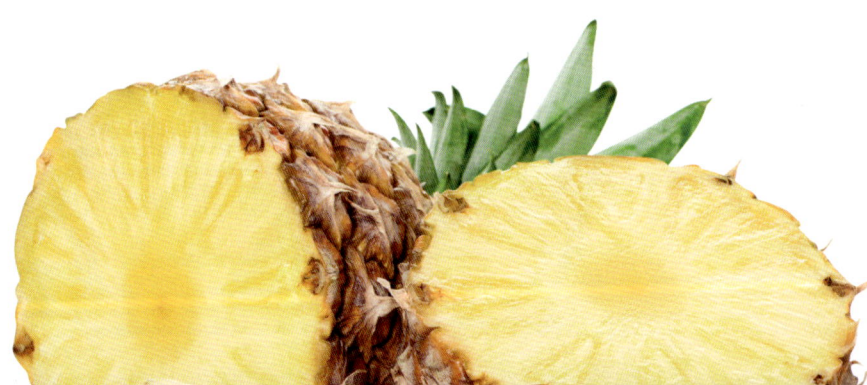

Stimmungen und Emotionen durch Ihre Ernährung und eine Änderung Ihres Schlafverhaltens positiv beeinflussen können – und das ganz ohne Risiko.

Wie wirkt die Ernährung sich auf unsere Stimmung aus?

Die meisten Menschen wissen, dass sie sich nach dem Verzehr bestimmter Lebensmittel (beispielsweise Eiscreme oder Schokolade) besser fühlen. Den meisten ist jedoch nicht bewusst, dass *jede Mahlzeit tief greifende Auswirkungen auf unsere Stimmung hat.* Durch Essen kann unser psychisches Befinden sich blitzschnell verändern. Schon eine einzige Mahlzeit kann unsere Hirnfunktion und die chemischen Abläufe in unserem Gehirn beeinflussen. Auch bei wohlgenährten Menschen, die normale Essensmengen zu sich nehmen, kann eine kurzfristige Umstellung der Ernährung die Gehirnfunktion blitzschnell verändern.

Sie können Depressionen und ein niedriges Selbstwertgefühl also bekämpfen, indem Sie einfach Ihr Essverhalten ändern.

Wissenschaftlichen Untersuchungen zufolge regen Kohlenhydrate das Gehirn zur Bildung eines Nervenbotenstoffs namens Serotonin an. Dieses Serotonin erzeugt ein Gefühl inneren Friedens und Wohlbefindens; es lindert Ängste und Depressionen und sorgt für einen besonders tiefen, erholsamen Schlaf.

Menschen, die solche beruhigenden kohlenhydratreichen Nahrungsmittel zu sich nehmen, fühlen sich danach entspannter und weniger gestresst und können sich besser konzentrieren. In Verhaltenstests, bei denen die Leistungsfähigkeit objektiv beurteilt wird, schneiden Menschen nach einer kohlenhydratreichen Mahlzeit bei Aufgaben, die Aufmerksamkeit und Konzentration erfordern, besser ab. Der Verzehr von Kohlenhydraten baut Stress und innere Anspannung ab und erhöht das Konzentrationsvermögen. Mahlzeiten mit hohem Anteil an tierischem Eiweiß dagegen senken den Serotoninspiegel; auch das haben Wissenschaftler herausgefunden.

Da das McDougall-Programm für maximale Gewichtsreduktion eine sehr kohlenhydratreiche Ernährung empfiehlt, eignet es sich hervorragend für Menschen, die abnehmen und gleichzeitig auch etwas für ihre Stimmung tun möchten. Außerdem unterdrückt ein erhöhter Serotoninspiegel das Hungergefühl, sodass man keine Heißhungerattacken mehr bekommt. Alles in allem erzeugt das McDougall-Programm also Wohlbefinden, hebt die Stimmung, schärft das Konzentrationsvermögen und hemmt den Appetit. All diese Faktoren werden es Ihnen erleichtern, sich auch langfristig an dieses Programm zu halten und abzunehmen.

Ein gesünderer Geist in einem gesünderen Körper

Letzten Endes kann man Depressionen auch durch eine Verbesserung seines Gesundheitszustands lindern. Denn die Schmerzen, Sorgen und Gefühle der Hoffnungslosigkeit, unter denen man leidet, wenn man krank ist, können selbst den willensstärksten Menschen in die Knie zwingen. Umgekehrt verbessert physische Gesundheit unsere seelische und emotionale Verfassung. Und wer seinen allgemeinen Gesundheitszustand optimiert, braucht normalerweise auch weniger Medikamente einzunehmen, die ebenfalls Depressionen hervorrufen können, wie beispielsweise Betablocker zur Blutdrucksenkung oder Tranquilizer.

Man kann Depressionen aber auch durch eine Änderung seines Lebensstils und seiner Ernährung bekämpfen. Am schnellsten geht das mit folgenden Strategien:

- Vermehrte körperliche Aktivität
- Verzicht auf Alkoholkonsum (Alkohol verursacht Depressionen)
- Verzicht auf Kaffee (Koffein erzeugt innere Anspannung, die während des Entzugs in eine Depression umschlagen kann)
- Verringerung der Schlafdauer

Auch durch Schlafentzug kann man seine Stimmung beeinflussen

Diese Empfehlung richtet sich an alle, die auf natürlichem Weg ihre Stimmung verbessern und ihre Depressionen lindern möchten. Die Behandlungsmethode, um die es hier geht, eignet sich besonders gut für Menschen, die auf Antidepressiva nicht ansprechen: Schlafentzug.

Immer mehr Untersuchungen zeigen, dass zu viel Schlaf bei vielen Menschen zu psychischen Störungen (beispielsweise Depressionen) führen kann. Da Schlaf Depressionen verursacht, wird er in der psychologischen Fachliteratur als »depressogen« bezeichnet. Wachheit dagegen wirkt antidepressogen. Depressiven Patienten, bei denen ein Ansprechen auf Schlafentzug wahrscheinlich ist, geht es typischerweise morgens am schlechtesten, und je näher der Abend kommt, umso mehr lassen ihre Symptome nach, da die depressiv machende Wirkung des vorigen Nachtschlafs im Lauf des Tages abgeklungen ist.

Ich empfehle meinen Patienten schon seit Jahren, es mit Schlafentzug zu versuchen – mit erstaunlich guten Resultaten. Einer meiner Patienten, Max, ist 70 Jahre alt und wurde vor Kurzem pensioniert. Plötzlich hatte Max jede Menge Zeit, mit der er nichts anzufangen wusste; also fing er an, zehn Stunden pro Nacht zu schlafen. Wie viele Menschen hielt er das für eine gute Idee. Doch schon nach kurzer Zeit fiel ihm auf, dass er furchtbar depressiv geworden war. Er schrieb diese Depression den allseits bekannten negativen Auswirkungen des Ruhestands zu: kein Lebensinhalt mehr, zu viel Zeit und zu wenig zu tun und das Gefühl, auf dem Abstellgleis gelandet zu sein. Einer seiner Ärzte verschrieb ihm ein Antidepressivum namens Prozac, doch dieses Mittel bekam ihm so schlecht, dass er es wieder absetzen musste. Max hatte das Gefühl, dass seine Welt in dunkle Wolken gehüllt war. Und was noch schlimmer war: Er glaubte, dass diese Depression ihn bis ans Ende seines Lebens begleiten würde. Er hatte alle Hoffnung aufgegeben.

Als Max schließlich in meine Praxis kam, war er schon seit zwei Jahren depressiv. Ich schlug ihm sofort eine Schlafentzugstherapie vor und empfahl ihm, seine tägliche Schlaf-dauer zunächst einmal von zehn auf sieben und dann auf sechs Stunden zu reduzieren. Innerhalb von zwei Tagen nach Beginn dieses Programms war seine Depression bereits verschwunden. Es ging ihm wieder fantastisch, und plötzlich kamen ihm unzählige kreative Ideen, was er mit seiner freien Zeit alles anfangen könnte. Seit Beginn dieser Schlafentzugstherapie leidet Max überhaupt nicht mehr unter Depressionen.

Bei einer meiner letzten Radio-Talkshows rief eine Frau an und klagte darüber, dass sie schon lange depressiv sei. Ich fragte sie, wie viele Stunden pro Tag sie schlafe. Acht bis zehn Stunden, lautete die Antwort. Ihr sei schon als Kind beigebracht worden, dass man sich umso wohler fühlt und umso besser aussieht, je länger man schläft, erklärte sie mir – das uralte Ammenmärchen vom »Schönheitsschlaf«. Ich riet ihr, ihre Schlafdauer auf sechs bis sieben Stunden pro Tag zu reduzieren. Ein paar Wochen später rief die Frau wieder in meiner Talkshow an und berichtete mir, dass sie von ihrer Depression geheilt sei. Seit Beginn dieses Programms sei sie nur noch ein einziges Mal depressiv gewesen – und zwar an dem Tag, an dem ihr Mann vergaß, den Wecker zu stellen.

Tatsächlich wurde uns allen von Kindesbeinen an beigebracht, dass Schlaf uns guttut – je mehr, desto besser. Man hört auch immer wieder, dass wir min-destens acht Stunden pro Nacht schlafen sollten, um gesund zu bleiben. Und wenn man bedenkt, wie erholt wir uns fühlen, wenn wir eine Nacht lang tief und fest geschlafen haben, und dass wir im Schlaf all unsere Schmerzen und Sorgen vergessen, klingt das ja eigentlich auch ganz plausibel.

Junge Menschen brauchen mehr Schlaf als Erwachsene. Ein neugeborenes Baby verbringt oft drei Viertel seines Tages schlafend; und kleine Kinder benötigen normalerweise acht bis zehn Stunden Schlaf pro Nacht. Während der Schwangerschaft und bei Krankheiten erhöht sich der Schlafbedarf ebenfalls.

Doch im Erwachsenenalter sind acht Stunden Schlaf pro Nacht für die meisten Menschen zu viel. Die meisten fühlen sich mit fünf, sechs oder sieben Stunden am wohlsten und fittesten. Manche Menschen kommen sogar mit weniger als fünf Stunden Schlaf aus. Im Alter nimmt unser Schlafbedarf noch weiter ab. Bei manchen älteren Menschen ist er beispielsweise schon nach drei bis vier Stunden gedeckt. Wer versucht, länger zu schlafen, als sein Körper braucht, entwickelt oft eine Ein- oder Durchschlafstörung (Insomnie). Das ist die Gegenreaktion des Körpers gegen unsere krampfhaften Versuche, ihm zu viel Ruhe zu gönnen.

Menschen, die auf eine kohlenhydratreiche Ernährung umsteigen, berichten ebenfalls, dass sie weniger schlafen, mehr träumen und ihren Schlaf als erholsamer empfinden.

Schlafentzugstherapie

Eine Übersichtsarbeit über 61 zwischen 1969 und 1990 veröffentlichte Studien (die in 13 Ländern durchgeführt wurden und an denen über 1.700 Patienten teilnahmen) hat ergeben, dass die depressiven Symptome am Tag nach einer Schlafentzugstherapie bei durchschnittlich 59 Prozent der Patienten erheblich zurückgingen. 67 Prozent der Patienten, bei denen eine »endogene Depression« (also eine Depression ohne erkennbare Ursache) diagnostiziert worden war, sprachen gut auf die Schlafentzugstherapie an. Doch diese Behandlung hilft auch Patienten, deren Depressionen auf andere Ursachen (beispielsweise ein prämenstruelles Syndrom) zurückgehen.

Wenn man die ganze Nacht wach bleibt, klingen die depressiv machenden Auswirkungen der vorangegangenen Nacht ab. Normalerweise ist die Depression schon nach einer einzigen schlaflosen Nacht völlig verschwunden.

Bei vielen Menschen hält diese Stimmungsaufhellung nach einem Schlafentzug mehrere Wochen an und wenn die Depression zurückkehrt, schränken sie ihre Schlafdauer einfach wieder ein, um sie zu verscheuchen. Bei manchen Patienten reicht schon eine einzige voll durchgeschlafene Nacht aus – und schon ist die Depression wieder da. Manche reagieren so empfindlich auf die depressiv machende Wirkung des Schlafs, dass ihre Depression bereits nach einem 2- bis 15-minütigen Schläfchen zurückkehrt.

Doch mit einem sorgfältig geplanten Schlafentzugsprogramm bekommen auch viele dieser besonders anfälligen Patienten ihre Depression gut in den Griff.

Schlafrestriktion für den Alltagsgebrauch

Doch nicht nur bei schwer depressiven Patienten wirkt eine Einschränkung der Schlafdauer sich positiv auf die Stimmung aus. In zwei Studien verbesserte sich auch bei nicht depressiven Menschen nach einem Schlafentzug die Stimmung.

Durch eine Änderung Ihres Schlafverhaltens kann Ihre Laune also tatsächlich besser werden, auch wenn Sie eigentlich gar nicht deprimiert sind.

Und Sie müssen auch nicht unbedingt die ganze Nacht wach bleiben, um in den Genuss der positiven Wirkungen eines Schlafentzugs zu kommen. Bei vielen Menschen lassen depressive Verstimmungen sich auch schon durch einen teilweisen Schlafentzug lindern. Untersuchungen zufolge ist es besser, bis zehn Uhr abends wach zu bleiben und sich am nächsten Morgen um zwei Uhr wecken zu lassen, als abends später ins Bett zu gehen. Auf diese Weise bekommt man immer noch vier Stunden Schlaf pro Nacht, ist also nicht so müde wie nach einer vollständig durchwachten Nacht. Viele Menschen können ihre Depression langfristig bekämpfen, indem sie alle zwei bis fünf Tage eine solche partielle Schlafentzugstherapie praktizieren. Man setzt die Therapie einfach »nach Bedarf« ein, um seine Stimmung zu verbessern und seine Depression zu lindern.

So können Sie Ihr Schlafverhalten genau auf Ihre individuellen Bedürfnisse abstimmen. Sie brauchen einfach nur nach dem »Versuch und Irrtum«-Prinzip (und indem Sie Ihre Reaktionen auf den Schlaf genau beobachten) herausfinden, welche Schlafdauer für Sie am günstigsten ist. Es lohnt sich, ein bisschen mit Ihrer Schlafdauer zu experimentieren, um den goldenen Mittelweg zwischen Müdigkeit und den positiven Auswirkungen eines kürzeren Schlafs zu finden.

Wenn Sie gerade in depressiver Stimmung sind, versuchen Sie ruhig einmal, jede Nacht ein oder zwei Stunden weniger zu schlafen! Ihr Körper wird allerdings schon ein bis zwei Tage brauchen, um sich an diese kürzere Schlafdauer zu gewöhnen. Doch nach ein paar Tagen wird Ihre Stimmung garantiert besser sein. Je nach Laune und Ausmaß Ihrer Müdigkeit können Sie dann entweder noch eine halbe Stunde Schlaf abziehen oder hinzufügen.

Drei Erfolgsrezepte für ein gesundes Leben

Ernährung, Schlafdauer und körperliche Aktivität haben einen großen Einfluss auf unsere Stimmung. Und nicht nur das: Diese drei Faktoren verstärken sich gegenseitig auch in ihrer Wirkung. Eine kohlenhydratreiche Ernährung in Verbindung mit körperlichem Training erhöht also die Wirksamkeit einer Schlafrestriktion. Außerdem wird die richtige Schlafdauer Ihre Stimmung so sehr verbessern, dass es Ihnen dann bestimmt nicht mehr schwerfällt, sich an eine gesunde Ernährung und an Ihr Trainingsprogramm zu halten. Alle drei Säulen eines gesunden Lebens sind hochwirksam, kosten nichts, richten keinen Schaden an und führen zu schnellen Ergebnissen. Doch da man aus solchen Behandlungsmethoden kaum Profit schlagen kann, werden sie wahrscheinlich nie großes Aufsehen erregen oder sonderlich populär sein.

Und diese drei Erfolgsrezepte für ein gesundes Leben sind völlig kostenlos – Sie brauchen sie nur umzusetzen, um Ihr Leben zu verbessern. Tun Sie es am besten gleich heute!

KAPITEL

12

**So gewöhnt man sich
an ein gesünderes Leben**

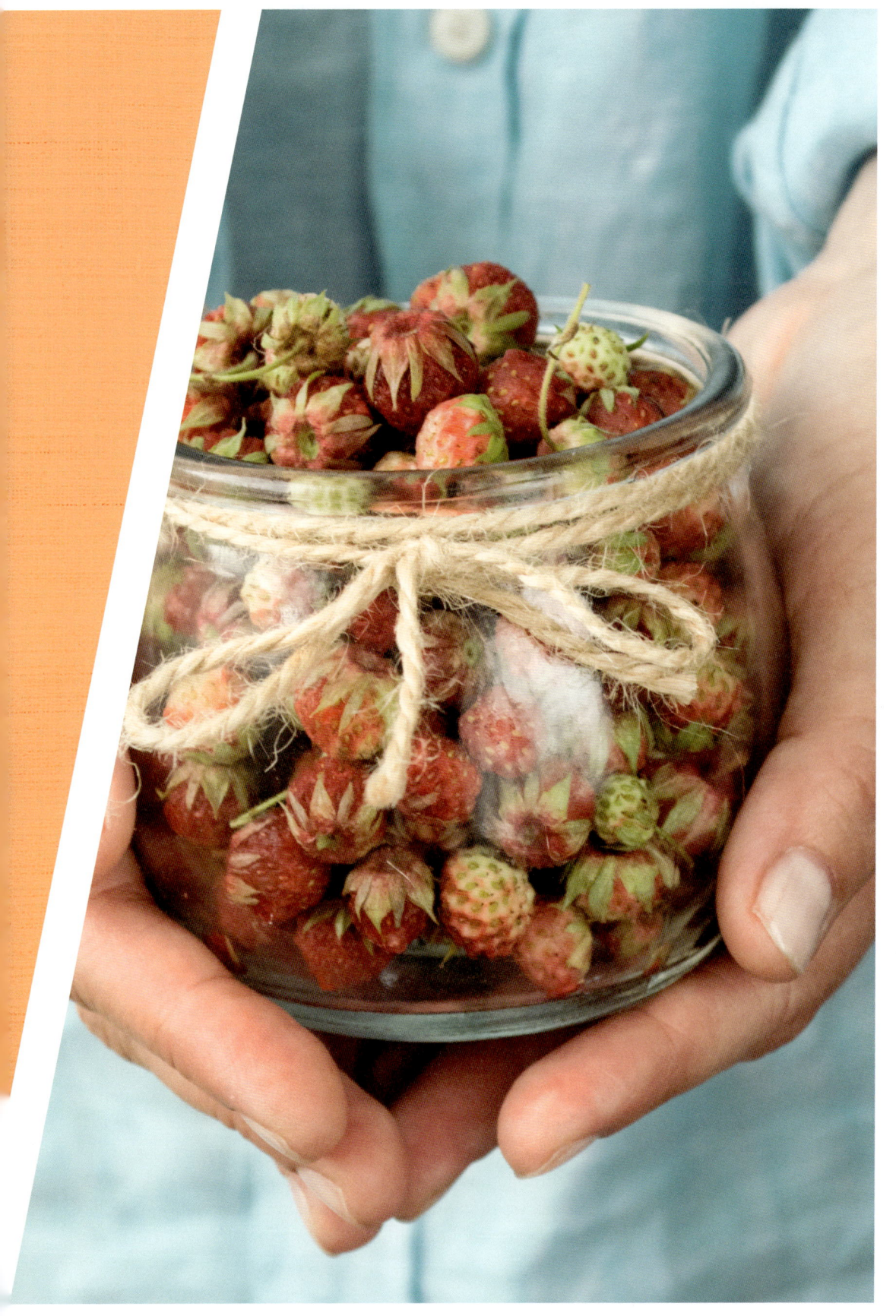

◆—◆—◆—◆—◆—◆—◆

Nun, da Sie Ihr Ernährungs- und Trainingsprogramm kennen und wissen, warum es funktioniert, brauchen Sie nur noch ein einziges Abnehmhindernis zu überwinden: sich selbst.

Bei diesem Satz werden wahrscheinlich viele meiner Leser schuldbewusst zusammenzucken, denn eigentlich geben sie ihrem eigenen Fehlverhalten die Schuld daran, dass es ihnen trotz ihrer heroischen Bemühungen bisher nicht gelungen ist, abzunehmen. Doch diese Selbstvorwürfe sind nicht nur ungerecht, sondern auch wenig hilfreich, denn sie tragen nicht zu einer Änderung Ihrer Situation bei. Inzwischen sollte Ihnen klar sein, dass Sie mit den anderen Diäten, die Sie bisher ausprobiert haben, von vornherein keine Chance auf Erfolg hatten. Denn auch wenn man sich noch so große Mühe gibt: Gegen seinen Hunger und sein Bedürfnis nach Kohlenhydraten kommt man ebenso wenig an wie gegen die negativen Auswirkungen des Fetts in seiner Nahrung. Mit dem McDougall-Programm für maximale Gewichtsreduktion können Sie sich Ihr Grundbedürfnis nach Nahrung und Kohlenhydraten erfüllen und dabei trotzdem abnehmen.

Eines der größten Hindernisse bei Ihrer Gewichtsreduktion besteht nämlich nicht darin, dass Sie sich nicht an dieses Programm halten können, sondern eher darin, dass Sie sich das nicht zutrauen. Terry L. Murphy, die als Reporterin bei der *Niagara Gazette* in Niagara Falls (New York) arbeitete, ist das beste Beispiel dafür. Im August 1990 fing Terry an, sich nach meinem Programm zu ernähren. Sie wollte es selbst ausprobieren, um anschließend etwas darüber schreiben zu können. Lesen Sie selbst, was Terry berichtet, nachdem sie mein Programm zwölf Tage lang praktiziert hatte:

»Wie viele Menschen schreckte ich zunächst davor zurück, mit einem Programm zu beginnen, bei dem ich so viele Lebensmittel, die ich zu mögen glaubte, nicht mehr essen durfte. Ich fürchtete, in Zukunft nicht mehr mit Freunden essen gehen zu können, wenn ich mich an das McDougall-Programm hielt. Ich hatte Angst davor, von den vielen stärkereichen Lebensmitteln zuzunehmen. Und ich fragte mich auch, ob ich wirklich so konsequent sein konnte, wie es bei diesem Programm erforderlich war. Irgendwie traute ich mir das nicht zu.

Doch meine Befürchtungen waren allesamt unbegründet, denn ich konnte nach wie vor mit Freunden ins Restaurant gehen und nahm [innerhalb von zwölf Tagen] zweieinhalb Kilo ab. Mein Cholesterinspiegel sank um 30 mg/dl und liegt jetzt bei 187 mg/dl. Und ich habe die Erfahrung gemacht, dass es mir wichtiger ist, mich wohlzufühlen, als einen Hamburger zu essen.

Falls irgendjemand von Ihnen schon einmal unter chronischen Verdauungs-beschwerden gelitten hat, wissen Sie wahrscheinlich, wie das ist: Man fühlt sich nach jeder Mahlzeit unwohl. Daher fragte ich mich, ob das McDougall-Programm mich womöglich von den Bauchkrämpfen befreien würde, unter denen ich seit meiner Kindheit litt. Und tatsächlich verschwanden sie dadurch sofort! In den ersten Tagen hielt ich das einfach nur für einen glücklichen Zufall. Schließlich hatten meine Bauchschmerzen mich ja auch vorher nicht jeden Tag gequält. Doch nach der ersten Woche war ich überzeugt davon, dass da ein Zusammenhang bestehen musste; und als die zwölf Tage um waren, glaubte ich fest daran, dass ich mich dauerhaft an das McDougall-Programm halten musste, um nicht wieder unter Verdauungsproblemen zu leiden.«

Diese anfängliche Angst vor dem Versagen bei einer Diät ist genauso häufig wie Diäten selbst. Jeder, der auch nur mit dem Gedanken spielt, es mit meinem Pro-gramm zu versuchen, zweifelt sofort daran, ob er auch wirklich die nötige Disziplin dazu aufbringen wird, es langfristig durchzuhalten. Deshalb sollten Sie sich von Anfang an drei wichtige Faktoren vor Augen halten: 1) wie wohl Sie sich bei diesem Programm fühlen werden; 2) dass die Ausgewogenheit dieser Kost Ihnen dabei helfen wird, konsequent zu bleiben, und last but not least 3) wie leicht Sie damit abnehmen können. Diese positiven Ergebnisse werden Ihr Durchhaltevermögen stärken, denn daran merken Sie sofort, dass es sich lohnt, sich an dieses Programm zu halten. Aber diese Erfahrung können Sie natürlich nur dann machen, wenn Sie es ausprobieren!

Deshalb habe ich an dieser Stelle ein paar einfache Strategien zusammengetragen, die Ihnen den Start in ein neues Leben erleichtern und helfen sollen, Ihre Versagens-angst zu überwinden. Sobald Sie sich ernsthaft bemühen, nach dem McDougall-Programm für maximale Gewichtsreduktion zu leben, werden Sie merken, wie einfach das ist und wie viel es Ihnen bringt. Also fassen Sie Mut und packen Sie es an! Bieten Sie Ihren Ängsten und Ihrem inneren Schweinehund die Stirn und werden Sie zu einem neuen Menschen. Das erreichen Sie am besten mit folgenden Strategien:

Schritt Nummer 1: Handeln Sie zielorientiert

Sich klare Ziele zu setzen, ist der erste Schritt zu einem gesünderen Leben. Dabei sollten Sie sich an folgende Spielregeln halten:

- Formulieren Sie Ihre Zielsetzungen so konkret wie möglich, denn ohne klare Vorgaben wissen Sie nicht, was Sie tun sollen und merken dann auch nicht, was für Fortschritte Sie machen und wann Sie das Ziel Ihrer Wünsche erreicht haben.

Formulierungen wie »Ich möchte mich wohler fühlen« oder »Ich würde gerne besser aussehen« sind zu vage. Nehmen Sie sich stattdessen lieber vor, in den nächsten vier Monaten 15 Kilo abzunehmen. Setzen Sie sich das Ziel, in Zukunft Ihre drei blutdrucksenkenden Tabletten absetzen zu können und trotzdem immer noch einen normalen Blutdruck zu haben. Nehmen Sie sich vor, acht Kilometer gehen zu können, ohne Schmerzen im Brustkorb zu bekommen und jeden Morgen ohne steife Gelenke aufzuwachen.

Formulieren Sie alle messbaren Ziele (beispielsweise Gewicht, Taillenumfang, Kleidergröße, Blutdruck und Cholesterinspiegel) so genau wie möglich. Dann werden Sie jedes Mal, wenn Sie eine Verbesserung feststellen, zufrieden und stolz auf sich sein. Sie werden mehr Vertrauen zu dem Programm und zu sich selbst entwickeln, und begreifen, dass Sie weder »immer dick sein« werden noch »unheilbar krank« sind. Vor allem aber wird Ihnen dadurch klar, dass Sie die Ziele, die Sie sich vornehmen, auch erreichen können.

- Ordnen Sie Ihre Ziele in der Reihenfolge ihrer Wichtigkeit. Was möchten Sie am dringendsten erreichen?
- Ihre Ziele sollten realistisch, aber nicht allzu leicht erreichbar sein. Sie werden innerhalb einer Woche bestimmt nicht 15 Kilo abnehmen - es sei denn, ein Chirurg schneidet einen wassermelonengroßen Tumor aus Ihrem Bauch heraus. Aber hängen Sie die Messlatte auch nicht so niedrig, dass Sie gar nichts an Ihrem Leben ändern müssen, um Ihre Ziele zu erreichen!
- Halten Sie Ihre Ziele schriftlich fest und hängen Sie diesen Zettel irgendwo auf, wo Sie ihn immer wieder zu Gesicht bekommen, um regelmäßig daran erinnert zu werden.
- Denken Sie darüber nach, warum Sie diese Ziele erreichen möchten. Zum Beispiel: »Ich will abnehmen, um wieder attraktiver für meinen Mann zu werden.« Oder: »Wenn ich besser aussehe, werde ich auch beruflich erfolgreicher sein.« Oder: »Übergewicht ist eine Gefahr für mein Leben.«

Diese ganz persönlichen Gründe verhelfen Ihnen zu der Motivation, die Sie brauchen, um Hindernisse zu überwinden. Außerdem können Sie Ihren »inneren Schweinehund«, der sonst vielleicht dazu führen würde, dass Sie erst dann etwas für Ihre Gesundheit tun, wenn es zu spät ist, durch konkrete Zielsetzungen leichter überwinden.

Ich habe ein Formular für Sie entwickelt, mit dessen Hilfe Sie Ihre Ziele klar formulieren und einen genauen Zeitplan für deren Erreichung aufstellen können. Beantworten Sie sich diese Fragen und lesen Sie das ausgefüllte Formular immer wieder durch.

MEINE
Gesundheitsziele

Kurz- und langfristige Ziele für mein Aussehen:

- Abnehmen: ⬜ Kilo in ⬜ Wochen oder ⬜ Kilo in ⬜ Monaten

- Die Konturen meiner Muskeln und Knochen unter der Haut erkennen können: in ⬜ Monaten

- Über einen Zeitraum von (bitte ankreuzen):
  ● drei Monaten   ● sechs Monaten   ● einem Jahr   ● mein Leben lang
  schlank und fit bleiben

- In ⬜ Monaten wieder mehr Farbe im Gesicht haben

- In ⬜ Wochen keine fettige Haut mehr haben

- In ⬜ Wochen kein fettiges Haar mehr haben

- In ⬜ Monaten graziöser und beweglicher wirken

Kurz- und langfristige Ziele für meine Gesundheit (bitte ankreuzen):

- Meinen Cholesterinspiegel um ● 25 mg/dl; ● 50 mg/dl; ● 100 mg/dl; ● 150 mg/dl;
  oder ● auf den Normalwert (unter 150 mg/dl) senken

- Meinen Triglyzeridspiegel um ● 100 mg/dl; ● 200 mg/dl; ● 500 mg/dl;
  oder ● auf den Normalwert (unter 200 mg/dl) senken

- Meinen Blutdruck um ● 10/10 mm/Hg; ● 15/15 mm/Hg; ● 20/20 mm/Hg;
  oder ● auf den Normalwert (höchstens 110/70 mm/Hg) senken

- Meinen Blutzucker um ● 50 mg/dl; ● 100 mg/dl; ● 200 mg/dl;
  oder ● auf den Normalwert (unter 115 mg/dl) senken

- Mein Sodbrennen ● lindern ● beheben

- Meine Verstopfung ● lindern ● beheben

- Mein Postnasal-Drip-Syndrom und meine Nasennebenhöhlenentzündung ● lindern ● beheben

- Meine Kopfschmerzen ● lindern ● beheben

- Meine Arthritis ● lindern ● beheben

- Wieder ● ein bisschen/ ● viel mehr Schwung und Energie haben

➤ Folgende Medikamente absetzen oder ihre Dosis reduzieren können:

Blutdrucksenkende Tabletten: ⬤ reduzieren ⬤ absetzen
Orale Antidiabetika: ⬤ reduzieren ⬤ absetzen
Säureblocker: ⬤ reduzieren ⬤ absetzen
Abführmittel: ⬤ reduzieren ⬤ absetzen
Schmerzmittel: ⬤ reduzieren ⬤ absetzen

Andere Medikamente (Name):

[   ]: ⬤ reduzieren ⬤ absetzen

[   ]: ⬤ reduzieren ⬤ absetzen

[   ]: ⬤ reduzieren ⬤ absetzen

➤ innerhalb von [   ] Tagen; [   ] Wochen; [   ] Monaten

➤ In gesundem Zustand folgendes Alter erreichen:
⬤ 50; ⬤ 60; ⬤ 70; ⬤ 75; ⬤ 80; ⬤ 85; ⬤ 90; ⬤ 95; ⬤ 100 Jahre

Meine sonstigen kurz- und langfristigen Ziele sind:

➤ [   ]

➤ [   ]

➤ [   ]

➤ [   ]

➤ [   ]

➤ [   ]

➤ [   ]

➤ [   ]

➤ [   ]

➤ [   ]

Hier noch ein weiteres Formular, mit dessen Hilfe Sie sich über die Gründe klarwerden können, warum Sie etwas an Ihrem Leben verändern und Ihre Ziele erreichen möchten. Füllen Sie auch dieses Formular aus und lesen Sie es immer wieder durch.

Warum
WILL ICH *etwas* AN MEINEM LEBEN
verändern?

Ich möchte meine Ziele aus folgenden Gründen erreichen (bitte ankreuzen):

- Man lebt nur einmal, und ich möchte so viel wie möglich aus meinem Leben machen.
- Ich liebe meine Arbeit, und ohne guten Gesundheitszustand und optimales Aussehen kann ich meine beruflichen Ambitionen nicht verwirklichen.
- Ich möchte gern in physischer, psychischer und emotionaler Hinsicht zufrieden mit mir sein. (Ich will mich selbst wieder mögen.)
- Ich freue mich über die Aufmerksamkeiten, die andere Menschen mir erweisen, wenn ich gut aussehe.
- Ich genieße das Gefühl der Beweglichkeit, wenn ich mich wieder bücken und mir die Schuhe zubinden kann.
- Ich habe Freude am Spazierengehen, Radfahren und anderen körperlichen Aktivitäten und Sportarten.
- Mich stören die Nebenwirkungen meiner Medikamente.
- Ich möchte gern unabhängig von Medikamenten sein.
- Ich mag keine Schmerzen und möchte weder Verdauungsbeschwerden haben noch die Schrecken einer Bypass-Operation über mich ergehen lassen müssen.
- Ich habe Angst vor einem langen Siechtum durch Krebs oder andere chronische Krankheiten.
- Ich fürchte mich vor den Behandlungen, die ich brauchen würde, wenn ich Krebs, Herz-Kreislauf-Erkrankungen, Arthritis, Niereninsuffizienz oder andere chronische Krankheiten bekomme.
- Ich halte es für dumm und verschwenderisch, Geld für die Behandlung von Gesundheitsproblemen ausgeben zu müssen.
- Ich habe Angst davor, meinen Angehörigen oder Freunden zur Last zu fallen.
- Ich fürchte mich vor einem vorzeitigen Tod.

Weitere Gründe, warum ich meine Ziele erreichen möchte:

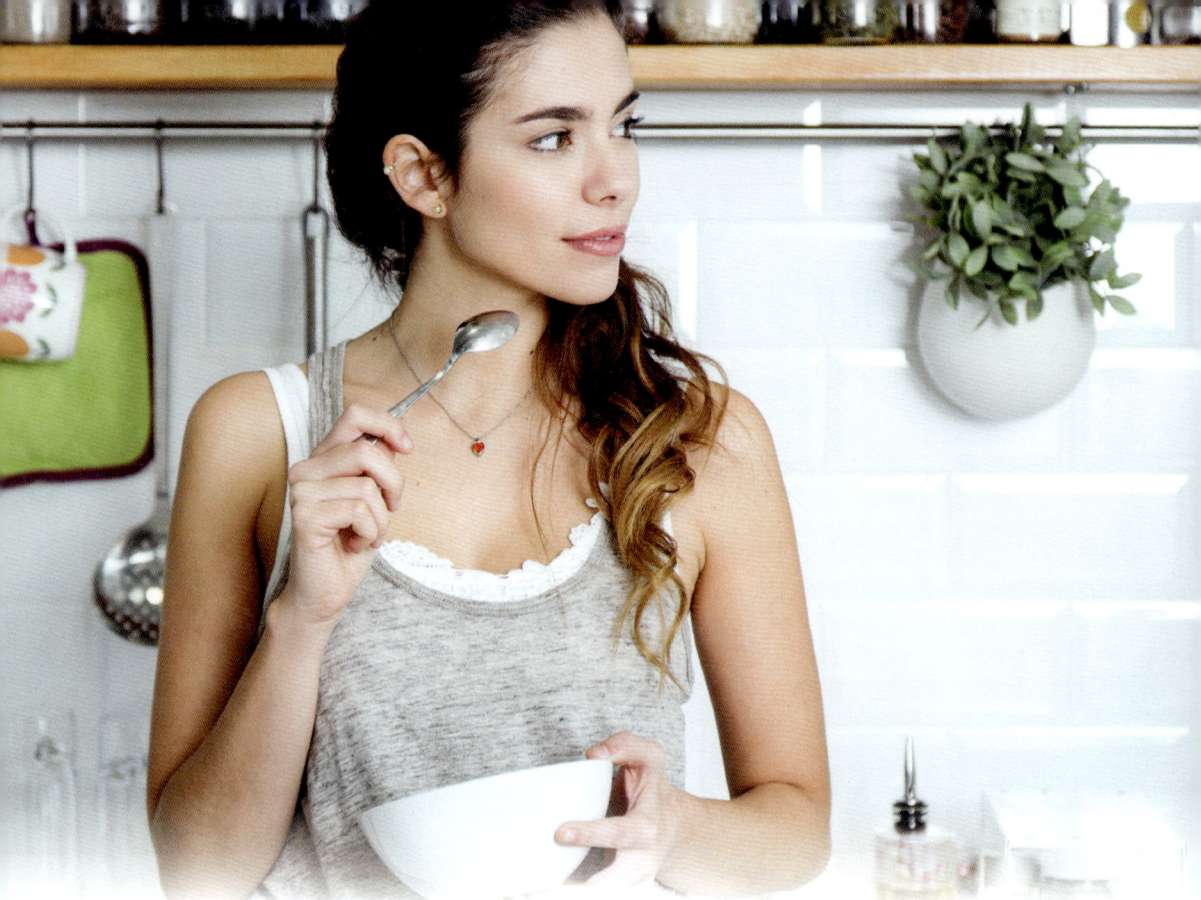

Schritt Nummer 2: Nehmen Sie sich fest vor, etwas für die Erreichung Ihrer Ziele zu tun

Auf der Welt gibt es nichts umsonst. Wie wichtig ist es Ihnen, schlank zu werden? Wenn Sie Ihre Ziele so konkret wie möglich formuliert haben, können Sie sich leichter über den Preis klar werden, den es Sie kosten wird, diese Ziele zu erreichen. Und dann müssen Sie sich nur noch fest vornehmen, diesen Preis zu bezahlen.

Wenn man sich etwas dringend genug wünscht, bringt man auch die nötige Begeisterung, Energie und Ausdauer dafür auf. Wenn Sie auf einer Intensivstation an Schläuchen hingen und im Sterben lägen, hätten Sie sicherlich nur ein einziges Ziel vor Augen: am Leben zu bleiben – koste es, was es wolle. Leider hat man seine Zukunft in einer so kritischen Situation oft nicht mehr in der Hand. Doch momentan haben Sie zum Glück noch die Wahl: Sie sind weder zur Fettleibigkeit verdammt noch unheilbar krank. Sie können Ihr überschüssiges Gewicht loswerden und Ihre Gesundheit und Vitalität zurückgewinnen.

Anhand des nun folgenden Formulars können Sie sich darüber klar werden, was Sie für die Erreichung Ihrer Ziele zu tun bereit sind.

Wie viel
IST IHNEN DIE ERREICHUNG IHRER
ZIELE *wert*?

Um meine Ziele zu erreichen, muss ich folgende Schritte unternehmen (bitte ankreuzen):

— Ich werde meine Ernährung umstellen:

Halbherziges Vorgehen:
- ⬤ auf fettarme Milchprodukte umsteigen
- ⬤ statt Rind- und Schweinefleisch nur noch Huhn und Fisch essen
- ⬤ nur noch Hähnchenfleisch ohne Haut essen
- ⬤ mehr Gemüse essen
- ⬤ auf Nachtisch verzichten

Ernsthaftes Vorgehen:
- ⬤ öfters zu Hause essen
- ⬤ um sämtliche Öle einen großen Bogen machen
- ⬤ jetzt gleich die Zubereitung fünf neuer gesunder Mahlzeiten erlernen
- ⬤ jede Woche zwei neue Rezepte ausprobieren
- ⬤ zwei Restaurants finden, die gesunde Gerichte anbieten
- ⬤ zwei Freunde finden, die bereit sind, sich gemeinsam mit mir nach diesem Programm zu ernähren
- ⬤ nur noch zu besonderen Anlässen schlemmen
- ⬤ mich an das wirksamste lebenslange Ernährungsprogramm halten, das es gibt (das McDougall-Programm für maximale Gewichtsreduktion)

— Ich werde mich mehr bewegen:

Ich werde ⬤ zweimal pro Woche; ⬤ alle zwei Tage; ⬤ jeden Tag; ⬤ zweimal täglich walken, Rad fahren, schwimmen usw.

- ⬤ Ich werde einen Sportkurs besuchen
- ⬤ Ich werde einem Sportverein beitreten

— Ich werde meine Tabakabhängigkeit bekämpfen:
- ⬤ meinen Tabakkonsum reduzieren; ⬤ ganz mit dem Rauchen aufhören

— Ich werde meine Koffeinabhängigkeit bekämpfen:
- ⬤ meinen Koffeinkonsum reduzieren; ⬤ ganz auf Koffein verzichten

- Ich werde meine Alkoholabhängigkeit bekämpfen:
  - ⬤ meinen Alkoholkonsum reduzieren; ⬤ ganz auf Alkohol verzichten

- Ich werde meine Drogenabhängigkeit bekämpfen:
  - ⬤ meinen Drogenkonsum reduzieren; ⬤ ganz auf Drogen verzichten

- Ich werde meine psychischen Probleme lösen, indem ich:
  - ⬤ mich gesünder ernähre und ein gesünderes Leben führe
  - ⬤ mein Schlafverhalten ändere
  - ⬤ aktiv bleibe
  - ⬤ Hobbys pflege und Sport treibe
  - ⬤ mir eine andere Stellung suche
  - ⬤ zu einer Ehe- und Familienberatung gehe
  - ⬤ meine Konflikte mit anderen Menschen löse
  - ⬤ meinen religiösen Glauben aktiv praktiziere
  - ⬤ mir professionelle Hilfe suche.

Sonstige Aktivitäten:

-
-
-

Schritt Nummer 3: Werden Sie zum Gesundheitsexperten

Jeder hat schon einmal etwas falsch gemacht, weil er es einfach nicht besser wusste. Vielleicht haben wir Lebensmittel gegessen, von denen wir nicht wussten, dass sie unserer Gesundheit schaden. Doch jetzt sind wir klüger. Wir verändern uns, indem wir uns (erstens) der Konsequenzen unserer Fehler bewusst werden und (zweitens) lernen, dass es bessere Alternativen gibt. Dann beginnen wir diese Alternativen zu praktizieren – und schon haben wir uns eine neue (bessere) Lebensweise angewöhnt.

Beschäftigen Sie sich jeden Tag 30 Minuten lang mit dem Thema Gesundheit und Ernährung. Halten Sie Ausschau nach neuen Lebensmitteln und Rezepten. Denken Sie über Ihre Ziele und Motive nach. Beschaffen Sie sich Audio-CDs, Videos und Bücher zum Thema gesunde Ernährung und Lebensweise. Je besser Sie darüber Bescheid wissen, umso höher sind Ihre Chancen auf einen nachhaltigen Erfolg und umso leichter können Sie mit Ihren Ideen auch andere Menschen überzeugen.

Schritt Nummer 4: Visualisieren Sie sich als gesunden Menschen

Versuchen Sie sich als schlanken, fitten, vitalen Menschen vor Ihrem inneren Auge zu sehen. Stellen Sie sich vor, dass Sie keine blutdrucksenkenden Medikamente mehr zu nehmen brauchen, keine Schmerzen mehr im Brustkorb haben und sich einer unverwüstlichen Gesundheit erfreuen. Vielleicht können Sie sich noch an eine Zeit erinnern, als Sie nicht übergewichtig waren und sich rundum wohlfühlten.

Halten Sie sich diese Bilder so oft wie möglich vor Augen. Je öfter Sie sich als gesunden Menschen visualisieren, umso sehnlicher werden Sie sich wünschen, tatsächlich so ein Mensch zu werden, und dann werden Sie sich auch mehr darum bemühen, Ihre Ziele zu erreichen.

Schritt Nummer 5: Wahres Engagement kann Wunder bewirken

Sie können nur dann etwas verändern, wenn Sie es sich wirklich fest vornehmen. Alles, was man ohne richtiges Engagement beginnt, ist von vornherein zum Scheitern verurteilt, weil man sich dann nur halbherzig um eine Veränderung bemüht.

Erst wenn Sie sich für eine Aufgabe engagieren, sind Sie wirklich mit Leib und Seele dabei. Sie werden staunen, wie positiv Ihre Umgebung auf Ihr Engagement reagiert: Unerwartete Ereignisse werden Sie in der Erreichung Ihrer Ziele unterstützen. Der große Mythologe Joseph Campbell hatte völlig recht, als er sagte, dass man nur dem Weg zu folgen braucht, der einen glücklich macht, und schon wird man vom Universum auf wundersame Weise in seiner Entscheidung für ein glücklicheres, gesünderes Leben unterstützt. Also stürzen Sie sich mit Feuereifer in die Aufgabe, gesund, glücklich und attraktiv zu werden! Das ist ein lohnendes Ziel, das zu erreichen Sie verdient haben.

Um engagiert zu bleiben, müssen Sie sich kontinuierlich auf Ihr Vorhaben und Ihre Ziele konzentrieren. Planen Sie voraus. Haben Sie stets Vorräte der Lebensmittel im Haus, die Sie für das McDougall-Programm benötigen. Nehmen Sie sich eine Lunchbox mit selbst zubereitetem Essen mit zur Arbeit oder an die Universität. Rufen Sie bei dem Caterer an, der Ihr Geschäftsbankett ausrichtet, und bestellen Sie als Vorspeise gedünstetes Gemüse ohne Butter oder Käse. Wenn Sie bei einem Freund zum Essen eingeladen sind, bringen Sie Ihr Essen entweder selbst mit oder sorgen Sie dafür, dass er Ihnen etwas vorsetzt, was zu meinem Programm passt. Vielleicht können Sie ihm auch etwas vorschlagen, was Sie gern essen würden, oder ihm anbieten, ein selbst gekochtes Gericht zu seiner Dinnerparty beizusteuern.

Und falls es sich beim besten Willen nicht vermeiden lässt, üppige, kalorienreiche Speisen vorgesetzt zu bekommen, essen Sie zu Hause vorher etwas. So können Sie der Versuchung besser widerstehen und alle anderen Gäste werden Sie um Ihre eiserne Disziplin beneiden.

Üben Sie sich darin, Essensangebote höflich abzulehnen, zum Beispiel mit folgenden Worten: »Nein, danke. Dieses Rührei sieht wirklich lecker aus, aber mein Arzt hat mir cholesterinreiche Speisen verboten.« Oder: »Leider habe ich gerade erst zu Mittag gegessen; diese Hamburger haben beim besten Willen keinen Platz mehr in meinem Bauch.«

Wenn Sie Lebensmittel einkaufen gehen, sollten Sie das stets mit vollem Magen tun, denn dann werden Sie bei der Auswahl eher Ihren rationalen Verstand walten lassen und nicht in ungesunde alte Gewohnheiten zurückfallen. Außerdem ist es sinnvoll, vorher eine Einkaufsliste und ein festes Budget aufzustellen; rotes Fleisch, Milchprodukte und verarbeitete und verpackte Lebensmittel sind nämlich ziemlich teuer.

Das folgende Formular wird Sie in Ihrem Engagement bestärken:

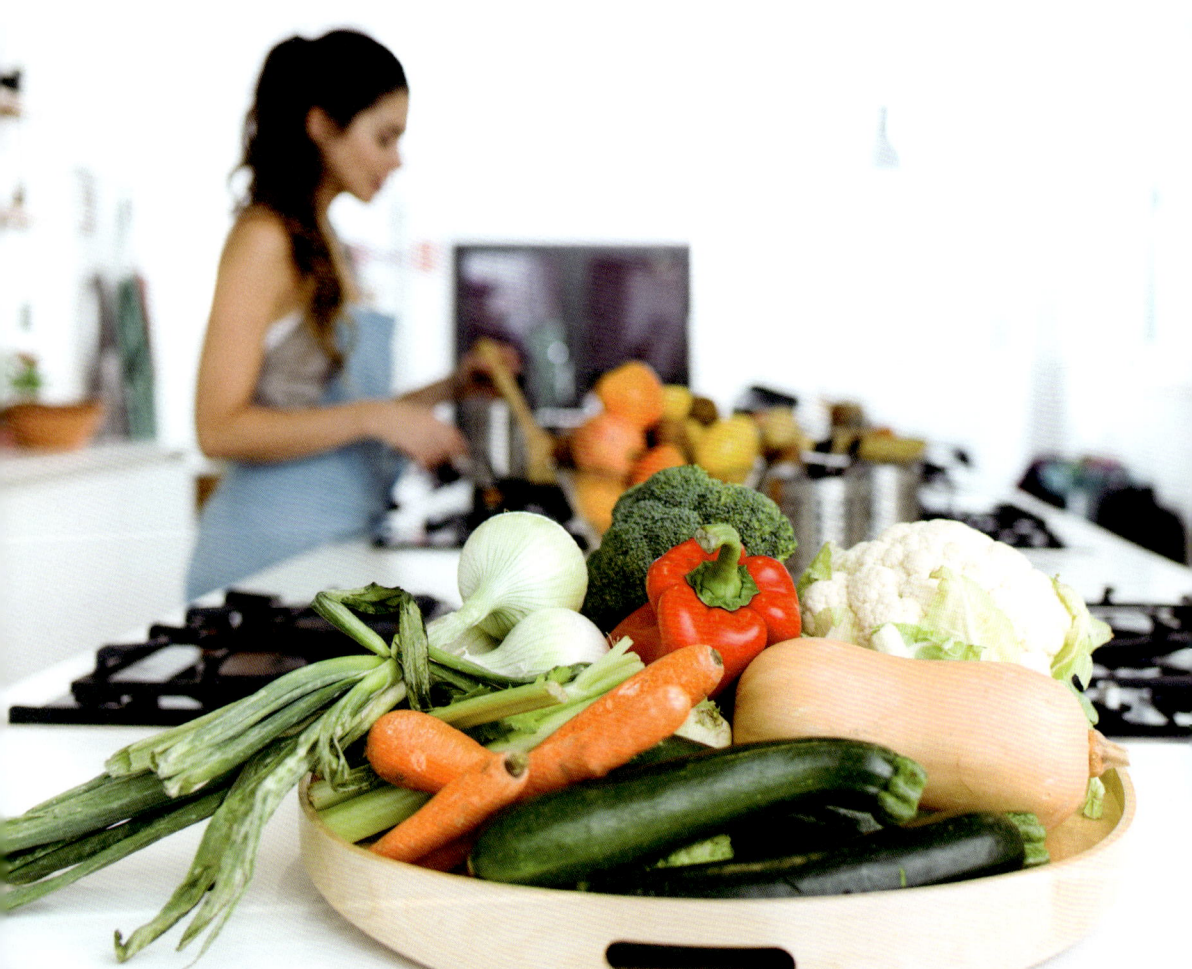

FOLGENDES
nehme ich mir
FEST VOR:

Ich werde mir alle Mühe geben, meine Ziele zu erreichen.

Ich werde alle fettreichen, gehaltvollen Speisen meiden.

Ich werde jeden Tag _____ Minuten lang _____
(hier bitte Ihre geplante körperliche Aktivität eintragen).

Falls mir das Abnehmen trotzdem immer noch schwerfallen sollte, werde ich mir die Empfehlungen in diesem Programm noch einmal durchlesen, mit meinem Essverhalten vergleichen und es dann erneut versuchen.

Wenn ich nicht gleich von Anfang an Erfolg habe, werde ich diesen Rückschlag als Lernerfahrung betrachten und es noch einmal versuchen. Ich werde mich selbst für die kleinsten Erfolge belohnen, denn jeder Etappensieg ist eine Leistung.

Unterschrift:

_____

Datum:

_____

Schluss
MIT DEN FAULEN
Ausreden!

Man findet schnell Ausreden, um sich nicht gesund ernähren oder regelmäßig Sport treiben zu müssen. Falls Sie gerade keine zur Hand haben sollten – hier ein paar besonders beliebte Rationalisierungen:

Ich bin gerne dick

- Ich finde es schön, korpulent zu sein, denn dann haben die Leute mehr Respekt vor mir.
- Durch mein Übergewicht bin ich wenigstens vor Annäherungsversuchen vom anderen Geschlecht sicher.
- Mein Mann/meine Frau hat sich so in mich verliebt, wie ich jetzt aussehe. Wenn ich abnehme, würde er/sie mich verlassen.
- Wenn ich schlank und attraktiv aussähe, würde mein Mann/meine Frau eifersüchtig werden.
- Ich habe schon einmal abgenommen, und da haben die Leute gesagt, ich sei zu dünn. Das möchte ich nicht noch einmal erleben.
- Wenn ich abnehme, würden die Leute denken, dass ich krank bin.
- Wenn ich mich nur noch von Reis und Kartoffeln ernähre, sehe ich ja aus wie ein Hungerhaken.
- Wenn ich abnehme, bekomme ich bestimmt Falten und sehe zehn Jahre älter aus.

Das lohnt sich doch nicht

- Ich bin zu alt, um mich um mein Aussehen zu kümmern.
- So einen tollen Körper habe ich doch gar nicht verdient.
- Ich möchte gerne unwiderstehlich, verführerisch, wagemutig, geheimnisvoll, tugendhaft, bescheiden und schlank sein; und wenn ich nicht alles haben kann, bleibe ich lieber dick.
- Mein Übergewicht ist die Strafe dafür, dass ich so ein schlechter Mensch bin.

Ich kann nichts dafür

- Mein Übergewicht ist genetisch bedingt; ein kräftiger Knochenbau liegt bei uns nun mal in der Familie.
- Wenn man schon Kinder geboren hat, bekommt man eben breitere Hüften.

- Jeder weiß, dass Frauen nicht so leicht abnehmen wie Männer.
- Essen ist mein einziges Vergnügen.
- Zurzeit habe ich zu viel Stress, um etwas an meiner Ernährung zu ändern.
- Das Leben eines Topmanagers ist eben stressig. Deshalb schaffe ich es nicht, mich richtig zu ernähren.
- Im Berufsleben hat man nun mal gesellschaftliche Verpflichtungen, denen man sich nicht entziehen kann. Es gibt immer wieder Geschäftsessen, bei denen reichlich gegessen und Alkohol getrunken wird.
- Ich habe eben einfach keinen starken Willen. Wenn ich Hunger habe, wütend oder erschöpft bin oder mich einsam fühle, muss ich etwas essen.
- Mein Arzt sagt, gegen mein Übergewicht könne man nichts tun; ich habe zu viele Fettzellen und mein Stoffwechsel ist zu langsam.
- Selbst wenn ich abnehmen sollte – an meiner Figur kann ich ja doch nichts ändern. Ich habe nun mal zu breite Hüften bzw. einen dicken Bauch.
- Wissenschaftlichen Untersuchungen zufolge ist es besser, dick zu bleiben, als immer wieder ab- und zuzunehmen.
- Es würde Monate (oder Jahre) dauern, so viel abzunehmen, bis ich mein Normalgewicht erreicht habe.
- Ich habe schon Hunderte von Diäten gemacht und nehme hinterher immer wieder zu.
- Diäten bringen zwar vorübergehende Erfolge, aber kein Mensch kann ein Leben lang Diät halten.
- Ich bin wütend auf mich selbst (oder meinen Mann/meine Frau); und wenn ich wütend bin, kann ich nicht abnehmen. Ich bin nun mal ein typischer Frustrationsesser.

Das ist mir zu kompliziert

- Ich könnte mich nie an eine andere Ernährung gewöhnen.
- Ich koche nicht gern und will es auch nicht lernen.
- Es macht zu viel Arbeit, einkaufen zu gehen, Essenspläne aufzustellen und Mahlzeiten zuzubereiten.
- Kalorienarme Lebensmittel sind schwer aufzutreiben.
- Ich habe keine Zeit, Sport zu treiben.
- Ich esse ziemlich oft in Restaurants und da gibt es nun mal keine gesunden, kalorienarmen Gerichte.
- Meine Familie würde so etwas nie essen. Wenn ich kein Fleisch, keinen Käse oder andere fettreiche Speisen auf den Tisch bringe, ist mein Mann nicht zufrieden.
- Alleine eine Diät durchzuführen, macht mir keinen Spaß.
- Ich möchte nicht anders sein als andere Menschen. Meine Freunde hätten bestimmt kein Verständnis für meine Sonderwünsche beim Essen.
- Mein Terminkalender ist schon so voll, dass ich einfach keine Zeit für eine gesunde Ernährung habe.
- Ich bin auf der Suche nach einer schnellen Lösung – entweder Medikamente oder eine Operation.
- Sicherlich gelingt der Wissenschaft bald der große Durchbruch in der Behandlung von Übergewicht. Ich warte lieber auf dieses »Wundermittel«.
- Essen macht einen einsamen Abend erträglicher.
- Essen ist für mich ein Ersatz für Liebe, Trost und Geborgenheit. Wenn ich etwas an meiner Ernährung ändere, geht es mir hinterher womöglich noch schlechter als jetzt.

Die Mutter aller Ausreden – und was man dagegen tun kann

Wenn wir ganz ehrlich sind, laufen alle diese Ausreden im Grunde auf ein einziges Problem hinaus: Wir wollen einfach nichts an unserem Leben ändern. Veränderungen zwingen uns dazu, uns auf unbekanntes Terrain zu wagen, und macht uns Angst Auch wenn wir mit unserem jetzigen Leben noch so große Probleme haben: Diese Probleme *kennen* wir wenigstens. Sie sind uns vertraut. Und eigentlich kommen wir mit unseren jetzigen Unannehmlichkeiten, Misserfolgen und Enttäuschungen auch ganz gut zurecht. Im Grunde unseres Herzens befürchten wir, dass unser Leben sich verschlechtern würde, wenn wir etwas daran ändern.

Jeder Mensch hat eine gewisse Abneigung dagegen, sich weiterzuentwickeln. Ich bin überzeugt davon, dass diese Angst vor Veränderungen ein angeborener Instinkt ist. Das wusste schon der von Tom Hanks gespielte frühere Baseballspieler Jimmy Dugan in dem Film *Eine Klasse für sich*: Wenn es so einfach wäre, über sich selbst hinauszuwachsen, würde es jeder machen. Aber gerade weil uns das so schwerfällt, ist es eine bewundernswerte Leistung.

Um uns weiterentwickeln zu können, müssen wir eine sehr unschöne menschliche Eigenschaft überwinden: nämlich die Neigung, uns unsere Zukunft in den düstersten Farben vorzustellen. Wir sind fest davon überzeugt, dass es sich negativ auf unser Leben auswirken würde, wenn wir etwas daran verändern; also bleiben wir lieber in unserer bequemen Kuschelecke und träumen von einem besseren Leben, ohne etwas dafür zu tun. Wahrscheinlich ist Ihnen gar nicht bewusst, dass Ihr Gehirn sich ständig kleine Szenarien zurechtspinnt, denen zufolge Ihnen eine grauenvolle Zukunft droht, wenn Sie etwas an Ihrem Leben ändern. Dieser Pessimismus hindert Sie daran, sich eine bessere, glücklichere Existenz zu schaffen.

Was ich Ihnen nun sagen möchte, ist von trügerischer Einfachheit: Gesundheit fühlt sich angenehmer an als Krankheit. Wenn Sie Ihr Idealgewicht erreicht haben, werden Sie glücklicher sein als mit Ihrem jetzigen Übergewicht. Dann werden Sie stolz auf sich sein und auch wieder mehr Selbstvertrauen haben. Ihr neues Gewicht wird Ihnen so viele Vorteile bringen, die Sie sich im Augenblick noch gar nicht vorstellen können und die ich Ihnen auch nicht beschreiben kann. Alles in allem werden Sie sich selbst einfach sehr viel mehr mögen. Ihr Spiegelbild wird Ihnen wieder gefallen – vielleicht werden Sie sogar begeistert davon sein. Denn dann sind Sie jenem Teil Ihrer Persönlichkeit entgegengekommen, der gesund und schön sein und all die vielen Belastungen des Übergewichts loswerden möchte. Ihr Leben wird vielleicht auch dann noch nicht perfekt, aber zumindest sehr viel schöner sein.

Und das ist gar nicht so schwer zu erreichen: Sie müssen sich nur fest vornehmen, sich an das McDougall-Programm für maximale Gewichtsreduktion zu halten. Das funktioniert tatsächlich!

Und man braucht auch kein Gourmetkoch zu sein, um leckere Gerichte auf den Tisch zu zaubern. Halten Sie sich einfach an die Rezepte, dann kann mit etwas Übung gar nichts schiefgehen: Schon innerhalb kürzester Zeit werden Sie in der Lage sein, köstliche und gesunde Gerichte zuzubereiten, von denen man abnimmt. Sie werden Tag für Tag Ihr Bestes tun, um wieder gesünder zu werden – und dabei feststellen, dass Sie von Tag zu Tag besser aussehen, weniger wiegen und mit mehr Schwung, Energie und Selbstvertrauen ans Leben herangehen. Ohne Mühe geht es nicht; aber gerade deshalb sind diese Veränderungen so etwas Wunderbares: Damit verdienen Sie es sich, gesünder, glücklicher, vitaler und attraktiver zu sein. Genießen Sie es. Sie sind es wert, gut auszusehen und sich wohlzufühlen!

Schritt Nummer 6: Schaffen Sie ein Umfeld, das Sie bei der Erreichung Ihrer Ziele unterstützt

Manche Menschen sind felsenfest davon überzeugt, dass man sich für die Erreichung wichtiger Ziele unbedingt bis aufs Blut quälen muss. Doch wenn man seine Ernährung und Lebensweise nachhaltig verändern möchte, ist es klüger, sich an die entgegengesetzte Philosophie zu halten: Je angenehmer ein solches Programm ist, umso eher wird man damit Erfolg haben. Also versuchen Sie sich Ihr neues Leben so einfach wie möglich zu machen: Verändern Sie Ihren Alltag so, dass Ihr Umfeld Sie beim Abnehmen unterstützt, statt gegen Sie zu arbeiten. Schaffen Sie sich die richtigen Töpfe, Pfannen und sonstigen Küchengeräte an; kaufen Sie sich Kräuter und Gewürze, durch die Ihre neuen Gerichte schmackhafter werden; legen Sie sich Ihre Kochbücher bereit und schauen Sie öfter einmal hinein, um Ihre Mahlzeiten so lecker und fantasievoll wie möglich gestalten zu können.

Nehmen Sie sich Zeit zum Einkaufen und Kochen. Verändern Sie Ihr Leben und tun Sie etwas für Ihre Gesundheit – sie ist mehr wert als das bisschen Bequemlichkeit.

Vor allem aber gehen Sie Versuchungen aus dem Weg. Nur sehr wenigen Menschen gelingt es, mit dem Rauchen aufzuhören, solange sie noch Zigaretten im Haus haben. Auch Alkoholiker, die sich ihr Laster abgewöhnen möchten, machen um jede Bar einen großen Bogen. Durch die richtige Gestaltung Ihres Umfelds schützen Sie sich davor, schwach zu werden. Sie müssen Ihre »Willenskraft« nicht auf die Probe stellen! Achten Sie lieber darauf, möglichst selten mit zu fettreichen, gehaltvollen Speisen in Berührung kommen. Das erreicht man am besten, indem man all diese Lebensmittel kurzerhand wegwirft. Genauso wichtig ist es, schädliche Nahrungsmittel durch Produkte zu ersetzen, die im Rahmen des McDougall-Programms für maximale Gewichtsreduktion erlaubt sind.

Wenn Sie öfters auswärts essen, dann sorgen Sie dafür, dass Ihre Bedürfnisse auch dort erfüllt werden. Besuchen Sie nur Restaurants, die mindestens ein gesundes, wohlschmeckendes Gericht auf der Speisekarte haben. Bitten Sie den Kellner, das Olivenöl und den Teller mit der Butter vom Tisch wegzuräumen. Nehmen Sie nur Einladungen zum Essen von Freunden an, die sich gesund ernähren, und bringen Sie zu solchen Anlässen wenn möglich selbst gesunde Speisen mit.

Halten Sie engen Kontakt mit Menschen, die Sie in Ihren Abnehmbemühungen unterstützen, statt diese immer wieder zu untergraben. Bitten Sie Freunde und Familienangehörige, Ihnen keine Kuchen und Süßigkeiten mehr mitzubringen. Sagen Sie ihnen, dass Sie an Blumen, einer Glückwunschkarte oder einem Obstkorb mehr Freude haben. Und machen Sie auch Ihrer Mutter klar, dass es ein echter Liebesbeweis ist, etwas Gesundes für Sie zu kochen, statt Ihnen ihren üblichen Schweinebraten vorzusetzen.

Schritt Nummer 7: Entwickeln Sie neue Bewältigungsstrategien

Statt sich mit Schokoladenkuchen vollzustopfen, wenn Sie Hunger haben, wütend oder müde sind oder sich einsam fühlen, trösten Sie sich in solchen Situationen lieber mit den Resten Ihres mexikanischen Kartoffelsalats oder mit einer Portion »gebratenem« Reis. Oder noch besser: Gehen Sie spazieren, widmen Sie sich Ihrem Lieblingssport, beschäftigen Sie sich mit einem Hobby oder Projekt, das Ihnen Spaß macht, besuchen Sie einen Freund oder gehen Sie ins Kino (wo Sie ruhig auch Popcorn essen dürfen – aber bitte ohne Butter!). Am besten reagiert man auf solche kritischen Situationen mit irgendeiner körperlichen Aktivität, denn damit schlägt man gleich zwei Fliegen mit einer Klappe: Man verringert die Aufnahme von Fettkalorien und steigert gleichzeitig seinen Kalorienverbrauch. Und wenn Sie Ihre Frustration schon mit Essen bekämpfen müssen, dann essen Sie wenigstens das Richtige!

Schritt Nummer 8: Treten Sie einer Selbsthilfegruppe bei

Wenn Sie können, suchen Sie sich eine Selbsthilfegruppe für Ihr Problem. Falls es in der Nähe Ihres Wohnorts keine solche Gruppe gibt, gründen Sie einfach

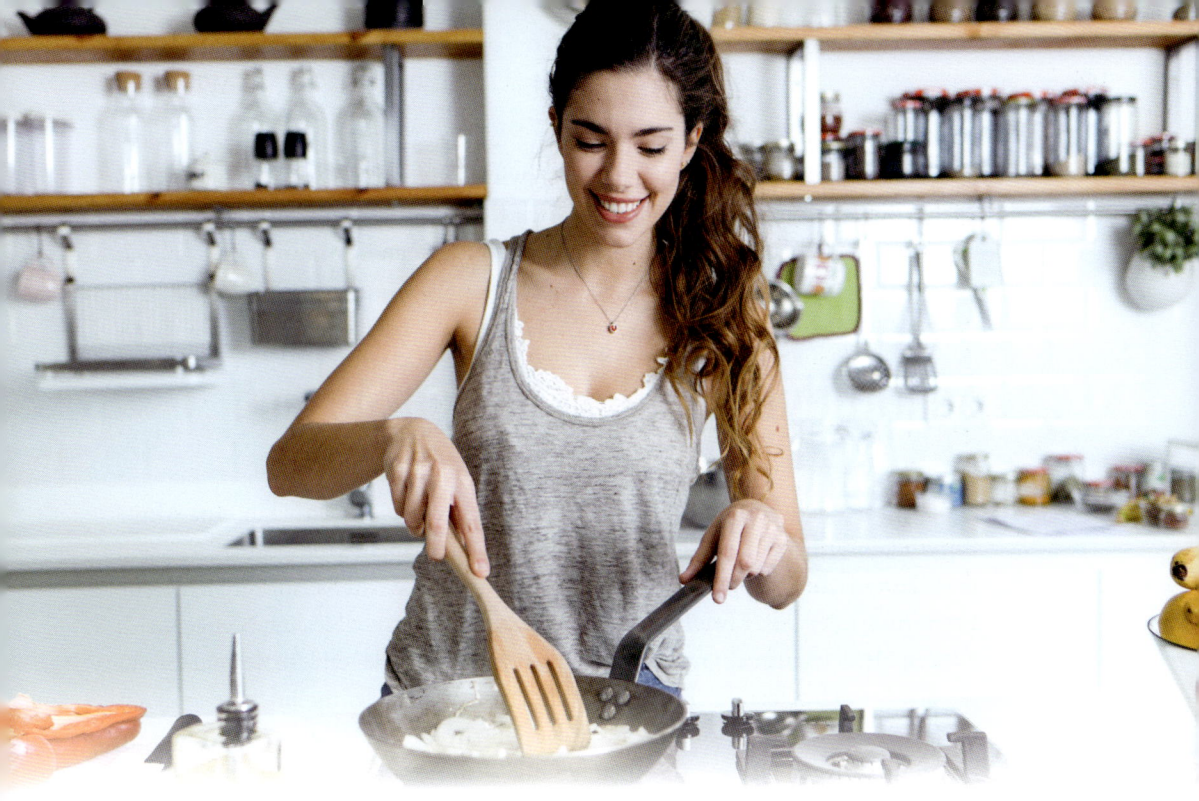

eine. Am besten ist es, wenn diese Selbsthilfegruppe die gleichen Prinzipien eines gesunden Lebensstils praktiziert wie Sie, sich also beispielsweise an das McDougall-Programm, die Pritikin-Diät oder die natürliche Gesundheitslehre hält oder sich makrobiotisch ernährt. Selbst Organisationen wie Weight Watchers, TOPS (Take Off Pounds Sensibly) und OA (Overeaters Anonymous) können Ihr Bedürfnis nach Gedankenaustausch und Unterstützung durch Kontakt mit gleichgesinnten Menschen erfüllen, auch wenn deren Ernährungsempfehlungen nicht Ihrem Programm entsprechen.

Um eine eigene Gruppe zu gründen, können Sie beispielsweise eine Annonce in der Zeitung aufgeben, in der Sie alle Leser, die sich für das McDougall-Programm interessieren, zu einem Potluck-Dinner einladen. Oder schreiben Sie in Ihre Anzeige hinein, dass Sie eine Selbsthilfegruppe für Menschen gründen möchten, die sich gegenseitig bei der Gewichtsabnahme und bei einem gesünderen Lebensstil unterstützen möchten. Alles Weitere wird sich von selbst ergeben.

In der Zwischenzeit halten Sie Ausschau nach neuen Freunden, denen es ebenfalls wichtig ist, gesund zu leben. Solche Leute können Sie zum Beispiel in Naturkostläden und vegetarischen oder veganen Restaurants oder bei Vorträgen zu Gesundheits- und Ernährungsthemen kennenlernen.

Manchmal reicht es auch schon, wenn so eine Gruppe nur aus zwei Mitgliedern besteht. Wenn Ihr Lebens- oder Ehepartner sich ebenfalls gesund ernährt und Sport treibt, erhöht das Ihre Erfolgschancen ganz enorm. Steht Ihr Partner Ihren Bemühungen um ein gesünderes Leben hingegen ablehnend gegenüber, so sollte er vielleicht einmal darüber nachdenken, wie es wäre, wenn das Bett neben ihm nachts künftig leer wäre. Spornen Sie auch Ihre Freunde dazu an, sich aktiv um eine gesunde Lebensweise zu bemühen, damit Sie auch in Zukunft Ihre Freizeit gemeinsam mit ihnen verbringen können.

Schritt Nummer 9: Belohnen Sie sich

Klopfen Sie sich ruhig anerkennend auf die Schulter, wenn Sie eine kluge Entscheidung für ein gesünderes Leben getroffen haben! Und gönnen Sie sich für jedes erreichte Etappenziel eine kleine Belohnung. Wenn Sie auf Ihre fettreiche Ernährung oder Ihre Eiweiß-Diätshakes verzichten, sparen Sie eine Menge Geld. Kaufen Sie sich dafür ein neues Kleid oder neue Golfschläger! Überlegen Sie, was Sie sich für sich selbst, für Ihre Wohnungseinrichtung oder irgendeinen anderen besonderen Zweck wünschen, und erfüllen Sie sich diesen Wunsch als Belohnung für Ihre harte Arbeit und Ihre Erfolge mit dem McDougall-Programm. Es ist sehr viel preiswerter, Ihr Mittagessen selbst zuzubereiten und zur Arbeit mitzunehmen, als in der Kantine oder im Restaurant zu essen. Und wenn Sie dank des McDougall-Programms Ihre teuren Säureblocker und sonstigen Medikamente absetzen können, sparen Sie ebenfalls Geld. Davon können Sie sich eine ganze Menge kaufen.

Schritt Nummer 10: Machen Sie es sich nicht zu schwer

Vielleicht glauben Sie, dass es viel Aufwand und Mühe erfordert, sich nach meinem Programm zu ernähren, und schließlich möchten Sie sich ihr Leben nicht komplizierter machen, als es ist. Nur leider übersehen Sie dabei, dass Ihre jetzige Ernährungsweise auch ziemlich aufwendig ist und dass Ihr Leben sogar einfacher wird, wenn Sie etwas für Ihre Gesundheit tun. Vielleicht braten Sie sich zurzeit jeden Tag ein Stück Fleisch auf beiden Seiten in der Pfanne an und halten das für ein zeitsparendes Abendessen. Aber es kostet auch nicht mehr Zeit, Gemüse zu dünsten, Getreide zu garen, Kartoffeln zu kochen und mit Barbecue-Sauce zu übergießen oder sich eine Packung Tiefkühl-Brokkoli zuzubereiten. Und wenn Sie gerne kochen, können Sie alle Rezepte in diesem Buch zubereiten.

Die meisten Menschen haben gar kein so großes Bedürfnis nach abwechslungsreicher Ernährung – egal, an was für eine Kost sie sich halten oder wie viel Mühe die Zubereitung ihrer Mahlzeiten sie kostet. Normalerweise essen wir jeden Morgen das Gleiche zum Frühstück, wählen zwischen ein oder zwei verschiedenen Mittagsgerichten und haben etwa ein halbes Dutzend Lieblingsspeisen fürs Abendessen; und zwischen diesen paar Gerichten wechseln wir immer wieder ab. Wenn wir essen gehen, verhalten wir uns übrigens ganz ähnlich: Die meisten Menschen bestellen sich im Restaurant immer wieder das Gleiche.

Es ist also gar nicht so schwierig, sich nach dem McDougall-Programm für maximale Gewichtsreduktion zu ernähren. Mit der Zeit werden Sie ein Repertoire von höchstens zwölf verschiedenen Rezepten entwickeln, die Ihnen gut schmecken und sich schnell nachkochen lassen. Und dann werden Sie auch die Zutaten auswendig kennen und die Gerichte im Schlaf zubereiten können.

Gesundheit ist unser kostbarstes Gut (aber das merken wir leider erst dann, wenn wir sie nicht mehr haben)

Angst kann eine ungeheuer motivierende Wirkung haben. Vielleicht machen Sie sich im Grunde Ihres Herzens schon seit längerem Sorgen um Ihre Gesundheit und fragen sich, was passieren könnte, wenn Sie so weiterleben wie bisher. Denn unser Körper verzeiht zwar viele Sünden; doch selbst seiner Unverwüstlichkeit sind Grenzen gesetzt. Ich hoffe, Ihnen mit diesem Kapitel zum Thema Motivation (und all den positiven Anreizen, die mein Programm bietet) bei der Entscheidung für die notwendigen Änderungen Ihrer Lebensweise geholfen zu haben. Falls nicht, sollten Sie einmal ernsthaft darüber nachdenken, in welche Richtung Ihr Leben sich zurzeit entwickelt. Hoffentlich reicht diese Vorstellung aus, um Sie zu einer Veränderung zu bewegen, bevor es zu spät ist!

Alle, die dieses Buch lesen, haben den Vorteil, die wirksamste Lösung für die Probleme zu kennen, die sie mit ihrer Gesundheit und ihrer Figur haben: nämlich das McDougall-Programm für maximale Gewichtsreduktion. Wer über das typisch menschliche, aber leider falsche Gefühl der Unbesiegbarkeit hinaus denkt, der kann sich durch die Aussicht auf ernsthafte Gesundheitsprobleme zu einer gesünderen Lebensweise motivieren lassen.

KAPITEL

13

Schönheit und Gesundheit

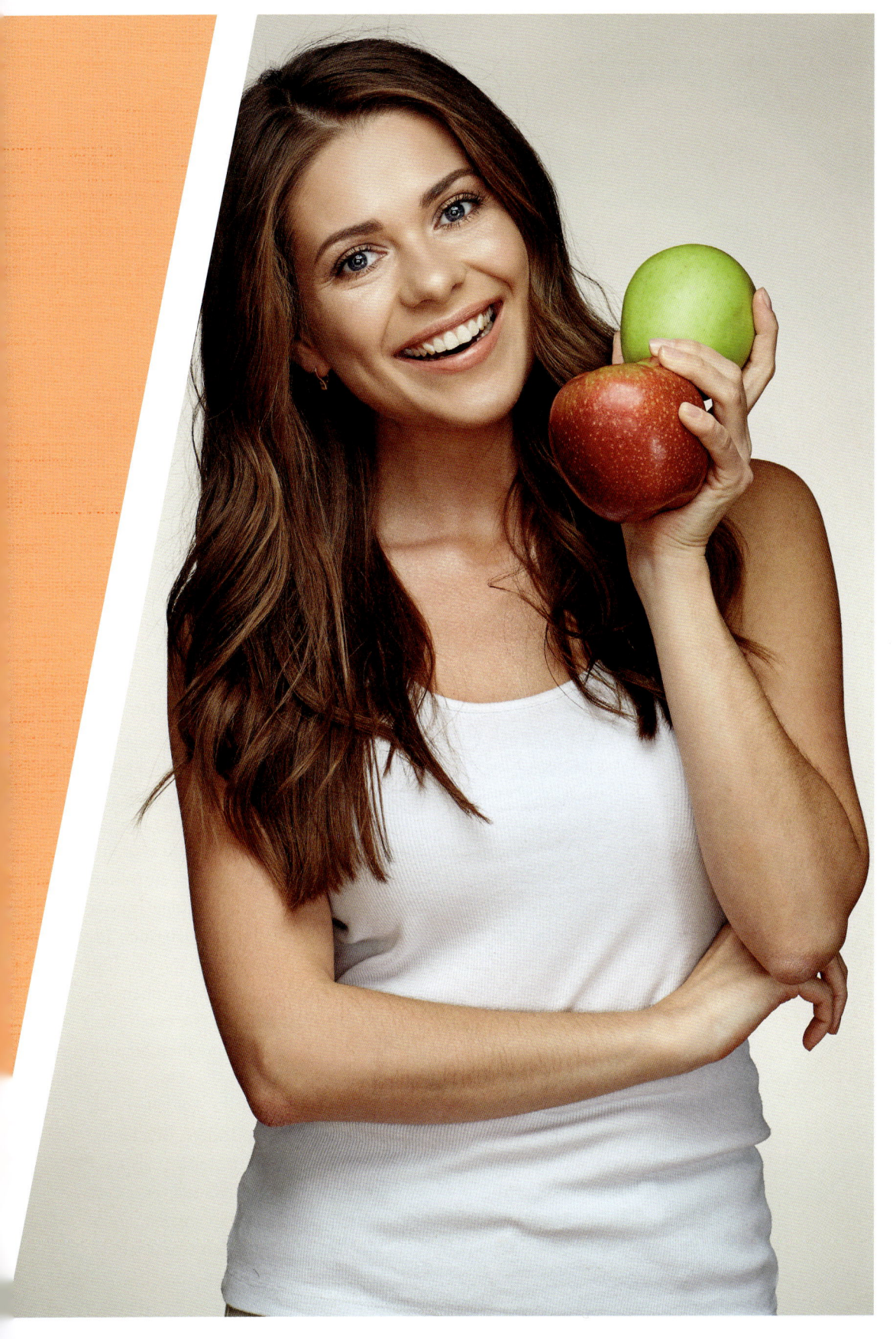

◈

Es gibt keine Attraktivität – oder gar Schönheit – ohne Gesundheit. Denn Gesundheit bringt das Beste in unserem Körper und unserer Psyche zum Vorschein. Sie inspiriert uns, sorgt für ein ausgewogenes Gefühlsleben, schärft den Geist und lässt uns anderen Menschen mehr Toleranz und Verständnis entgegenbringen. Die Anzeichen eines guten Gesundheitszustands erkennt jeder: strahlende, reine Haut und ein straffer, anmutiger, beweglicher Körper. Menschen mit schlechtem Gesundheitszustand sind normalerweise eher unbeherrscht und leiden unter ausgeprägteren emotionalen Höhen und Tiefen. Auch ihre Energie ist starken Schwankungen unterworfen, und natürlich haben sie darüber hinaus auch unter verschiedenen unangenehmen körperlichen Beschwerden zu leiden. Gesundheit bringt die handfesten physischen Aspekte unseres Seins mit den erhabenen, spirituellen Seiten unserer Persönlichkeit in Einklang. Natürlich erschöpft Gesundheit sich nicht darin, wie viel Sie wiegen; doch sie ist das unentbehrliche Fundament für ein normales Gewicht. Und nicht nur das: Wer nicht gesund ist, der sieht auch nicht gut aus.

Wir alle erkennen es sofort, wenn jemand gesund aussieht, und ein kränklicher Mensch kann seine gesundheitlichen Probleme selbst hinter noch so viel Make-up nicht verbergen.

Jugend wird normalerweise mit attraktivem Aussehen assoziiert, und zwar vor allem deshalb, weil junge Menschen normalerweise noch bei guter Gesundheit sind. Doch mit zunehmendem Alter lässt unsere Gesundheit in der Regel immer mehr zu wünschen übrig, und dieser körperliche Verfall spiegelt sich auch im Verlust unserer Attraktivität wider. Aber das muss nicht unbedingt so sein. Die Zeit lässt sich zwar nicht anhalten, aber gegen die negativen Auswirkungen des Alterns auf Ihren Gesundheitszustand und Ihr Aussehen können Sie etwas tun. Um in jedem Lebensalter so attraktiv wie möglich zu wirken, brauchen Sie sich nur vernünftig zu ernähren und ein gesundes Leben zu führen.

Selbst von jahrelangem Raubbau können Ihr Körper und Ihr Aussehen sich wieder erholen, sobald Sie Ihre Ernährung und Lebensweise ändern. Ich beobachte bei meinen Patienten im St. Helena Hospital schon nach weniger als zwei Wochen drastische Veränderungen: Bereits innerhalb von zwölf Tagen verbessert sich ihr Gesundheitszustand, und sie scheinen zusehends jünger zu werden. Diese Veränderungen fallen natürlich auch ihren Mitpatienten und den Mitarbeitern der Klinik auf; doch besonders verblüffend ist diese wundersame Wandlung für ihre Familienangehörigen, wenn sie sie nach zwölf Tagen wiedersehen.

Schöne Zähne, schöne Haut, schöne Haare und ein strahlendes Lächeln

Dass Zucker Karies verursacht, ist allgemein bekannt. Doch nur wenige Menschen wissen, dass es auch andere Substanzen gibt, die sich auf die Gesundheit und Langlebigkeit ihrer Zähne und ihres Zahnfleischs auswirken. Zu den wichtigsten gehören Vitamine, Mineralstoffe, Ballaststoffe und Eiweiß. Eine Ernährung mit viel tierischem Eiweiß entzieht dem Körper Kalzium und führt zum Schwund der Knochen, die den Halteapparat der Zähne bilden. Wenn man sich gesund ernährt und auf eine gute Mundhygiene achtet (also seine Zähne oft putzt, Zahnseide benutzt und regelmäßig zum Dentalhygieniker geht), kann selbst eine ausgeprägte Parodontose sich wieder zurückbilden. Oft lassen zahnärztliche chirurgische Eingriffe sich dadurch vermeiden.

Nur mit gut durchbluteter Haut sehen Sie aus wie das »blühende Leben«!

Unsere roten Blutkörperchen, die wie kleine Donuts aussehen, transportieren Sauerstoff von den Lungen zu den Geweben und Zellen unseres ganzen Körpers. Diese roten Zellen mit einem Durchmesser von ungefähr 7,5 Mikronen (Millionstel Metern) passen selbst in unsere kleinsten Blutgefäße – die sogenannten Kapillaren – hinein, obwohl sie lediglich einen Durchmesser von 3,5 Mikronen haben. Denn sie sind beweglich wie Akrobaten und können sich, um selbst durch unsere kleinsten Kapillaren hindurchzupassen, sogar in der Mitte zusammenklappen. So ist dafür gesorgt, dass keine Zelle unseres Körpers an Sauerstoffmangel leidet.

Doch schon ein paar Minuten nach dem Verzehr einer typisch amerikanischen fettreichen Mahlzeit ergießen sich winzig kleine Fettkügelchen in den Blutstrom und umhüllen die roten Blutkörperchen, sodass sie miteinander verkleben und Klumpen bilden. Außerdem werden die Blutkörperchen durch diese Fettschicht starr und unbeweglich und können sich nicht mehr in der Mitte zusammenfalten. Die Zellklumpen, die durch das Verkleben der roten Blutkörperchen entstehen, verlangsamen unsere Durchblutung. In Gefäßengstellen kann der Blutfluss dadurch sogar zum Stillstand kommen. Auf diese Weise sinkt der Sauerstoffgehalt des Blutes um ungefähr 20 Prozent und viele Zellen ersticken, weil sie keinen Sauerstoff mehr bekommen. So können Ihre Organe und Gewebe ihre Funktionen nicht mehr so gut erfüllen, was sich nachteilig auf Ihren allgemeinen Gesundheitszustand auswirkt.

Außerdem verändert sich durch diese Verklumpung des Blutes auch Ihre Hautfarbe. Die roten Blutkörperchen sind nämlich nur dann rot, wenn sie sich mit Sauerstoff aus den Lungen angereichert haben. Sobald sie ihren Sauerstoff an die Gewebe abgegeben und Kohlendioxid aufgenommen haben, verfärben sie sich blau. Und da das viele Fett ja die Durchblutung verlangsamt, enthalten Ihre Gefäße große Mengen von sauerstoffarmem »blauem« Blut. Dieses zeigt sich in Form eines bläulichen oder gräulichen Teints. Bei hellhäutigen Kaukasiern (vor allem älteren Menschen, die oft an Durchblutungsstörungen, Herz- oder Lungenerkrankungen leiden) findet man diese Hautfarbe besonders häufig. Doch eine schlechte Durchblutung wirkt sich bei allen Menschen negativ auf die Hautbeschaffenheit aus. Ob Ihre Haut gesund ist oder nicht, hängt in erster Linie von einer optimalen Durchblutung ab.

Wenn man anfängt, auf den Verzehr von Fetten und Ölen zu verzichten, verbessert sich die Durchblutung schon innerhalb von ein paar Stunden und die bläuliche oder gräuliche Hautfarbe weicht einem rosigen Schimmer. Wer nicht

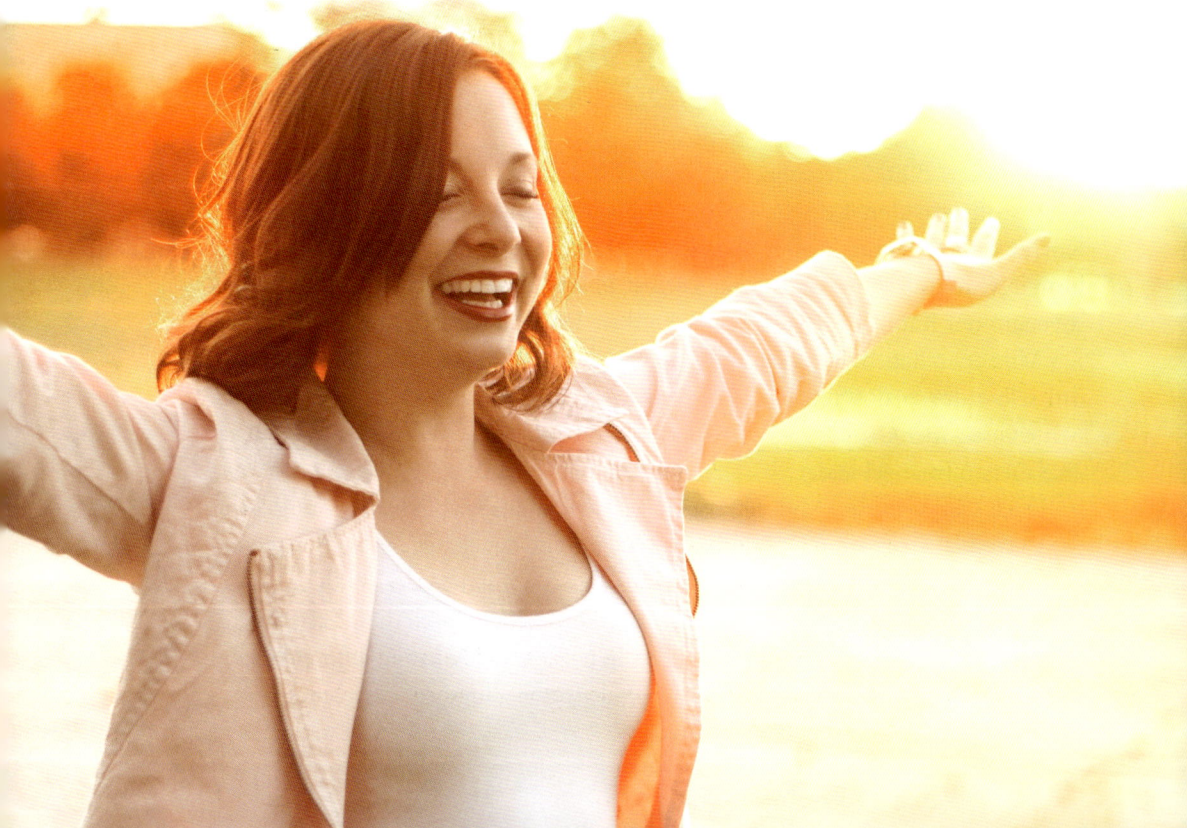

genau hinschaut, dem fällt diese Veränderung vielleicht gar nicht auf, sondern er merkt einfach nur, dass die betreffende Person gesünder aussieht. Bei dunkelhäutigen Menschen erkennt man die durch eine schlechte Durchblutung bedingte unschöne Hautfarbe nicht so deutlich; doch auch bei ihnen ist das Strahlen der Haut, das sich mit einer verbesserten Durchblutung einstellt, unverkennbar.

Fettige Haut und fettiges Haar

Die Haut mit ihren scheinbar unendlich vielen Poren ist eines unserer wichtigen Ausscheidungsorgane. Durch diese Poren versucht der Körper überschüssige Fette, Öle und andere Toxine, die wir mit der Nahrung aufnehmen, wieder auszuscheiden. Deshalb gibt es eine ganz einfache Faustregel: Je besser wir uns ernähren, umso gesünder ist unsere Haut.

Denn überschüssige Öle und Fette aus der Nahrung werden vom Blut an die Hautoberfläche transportiert, wo der Körper sich durch die Poren von dieser Last zu befreien versucht. Je mehr Fett Sie essen, umso fettiger werden Ihre Haut und Ihr Haar; doch auch kleinere Fettmengen können sich bereits im Hautbild zeigen und Probleme verursachen. Schon innerhalb von ein paar Stunden nach dem Essen kann man den Fettgehalt Ihrer Nahrung an der Beschaffenheit Ihrer Haut ablesen. Wenn Sie weniger fettige und ölige Speisen zu sich nehmen, wird der Gesundheitszustand Ihrer Haut sich drastisch verbessern. Selbst bei Menschen, die glauben, dass die Veranlagung zu fettiger Haut in ihrer Familie liegt, verbessert sich die Hautbeschaffenheit, sobald sie ihre Ernährung ändern. (Bei den meisten »ererbten« Eigenschaften handelt es sich in Wirklichkeit ohnehin eher um erlernte Verhaltensweisen.)

Viele Menschen mit fettiger Haut waschen mindestens ein- bis zweimal pro Tag ihr Gesicht mit Seife und ihre Haare mit Shampoo; doch das ist ein aussichtsloser Kampf, denn selbst diese intensive Haut- und Haarpflege kann mit dem ständigen Austreten von Öl auf ihre Haut und Kopfhaut nicht Schritt halten. Doch zum Glück reduziert eine sehr fettarme Ernährung wie das McDougall-Programm für maximale Gewichtsreduktion das Fett auf der Hautoberfläche bei fast allen Menschen schon innerhalb von ein bis vier Tagen. (Bei manchen Menschen verbessert sich die Hautbeschaffenheit nach so einer Ernährungsumstellung zwar, doch da jetzt gleichzeitig große Mengen Fett aus ihren eigenen Körperfettspeichern freigesetzt werden, ist ihre Haut trotzdem immer noch fettig. Sobald ihr Gewicht sich stabilisiert, verliert die Haut bei den allermeisten dieser Menschen dann auch ihren fettigen Glanz.)

Manche Menschen, die sich sehr fettarm ernähren, klagen über zu trockene Haut. Vielleicht fragen sie sich dann sogar, ob sie nicht doch lieber wieder mehr Fett zu sich nehmen sollten. Die Antwort lautet »nein«. Die gesündeste Lösung dieses Problems besteht darin, seine Haut öfters mit einer im Handel erhältlichen Feuchtigkeitscreme einzufetten, statt die Fettzufuhr von innen zu erhöhen. Zwar wird über die Haut auch etwas von diesem Öl in den Körper aufgenommen, doch diese Menge ist so gering, dass sie nicht ins Gewicht fällt.

Ein klarer, reiner Teint

85 Prozent aller Teenager leiden irgendwann einmal unter Akne, und viele Menschen haben bis ins Erwachsenenalter hinein Hautprobleme. Sicherlich tragen die hormonellen Umstellungen während der Pubertät zu einer vermehrten Produktion von Hauttalg (Sebum) und somit auch zur Entstehung von Akne bei. Trotzdem ist Akne keineswegs etwas Normales, sondern eine vermeidbare Erkrankung. Das Fett, das Sie tagtäglich mit Messer und Gabel zu sich nehmen, ist die am leichtesten beeinflussbare Akne-Ursache. Denn die Bakterien an der Hautoberfläche ernähren sich von diesem Fett und spalten es zu freien Fettsäuren auf, die die Haut reizen und zu Entzündungen und Infektionen führen. So entstehen Eiterpickel.

Durch eine fettarme Ernährung können Menschen mit Akne den Zustand ihrer Haut verbessern und die Talgproduktion drosseln. Sobald Ihre Haut nicht mehr so fettig ist, verschwinden auch die Pickel. Allerdings ist die Toleranz der Haut gegenüber Fetten und Ölen bei solchen Menschen sehr gering: Oft reicht schon eine Pizza Peperoni aus, um ihr Gesicht eine Woche lang mit Pickeln zu übersäen.

Öle und Fette sammeln sich in den großen Poren an der Hautoberfläche und bilden hässliche Mitesser und Eiterpickel. Diese kann man zwar mit einem Komedonenquetscher ausdrücken, doch solange die Haut weiterhin viel Fett ausscheidet, das sich in den Poren ansammelt, bilden sich die Pickel immer wieder neu.

Nie wieder geschwollene Augenlieder und Tränensäcke!

Bei vielen Menschen sind die Augen morgens zu zwei kleinen Schlitzen verengt. Diese geschwollenen Augenlider und Tränensäcke rühren von Flüssigkeitsansammlungen her, die sich nachts, wenn wir im Bett liegen, aufgrund der Schwerkraft bilden. Sobald wir aufstehen, zieht die Schwerkraft die Flüssigkeit wieder nach unten in unsere Füße und Beine.

Die Flüssigkeiten, die das Gewebe unter der Haut anschwellen lassen, rühren von der Zusammensetzung Ihrer Nahrung her. Salz bindet Flüssigkeit und verursacht Gewebeschwellungen. Fette im Blutstrom verlangsamen die Durchblutung und führen zu Engstellen in den Gefäßen. An den Stellen, wo der Blutfluss ins Stocken gerät, tritt Flüssigkeit aus den Gefäßen aus und ins Gewebe ein, sodass dieses anschwillt. Außerdem führt Fett zu einem unausgewogenen Hormonhaushalt, der ebenfalls die Entstehung von Wasseransammlungen im Gewebe (Ödemen) begünstigt.

Eine fettarme, natriumarme und kohlenhydratreiche Ernährung dagegen verbessert die Durchblutung und schwemmt Wasseransammlungen aus dem Körper heraus. Menschen mit ausgeprägten Ödemen können dadurch ohne Einnahme von Diuretika bis zu einem Pfund Flüssigkeit pro Tag verlieren. Das ist nicht nur darauf zurückzuführen, dass man bei so einer gesunden Ernährung weniger Salz und Fett zu sich nimmt; die darin enthaltenen Kohlenhydrate liefern den Zellpumpen gleichzeitig Brennstoff, sodass Salz und Flüssigkeit aus dem Gewebe ausgeschwemmt werden können. Und die Kohlenhydrate versorgen auch die Nierenzellen, die dieses unerwünschte Gewebewasser aus dem Körper ausscheiden, mit Energie.

Schluss mit Ausschlägen und Hautkrankheiten!

Wie andere Hautprobleme lassen sich auch hässliche Ausschläge und andere Hauterkrankungen durch eine Ernährungsumstellung lindern. Ekzeme zum Beispiel sind oft auf den Verzehr von Eiern und Milchprodukten zurückzuführen. Und manche Hautkrankheiten wie beispielsweise Dermatitis herpetiformis werden durch das Gluten hervorgerufen, das in Weizen, Gerste und Roggen leider in viel zu hohen Mengen enthalten ist. Manchmal sind Hautkrankheiten auch ein Symptom schwerwiegender systemischer Erkrankungen wie Lupus erythematodes oder der Psoriasis, die sich in entstellenden schuppigen Hautläsionen äußert. Doch auch diese beiden Krankheiten kommen bei Menschen, die unserer üppigen westlichen Ernährungsweise frönen, besonders häufig vor, und sowohl die Erkrankungen als auch die Hautläsionen lassen oft nach, wenn man auf eine fettarme Ernährung ohne tierische Produkte umsteigt.

Haare sind etwas Schönes – aber nur an den richtigen Stellen!

Bei Frauen kann durch ein Ungleichgewicht der weiblichen Geschlechtshormone der Eisprung ausbleiben, was zu Unfruchtbarkeit, übermäßigem Haarwuchs und Akne führt. Oft leiden diese Frauen gleichzeitig auch unter Zysten in den Eierstöcken (dem sogenannten polyzystischen Ovarialsyndrom), einem ziemlich häufigen Problem. In einer vor Kurzem durchgeführten Untersuchung litten 23 Prozent der Frauen unter dieser Erkrankung; von diesen Frauen hatten 76 Prozent unregelmäßige Monatsblutungen und/oder eine übermäßige Körperbehaarung. Die Umstellung auf eine fettarme Ernährung senkt den Spiegel der Fortpflanzungshormone, sodass übermäßiger Haarwuchs und Akne zurückgehen. Und sobald man durch diese Ernährungsumstellung abnimmt, verschwinden auch die Zysten in den Eierstöcken.

Bei Männern ist die Neigung zu Haarausfall genetisch bedingt; doch nicht jeder, der diese Gene geerbt hat, muss unbedingt eine Glatze bekommen. Der Haarausfall ist nämlich auf eine vermehrte Aktivität der Talgdrüsen in der Kopfhaut zurückzuführen, und diese entsteht wiederum aufgrund einer Überstimulation dieser Drüsen durch das männliche Geschlechtshormon Testosteron. In vielen Populationen wurde eine Korrelation zwischen erhöhter Aufnahme tierischer Fette und einer stärkeren Aktivität von Talgdrüsen in der männlichen Kopfhaut beobachtet. Das sind ideale Voraussetzungen für die Entstehung einer Glatze. Durch eine fettarme Ernährung sinkt der Testosteronspiegel, was bei hierfür anfälligen Männern einer Glatzenbildung vorbeugt. Bereits ausgefallenes Haar wächst zwar nicht mehr so leicht wieder nach, doch nach Meinung mancher Ärzte besteht bei einigen Männern durchaus eine Chance auf erneuten Haarwuchs, wenn sie sich fettarm ernähren und/oder Medikamente einnehmen, die die Aktivität der Talgdrüsen herunterfahren.

Ein wahres Muskelpowerprogramm

Nichts erweckt einen so jugendlichen, vitalen Eindruck wie gesunde Muskeln. Doch bei den vielen Diäten, bei denen man seine Mahlzeiten genau portionieren muss und sich fast zu Tode hungert, verschwindet das Muskelgewebe leider zuallererst; und wenn man sich nach so einer Diät wieder normal ernährt, bestehen die Kilos, die man zunimmt, hauptsächlich aus Fettgewebe. Bei jedem neuen Abnehmversuch wiederholt sich dieser verhängnisvolle Teufelskreis aus Muskelverlust und Fettzunahme. Man hat dann wieder das gleiche Gewicht wie vor der Diät, nur leider besteht es jetzt aus noch viel mehr Fett- und viel weniger Muskelgewebe.

Beim McDougall-Programm für maximale Gewichtsreduktion dagegen verliert man keine Muskelmasse, da diese Ernährung dem Körper jede Menge Brennstoff in Form von Kohlenhydraten liefert, also muss kein Muskelgewebe als Energielieferant verbrannt werden. Wenn Sie sich zusätzlich zu diesem Ernährungsprogramm auch noch ein bisschen bewegen, werden Sie beim Abnehmen gleichzeitig Muskelmasse zulegen und Ihr Muskeltonus wird sich erhöhen.

Ein angenehmer Körpergeruch

Wir Amerikaner sind geradezu besessen von der Duftnote unseres Körpers. Dank dieser typisch amerikanischen Eigenschaft haben die Deodorant-Hersteller es bis in die *Fortune*-500-Liste der umsatzstärksten Unternehmen der Vereinigten Staaten geschafft. Und das alles nur wegen unserer ungesunden Ernährung.

Die meisten Lebensmittel und Gewürze enthalten aromatische Substanzen, die den Geruch unserer Achselhöhlen und unseres Atems, Urins und Stuhls beeinflussen. Viele Gerüche sind uns so vertraut, dass wir sie gar nicht mehr

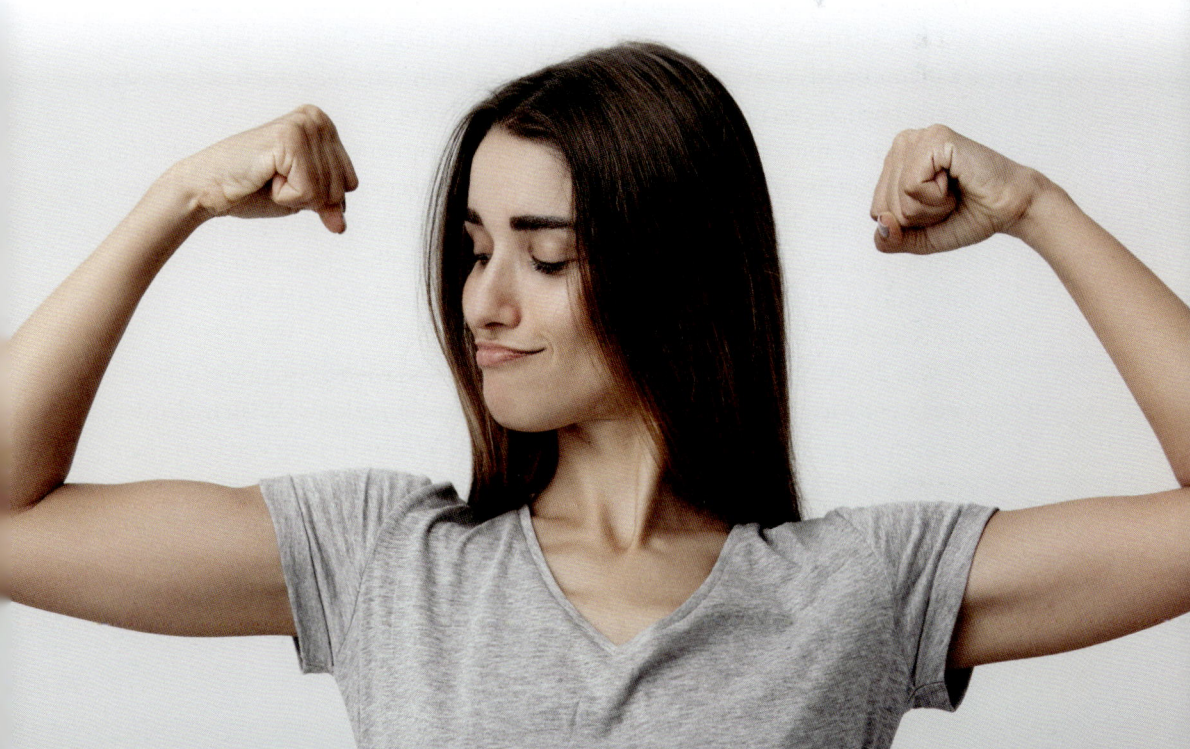

wahrnehmen. Das gilt vor allem für die Gerüche in unserer Wohnung und am Arbeitsplatz. Oft ist uns die Auswirkung von Lebensmitteln auf den Körpergeruch anderer Menschen gar nicht bewusst, weil sie sich genauso ernähren wie wir. Das gilt vor allem für Menschen, die zusammenleben: Selbst wenn sie viel Knoblauch, Zwiebeln und Gewürze zu sich nehmen, fällt der dadurch entstehende Körpergeruch niemandem auf.

Dieser Zusammenhang wird einem erst dann klar, wenn man mit Menschen in Berührung kommt, die sich anders ernähren als man selbst. Autoren, die über ihr Leben bei Eskimos berichten, erwähnen beispielsweise häufig deren fischigen Körpergeruch. Auch die Gewürze der asiatischen, indischen, italienischen und mexikanischen Küche und anderer Länderküchen wirken sich auf den Körpergeruch aus. Mir fiel dieser Zusammenhang zum ersten Mal auf, als ich als Arzt in einer Zuckerplantage vegetarisch lebende Hippies betreute, die nur selten badeten: Sie rochen stark nach Obst und Gemüse.

Wenn unsere Ernährung sich so stark auf unseren Körpergeruch auswirkt, werden Sie sich jetzt vielleicht fragen, wie Menschen, die Lebensmittel von Kühen, Schweinen oder Hühnern essen, wohl riechen mögen. Tatsächlich entstehen die ekelhaftesten menschlichen Ausdünstungen durch die Fäulnis tierischer Nahrung im Dickdarm. Die dort lebenden Bakterien zersetzen Rindfleisch, Geflügel, Eier und Milchprodukte und erzeugen dabei überriechende Gase, die in Form von Darmwinden ausgeschieden werden. Gleichzeitig werden diese Gase durch die Darmwand, aber auch in den Blutstrom aufgenommen, zirkulieren mit dem Blut durch den ganzen Körper und gelangen so in Haut und Lungen, wo sie in Form eines unangenehmen Körpergeruchs und übelriechenden Atems freigesetzt werden. Asiatische Soldaten behaupteten, amerikanische Truppen während des Vietnam- und Koreakriegs schon von Weitem an ihrem fauligen Fleischgeruch zu erkennen, wenn der Wind in ihre Richtung wehte.

Ich werde mich mein Leben lang an die Frau erinnern, deren Ehemann (ein Vegetarier) ihr wegen ihres unangenehmen Körpergeruchs mit Scheidung drohte. Daraufhin verzichtete sie auf Fleisch, Geflügel und Milchprodukte, und das hat ihre Ehe gerettet. Einige meiner Patienten klagten auch über einen unangenehmen Fußgeruch und machten die Erfahrung, dass dieser Gestank verschwindet, sobald man keine Milchprodukte mehr isst.

Wie die Werbefachleute in der Madison Avenue wissen, ist unser Körpergeruch ein wichtiger Katalysator für sexuelle Anziehungskraft. Wissenschaftler konnten zeigen, dass die Nervenfasern der für die Wahrnehmung von Gerüchen in unserem Gehirn zuständigen Geruchssinnlappen eng mit dem Hippocampus in Verbindung steht – dem Emotionszentrum unseres Gehirns, wo der Sexualtrieb entsteht. Kein Mann hat das besser ausgedrückt als Napoleon, der kurz vor seiner Rückkehr von einem Feldzug an seine Frau Josephine schrieb: »Wasch' dich nicht, ich komme in drei Tagen nach Hause!«

Die Sexualität des Mannes: Wie beugt man Impotenz vor?

Als ich vor fast 20 Jahren als Arzt in einer Zuckerrohrplantage auf Hawaii arbeitete, staunte ich über die Fortpflanzungsfähigkeit vieler älterer männlicher Patienten. Ein Großteil dieser Männer kehrte nach dem Eintritt in den Ruhestand in ihre Heimat – die Philippinen – zurück und suchte sich dort junge Bräute. Täglich kamen Familien in meine Praxis, die aus mehreren kleinen Kindern, einer Frau in den Zwanzigern und einem älteren, körperlich aber sehr fitten Mann bestanden. Bei diesen 60- bis 70-jährigen Männern war nicht nur die Fortpflanzungsfähigkeit voll erhalten, sondern sie hatten auch eine sehr optimistische Lebenseinstellung: Sie rechneten fest damit, ihre kleinen Kinder zu Erwachsenen heranwachsen zu sehen, und normalerweise gelang ihnen das auch. Dieser erstaunlich gute Gesundheitszustand war auf ihre aus Reis und Gemüse bestehende Kost zurückzuführen. Doch leider übernahmen ihre Nachkommen dann die typisch amerikanische Ernährung mit ihrem hohen Gehalt an arterienschädigendem Cholesterin und Fett, und wurden dadurch dick, krank und impotent.

Viele Männer haben vor dem Verlust ihrer sexuellen und reproduktiven Funktionsfähigkeit durch Impotenz noch mehr Angst als vor einem Tod durch Herzinfarkt. Impotenz ist der dauerhafte Verlust der Fähigkeit, eine für den Geschlechtsverkehr ausreichende Erektion zu bekommen oder aufrechtzuerhalten. Dieses Problem unterscheidet sich von anderen sexuellen Problemen, bei denen es um Libido, Ejakulation oder Orgasmus geht. Bei einer Umfrage, wo direkt gefragt wurde, ob es im Bett noch wie gewünscht klappt, kamen in Deutschland folgende Zahlen zustande: So sind es hier bereits bis zu 15 Prozent der Männer unter 40 Jahren, die unter derartigen Problemen leiden. Ab einem Alter von 50 Jahren steigt dieser Wert sogar noch auf gut 20 Prozent. Die Altersgruppe der bis zu 65-Jährigen war sogar mit 25 Prozent von gewissen Leiden betroffen.

Der Penis besteht hauptsächlich aus drei von einem dichten Netz aus Blutgefäßen durchzogenen Schwellkörpern aus schwammigem Gewebe. Wenn diese Gefäße bis an die Grenzen ihrer Kapazität mit Blut gefüllt sind, steht das Geschlechtsorgan aufrecht. Diese Erektion entsteht dadurch, dass der Blutfluss in den Penis zunimmt, während gleichzeitig der Abfluss des Blutes gedrosselt wird. Das Signal zur Veränderung des Blutflusses und Erzeugung einer Erektion erhält der Körper entweder durch lokale Stimulation und/oder durch eine psychogene Stimulation im Gehirn (erotische Gedanken, Berührungen, visuelle Reize, Geräusche, Aromen und Gerüche). Sobald die Menge des in den Penis fließenden Blutes wieder abnimmt und der Blutabfluss sich verstärkt, wird das Organ schlaff.

Noch bis vor Kurzem ging man davon aus, dass Impotenz in über 95 Prozent aller Fälle im Kopf entsteht – dass es sich dabei also um eine psychogene Erektionsstörung handelt. Versagensangst und andere Ängste und Sorgen rund um den Geschlechtsakt kommen bei Männern tatsächlich häufig vor, doch das war keine hinreichende Erklärung für den schleichenden sexuellen Funktionsverlust, der bei so vielen Männern in zunehmendem Alter auftritt.

Inzwischen wissen die Ärzte, dass Impotenz in den meisten Fällen nicht psychisch bedingt ist, sondern physische Ursachen hat. Meistens ist die Ernährung daran schuld. Es gibt mehrere Mechanismen, durch die eine typisch amerikanische reichhaltige Kost dazu führen kann, dass ein Mann keine ausreichende Erektion mehr bekommt. Die bei Weitem häufigste Ursache ist die Verhärtung der Arterienwände (Arteriosklerose) im Penis durch eine fett- und cholesterinreiche Ernährung. Durch die gleiche Erkrankung bilden sich auch Cholesterinplaques in den herz- und hirnversorgenden Arterien, wodurch es zu einem Herzinfarkt oder Schlaganfall kommen kann. Eine solche Verstopfung der Blutgefäße ist immerhin in ungefähr 80 Prozent aller Fälle die Ursache für Impotenz in unserer Gesellschaft.

Eine falsche Ernährung hat aber auch noch andere Auswirkungen, die der Potenz schaden. Übermäßiges Nahrungsfett erhöht den Spiegel des in der Hypophyse gebildeten Hormons Prolaktin, das die Bildung und Aktivität der männlichen Geschlechtshormone hemmt. Schätzungen zufolge haben 19 Prozent aller impotenten Männer einen erhöhten Prolaktinspiegel. Auch manche Medikamente – beispielsweise Säureblocker (Cimetidin) und bestimmte blutdrucksenkende Mittel (Methyldopa) – können den Prolaktinspiegel erhöhen. Doch auch diese Arzneimittel werden letzten Endes zur Behandlung von Erkrankungen eingesetzt, die durch die typisch amerikanische Ernährung entstehen.

Es gibt aber auch noch viele andere Medikamente zur Behandlung ernährungsbedingter Krankheiten, die Impotenz verursachen können, zum Beispiel Antihypertensiva (Arzneimittel zur Behandlung von Bluthochdruck), Antidepressiva, Tranquilizer, Antiandrogene (die die Wirkung der männlichen Sexualhormone hemmen) und Anticholinergika (die das parasympathische Nervensystem blockieren). Einer großen Studie zufolge setzen 8,3 Prozent aller Männer ihre blutdrucksenkenden Medikamente aufgrund unerwünschter sexueller Nebenwirkungen ab.

Doch die Droge, die wohl am häufigsten hinter vorübergehenden oder dauerhaften sexuellen Funktionsstörungen steckt, ist der Alkohol. Außerdem trägt eine fettreiche Ernährung zur Entstehung von Prostataerkrankungen wie Prostatakrebs und benigner Prostatahypertrophie bei. Beide Erkrankungen ziehen häufig Operationen oder medikamentöse Therapien nach sich, die sich sehr negativ auf das sexuelle Leistungsvermögen auswirken können.

Und nicht zuletzt hängt unser Sexualleben natürlich auch mit unserem äußeren Erscheinungsbild und unserer körperlichen Fitness zusammen. Wie kann jemand, der sich nicht einmal mehr bücken kann, um seine Schuhe zuzubinden, erwarten, im Bett die gewünschte körperliche Leistung zu erbringen? Manche Männer sind gesundheitlich so schlecht dran, dass sie gerade noch genügend Energie aufbringen, um den Tag zu überstehen. Bei solchen Männern steht die Sorge um die Erektionsfähigkeit sicherlich nicht ganz oben auf ihrer Prioritätenliste. Viele Männer erzählen mir, dass sie seit der Teilnahme an meinem Programm im St. Helena Hospital wieder Lust auf Sex haben und auch ihre sexuelle Leistungsfähigkeit sich dadurch verbessert hat: Nach diesem Programm fühlen sie sich 20 Jahre jünger und erfreuen sich eines dementsprechend regen Sexuallebens.

Bei manchen Männern ist diese körperliche Regeneration nicht nur auf einen besseren Gesundheitszustand, sondern auch darauf zurückzuführen, dass sie jetzt keine Medikamente mehr brauchen. Das gilt vor allem für Männer, die blutdrucksenkende Mittel einnehmen müssen, denn diese Medikamente wirken sich oft negativ auf die sexuelle Funktionsfähigkeit aus.

Der 59-jährige Ingenieur Roy C. Weaver aus Reno (Nevada) nahm mit dem McDougall-Programm für maximale Gewichtsreduktion 20 Kilo ab.

»Ich hörte Dr. McDougall in einer KOH-Radio-Sendung in Reno«, erzählt Roy. Zu diesem Zeitpunkt hatte er bereits eine Bypass-Operation hinter sich und musste eine ganze Reihe von Medikamenten gegen Bluthochdruck, Typ-2-Diabetes und Angina pectoris (Schmerzen im Brustkorb aufgrund einer unzureichenden Blut- und Sauerstoffversorgung des Herzens) einnehmen. Als ich dieses Buch schrieb (13 Monate, nachdem Roy mit meinem Programm begann), hatte er schon fast 25 Kilo abgenommen.

»Nach meiner Bypass-Operation brauchte ich drei Monate, um meine Ernährung umzustellen«, erzählt er. »Dann habe ich innerhalb von sechs Monaten mein heutiges Gewicht erreicht und gehalten, und nehme trotzdem immer noch weiter ab. Und ich brauche dafür auch nicht zu hungern, sondern kann doppelt so viel essen wie bisher und habe niemals etwas von dem gefürchteten Jo-Jo-Effekt gespürt. Inzwischen habe ich dieses Programm schon mindestens 20 Leuten weiterempfohlen. Mir selbst hat es das Leben gerettet. Inzwischen fahre ich regelmäßig Rad und gehe drei- bis viermal pro Woche ungefähr eine halbe Stunde lang spazieren.«

Aber das Programm hat Roy auch noch andere Vorteile gebracht: »Ich habe eine gesündere Gesichtsfarbe und viel mehr Energie und brauche das Metoprolol gegen meinen Bluthochdruck und den Sulfonylharnstoff gegen meinen Diabetes nicht mehr einzunehmen. Zurzeit nehme ich gar keine Medikamente. Alle meine Werte haben sich verbessert oder sogar völlig normalisiert.«

Vorher hatte Roy »schon alle möglichen anderen Gewichtsreduktionsprogramme ausprobiert, aber nie Erfolg gehabt«.

Und Roy ist nicht der Einzige in seiner Familie, der von meinem Programm profitiert hat: Auch seine Frau Virginia hat dadurch 25 Pfund abgenommen.

Die Sexualität der Frau

Genau wie bei den Männern spielt die Ernährung auch für die weibliche Sexualität und Fortpflanzung eine wichtige Rolle. Und natürlich hat eine gesunde Sexualität und Fortpflanzungsfähigkeit bei Frauen starke Auswirkungen auf ihr äußeres Erscheinungsbild und ihr Gefühl, attraktiv zu sein.

Die typisch amerikanische Ernährung erhöht den Östrogenspiegel bei vielen Frauen um 50 Prozent über den Normalwert. Brüste und Gebärmutter reagieren bei allen Frauen empfindlich auf Unausgewogenheiten im Hormonhaushalt. Eine hormonelle Überstimulation des Brustgewebes führt zur fibrozystischen Mastopathie, bei der die Frauen unter schmerzhaften zystischen und knotigen Veränderungen in der Brust leiden. Bei fast allen Frauen sind die Brüste vor der Menstruation ein bisschen druck- und schmerzempfindlicher als sonst; 50 Prozent der Frauen empfinden diese Symptome als störend, und bei acht Prozent sind die Schmerzen sogar so stark, dass sie sie in ihren normalen Alltagsaktivitäten beeinträchtigen. Eine anhaltende Überstimulation der Brüste

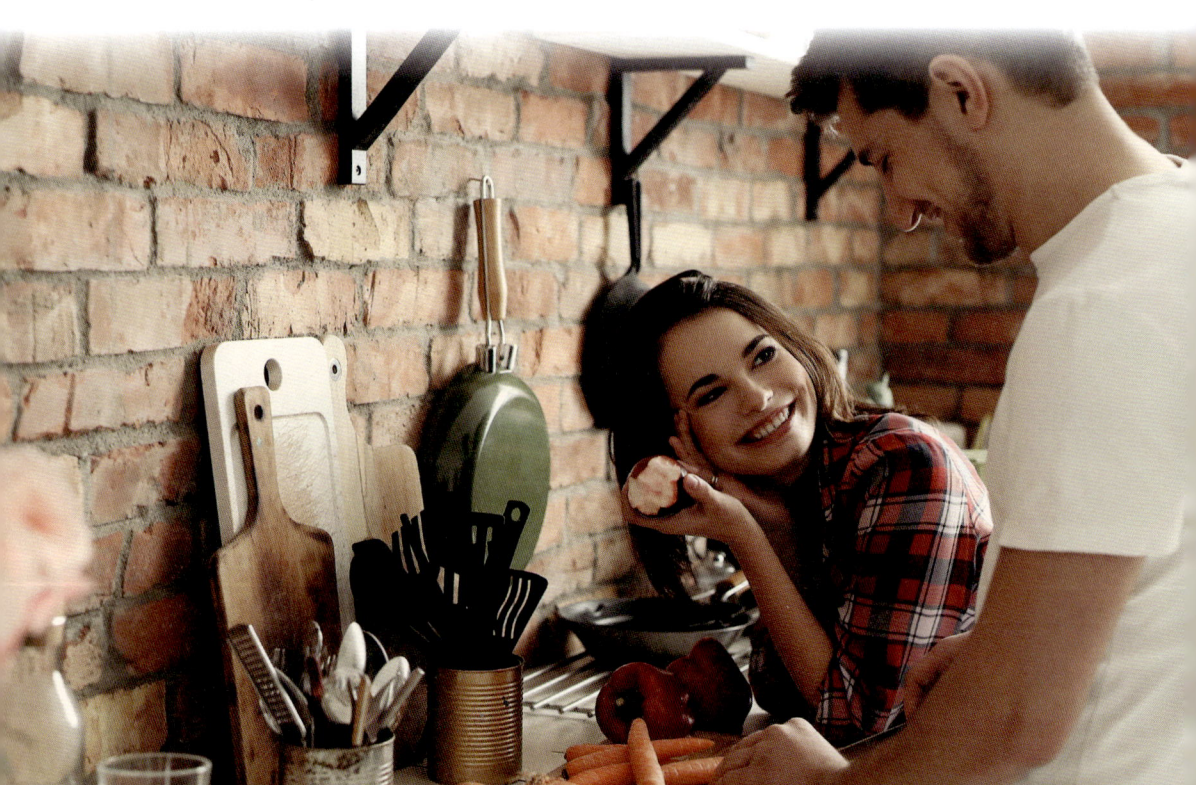

durch Hormone führt bei einer von neun Frauen zu Brustkrebs. Oft sind zur Behandlung von Brustkrebs entstellende operative Eingriffe und/oder eine hochdosierte Strahlentherapie erforderlich. (Und Brustoperationen ziehen wiederum häufig eine schwere fibrozystische Mastopathie nach sich.)

Der durch die amerikanische Ernährung erzeugte Überschuss weiblicher Geschlechtshormone führt aber auch zu einer übermäßigen Stimulation der Gebärmutter, die sich durch starke, schmerzhafte Monatsblutungen äußert. Nach jahrelanger Überstimulation treten bei manchen Frauen sehr starke Blutungen aus der Gebärmutter auf – eine Funktionsstörung, die man als »abnormale uterine Blutungen« bezeichnet. Dann rät der Arzt normalerweise dazu, die Gebärmutter zu entfernen. Der zweite häufige Grund für eine Hysterektomie sind Myome, die ebenfalls auf eine ernährungsbedingte Überstimulation der Gebärmuttermuskulatur durch weibliche Geschlechtshormone zurückgehen. Gebärmutterkrebs ist eine weitere potenzielle Nebenwirkung dieser fettreichen Ernährung. Auch in solchen Fällen muss die Gebärmutter leider in der Regel entfernt werden. Viele Frauen leiden sehr unter dem Verlust dieses Organs, was wiederum zu Depressionen und zur Abnahme des sexuellen Interesses führen kann. Irgendwie haben die Frauen nach so einer Operation das Gefühl, dass ihnen »etwas Wichtiges fehlt« und das ist auch tatsächlich so, denn die Gebärmutter sondert Flüssigkeiten ab, die die Scheide befeuchten und somit für einen normalen Geschlechtsverkehr wichtig sind.

Emotionale Probleme, die auf die während des Zyklus der Frau gebildeten Hormone zurückzuführen sind, fasst man unter dem Oberbegriff prämenstruelles Syndrom (PMS) zusammen. Solche Frauen leiden unter innerer Anspannung, Reizbarkeit, Depressionen, Angstzuständen, Stimmungsschwankungen, Schlafstörungen, einem aufgetriebenen Bauch, Ödemen, schmerzempfindlichen Brüsten und Heißhunger auf kohlenhydratreiche Nahrungsmittel. Mit diesem typischen Kohlenhydrathunger versucht der Körper die emotionalen Probleme des PMS zu lindern, indem er den Spiegel des Nervenbotenstoffs Serotonin anhebt. Dieses Serotonin lindert die PMS-Beschwerden und erzeugt ein Gefühl des Wohlbefindens.

Zwei von vielen Frauen, die bestätigen können, dass das McDougall-Programm für maximale Gewichtsreduktion nicht nur schlank macht, sondern auch noch viele weitere Vorteile bringt, sind Sheila Gill aus Montara (Kalifornien) und Dorothy Jones aus Talmage (Kalifornien).

Die 41-jährige Sheila Gill konnte die überschüssigen Kilos, die sie nach der Geburt ihrer Tochter zugenommen hatte, einfach nicht wieder loswerden. Als sie ihr Höchstgewicht von 70 Kilogramm erreicht hatte, begann sie sich nach einem geeigneten Gewichtsreduktionsprogramm umzusehen. Aber für Sheila gab es auch noch einen weiteren Anreiz, auf ihre Ernährung zu achten.

»Im Jahr 1989 war bei mir eine ›Brustkrebsvorstufe‹ diagnostiziert worden. Die Ärzte erklärten mir, dass die Therapie der Wahl in solchen Fällen in einer operativen Entfernung der Brust besteht«, erzählt sie. »Nachdem ich gründlich recherchiert hatte und befürchtete, dass so ein Eingriff meinen ganzen Körper schwächen würde, fragte ich Dr. McDougall um Rat und beschloss, meine Gesundheit und mein Wohlbefinden lieber durch eine Umstellung meiner Ernährung und Lebensweise wiederherzustellen. Statt einer Entfernung der ganzen Brust ließ ich nur eine Lumpektomie durchführen. Bislang reicht das offenbar aus. Und ich fühle mich fantastisch! Ich habe 15 Kilo abgenommen und wiege jetzt bei einer Größe von knapp 1,68 Metern nur noch 65 Kilo. Auch mein allgemeiner Gesundheitszustand hat sich verbessert und seit meiner Brustkrebs-erkrankung (von der ich inzwischen weiß, dass sie durch zu viel Fett verursacht wird) achte ich sehr viel konsequenter auf meine Ernährung. In meinem Alter kann der Körper nicht mehr so viele Ernährungssünden verkraften.«

Nach dem »Versuch und Irrtum«-Verfahren hat Sheila herausgefunden, dass sie sich mit dem McDougall-Ernährungsprogramm am wohlsten fühlt. »Ich habe schon viele Diäten ausprobiert, unter anderem auch das Weight Watchers-Programm. Doch bei all diesen Diäten darf man zu bestimmten Zeiten nur bestimmte Lebensmittel zu sich nehmen, und meistens enthalten sie viel zu viel tierisches Eiweiß. Alle eiweiß- und fettreichen Diäten machten mich furchtbar müde, sodass ich Hunger auf Zucker bekam, um mein Energieniveau wieder anzuheben.«

Genau wie Sheila hat auch die 70-jährigen Dorothy Jones ihre Ernährung erst nach einer einschneidenden Lebenskrise geändert: Bei ihr wurde ein Kolon-karzinom diagnostiziert. »Ich habe an dem Zwölf-Tage-Programm im St. Helena Hospital teilgenommen und mich anschließend einfach weiter so ernährt«, erzählt Dorothy. »Inzwischen esse ich mehr als früher; ich brauche auf nichts zu ver-zichten, fühle mich nicht um meinen Genuss am Essen betrogen und muss auch keine komplizierten Ernährungsentscheidungen mehr treffen. Innerhalb von zwei Monaten habe ich mit diesem Programm so viel abgenommen, wie ich wollte: elfeinhalb Kilo. Inzwischen sind meine Haare gesünder, meine Augen klarer, ich habe wieder eine hübsche Figur und leide nicht mehr unter Hautunreinheiten. Ich bin zufrieden mit meinem Aussehen und interessiere mich viel mehr für schöne Kleider als früher. Außerdem bin ich jetzt ein wahres Energiebündel: Ich wache morgens früh auf und habe jede Menge Energiereserven, die für den ganzen Tag und sogar noch bis in den Abend hinein reichen. Jetzt fühle ich mich wieder genauso vital wie früher als junge Frau. Ich weiß, dass ich für meine Gesundheit tue, was ich kann, und hoffe, dass sich das auch positiv auf meine Krebserkran-kung auswirkt. Und ich schlafe inzwischen auch tief und fest, weil mein Magen jetzt zwar gut gefüllt, aber nie mehr überladen ist. Auch meine Verdauung ist in Ordnung und ich habe regelmäßig Stuhlgang. Und diese Ernährung ist auch so gut für unsere Umwelt. Sie kostet nicht viel, ist bequem, einfach durchzuführen und macht Spaß!«

Um sich körperlich fit zu halten, macht Dorothy jeden Tag eine halbe Stunde lang sanfte Dehnübungen am Nautilus-Gerät. Außerdem spielt sie Golf, arbeitet im Garten und hält ein großes Haus in Ordnung. Durch ihre Ernährungsumstellung hat sich ihre Lebensqualität stark verbessert. Außerdem fühlt sie sich jetzt wieder gesund und fit und hat das Gefühl, ihr Leben im Griff zu haben.

Ein Leben lang gesund bleiben

Im Durchschnitt sollte die normale Lebensspanne eines Menschen 85 Jahre betragen. Als gebildete menschliche Wesen mit freiem Willen haben wir die Chance, das Beste aus diesen Jahren zu machen. Wenn Sie sich bisher nicht optimal ernährt oder nicht sehr gesund gelebt haben, ist es jetzt höchste Zeit, damit anzufangen. Unser Körper verzeiht zwar viele Sünden und hat eine erstaunliche Regenerationsfähigkeit. Sie werden über die Ergebnisse des McDougall-Programms für maximale Gewichtsreduktion erstaunt und erfreut sein. Also verschwenden Sie keine weitere Minute, sondern fangen Sie am besten jetzt gleich damit an!

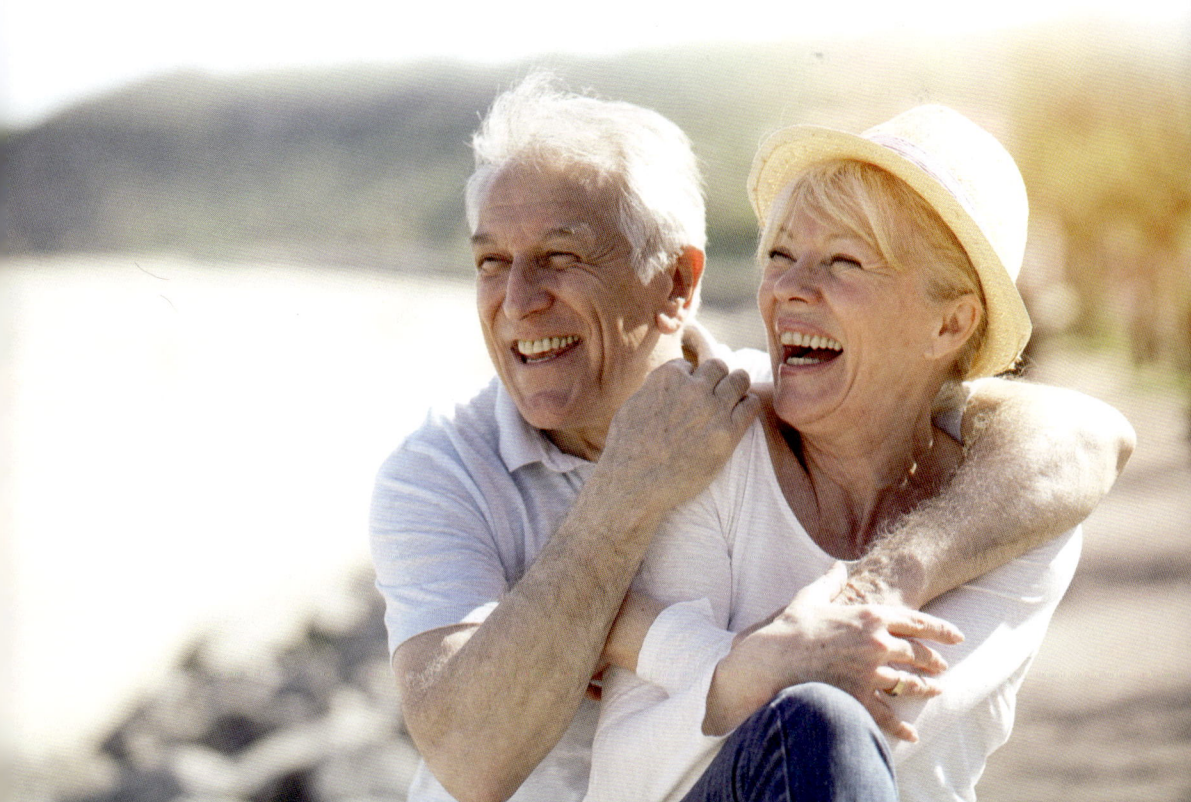

14

Essen gehen nach dem McDougall-Prinzip

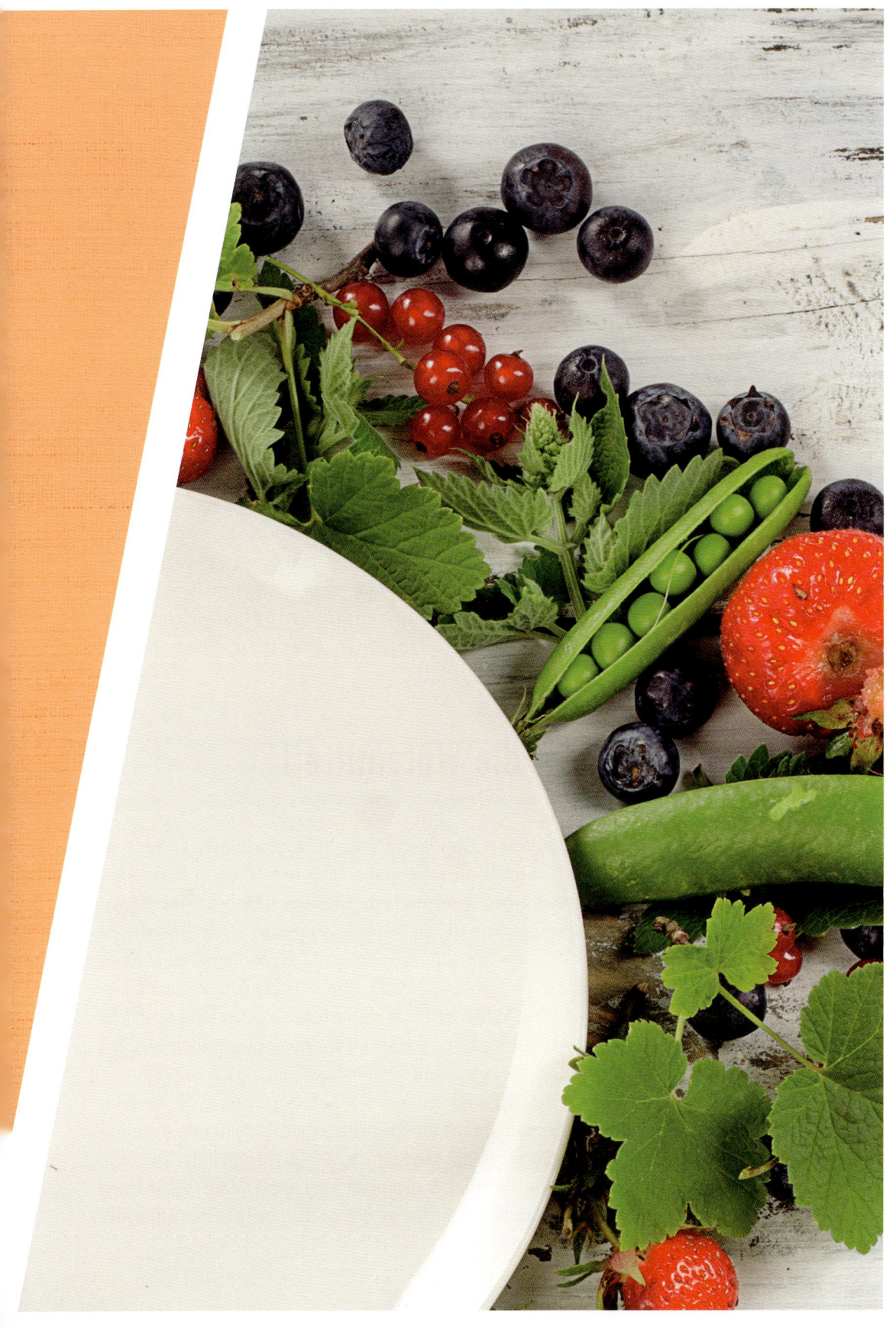

V iele Menschen sind ständig auf dem Sprung: Sie haben weder Zeit noch Lust, oft zu Hause zu kochen. Doch auch wenn man sich nach dem McDougall-Programm für maximale Gewichtsreduktion ernährt, kann man auswärts essen gehen, man muss nur ein paar Gaststätten finden, die geeignete Gerichte auf der Speisekarte haben. Der Mensch ist ein Gewohnheitstier – normalerweise bestellen wir ja doch immer wieder das Gleiche. Sie brauchen sich also nur ein oder zwei Restaurants zu suchen, die gesunde Gerichte anbieten, und schon sind Sie für die nächsten Wochen oder Monate versorgt. Heutzutage sind fettarme vegetarische Gerichte so gefragt, dass fast jeder Küchenchef ein paar davon zubereiten kann. Sie müssen nur bereit sein, Fragen zu stellen und dem Kellner genau zu erklären, welche Zutaten Ihr Essen enthalten darf und welche nicht. Um Ihnen das Essen im Restaurant zu erleichtern, habe ich in diesem Kapitel ein paar Tipps für Sie zusammengestellt.

Achten Sie auf die Würzmittel!

Salatdressings strotzen fast immer vor Öl und/oder Milchprodukten. Daher sind die meisten dieser Saucen für Sie nicht geeignet. Aber in fast jedem Restaurant wird man bereit sein, Ihnen eine Zitronenscheibe oder etwas Essig zu Ihrem Salat zu servieren, und Pfeffer und Salz stehen sowieso auf jedem Tisch. Von diesen Zutaten können die meisten Menschen sparsam Gebrauch machen, ohne negative Folgen befürchten zu müssen. Das Ketchup, das in den meisten Gaststätten serviert wird, enthält wahrscheinlich eine Menge Zucker und vielleicht auch zu viel Salz, aber wenigstens kein Fett; also ist normalerweise auch dagegen nichts einzuwenden, wenn Sie es sparsam verwenden.

Heutzutage bieten viele Restaurants auch schon Sojasauce zum Würzen ihrer Gerichte an, doch manche dieser Saucen enthalten Natriumglutamat (NG). Diese Zutat hat nicht nur einen hohen Natriumgehalt, manche Menschen leiden auch unter einer Glutamatunverträglichkeit. Also lesen Sie das Etikett auf der Flasche oder fragen Sie nach den Inhaltsstoffen der Sojasauce, bevor Sie sie verwenden.

Sie können aber auch Würzmittel von zu Hause mitbringen, um Ihrem Essen im Restaurant ein bisschen mehr Pfiff zu verleihen: zum Beispiel ein fett- und salzarmes Salatdressing, Zitronensaft, Essig, Tomatenketchup, Meerrettich, Tabascosauce, Sojasauce oder andere Würzzutaten, die im Rahmen Ihres individuellen Ernährungsprogramms erlaubt sind. Viele Barbecue-Saucen, die es in Flaschen oder Gläsern zu kaufen gibt, enthalten kein Öl, sondern nur etwas Zucker und Salz. Solche Saucen dürften für Sie kein Problem darstellen.

Und was ist mit den Getränken?

Bestellen Sie einfach Wasser – das ist das ideale Getränk für Sie. Nichts stillt den Durst besser und ist für Ihre Abnehmbedürfnisse so gut geeignet. Wenn Sie es gerne ein bisschen sprudeliger mögen, bestellen Sie Mineralwasser mit Kohlensäure oder Sodawasser (am besten natriumarm). Koffeinfreie (Kräuter-) Tees gibt es in den meisten Gaststätten, Sie können sich aber auch einen oder zwei Teebeutel von zu Hause mitbringen. Auch heißes Wasser bekommen Sie in jedem Restaurant. Wenn Sie eine Zitronen- oder Limettenscheibe in Ihr Getränk geben, erhält es ein frischeres Aroma.

Praxistipps fürs Frühstück

Warmes Frühstücksmüsli: Bestellen Sie Haferbrei aus Haferflocken oder -mehl ohne Butter, Milch oder Sahne. Falls erforderlich, geben Sie Süßungsmittel wie Zucker, Honig, Ahornsirup oder künstlichen Süßstoff hinein. Allerdings sollten Sie Ihr Müsli nur mit höchstens einem Teelöffel Zucker (16 Kalorien) bestreuen. Gerne können Sie stattdessen auch ein bisschen Apfel- oder Orangensaft oder einen anderen süßen Saft hineingeben. Aufgrund seiner höheren Partikelgröße ist gegartes Vollkorngetreide für Sie besser geeignet als die üblichen stark verarbeiteten Müslizutaten wie beispielsweise Frühstücksflocken, Grießbrei oder Polenta (gekochter Maisgrieß). Manche Restaurants bieten gegarten Vollkornreis an.

Obst: Jedes Frühstücksbüfett bietet ein paar Obstarten zur Auswahl an. Aber denken Sie daran, dass Sie nicht mehr als zwei Portionen Obst pro Tag essen sollten!

Rösti und Bratkartoffeln: Bratkartoffeln werden zubereitet, indem man Kartoffeln in Salzwasser kocht, in Scheiben schneidet und (normalerweise unter Zugabe von

Speck und Zwiebeln) in etwas Fett in einer Pfanne anbrät. Rösti sind geraspelte rohe Kartoffeln, die ebenfalls in der Pfanne gebraten werden. Fragen Sie nach, ob man Ihnen Ihre Kartoffeln bzw. Rösti auch in Wasser garen oder ohne Fett in einer beschichteten Pfanne anbraten kann. (Und natürlich muss bei Bratkartoffeln auch der Speck weggelassen werden.) Sowohl Rösti als auch Bratkartoffeln werden auch ohne Zugabe von Fett schön knusprig braun. Wenn Sie beim besten Willen nichts finden, was im Rahmen des McDougall-Programms für maximale Gewichtsreduktion erlaubt ist, entscheiden Sie sich für eine der Frühstücksoptionen aus dem Original-McDougall-Programm, zum Beispiel Vollweizentoast ohne Butter (den Sie mit etwas Marmelade bestreichen können), Bagel, Pfannkuchen oder Waffeln (die natürlich alle nur »erlaubte« Zutaten enthalten dürfen).

Praxistipps fürs Mittagessen

Ofenkartoffeln: Diese Kartoffeln liefern weniger als 150 Kalorien, die hauptsächlich aus Kohlenhydraten stammen. Sie können es sich also ohne Weiteres erlauben, ein, zwei oder noch mehr große Kartoffeln zu essen, und zwar am besten »pur« oder mit etwas Schnittlauch, Zwiebeln, Gemüsegewürz, Zitronensaft und/oder Essig. Natürlich können Sie sie auch mit ein bisschen Tafelsalz bestreuen oder mit Tabasco- oder Sojasauce (ohne NG) beträufeln. Wenn Sie möchten, können Sie auch eine selbst hergestellte Gewürzmischung oder Würzsauce oder ein zum McDougall-Programm passendes Salatdressing ins

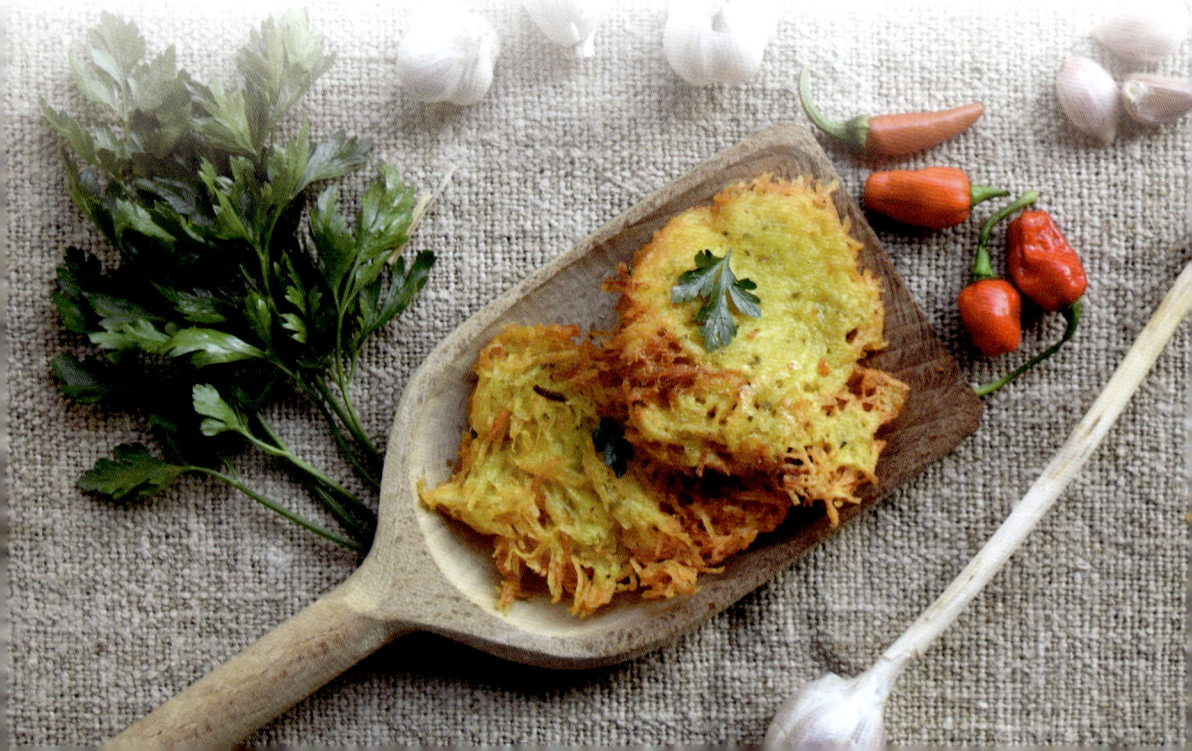

Restaurant mitbringen. Als Variante zerteilen Sie die Kartoffeln mit einer Gabel in kleine Stücke und vermengen sie gründlich mit den Gewürzen, der Sauce und/oder dem Dressing Ihrer Wahl. Als Beilage zu den Kartoffeln können Sie einen Salat, eine Suppe oder Sauce bestellen, die natürlich ebenfalls nur die von mir empfohlenen Zutaten enthalten dürfen. In den meisten Restaurants, die auf gesunde Küche achten, werden Sie irgendeine Beilage finden, die zu meinem Programm passt.

Salatbüfett: Da Salatbüfetts so beliebt sind, gehören sie mittlerweile in fast allen Fast-Food-Gaststätten, Supermärkten und guten Restaurants zum festen Inventar. Allerdings sind nicht alle Salate dieser Büfetts für Sie geeignet – zu viele sind mit Öl oder Mayonnaise getränkt oder enthalten zu viel Salz. Wenn Sie ein bisschen genauer hinschauen, werden Ihnen die mit Sauce übergossenen oder ölglänzenden Salate sofort auffallen. Beträufeln Sie Ihre Salatauswahl stattdessen lieber mit Zitronensaft, Essig oder einem fett- und natriumarmen Dressing, das Sie sich von zu Hause mitgebracht haben, und bestreuen Sie sie mit einer salzfreien Gewürzmischung. An den meisten Salattheken darf man so viel essen, wie man möchte, also holen Sie sich ruhig noch eine zweite Portion!

Gemüsesuppen: Die meisten Restaurants haben Gerichte für gesundheitsbewusste Gäste im Angebot. Eine leckere fettfreie Gemüsesuppe finden Sie sicherlich fast überall. Prüfen Sie die Zutatenliste oder fragen Sie den Kellner danach: Die Suppe sollte nur aus Gemüse, Gewürzen und etwas Salz bestehen.

Schnellgerichte aus dem Supermarkt: In den meisten Supermärkten gibt es gemischte Salate, die Sie zu Mittag oder als kleinen Imbiss für zwischendurch essen können. Beträufeln Sie sie mit Dressings oder Würzsaucen, die im Rahmen meines Programms erlaubt sind. Legen Sie dazu ruhig auch noch ein paar Reiswaffeln in Ihren Einkaufswagen, die schlagen nämlich nur mit 35 Kalorien pro Stück zu Buche. Außerdem gibt es in jedem Supermarkt eine Auswahl an Tütensuppen, die man nur noch mit heißem Wasser zu übergießen braucht. Auch bei diesen Produkten finden Sie bestimmt etwas Passendes.

Ein Gemüsegericht mit Salsa kann man in weniger als zwei Minuten auf den Tisch zaubern. Kaufen Sie natriumarme, in Wasser eingelegte Kichererbsen, Kidneybohnen oder andere Bohnen, einen Salatkopf, ein paar Tomaten, Zwiebeln und Sprossen und dazu eine »erlaubte« Salsa oder Salatsauce. Dann gießen Sie die Bohnen oder Kichererbsen ab, zerdrücken sie und geben gehacktes Gemüse, zerkleinerte Salatblätter und die Salsa oder das Dressing darüber. Wenn Sie mögen, können Sie dieses Gericht in der Mikrowelle erwärmen, es schmeckt aber auch kalt oder bei Zimmertemperatur sehr lecker. Als Variante können Sie gerne auch indische, chinesische oder indonesische Würzsaucen ausprobieren, aber achten Sie dabei auf die Zutatenliste!

Wenn Sie keine Lebensmittel finden, die im Rahmen des McDougall-Programms für maximale Gewichtsreduktion erlaubt sind, wählen Sie Produkte, die zum Original-McDougall-Programm passen, zum Beispiel ein Sandwich aus (ohne Verwendung von Öl oder Milchprodukten gebackenem) Vollkornbrot mit Salat, Bohnensprossen, Tomaten, Zwiebeln, grüner Paprika und anderer fettarmer Rohkost.

Oder kaufen Sie sich ein Vollkorn-Pitabrot und ein oder zwei Früchte. Falls Ihnen das zu einfallslos sein sollte, können Sie das Brot auch mit grünem Salat, Tomaten, Sprossen und Zwiebeln füllen. Wenn Sie zusätzlich noch ein paar abgegossene und pürierte, in Wasser eingelegte natriumarme Pintobohnen oder andere Bohnen als Füllung hineingeben, haben Sie ein leckeres, herzhaftes Sandwich. Oder Sie füllen eine Mais- oder Vollkornweizentortilla mit in Wasser eingelegten Bohnen, Salatblättern, Tomaten, Zwiebeln, Sprossen und Ihrer Lieblings-Salsa. Je mehr Rohkost Sie für Ihr Mittagessen verwenden, umso besser passt es zu den Prinzipien des McDougall-Programms für maximale Gewichtsreduktion.

Praxistipps fürs Abendessen

Gedünstetes Saisongemüse: Rufen Sie bei mehreren guten Restaurants in Ihrer Gegend an und fragen Sie nach, ob diese eine Platte mit gedünstetem Gemüse im Angebot haben und bereit wären, Ihnen dieses Gericht ohne Butter und Käse zuzubereiten. Die besseren und teureren Restaurants haben normalerweise irgendein Gemüsegericht zu einem vernünftigen Preis auf der Speisekarte. In der Regel richtet der Koch dieses Gericht vor dem Servieren mit seiner speziellen Kräuter- und Gewürzmischung an. Wenn Sie Ihr Gemüse gerne noch ein bisschen würziger hätten, können Sie es zusätzlich mit Zitronensaft, Essig oder einem fettarmen Salatdressing beträufeln oder sich Ihre eigene Lieblingsgewürzmischung mitbringen. Falls Sie danach immer noch hungrig sein sollten, bestellen Sie sich ruhig eine zweite Portion. Und achten Sie darauf, dass das Gericht genügend stärkereiche Gemüsearten enthält, damit Sie davon satt werden!

Im Steakhouse: Normalerweise gibt es in jedem Steakhouse ein großes Salatbüfett und man kann dort auch Folienkartoffeln bestellen. Sie brauchen also nur Ihr eigenes fettarmes Salatdressing von zu Hause mitzubringen oder den Kellner um

Essig und/oder Zitronensaft zu bitten. Als Beilage können Sie eine Platte mit gedünstetem Gemüse bestellen.

Beim Mexikaner: Die meisten mexikanischen Gerichte sind sehr fett! Doch wenn Sie ein bisschen herumtelefonieren, finden Sie bestimmt ein mexikanisches Restaurant, in dem die Bohnen ohne Schweinefett oder Pflanzenöl zubereitet werden oder man zumindest bereit ist, für Sie eine Ausnahme zu machen. Halten Sie Ausschau nach einem Restaurant, das nicht nur Bohnenpüree, sondern auch ganze Bohnen anbietet, denn das Püree ist normalerweise mit irgendeinem Fett vermischt. Bestellen Sie sich einen Teller Bohnen mit Reis und gedünstetem Gemüse. Falls es das nicht geben sollte, wird man Ihnen zumindest einen grünen Salat mit Tomaten zu Ihren Bohnen servieren können. Dieses Gericht können Sie mit ölfreier Salsa würzen, die in solchen Restaurants normalerweise immer auf dem Tisch steht.

Als Variante zur strengeren Version des McDougall-Programms für maximale Gewichtsreduktion können Sie sich auch für eine flache Tortilla entscheiden, die im Rahmen des Original-McDougall-Programms erlaubt ist. Der Küchenchef kann Ihnen beispielsweise eine weiche (nicht angebratene) Maismehl-Tortillaschale mit fettarm zubereiteten Bohnen belegen und etwas Limettensaft darüberträufeln oder Ihnen einen Bohnenburrito in einer weichen Vollweizentortillaschale servieren. (Höchstwahrscheinlich wird diese Burritoschale raffiniertes Mehl und auch etwas Öl enthalten, also sollten Sie solche Burritos nicht zu oft und auch nur in kleinen Mengen essen.) Zusätzlich zu den Bohnen können Sie sich als Füllung grünen Salat, Zwiebeln, Tomaten und ein bisschen Salsa (die scharf und salzig, aber ölfrei ist) bestellen. Denken Sie daran, den Kellner darauf hinzuweisen, dass Sie Ihren Bohnenburrito ohne Käse, Sauerrahm, Oliven und Avocado (oder Guacamole) haben möchten.

Beim Chinesen: Halten Sie Ausschau nach einem Chinarestaurant, in dem es Vollkornnaturreis gibt. Natürlich können Sie auch weißen Reis essen, doch da dieser kaum Nähr- und Ballaststoffe enthält, ist Naturreis für Sie besser geeignet. Bestellen Sie sich dazu Gemüse mit einer »leichten« Sauce, die weder Öl noch Natriumglutamat enthält. Und hüten Sie sich vor dem scharfen Senf, der auf dem Tisch steht: Er enthält Öl aus Senfsamen (und kann Ihre Mandeln reizen)! Auch bei der Sojasauce sollten Sie das Etikett genau durchlesen, um sicherzugehen, dass sie frei von Natriumglutamat ist. Viele Chinarestaurants weisen auf ihrer Webseite bereits darauf hin, dass sie ohne Natriumglutamat (oder »ohne Geschmacksverstärker«) kochen; falls nicht, rufen Sie einfach beim Restaurant Ihrer Wahl an und erkundigen sich danach.

Beim Japaner: Fragen Sie den Kellner, welche Gemüsegerichte ohne Öl zubereitet werden können. Eine besonders leckere Spezialität ist Reis mit kurz in einer leichten Ingwersauce gegarten dünnen Gemüsescheiben. Wenn es in dem Restaurant eine Sushibar gibt, haben Sie Glück gehabt, denn dann können Sie auf jeden Fall *Kappamaki* (in Algenblätter eingewickelten Reis mit einem Stück roher grüner Gurke oder anderem rohem Gemüse in der Mitte) bestellen. Manche vegetarischen Sushis enthalten auch eingelegten Daikon-Rettich (*Oshinkomaki*). Der Sushi-Reis ist zwar weiß, doch diese gelegentliche kleine Ernährungssünde wirkt sich nur bei besonders empfindlichen Menschen negativ aus. Der scharfe grüne Meerrettich *(Wasabi)* enthält zwar ein bisschen Öl, aber nicht viel, zumal Sie diesen Meerrettich ohnehin nur in sehr kleinen Mengen verwenden werden, weil er sehr scharf ist. Zu diesen Sushis wird in japanischen Restaurants üblicherweise ein Gemisch aus glutamatfreier Sojasauce und scharfem grünem *Wasabi* gereicht; diese Würze verleiht ihnen – unabhängig von der Füllung – ihren charakteristischen pikanten Geschmack. Sie können aber auch einen Salat aus sauer eingelegtem Gemüse bestellen. Unter der Rubrik *Tsukemono* finden Sie auf der Speisekarte eine Auswahl an Salaten aus japanischen Pickles. Salat aus eingelegten Gurken und Karotten schmeckt besonders lecker.

Im Thai-Restaurant: Probieren Sie einmal einen Salat aus Kohl und grüner Papaya oder süßsaures Gemüse auf Naturreis. Aber Vorsicht: Thailändisches Essen kann sehr scharf sein, vor allem, wenn Sie die Pfeffersauce verwenden, die in jedem Thai-Restaurant auf dem Tisch steht. Falls Sie es nicht so scharf mögen, bitten Sie den Kellner, diesen Wunsch in der Küche auszurichten.

Beim Inder: Bitten Sie darum, Ihnen ein vegetarisches Gericht ohne Öl und Milchprodukte zuzubereiten. Einige unserer indischen Lieblingsgerichte werden mit Saucen aus Kichererbsen und Auberginen zubereitet. Dazu gibt es Reis (am besten Vollkornreis; zur Not tut es aber auch weißer Reis). Auch im indischen Restaurant sollten Sie bei der Bestellung dazusagen, wie scharf Ihr Gericht sein soll. Wir bestellen beim Inder meistens *Samosa* (mit diversen Zutaten gefüllte Teigtaschen), *Urid dal* (Bohnencurry), *Mung dal* (Linsencurry), *Pulao* (ein Reisgericht), *Chana masala* (Kichererbsen), *Alu gobi* (Blumenkohl), *Upma* (ein Gericht aus Weizengrieß und Gemüse), *Khichuri* (Linsen mit Reis), *Tel baigan* (Auberginencurry) und *Bhindi bhaji* (mit Okraschoten und Zwiebeln).

Im vegetarischen oder Naturkostrestaurant: In solchen Gaststätten dürfte es Vollkornreis (Naturreis) und gedünstetes Gemüse geben. Fragen Sie nach Gerichten ohne Öl, Eier und Milchprodukte. Denn nur weil ein Restaurant Naturkost anbietet, bedeutet das noch lange nicht, dass man von diesen Gerichten unbedingt schlank wird! In den meisten dieser Restaurants wird mit viel kalorienreichen

Ölen, Milchprodukten und Eiern gekocht – dort werden Sie also bestimmt nicht viele Gerichte finden, die zum McDougall-Programm für maximale Gewichtsreduktion passen.

Beim Italiener: Im Rahmen des Original-McDougall-Programms waren italienische Gerichte wie Spaghetti und milchfreie Pizza erlaubt. Suchen Sie sich ein italienisches Restaurant, in dem es eifreie Nudeln gibt und fragen Sie, ob Sie sich dazu eine ölfreie Marinarasauce bestellen können. In manchen italienischen Restaurants gibt es vielleicht sogar eine ölfreie Minestrone.

Wenn Sie gerne Pizza essen, halten Sie Ausschau nach einer Gaststätte, in der die Pizzaböden aus Vollweizenmehl sind und wenig oder gar kein Öl enthalten. Auch die Tomatensauce auf der Pizza sollte ölfrei sein. Beschreiben Sie den gewünschten Belag so genau wie möglich: Ihre Pizza sollte mit viel ölfreier Tomatensauce, Zwiebeln, grüner Paprika, Pilzen und/oder Tomaten belegt sein. Kein Käse und keine Peperoni! Eine gute Alternative besteht darin, nach einer Bäckerei zu suchen, die Bake-Off-Produkte anbietet.

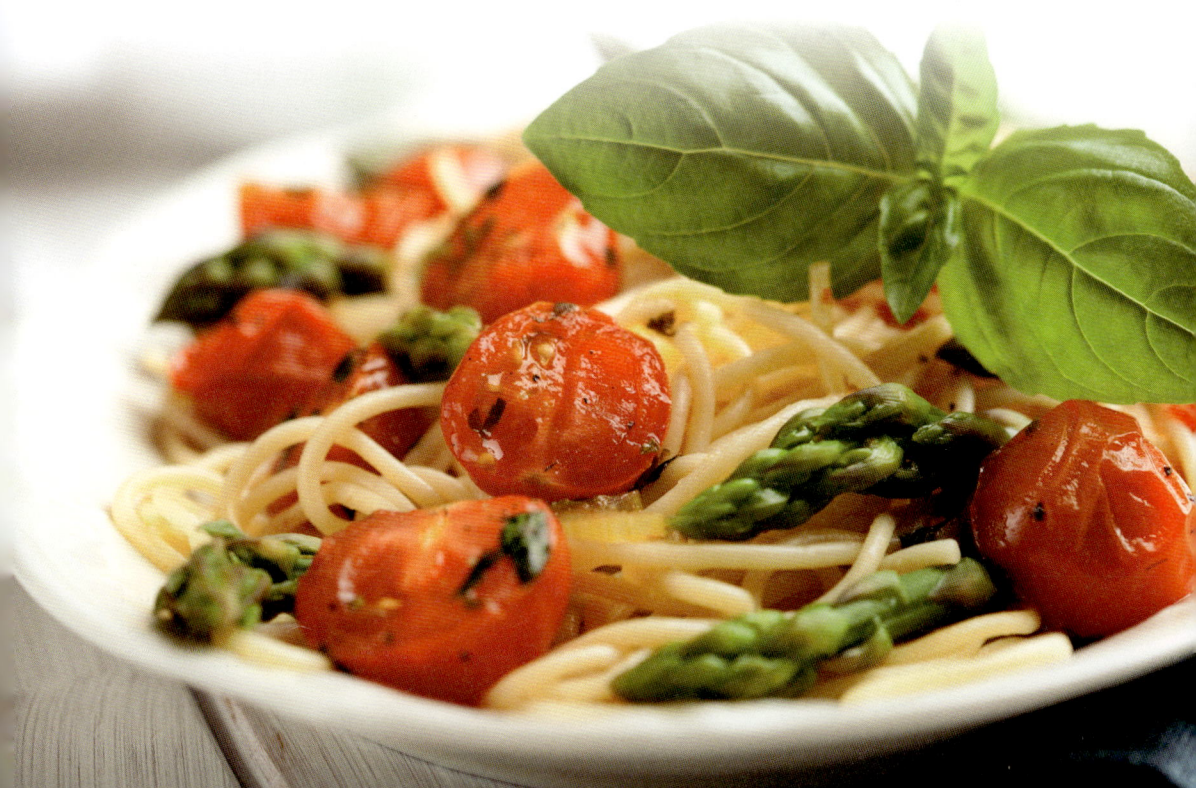

Was tun im Fast-Food-Restaurant?

Sie dürfen es ruhig zugeben: Sie gehen gerne ab und zu in ein Fast-Food-Restaurant, weil es praktisch ist und man dort preiswert essen kann. Bevor Sie anfingen, sich gesundheitsbewusst zu ernähren, mochten Sie wahrscheinlich viele der Gerichte, die dort auf der Karte stehen. Sind McDonald's & Co. für Sie von jetzt an für immer tabu? Nein, Sie dürfen ruhig weiter dorthin gehen – aber nur, wenn Sie der Verlockung des vielen Salzes und Fetts widerstehen können. Nur, wenn Sie bereit sind, auf Rindfleisch zu verzichten, und darauf bestehen, dass die Gerichte so zubereitet werden, wie Sie sie haben möchten, dürfen Sie sich auch weiterhin in diese so bequemen und praktischen Schnellrestaurants hineinwagen.

Die fettfreien Zutaten, die man in einem Fast-Food-Restaurant normalerweise zuallererst findet, sind Zucker, Pfannkuchensirup und Marmelade. Wenn Sie sich ein bisschen genauer umsehen, finden Sie in so einer Gaststätte aber meistens auch noch ein paar gesunde Gerichte. Denn auch den Fast-Food-Ketten ist der Trend zu einer gesünderen Ernährung nicht verborgen geblieben; daher bieten sie inzwischen mehr vegetarische Vorspeisen und Beilagen an als früher.

Restaurants, die Ofenkartoffeln ohne Zutaten anbieten und ein Salatbüfett haben, sind für Sie am besten geeignet. Bei Wendy's und Carl's Jr. gibt es zum Beispiel Ofenkartoffeln. Essen Sie sie pur oder bestellen Sie als Garnitur Zwiebeln, Schnittlauch und/oder Salsa – und seien Sie stolz auf diese Entscheidung, denn wenn aus einer solchen Kartoffel Pommes frites oder Rösti zubereitet werden, verdreifacht sich der Kaloriengehalt und der Fettgehalt steigt von 1 auf 45 Prozent.

Wendy's, Pizza Hut und Sizzler sind berühmt für ihre opulenten Salatbüfetts. Laden Sie sich Ihre Salatschüssel mit frischer Rohkost voll und verzichten Sie auf öl- und mayonnaisegetränkte Salate wie beispielsweise den Krautsalat, der einen Fettgehalt von 46 Prozent und 40 mg Cholesterin je 3 Eßlöffel enthält. Zum Schluss übergießen Sie Ihren Salat mit zwei Esslöffeln Weinessig (dieser enthält nur 4 Kalorien und weder Fett noch Cholesterin) oder mit Zitronensaft. Das ist eine viel bessere Wahl als zwei Esslöffel Roquefort-Dressing, die 300 Kalorien, 512 Milligramm Natrium und 58 Milligramm Cholesterin enthalten. Natürlich können Sie auch ein eigenes ölfreies Salatdressing von zu Hause mitbringen; das schmeckt vielleicht noch besser.

In Fast-Food-Restaurants, die kein Salatbüfett haben, gibt es normalerweise immer irgendeinen gemischten Salat, den Sie nur noch ein bisschen für Ihre Bedürfnisse zu modifizieren brauchen: Wenn Sie Käse und Eier weglassen, enthält der Salat statt 112 nur noch unter 50 Kalorien, und der Cholesteringehalt sinkt von 116 Milligramm auf Null.

Kartoffeln und Salate sind so ziemlich das Einzige, was man im Fast-Food-Restaurant essen kann, wenn man sich nach dem McDougall-Programm für maximale Gewichtsreduktion ernährt. Falls Sie irgendwann auf das Original-McDougall-Programm umsteigen sollten, können Sie zusätzlich auch noch ein paar Gerichte bestellen, die Mehl enthalten. Auch Sandwichläden bieten ein paar gesunde Optionen an. Bei Subway gibt es zum Beispiel Vollweizenbrötchen, die Sie sich mit Zwiebeln, Tomaten, grüner Paprika und grünem Salat belegen lassen können. Das ölige Dressing und die Mayonnaise sollten Sie weglassen. Wenn Sie sich das Sandwich stattdessen dünn mit Senf bestreichen lassen, der nur vier Kalorien pro Teelöffel enthält, schmeckt es aromatischer als mit irgendeiner öligen Sauce. Auch eine andere aufstrebende Sandwichkette, Togo's, ist stolz auf ihre mit vegetarischen Zutaten belegten Sandwiches und einige Sandwichläden verwenden inzwischen sogar schon ölfreie Salatdressings. Grundsätzlich gilt: Je mehr Rohkost Sie auf Ihrem Sandwich haben, umso eher entspricht es den Prinzipien des McDougall-Gewichtsreduktionsprogramms.

Was kann man im Fast-Food-Restaurant sonst noch bestellen? Pizza ist nicht unbedingt die gesündeste Wahl, es sei denn, Sie verzichten dabei auf den Käse (und auf Fleisch oder Wurst). Wenn Sie eine große vegetarische Pizza ohne Käse bestellen, sparen Sie dadurch 1135 Kalorien und fast 300 Milligramm Cholesterin. Die Pizzasauce ist ölfrei – sie besteht nur aus Tomaten und Gewürzen (und würde selbst bei dieser großen Pizza lediglich mit 110 Kalorien zu Buche schlagen). Sie können sich also ruhig noch eine Extraportion Tomatensauce bestellen. Der Teig enthält etwas pflanzliches Fett und Salz (der Fettgehalt liegt bei 7,6 Prozent). Als Belag bestellen Sie am besten Tomaten, Zwiebeln, grüne Paprika, Champignons und Ananas. Vor Oliven sollten Sie sich hüten, denn dadurch steigt der Fettgehalt Ihrer Pizza rapide an (Oliven bestehen zu 96 Prozent aus Fett) und auch Ihr Salzkonsum erhöht sich dadurch (zehn schwarze Oliven enthalten 631 Milligramm Natrium).

Bohnen-Burritos, die es in mexikanischen Fast-Food-Restaurants gibt, scheinen auf den ersten Blick ziemlich harmlos zu sein. Und gegen die Burritos, die Sie sich zu Hause zubereiten, ist aus ernährungsphysiologischer Sicht ja auch nichts einzuwenden: Sie enthalten – je nachdem, was für eine Schale Sie dafür verwenden – nur etwa zwei bis fünf Prozent Fett und 20 Milligramm Natrium. Manche Tex-Mex-Fast-Food-Ketten wie beispielsweise Taco Bell tun so, als seien sie gesundheitsbewusst, und rühmen sich damit, bei der Herstellung ihrer Bohnen-Burrito-Schalen nur Pflanzenöl zu verwenden. Doch leider geht aus den Nährwertangaben hervor, dass 26 Prozent der Kalorien dieser Burritos aus Fett bestehen und dass jeder Burrito 888 Milligramm Natrium enthält. Dass sie den kleinen Klecks Käse weglassen, mit dem Bohnen-Burritos normalerweise garniert werden, ist zwar eine nette Geste und wenigstens ein kleines Zugeständnis an eine gesündere Küche; aber der Burrito enthält trotzdem immer noch jede Menge Pflanzenöl, das sich sofort an Ihren Oberschenkeln anlagert. Die meisten anderen mexikanischen Fast-Food-Restaurants bemühen sich nicht einmal um den Anschein von Gesundheitsbewusstsein: Sie reichern ihre Bohnen mit Unmengen Schweinefett an. Aber es gibt auch mexikanische Restaurants, die ölfreie Bohnen anbieten (dabei handelt es sich normalerweise um ganze gegarte Bohnen), also fragen Sie ruhig danach. Bei Burger King können Sie einen »Veggie Whopper« bestellen – aber vergessen Sie nicht, dazuzusagen: »Bitte lassen Sie die Mayonnaise weg. Ich möchte nur Tomaten, grünen Salat, Zwiebeln (und vielleicht noch ein paar Essiggurken, Senf und Ketschup) auf meinem Burger haben.« Die Hamburgerbrötchen aus Weißmehl bestehen zu zehn Prozent aus Fett; außerdem enthalten sie geringe Mengen Cholesterin und 250 Milligramm Natrium. Man kann sich in jedem Burger-Restaurant so ein Brötchen mit verschiedenen Salat- und Gemüsezutaten bestellen.

Wenn Sie zum Essen eingeladen sind

Solche Anlässe sind eine Gratwanderung zwischen Ihrer Prinzipientreue (und Ihrem gesunden Menschenverstand) und dem Taktgefühl gegenüber Ihrem Gastgeber. Am besten erklären Sie ihm erst einmal, dass Sie gerade eine Diät machen. Sagen Sie ihm, dass Ihr Arzt Ihnen nur Vollkornprodukte, Gemüse und Obst erlaubt hat. Sie können auch anbieten, ein selbst zubereitetes Gericht mitzubringen, von dem dann alle Gäste probieren dürfen. Falls Sie fürchten, der Verlockung »verbotener« Speisen nicht widerstehen zu können, essen Sie zu Hause etwas, bevor Sie zu Ihrem Gastgeber gehen. Wenn Ihr Magen bereits gut gefüllt ist, wird es Ihnen sehr viel leichter fallen, stark zu bleiben.

Essen im Flugzeug

Ein Flug ist keine Entschuldigung dafür, sich nicht an Ihre Ernährungsprinzipien zu halten. Rufen Sie 24 Stunden vor dem Start bei Ihrer Fluggesellschaft an und bestellen Sie ein spezielles Gericht. Jeder Reisebüromitarbeiter kann Ihre Essenspräferenzen in Ihre Kundendatei eingeben, sodass sie dann jedes Mal, wenn Sie einen Flug buchen, automatisch berücksichtigt werden. Bestellen Sie ein »rein vegetarisches, ölfreies« Gericht oder einen Obstteller. Bei Inlandflügen ist es am besten, sich von zu Hause etwas zu essen mitzubringen.

Ein guter Rat zum Schluss

Oft höre ich Klagen darüber, dass die Welt einfach nicht für Menschen eingerichtet ist, die sich gesund ernähren möchten. Natürlich ist die typische amerikanische Kost Gift für unseren Körper, und wenn Sie sich so ernähren wie die meisten Menschen, werden Sie garantiert bald übergewichtig und krank sein und vorzeitig sterben. Aber das ist kein unausweichliches Schicksal: Sie können Ihr Umfeld durchaus dazu bringen, Ihre Bedürfnisse zu erfüllen. Sie brauchen nur in möglichst klaren, präzisen Worten darum zu bitten. Sie werden staunen, was man Ihnen in Restaurants alles auftischen kann (und dies auch gerne tut), wenn Sie wissen, was Sie wollen!

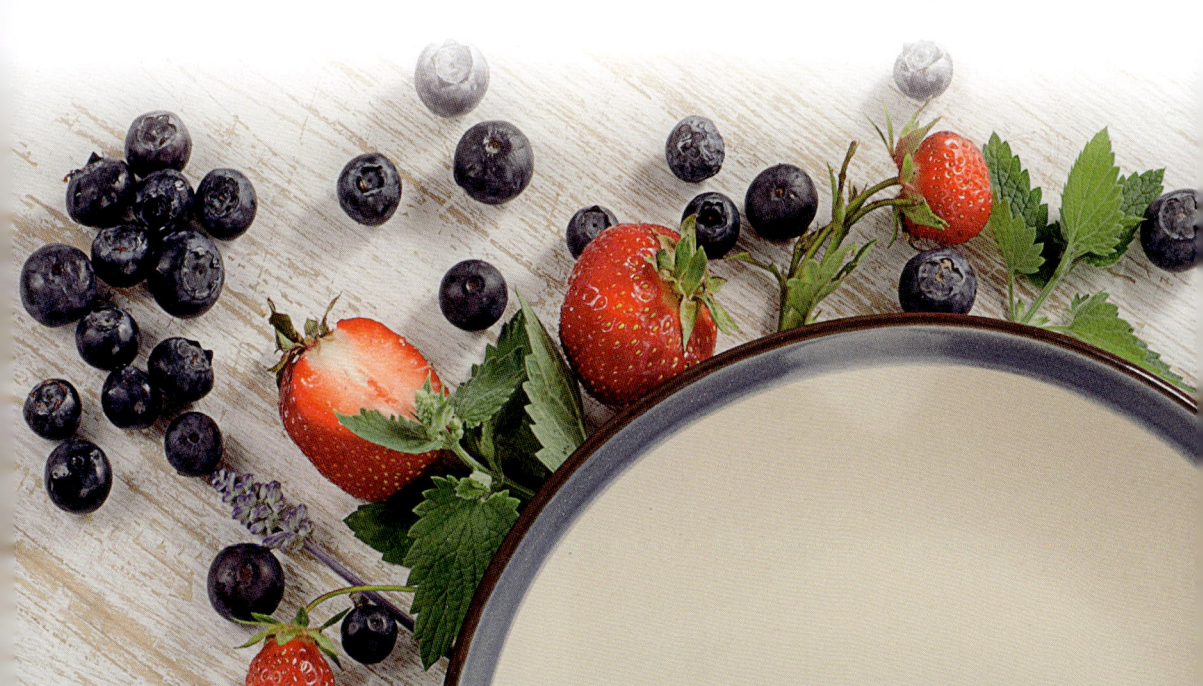

KAPITEL

15

*Einkauf und Zubereitung
von Gerichten*

*im Rahmen des McDougall-Programms
für maximale Gewichtsreduktion*

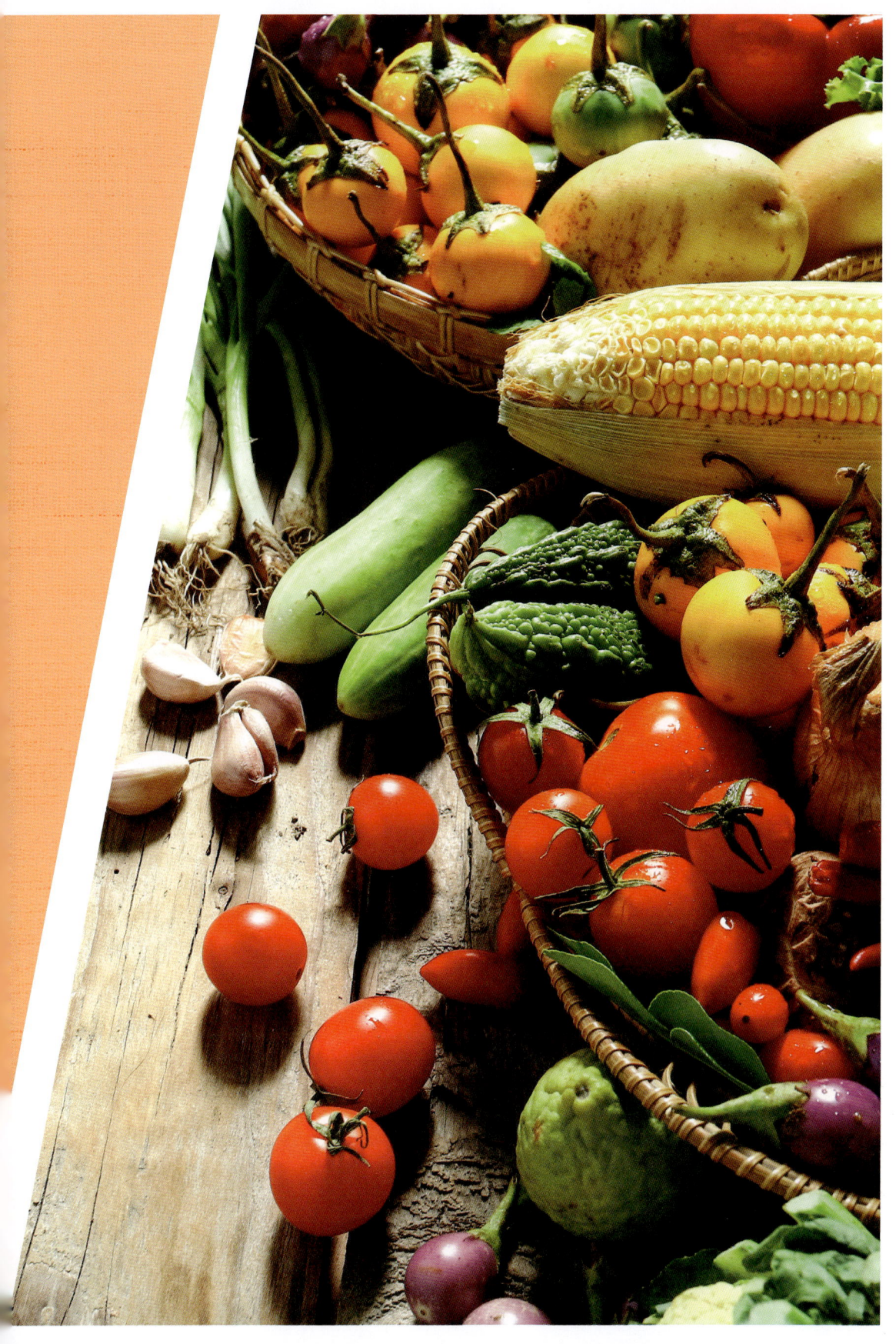

❖

Zunächst einmal müssen Sie vorausplanen. Gehen Sie die in diesem Kapitel aufgelisteten Rezepte und Beispiel-Tagespläne durch, um jeweils ein bis zwei Gerichte für Ihr Frühstück, Mittag- und Abendessen zu finden. Wählen Sie ein stärkebasiertes Rezept fürs Frühstück. Zum Mittagessen suchen Sie sich entweder ein stärkebasiertes Suppen- oder Salatrezept aus. Wenn Sie möchten, können Sie auch beide Gerichte essen. Dann nehmen Sie noch ein Gericht aus der Liste mit den sehr kalorienarmen Salaten dazu. Für das Abendessen wählen Sie ein Hauptgericht und wiederum ein sehr kalorienarmes Salatrezept aus. Auch Ihre Snacks sollten Sie unter den sehr kalorienarmen Salaten auswählen. Wenn man sehr viel von diesen Salaten isst, nimmt man mit diesem Programm noch schneller ab, und sie sind den ganzen Tag über erlaubt – so oft Sie wollen! Allerdings müssen Sie zum Ausgleich auch genügend sättigende stärkebasierte Gerichte zu sich nehmen.

Für die meisten Menschen ist nur die moderate oder die schnelle Variante dieses Ernährungsprogramms zu empfehlen. (Nähere Informationen hierzu finden Sie in Kapitel 6.) Und Sie brauchen die Portionsgrößen Ihrer stärkebasierten Gerichte und kalorienarmen Salate auch nicht genau abzuwiegen oder abzumessen: Es genügt, sie per Augenmaß abzuschätzen. Bei den Rezepten für die Salate und Hauptgerichte bin ich von einer Portionsgröße von ungefähr 280 Gramm ausgegangen. Das bedeutet aber nicht, dass Sie von jedem Rezept nur eine Portion essen dürfen. Es kann durchaus sein, dass Sie bei einer Mahlzeit bis zu vier Portionen von einem oder mehreren Gerichten brauchen, um satt zu werden. Denken Sie daran: Sie sollen nicht hungern!

❖

Zusammensetzung IHRER GERICHTE
IM RAHMEN DES MC DOUGALL-PROGRAMMS

Moderate Variante: zwei Drittel stärkebasierte Gerichte und ein Drittel Gerichte mit sehr niedrigem Kaloriengehalt

Schnelle Variante: 50 Prozent stärkebasierte Gerichte und 50 Prozent Gerichte mit sehr niedrigem Kaloriengehalt

Blitzvariante: ein Drittel stärkebasierte Gerichte und zwei Drittel Gerichte mit sehr niedrigem Kaloriengehalt

Beispielessenspläne
FÜR 21 TAGE

Das hier sind nur Vorschläge. Bitte stellen Sie Ihre Essenspläne so zusammen, wie es Ihnen angenehm ist. Die Rezepte dürfen sich dabei so oft wiederholen, wie Sie es mögen.

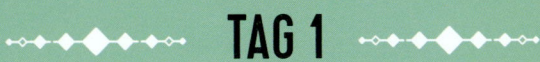

TAG 1

FRÜHSTÜCK:
Kartoffelrösti

VORMITTAGSSNACK:
Rohkost mit frischer Salsa

MITTAGESSEN:
Gerstensuppe mit Champignons

NACHMITTAGSSNACK:
Reiswaffeln

ABENDESSEN:
Bunter Gartensalat,
Texanischer Gemüseauflauf

ABENDSNACK:
Rohkost mit ölfreiem
Dressing als Dip

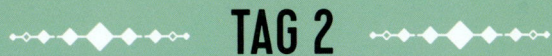

TAG 2

FRÜHSTÜCK:
Couscous-Orangen-Müsli

VORMITTAGSSNACK:
Maissalat

MITTAGESSEN:
Sommerkartoffelsalat

NACHMITTAGSSNACK:
Reiswaffeln mit Salatresten

ABENDESSEN:
Spinatsalat, Kichererbseneintopf

ABENDSNACK:
Rohkost mit Auberginen-Dip

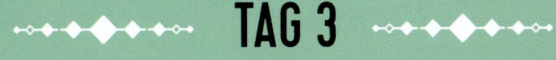

TAG 3

FRÜHSTÜCK:
Tiefkühl-Kartoffelrösti

VORMITTAGSSNACK:
Reiswaffeln

MITTAGESSEN:
Gemüsesuppe

NACHMITTAGSSNACK:
Rohkost mit pikantem
Kichererbsen-Dip

ABENDESSEN:
Stückiger Rohkostsalat,
Wildreis mit Spinat

ABENDSNACK:
Reiswaffeln, mit Champignon-
Dip bestrichen

TAG 4

FRÜHSTÜCK:
Hirse-Frühstücksplätzchen

VORMITTAGSSNACK:
Rohkost mit frischer Salsa

MITTAGESSEN:
Kartoffelsalat

NACHMITTAGSSNACK:
Reiswaffeln mit Suppenresten

ABENDESSEN:
Tomaten-Rohkostsalat, Mit
Currygemüse gefüllte Paprika

ABENDSNACK:
Rohkost mit pikantem
Kichererbsen-Dip

TAG 5

FRÜHSTÜCK:
Puffreis

VORMITTAGSSNACK:
Ein-Minuten-Krautsalat

MITTAGESSEN:
Süßkartoffelsuppe mit Gemüse

NACHMITTAGSSNACK:
Reiswaffeln mit Salatresten

ABENDESSEN:
Spaghettikürbissalat mit
Brokkoli, Kartoffel-Ratatouille

ABENDSNACK:
Rohkost mit frischer Salsa

TAG 6

FRÜHSTÜCK:
Süßkartoffel-Powerfrühstück

VORMITTAGSSNACK:
Reiswaffeln mit Suppen-
oder Salatresten

MITTAGESSEN:
Schnelle Minestrone

NACHMITTAGSSNACK:
Rohkost mit pikantem
Kichererbsen-Dip

ABENDESSEN:
Mais-Zucchini-Salat, Wildreis
mit Champignons

ABENDSNACK:
Reiswaffeln

TAG 7

FRÜHSTÜCK:
Frühstücks-Apfelreis

VORMITTAGSSNACK:
Gurkensalat mit Korianderkraut

MITTAGESSEN:
Baja-Suppe

NACHMITTAGSSNACK:
Reiswaffeln mit Suppenresten

ABENDESSEN:
Orientalischer grüner
Salat, Gemüsechili

ABENDSNACK:
Rohkost mit pikantem
Kichererbsen-Dip

TAG 8

FRÜHSTÜCK:
Hafer- oder Haferflockenbrei
VORMITTAGSSNACK:
Mais-Zucchini-Salat

MITTAGESSEN:
Linsensuppe mit Gemüse
NACHMITTAGSSNACK:
Reiswaffeln

ABENDESSEN:
Grüner Bohnensalat, Tex-
Mex-Kartoffeln
ABENDSNACK:
Mexikanischer Kartoffelsalat

TAG 9

FRÜHSTÜCK:
Kartoffelrösti
VORMITTAGSSNACK:
Ein-Minuten-Krautsalat

MITTAGESSEN:
Quinoasalat
NACHMITTAGSSNACK:
Rohkost mit frischer Salsa

ABENDESSEN:
Gurken-Brunnenkresse-Salat,
Bohnensuppe mit Kohl und Kürbis
ABENDSNACK:
Reiswaffeln mit Salatresten

TAG 10

FRÜHSTÜCK:
Hirse-Frühstücksplätzchen
VORMITTAGSSNACK:
Reiswaffeln mit Salatresten

MITTAGESSEN:
Gemüsesuppe »Quer
durch den Garten«
NACHMITTAGSSNACK:
Rohkost mit Dip

ABENDESSEN:
Schneller würziger Krautsalat,
Kartoffel-Potpourri
ABENDSNACK:
Reiswaffeln mit Salatresten

TAG 11

FRÜHSTÜCK:
Tiefkühl-Kartoffelrösti
VORMITTAGSSNACK:
Gurken-Brunnenkresse-Salat

MITTAGESSEN:
Kalorienarmer Eintopf
NACHMITTAGSSNACK:
Reiswaffeln mit Salatresten

ABENDESSEN:
Tostada-Salat, Salat für
besondere Anlässe
ABENDSNACK:
Rohkost mit pikantem
Kichererbsen-Dip

TAG 12

FRÜHSTÜCK:
Puffreis

VORMITTAGSSNACK:
Reiswaffeln mit Salatresten

MITTAGESSEN:
Zwiebelsuppe

NACHMITTAGSSNACK:
Rohkost mit Dip

ABENDESSEN:
Brokkolisalat, Gemüse-Reis-Auflauf

ABENDSNACK:
Reiswaffeln mit Suppenresten

TAG 13

FRÜHSTÜCK:
Frühstücks-Apfelreis

VORMITTAGSSNACK:
Rohkost mit Champignon-Dip

MITTAGESSEN:
Linsensprossensalat

NACHMITTAGSSNACK:
Reiswaffeln mit Suppen-
oder Salatresten

ABENDESSEN:
Cremige Knoblauchsuppe,
Thai-Rohkostsalat

ABENDSNACK:
Rohkost mit Erbsen-Guacamole

TAG 14

FRÜHSTÜCK:
Hafer- oder Haferflockenbrei

VORMITTAGSSNACK:
Rohkost mit Dip

MITTAGESSEN:
Curryreissalat mit Brokkoli

NACHMITTAGSSNACK:
Mini-Reiswaffeln mit Auberginen-
oder Champignon-Dip

ABENDESSEN:
Festtagssuppe, Rohkostsalat
»Quer durch den Garten«

ABENDSNACK:
Reiswaffeln mit Suppen-
oder Salatresten

TAG 15

FRÜHSTÜCK:
Tiefkühl-Kartoffelrösti

VORMITTAGSSNACK:
Schneller würziger Krautsalat

MITTAGESSEN:
Grüne Kartoffelsuppe

NACHMITTAGSSNACK:
Rohkost mit Dip

ABENDESSEN:
Yambohnensalat, süßsaurer Salat

ABENDSNACK:
Reiswaffeln mit Suppen-
oder Salatresten

TAG 16

FRÜHSTÜCK:
Couscous-Orangen-Müsli
VORMITTAGSSNACK:
Rohkost mit Dip

MITTAGESSEN:
Gemischter Sprossensalat
NACHMITTAGSSNACK:
Reiswaffeln mit Suppenresten

ABENDESSEN:
Zucchinisalat, Tomaten-
Gemüse-Sauce mit Kartoffeln
ABENDSNACK:
Reissalat mit Bohnen

TAG 17

FRÜHSTÜCK:
Frühstücks-Apfelreis
VORMITTAGSSNACK:
Reiswaffeln

MITTAGESSEN:
Gerstensuppe mit Gemüse
NACHMITTAGSSNACK:
Rohkost mit pikantem
Kichererbsen-Dip

ABENDESSEN:
Bunter Rohkostsalat,
Kartoffel-Reis-Potpourri
ABENDSNACK:
Salat- oder Suppenreste

TAG 18

FRÜHSTÜCK:
Kartoffelrösti
VORMITTAGSSNACK:
Rohkost mit Dip

MITTAGESSEN:
Wildreissalat
NACHMITTAGSSNACK:
Süßsaurer Salat

ABENDESSEN:
Krautsalat, Kartoffelauflauf
ABENDSNACK:
Reiswaffeln mit Suppen-
oder Salatresten

TAG 19

FRÜHSTÜCK:
Puffreis
VORMITTAGSSNACK:
Salatreste

MITTAGESSEN:
Italienischer Kartoffelsalat
NACHMITTAGSSNACK:
Reiswaffeln mit Suppenresten

ABENDESSEN:
Gurkensalat, Mattar Guchi
ABENDSNACK:
Rohkost mit Dip

TAG 20

FRÜHSTÜCK:
Tiefkühl-Kartoffelrösti
VORMITTAGSSNACK:
Rohkost mit Dip

MITTAGESSEN:
Getreidesalat
NACHMITTAGSSNACK:
Reiswaffeln mit Suppen-
oder Salatresten

ABENDESSEN:
Würziger Tomaten-Krautsalat,
würziges Backgemüse
ABENDSNACK:
Reiswaffeln mit Dip

TAG 21

FRÜHSTÜCK:
Süßkartoffel-Powerfrühstück
VORMITTAGSSNACK:
Reiswaffeln mit Suppen-
oder Salatresten

MITTAGESSEN:
Auberginencurry
NACHMITTAGSSNACK:
Rohkost mit Dip

ABENDESSEN:
Doppelt gebackene Kartoffeln
mit Brokkoli-Champignon-
Sauce, Cremige Spinatsuppe
ABENDSNACK:
Reiswaffeln mit Suppen-
oder Salatresten

Schreiben Sie eine Einkaufsliste

Als Nächstes sollten Sie eine Einkaufsliste der Zutaten erstellen, die Sie noch nicht im Haus haben. Es gibt ein paar wichtige Bestandteile meines Programms, die Sie stets parat haben sollten. Anhand der untenstehenden Liste können Sie sich diese Vorräte beschaffen.

Die unverderblichen Produkte, die Sie benötigen, sind unter der Rubrik »Grundnahrungsmittel« aufgelistet. Falls Sie diese noch nicht im Haus haben sollten, kaufen Sie sie ein, wenn Sie das nächste Mal in den Supermarkt und ins Naturkostgeschäft gehen.

Ich habe die Zutatenmengen jeweils für zwei Personen berechnet. Für einen Haushalt mit mehr als zwei Personen brauchen Sie die Menge der Zutaten, die Sie einkaufen, einfach nur entsprechend zu erhöhen. Wenn Sie mit dem McDougall-Programm wirklich abnehmen möchten, dürfen Sie keine Lebensmittel kaufen, die im Rahmen dieses Programms nicht erlaubt sind!

Zutatenliste
GRUNDNAHRUNGSMITTEL

- Soja- oder Reismilch (fettfrei)
- Zitronensaft (in der Flasche)
- Sherry (wahlweise)
- Sojasauce (natriumarm)
- Essig (weißer Essig, Weinessig, Balsamicoessig, Reis- und Apfelessig)

Gewürze und Würzsaucen

- Salzfreie Gewürzmischungen
- Barbecuesaucen (natriumarm, ölfrei)
- Senf
- Salatdressings (natriumarm, ölfrei): russisches Dressing, italienisches Dressing, French Dressing usw.
- Salsa (natriumarm, ölfrei)
- Tabascosauce
- Tomatenketchup (natriumarm)
- Worcestersauce (ohne Anchovis)

Kräuter (getrocknet) und Gewürze

- Basilikum
- Cayennepfeffer
- Chilipulver
- Dill
- Estragon
- Ingwerpulver
- Italienische Gewürzmischung
- Knoblauchpulver
- Korianderpulver
- Kreuzkümmelpulver
- Kreuzkümmelsamen
- Kurkuma
- Lorbeerblätter
- Macis
- Majoran
- Muskat
- Oregano
- Paprikapulver
- Petersilienflocken
- Piment
- Rosmarin
- Rote Chiliflocken (zerdrückt)
- Schwarzer Pfeffer
- Selleriesamen
- Senfpulver
- Thymian
- Weißer Pfeffer
- Zimt
- Zwiebelpulver

Getränke

- Getreidekaffee (Postum, Cafix usw.)
- Tafel- oder Mineralwasser (natriumfrei)
- Kräutertees (koffeinfrei)

Allgemeine EINKAUFSLISTE

◆━◆━◆

Diese Produkte habe ich normalerweise immer in meinem Küchenschrank oder meiner Gefriertruhe. Je nachdem, welche Gerichte Sie zubereiten möchten, müssen Sie diese Liste vielleicht noch um einige Lebensmittel ergänzen.

- Mehrere Tüten Reiswaffeln (verschiedene Varianten)
- Eine Tüte oder Packung gepuffte Getreidekörner ihrer Wahl
- Eine Packung Instant-Haferflocken (680 Gramm)
- Eine Tüte getrocknete Pintobohnen (450 Gramm)
- Eine Tüte getrocknete rote Kidneybohnen (450 Gramm)
- Eine Tüte Naturreis (5 Pfund)
- Eine Tüte Hirse (450 Gramm)
- Eine Tüte Gerste (450 Gramm)
- Eine Tüte Schälerbsen (450 Gramm)
- Eine Tüte Great Northern-Bohnen (450 Gramm)
- Eine Tüte getrocknete Kichererbsen (450 Gramm)
- Eine Tüte getrocknete Linsen (450 Gramm)
- Eine Tüte grüne Tiefkühlerbsen (450 Gramm)
- Eine Tüte Tiefkühlmais (450 Gramm)

- Eine Packung Tiefkühl-Hash Brown Potatoes (680 Gramm)
- Eine Packung Bulgur (geschälter und vorgekochter getrockneter Weizen)
- Eine Packung Couscous
- Vier Dosen natriumarmes Tomatenpüree zu je 450 Gramm
- Vier Dosen natriumarme Tomatenwürfel zu je 450 Gramm
- Vier Dosen natriumarme Tomatensauce zu je 230 Gramm
- Zwei Dosen schwarze Bohnen zu je 450 Gramm
- Zwei Dosen Kichererbsen zu je 450 Gramm
- Zwei Dosen weiße Cannellini-Bohnen
- Zwei Dosen Kidneybohnen zu je 450 Gramm
- Eine Dose Pintobohnen zu je 450 Gramm
- Ein Glas zerkleinerte Kirschpaprika (115 Gramm)
- Eine Dose zerkleinerte grüne Chilischoten (115 Gramm)

Frische Zutaten

Diese Liste frischer Zutaten, die ich normalerweise im Supermarkt kaufe, soll Ihnen als Orientierungshilfe dienen. Mit diesen frischen Lebensmitteln können Sie einige der außergewöhnlichen Salate, Suppen und Hauptgerichte in diesem Buch zubereiten.

- 2 Knoblauchknollen oder 1 Glas zerdrückte oder zerkleinerte Knoblauchzehen
- 1 frische Ingwerwurzel
- 5 Pfund kleine rote Kartoffeln
- Eine 5-Pfund-Tüte weiße Kartoffeln
- Eine 3-Pfund-Tüte Karotten
- 7 Küchenzwiebeln
- 1 rote Zwiebel
- 1 rote Paprika
- 4 grüne Paprika
- 2 Bund Frühlingszwiebeln
- 1 Pfund frische Champignons

- 1 Bund Römersalat
- 1 Kopf Eisbergsalat
- 1 Bund Kopfsalat
- 1 Bund Sellerie
- 4 bis 6 Tomaten
- 2 Gurken
- 4 Zucchini
- 2 Lauchstangen
- 1 Aubergine
- 1 großes Bund Brokkoli
- 1 Packung Blattspinat (gewaschen)
- 1 Blumenkohl
- 1 Packung Alfalfasprossen

- 1 Bund Radieschen
- 1 Zitrone
- 1 Bund frische Petersilie oder frisches Korianderkraut
- 1 Weißkohl
- 1 Rotkohl
- 1 Orange
- 1 Yambohne (Jicama)
- 2 Speiserüben
- 1 Kästchen Kirschtomaten
- 2 Pfund Süßkartoffeln
- 2 Bananen
- 1 Apfel

Tipps für den Einkauf im Supermarkt und Naturkostgeschäft

Sobald Sie Ihre Einkaufsliste für die ganze Woche erstellt haben, gehen Sie zuerst einmal in den Supermarkt. Wählen Sie ein Geschäft mit viel frischem Obst und Gemüse. In vielen gehobeneren Supermarktketten gibt es Abteilungen für Naturkost und exotische Lebensmittel, in denen Sie sicherlich auch einige der ungewöhnlicheren Zutaten finden können.

Ungefähr einmal pro Monat werden Sie aber vielleicht trotzdem in ein Naturkostgeschäft gehen müssen, um Ihren Vorrat an Produkten aufzufüllen, die der Supermarkt nicht im Sortiment hat. (In Naturkostgeschäften gibt es hauptsächlich Lebensmittel und keine Vitamin- und Mineralstoffpräparate oder Eiweißpulver zu kaufen.)

Lesen Sie die Etiketten genau!

Der Schlüssel zu einem klugen Lebensmittelkauf besteht darin, die Etiketten genau zu studieren. Dort sind die Inhaltsstoffe – je nach der in der Packung enthaltenen Menge – in absteigender Reihenfolge aufgeführt. Bei den derzeitigen Vorschriften für die Lebensmitteletikettierung kann der Hersteller Sie allerdings sehr leicht aufs Glatteis führen: Einfachzucker wie Zucker, Maissirup, Fruktose und Fruchtkonzentrat dürfen nämlich einzeln aufgelistet werden, sodass der Zucker in der Liste der Inhaltsstoffe nicht mehr an oberster Stelle steht.

Außerdem sind die Hersteller auf den Trick gekommen, Fette hinter Namen wie Mono- oder Diglyzeride zu verstecken. Die Bezeichnung »Triglyzeride« erkennen Sie vielleicht noch als Fett, doch hinter den Mono- und Di-Formen vermuten Sie wahrscheinlich eher andere Zusatzstoffe, die nichts mit Fett zu tun haben. Dabei besteht der chemische Unterschied zwischen diesen Substanzen lediglich in der Anzahl der Fettsäureketten, die am Glyzerinmolekül hängen: eine (Mono-), zwei (Di-) oder drei (Tri-). Auch bei Lezithin handelt es sich um ein Fett, das Sie möglicherweise nicht als solches erkennen. Lezithin wird hauptsächlich aus Sojabohnen hergestellt und senkt den Cholesterinspiegel nicht stärker als andere ähnliche Pflanzenöle. Sie sollten so wenig Fett wie möglich zu sich nehmen; also halten Sie bei Ihrer Durchsicht der Zutatenliste Ausschau nach Ölen und meiden Sie solche

Lebensmittel. Auf dem Etikett eines angeblich fettarmen Produkts findet man in der Inhaltsstoffliste oft ein Gramm Fett angegeben. Dieses eine Gramm entspricht dem Fett in dem auf natürliche Weise fettarmen vegetarischen Lebensmittel.

Die *Food and Drug Administration* ist gerade dabei, ihre Vorschriften für Lebensmitteletiketten zu ändern, damit die Inhaltsstoffe eines Produkts für den Verbraucher klarer daraus hervorgehen. Beim Kauf verpackter Lebensmittel sollten Sie die Liste der Inhaltsstoffe genau lesen und auch bei Produkten, die Sie bereits kennen, immer wieder einmal einen Blick darauf werfen, damit Ihnen etwaige Änderungen bei den Zutaten nicht entgehen.

Woher weiß man,
WIE VIEL PROZENT FETT, EIWEISS UND KOHLENHYDRATE
ein Lebensmittel enthält?

Manchmal muss man nur ein bisschen rechnen, um herauszufinden, wie viel Fett, Eiweiß und Kohlenhydrate ein Lebensmittel enthält.

Den Fettgehalt in Prozent errechnet man, indem man die Gramm Fett mit *9 Kalorien pro Gramm* multipliziert, das Ergebnis (die Anzahl der Fettkalorien) durch die Gesamtkalorienzahl dividiert und anschließend mit 100 Prozent multipliziert. Es sollten weniger als 10 Prozent Fett sein.

Den Eiweißgehalt in Prozent erhalten Sie, wenn Sie die Gramm Eiweiß mit *4 Kalorien pro Gramm* multiplizieren, das Ergebnis (die Anzahl der Fettkalorien) durch die Gesamtkalorienzahl dividieren und anschließend mit 100 Prozent multiplizieren. Es sollten 7 bis 15 Prozent Eiweiß sein.

Den Kohlenhydratgehalt in Prozent berechnet man, indem man die Gramm Kohlenhydrate mit *4 Kalorien pro Gramm* multipliziert, das Ergebnis (die Anzahl der Kohlenhydratkalorien) durch die Gesamtkalorienzahl dividiert und wiederum anschließend mit 100 Prozent multipliziert. Es sollten über 75 Prozent Kohlenhydrate sein.

Beim McDougall-Programm für maximale Gewichtsreduktion sollte Ihre Ernährung sich folgendermaßen zusammensetzen: weniger als 5 Prozent Fett, 7 bis 15 Prozent Eiweiß und 75 bis 90 Prozent Kohlenhydrate.

Welche Garmethoden eignen sich für das McDougall-Programm?

Kochen ohne Öl

Wenn man das Öl weglässt, schmecken die Gerichte besser. Allerdings müssen Sie sich dann anderer Garmethoden und Kunstgriffe bedienen, um die Flüssigkeit und sonstige Eigenschaften des Öls zu ersetzen; denn bei den meisten Rezepten stellt Fett in irgendeiner Form eine wichtige Zutat dar.

Zum Anbraten von Gemüse braucht man beispielsweise Butter oder Öl. Beim McDougall-Programm lässt man das Fett weg und verwendet stattdessen Flüssigkeiten, die dem Gericht ebenfalls ein schmackhaftes Aroma verleihen, aber gleichzeitig gesund sind. Beispielsweise kann man seine Zutaten statt in Öl oder Butter auch einfach in Wasser garen. So bleiben sie nicht am Pfannenboden haften, und das Gemüse wird trotzdem gar und knusprig braun.

Ein pikanteres Aroma erhält Ihr Gemüse, wenn Sie es in einer der folgenden Flüssigkeiten dünsten:

- Sojasauce (Tamari)
- Rot- oder Weißwein (mit Alkohol oder frei)
- Sherry (mit Alkohol oder alkoholfrei)
- Reis- oder Balsamicoessig
- Tomatensaft
- Zitronen- oder Limettensaft
- Salsa
- Worcestersauce (ohne Anchovis)

Wenn Sie Ihre Gerichte mit Kräutern und Gewürzen wie frischem Ingwer, Senfpulver und Knoblauch anreichern, werden sie noch aromatischer.

Gemüse anbräunen

Gebräunte Zwiebeln schmecken sehr würzig und lecker. Sie können sie entweder »pur« oder zusammen mit anderem Gemüse verwenden, um Ihren Gerichten ein ganz besonderes Aroma zu verleihen. Dazu geben Sie 160 Gramm gehackte Zwiebeln zusammen mit 250 Millilitern Wasser in eine große beschichtete Bratpfanne und dünsten die Zwiebeln unter gelegentlichem Umrühren bei mittlerer Hitze so lange, bis das Wasser verdampft ist und die Zwiebeln am Pfannenboden anhaften. Rühren Sie eine Minute lang weiter und gießen Sie dann noch 125 Milliliter Wasser dazu. Lösen Sie die braunen Zwiebelstückchen vom Pfannenboden. Dann garen Sie die Zwiebeln weiter, bis die Flüssigkeit wiederum verdampft ist. Diese Prozedur wiederholen Sie ein- oder zweimal, bis Ihre Zwiebelwürfel so stark gebräunt sind, wie Sie sie haben möchten. Mit der gleichen Technik kann man übrigens auch Karotten, grüne Paprika, Knoblauch, Kartoffeln, Schalotten, Zucchini und viele andere Gemüse (entweder allein oder in den verschiedensten Kombinationen) anbräunen.

Wichtig: das richtige Kochgeschirr

Verwenden Sie Kochgeschirr aus Glas, Edelstahl, Eisen oder Porzellan und antihaftbeschichtete Pfannen und Backbleche oder silikonbeschichtete Backbleche. Die Verwendung beschichteter Pfannen ist eine einfache und sehr wichtige ölfreie Garmethode.

Beim Kauf von Kochgeschirr sollten Sie ganz besonders auf die Oberflächen achten, die mit Ihren Lebensmitteln in Berührung kommen, denn bei diesem Kontakt gehen stets Moleküle des Oberflächenmaterials in die Lebensmittel über. Aluminiumkochgeschirr sollten Sie meiden, da Aluminium möglicherweise Alzheimer verursacht. (Falls Sie noch einen Aluminiumtopf haben, den Sie nicht wegwerfen möchten, bohren Sie unten Löcher hinein und bepflanzen Sie ihn mit Blumen.) Kuchen- und Kastenformen und Backbleche können Sie mit Backpapier auslegen, damit das Metall nicht direkt mit dem Essen in Berührung kommt. Außerdem verhindert Backpapier, das es in den meisten Lebensmittelläden zu kaufen gibt, dass die Speisen an den Formen bzw. am Backblech festkleben.

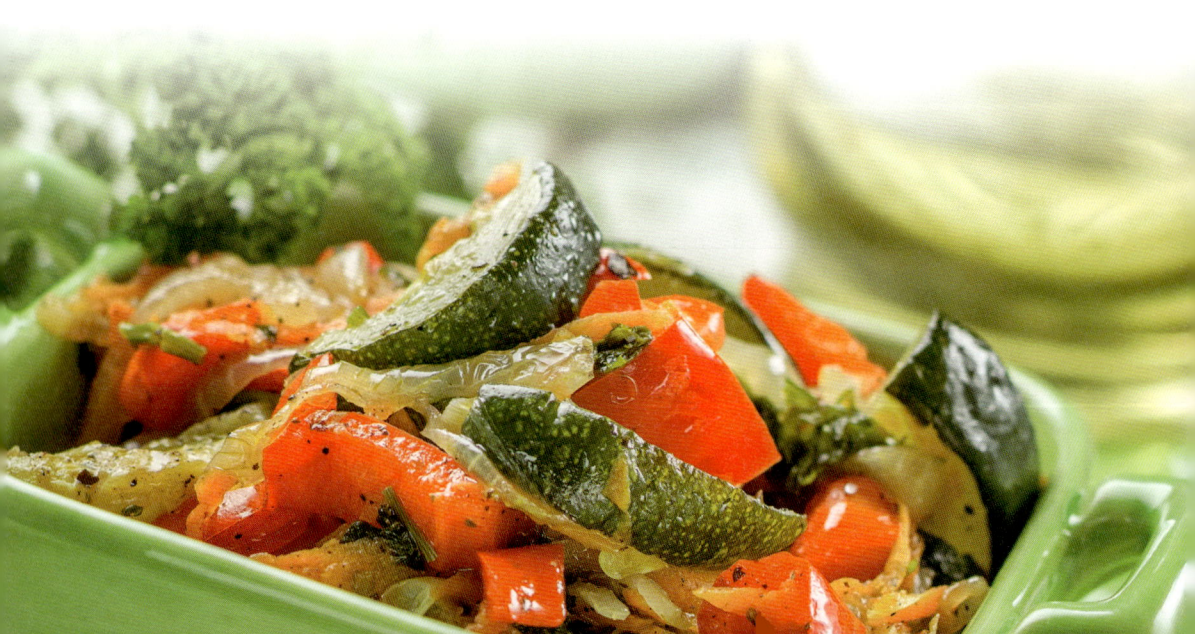

✦✦◆✦✦

EMPFEHLENSWERTES
Kochgeschirr

✦✦◆✦✦

- Ein 2-Liter-Kochtopf (Edelstahl)
- Ein 3-Liter-Kochtopf (Edelstahl)
- Ein 4-Liter-Kochtopf (Edelstahl)
- Ein 6-Liter-Suppentopf (Edelstahl)
- Ein 8-Liter-Dampfkochtopf/Pastakocher (Edelstahl)
- Ein 12-Liter-Suppentopf (Edelstahl)
- Ein Backblech (beschichtet)
- Eine große Bratpfanne (beschichtet)
- Ein elektrischer Wok (beschichtet)
- Eine 23,5 × 13,5 cm große Kastenform (silikonbeschichtet)
- Eine 23 × 33 × 5 cm große rechteckige Backform (silikonbeschichtet)
- Eine 20 × 20 × 5 cm große quadratische Backform (silikonbeschichtet)
- Ein Muffinblech (silikonbeschichtet)
- Zwei Backbleche (silikonbeschichtet)
- Eine 2 Liter fassende Auflaufform mit Deckel (aus Glas)
- Eine 3 Liter fassende Auflaufform mit Deckel (aus Glas)
- Eine 6 Liter fassende quadratische Auflaufform mit Deckel (aus Glas)
- Zwei 23 × 33 cm große Backformen ohne Deckel (aus Glas)

Sie können dieses Papier auch unter Alufolie legen, damit das Aluminium nicht mit Ihrem Essen in Kontakt kommt: Legen Sie zuerst ein Blatt Backpapier auf das Gericht in der Backform und dann die Alufolie darüber und schlagen Sie die Folie an den Rändern der Form um, damit der Dampf nicht entweichen kann. Falls Ihr Gemüse während des Garens in der Pfanne oder Backform haften bleiben sollte, lassen Sie es fünf bis zehn Minuten lang abkühlen; danach lässt es sich problemlos ablösen. Auch Muffins lösen sich leichter aus der Form, wenn sie abgekühlt sind.

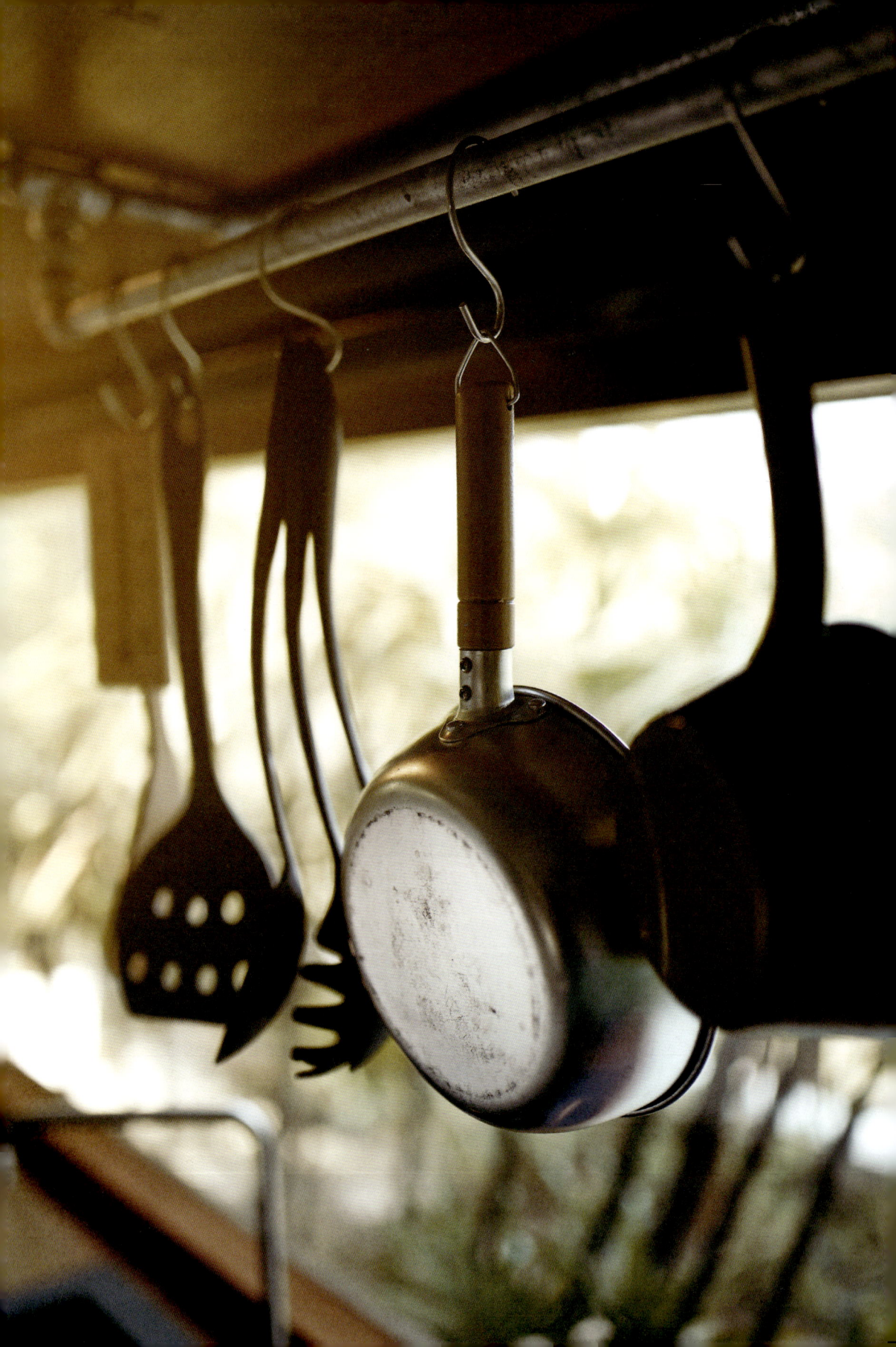

Mikrowelle oder gewöhnlicher Herd?

Seit der Einführung des Mikrowellenherds sind die Menschen skeptisch gegenüber »strahlenbehandeltem« Essen. Untersuchungen von Lebensmitteln, die in der Mikrowelle gegart wurden, zeigen allerdings, dass die Nährstoffe dadurch hervorragend erhalten bleiben und schädliche Nebenprodukte des Garprozesses dadurch im Vergleich zum Garen in einem konventionellen Herd nicht signifikant zunehmen. Wir verwenden unseren Mikrowellenherd vor allem zum Kochen von Wasser, Wiederaufwärmen von Essensresten, Auftauen von Tiefkühlgemüse und Kochen von Kartoffeln, weil das bequem und zeitsparend ist. Auch Saucen, Eintöpfe, Aufläufe und Gemüsegerichte lassen sich gut in der Mikrowelle zubereiten. Dafür braucht man weniger Flüssigkeit als für das Kochen auf der Herdplatte, und das Essen wird schneller gar. Allerdings muss man die Speisen in der Mikrowelle oft umrühren bzw. wenden, und sie sollten auch immer abgedeckt sein, damit der Dampf nicht entweicht und das Essen schneller gar wird, ohne auszutrocknen.

Das größte Sicherheitsproblem bei Mikrowellenherden besteht darin, dass Strahlen aus undichten beschädigten Geräten austreten können. In den meisten Warenhäusern gibt es kostengünstig Mikrowellentester zu kaufen; also schaffen Sie sich einen an und überprüfen Sie Ihr Gerät regelmäßig.

Richtiges Würzen von Speisen im Rahmen des McDougall-Programms für maximale Gewichtsreduktion

Die Rezepte in diesem Buch und meinen früheren Büchern sollen Ihnen lediglich als Orientierungshilfe dienen. Vielleicht mögen Sie es lieber würziger oder dezenter. Während unserer jahrelangen Ernährungsberatungstätigkeit haben Mary und ich die Erfahrung gemacht, dass die Geschmäcker sehr verschieden sind. Einer unserer Klienten erklärte Mary: »Ihre Gerichte schmecken so fad, dass ich die Menge der Gewürzzutaten immer verdoppeln muss.« Ein anderer dagegen fragte sie, warum unsere Speisen so stark gewürzt seien. Mary hat versucht, die Gewürzmengen in unseren Rezepten an den Durchschnittsgeschmack anzupassen. (Allerdings sind Gewürzvorlieben immer etwas Subjektives; Mary mag beispielsweise Curry, ich dagegen nicht. Doch zum Glück hat mein Geschmack sich im Lauf der Jahre geändert, sodass mir jetzt auch viele ihrer indischen und thailändischen Gerichte gut schmecken.)

Ob man ein Gericht lieber mit frischen oder getrockneten Kräutern zubereiten soll, hängt von der Garzeit ab. Für Gerichte mit längerer Garzeit verwendet man normalerweise getrocknete Kräuter. Bei kurzer Garzeit sind frische Kräuter – sofern vorhanden – besser geeignet. Um den gleichen Würzgrad zu erreichen, braucht man mehr frische als getrocknete Kräuter, da die Aromastoffe in letzteren in konzentrierter Form vorliegen. Doch im Lauf der Zeit büßen getrocknete Kräuter an Aroma ein.

Jede Landesküche bevorzugt andere Gewürzkombinationen. Nutzen Sie diese Gewürze, um Ihre Rezepte abzuwandeln und neue Gerichte zu kreieren.

Mexikanische Küche
- Salsa
- Chilipulver
- Kreuzkümmel
- Korianderkraut

Asiatische Küche
- Sojasauce
- Frischer Ingwer
- Senfpulver
- Knoblauch

Indische Küche
- Kurkuma
- Currypulver
- Korianderkraut
- Kreuzkümmel

Italienische Küche
- Petersilie
- Basilikum
- Oregano
- Knoblauch

Griechische Küche
- Zitronensaft
- Zimt
- Kreuzkümmel
- Schwarzer Pfeffer

Stellen Sie den Salzstreuer auf den Tisch!

Salz vermissen die Menschen normalerweise am meisten, wenn sie auf eine gesunde Ernährung umsteigen. Wenn Sie Ihr Essen als fad empfinden, fehlt Ihnen also wahrscheinlich das Salz. Selbst wenn Sie Ihre Speisen früher nie gesalzen haben, enthalten die Fertigprodukte, von denen Sie sich vor Beginn dieses Programms ernährt haben, doch wesentlich mehr Salz als die 100 bis 300 Milligramm pro Tag, die in einer ungesalzenen stärkebasierten Kost enthalten sind. Sie können das Aroma dieser Gerichte verbessern, indem Sie sie bei Tisch nachsalzen, um die auf Salz reagierenden Geschmacksknospen an Ihrer Zungenspitze zu stimulieren.

Man kann seinen Salzkonsum am besten unter Kontrolle halten, indem man beim Kochen so weit als möglich auf die Zugabe von Salz verzichtet. Streuen Sie das Salz lieber oben auf Ihre Speisen, sodass es mit Ihrer Zunge in Berührung kommt; so erzielen Sie schon mit einer kleinen Menge Salz eine sehr intensive Geschmacksverbesserung. Den meisten Menschen reichen ein paar kleine Prisen Salz aus. Ein halber Teelöffel Salz liefert nur 1.150 Milligramm Natrium. Diese Menge reicht – über den Tag verteilt – den meisten Menschen aus, um ihr Essen als schmackhaft und würzig zu empfinden. Alles in allem läuft das auf einen Salzkonsum von 1.450 Milligramm pro Tag hinaus, liegt also immer noch 550 Milligramm unter der »natriumarmen« Kost, die den Patienten auf der Intensivstation unseres städtischen Krankenhauses serviert wird und deren Natriumgehalt sich auf

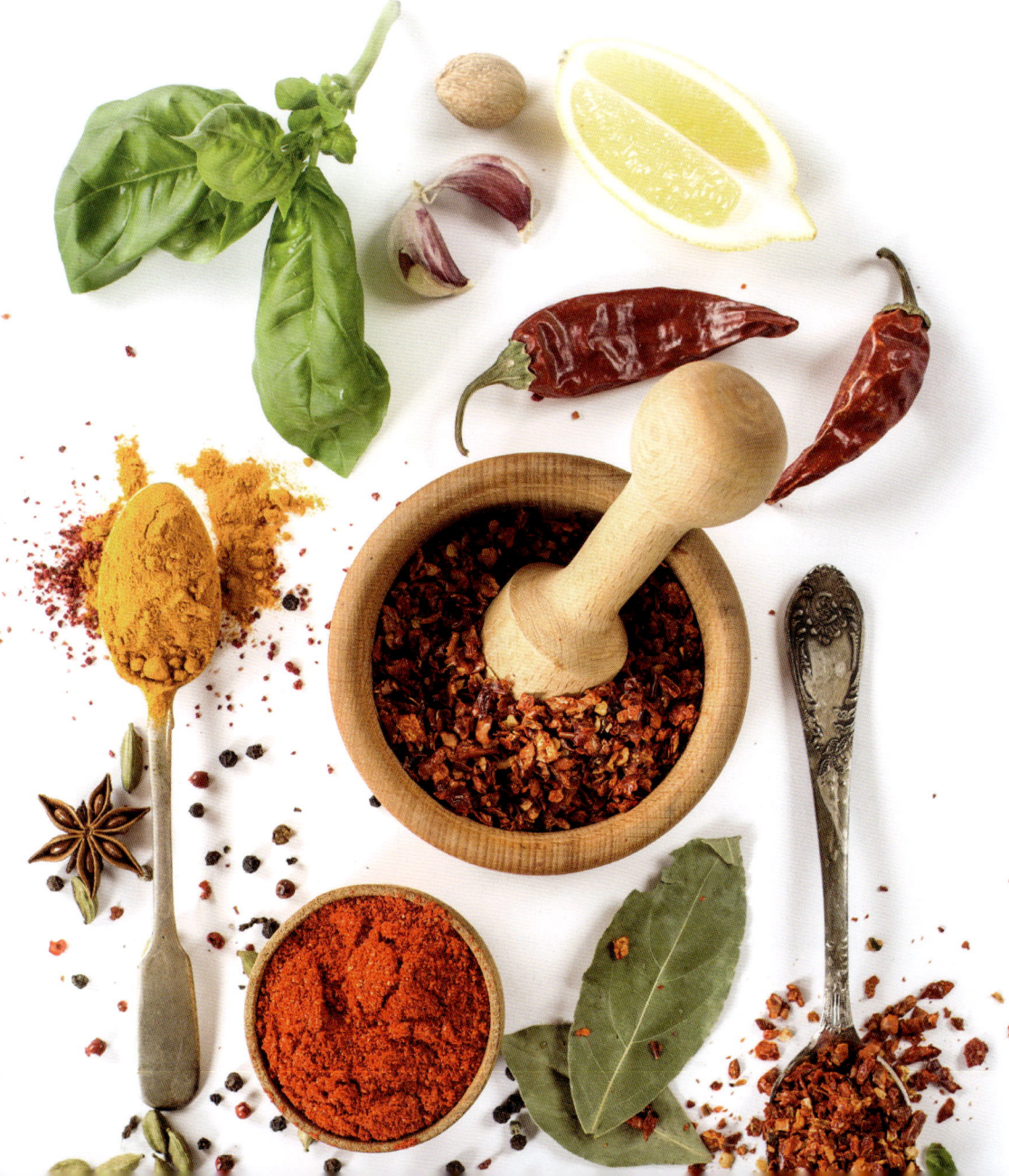

2.000 Milligramm beläuft. Um genauso viel Natrium zu sich zu nehmen wie der Durchschnittsamerikaner – nämlich über 5.000 Milligramm pro Tag –, müssten Sie tagtäglich mehr als zwei Teelöffel Salz auf Ihre stärke-basierten Mahlzeiten streuen. So stark gesalzene Speisen würden die meisten Menschen als ungenießbar empfinden.

Wenn Ihnen Ihr Essen anfangs noch ein bisschen fad schmeckt, haben Sie Geduld – Sie werden sich bald an weniger Salz und neue Geschmacksrichtungen gewöhnen. Die Vorliebe für salzig schmeckendes Essen ist ein erlerntes Verhalten. Um weniger salzige Speisen genießen zu können, brauchen Sie Ihre Geschmacksknospen nur an kleinere Salzmengen zu gewöhnen. Dieser Gewöhnungsprozess beginnt bereits innerhalb von vier Tagen nach Ihrer Ernährungsumstellung.

Die meisten Gerichte in diesem Buch sind so gut gewürzt, dass sie weder mit Salz gekocht noch bei Tisch nachgesalzen werden müssen – vor allem, nachdem Ihr Gaumen sich an die neuen Aromen gewöhnt hat.

Sie brauchen für diese Rezepte nicht unbedingt natriumarme Tomatenprodukte zu verwenden; die meisten Menschen vertragen die Natriummengen, die für die Konservierung von Lebensmitteln in Dosen verwendet werden, gut. Wenn Sie salzempfindlich sind, sollten Sie allerdings lieber natriumarme Produkte kaufen. Als salzfreie Alternative können Sie statt Tomatenkonserven klein geschnittene frische Tomaten verwenden und anstelle von Tomatensauce frische Tomaten im Mixer pürieren.

Sojasauce

Sojasauce ist eine schmackhafte Alternative zum Tafelsalz. Aber kommen Sie nur ja nicht auf den Gedanken, dass diese Sauce kein Natrium enthält! Normale Sojasauce liefert 800 Milligramm Natrium pro Esslöffel; und auch die salzreduzierte Variante enthält immer noch 500 Milligramm pro Esslöffel. Achten Sie beim Kauf darauf, dass Ihre Sojasauce kein Natriumglutamat enthält! Viele Menschen reagieren allergisch auf diesen Geschmacksverstärker; außerdem enthält er ebenfalls Natrium. Sojasauce ist auch unter dem Namen Tamari erhältlich. Jede Sauce schmeckt ein bisschen anders. Höchstwahrscheinlich werden Sie im Lauf der Zeit eine Vorliebe für eine bestimmte Marke entwickeln.

Ein paar Worte zum Thema Zucker und künstliche Süßstoffe

Süße ist das zweite Aroma, das die Geschmacksknospen an unserer Zungenspitze als besonders angenehm empfinden. Diese Vorliebe können Sie sich zunutze machen, indem Sie Ihr Frühstücksmüsli mit etwas Süßungsmittel beträufeln. Ein Teelöffel Zucker enthält nur 16 Kalorien.*

Natürlich können Sie auch künstlichen Süßstoff verwenden, wenn Sie ihn mögen (und vertragen). Allerdings sehe ich darin keinen großen Vorteil, denn in vernünftigen Mengen genossen führt Zucker weder zu Übergewicht noch zu Gesundheitsproblemen. Doch wenn Sie sich für künstlichen Süßstoff entscheiden, sollten Sie Ihre Speisen damit beträufeln; so kommt der süße Geschmack am besten zur Geltung.

Stellen Sie Ihre Lieblingsgewürze auf den Tisch

Wenn Sie die richtigen Gewürze oder Würzsaucen auf dem Tisch stehen haben, werden die Gerichte in diesem Buch auch für Familienmitglieder schmackhaft, die noch nicht so begeistert von dem neuen Ernährungsprogramm sind.

Wie praktiziert man das McDougall-Programm erfolgreich?

Der Erfolg stellt sich automatisch ein, wenn man ein bisschen experimentiert und Erfahrungen sammelt. Anfangs wird das alles für Sie vielleicht noch recht neu sein und Sie müssen sich erst einmal darauf einstellen. Doch die meisten Menschen gewöhnen sich schon nach drei bis vier Tagen an dieses Programm, wenn sie sich ernsthaft darum bemühen. Immerhin können Sie sich dabei stets satt essen. Das ist einer der Hauptgründe, warum es Ihnen leichtfallen wird, sich an dieses Programm zu gewöhnen und auch langfristig dabeizubleiben.

---

* Zucker ist Zucker. Im Hinblick auf den Nährstoffgehalt besteht zwischen Honig, Ahornsirup, Melasse, braunem und weißem Zucker kaum ein Unterschied: Bei all diesen Süßungsmittel handelt es sich um einfache Kohlenhydrate, die sich am ehesten unter dem Oberbegriff »leere Kalorien« zusammenfassen lassen. Sie enthalten weder Ballaststoffe noch Eiweiß noch Fett und leisten keinen oder zumindest kaum einen Beitrag zur Deckung Ihres Vitamin- und Mineralstoffbedarfs. Doch auch künstliche Süßstoffe haben Nachteile: Sie können bei hierfür empfindlichen Personen unangenehme Reaktionen wie beispielsweise Kopfschmerzen hervorrufen. Manche Menschen behaupten, dass bei ihnen sogar schon schwerwiegendere unerwünschte Nebenwirkungen aufgetreten sind. Außerdem schmecken solche Süßstoffe auch nicht so gut wie natürlicher Zucker. Wenn Sie sich klarmachen, dass Zucker kaum ein Risiko für Ihre Gesundheit darstellt, solange Sie keine allzu großen Mengen davon verwenden, werden Sie einsehen, dass es kaum einen Grund gibt, auf künstlichen Süßstoff umzusteigen.

Rezepte zum
McDougall-Programm für
maximale Gewichtsreduktion

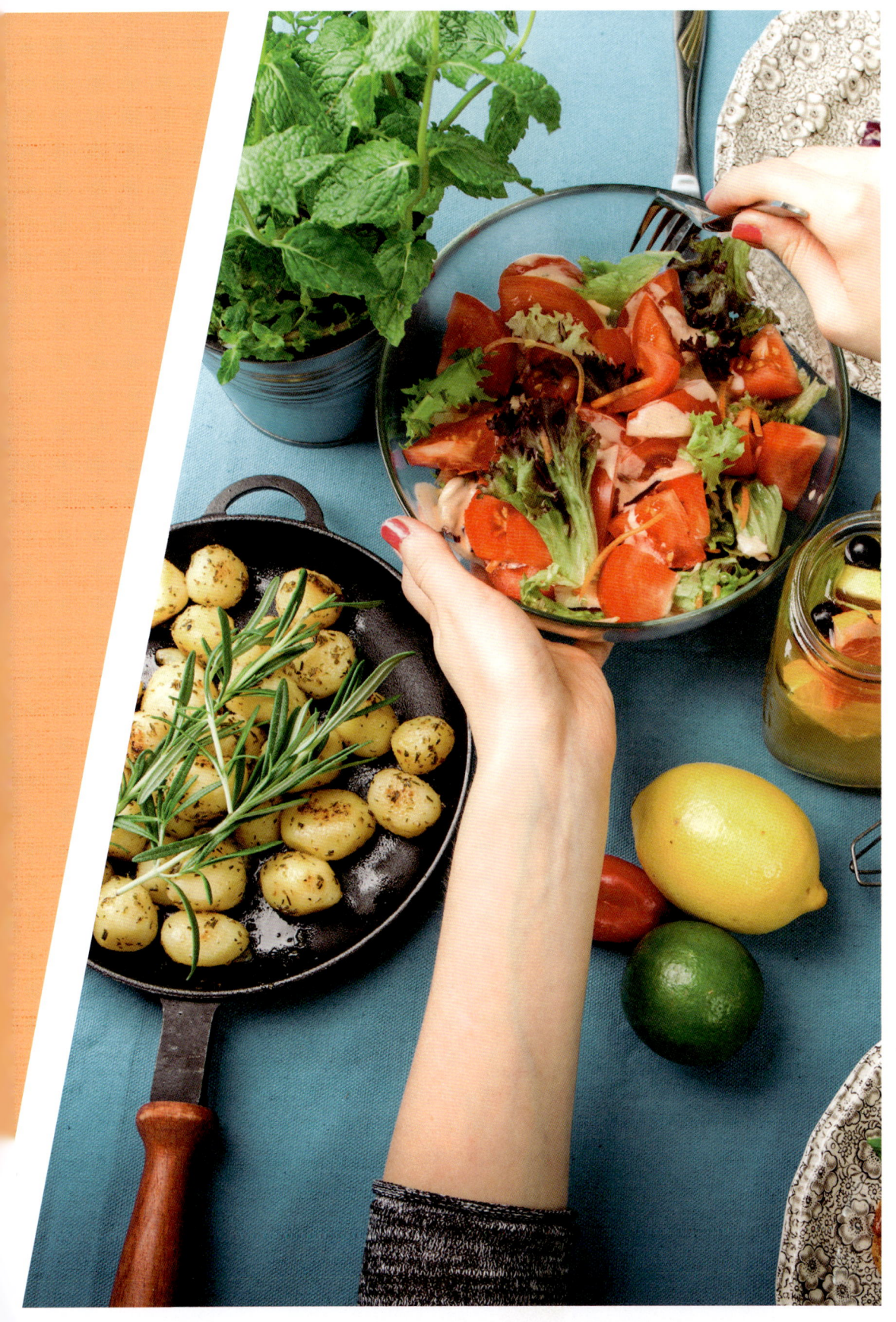

Die Rezepte in diesem Kapitel haben wir für Sie entwickelt, damit Sie innerhalb kürzester Zeit möglichst viel abnehmen, ohne hungern zu müssen oder Ihrer Gesundheit zu schaden. Wenn Sie sich an dieses Ernährungsprogramm halten, wird Ihr Gesundheitszustand sich dadurch sogar drastisch verbessern. Allerdings möchte ich Sie in diesem Zusammenhang nochmals daran erinnern, dass Sie vor Beginn des Programms unbedingt Ihren Arzt um Rat fragen sollten, falls Sie krank sind oder Medikamente einnehmen müssen. Gesunde Ernährung ist eine sehr wirksame Medizin, sodass Sie Ihre Arzneimittel vermutlich absetzen oder zumindest deren Dosis verringern können, wenn Sie sich nach diesem Programm ernähren. (Nähere Informationen dazu finden Sie in früheren McDougall-Büchern)

Wir haben die Rezepte je nach Verwendungszweck in verschiedene Kategorien unterteilt. Ihr Frühstück besteht in erster Linie aus verschiedenen Stärkelieferanten. Zu Mittag können Sie eine Suppe oder einen Getreidesalat oder auch beides essen. Zum Abendessen sollten Sie ein stärkebasiertes Hauptgericht und als Beilage einen kalorienarmen Salat zu sich nehmen. Auch als kleinen Imbiss für zwischendurch empfehlen wir hauptsächlich Salate, denn wer viel Salat isst, profitiert am meisten von diesem Programm. Doch auch die anderen Gerichte, die hauptsächlich Stärke enthalten, sind so kalorien- und fettarm, dass sie sich für die meisten Menschen gut als Snacks eignen.

Bei den Rezepten für die Salate und Hauptgerichte bin ich von einer Portionsgröße von ungefähr 280 Gramm ausgegangen. Bei den Dressings und Dips sind die Portionen natürlich kleiner. Das bedeutet jedoch nicht, dass Sie sich auf eine Portion beschränken müssen. Essen Sie ruhig so viel, bis Sie satt sind! Manchmal brauchen Sie vielleicht drei oder vier Portionen eines bestimmten Gerichts, um Ihren Hunger zu stillen.

Wenn Sie nicht so schnell abnehmen, wie Sie möchten, gibt es zwei Möglichkeiten: Sie können den Grad Ihrer körperlichen Aktivität steigern und Ihre kalorienarmen Salatportionen vergrößern – allerdings nicht auf Kosten Ihres Sättigungsgefühls. Sie müssen sich satt essen; und kalorienarme Salate sättigen die meisten Menschen nun einmal nicht so gut wie die stärkebasierten Gerichte. Hungern Sie nicht, nur um schneller abzunehmen! Denn wie ich bereits erklärt habe, bekommt man seine Gesundheit und seine Gewichtsprobleme auf diese Weise nicht dauerhaft in den Griff.

Sobald Sie Ihre Ziele erreicht haben, werden Sie wahrscheinlich auch die Rezepte ausprobieren wollen, die ich für das ursprüngliche McDougall-Programm entwickelt habe. Diese Gerichte finden Sie in *The McDougall Program: 12 Days to Dynamic Health, The New McDougall Cookbook, The McDougall Plan* und *The McDougall Health-Supporting Cookbooks,* Band I und II (alle auf Englisch). Bis dahin werden Sie die Prinzipien einer gesunden Ernährung sicherlich so weit verinnerlicht haben, dass Sie auch eigene Rezepte erfinden können.

In Kapitel 15 habe ich einen Essensplan für 21 Tage für Sie zusammengestellt. Manche Menschen mögen solche festen Vorgaben, doch wahrscheinlich werden Ihnen diese Tagespläne eher als Orientierungshilfe dienen. Entwickeln Sie lieber eigene Essenspläne und orientieren Sie sich dabei an den Lebensmitteln und Gewürzen, die Sie mögen, und daran, wie viel Zeit und Lust Sie zum Kochen haben. Die meisten Menschen, die sich nach dem McDougall-Programm ernähren, entwickeln mit der Zeit einen Essensplan, der aus einer Kombination von Fertigprodukten und selbst zubereiteten Gerichten besteht.

Die meisten Menschen essen ohnehin immer wieder ihre Lieblingsgerichte. Diese Monotonie macht das Leben einfacher und wirkt sich außerdem positiv auf Ihre Gewichtsreduktion und Ihren Gesundheitszustand aus: Denn je weniger abwechslungsreich Ihre Ernährung ist, umso weniger Kalorien nehmen Sie zu sich und umso geringer ist das Risiko unerwünschter (möglicherweise allergischer) Reaktionen auf Lebensmittel.

Denken Sie daran, die Gewürze in den Rezepten gegebenenfalls durch andere Kräuter und Gewürze zu ersetzen, die Sie mögen! Gerne können Sie dabei auch die Menge der Gewürzzutaten nach Ihrem persönlichen Geschmack abändern. Die meisten gesunden Menschen vertragen kleine Mengen Salz (oder Sojasauce), also bestreuen bzw. beträufeln Sie Ihre Speisen ruhig damit! So werden Sie innerhalb kürzester Zeit eine Sammlung von Lieblingsrezepten beisammen haben, und der Gedanke »Je mehr ich davon esse, umso schlanker und gesünder werde ich«, wird Sie motivieren.

Sehr kalorienarme grüne und gelbe

✦✦✦

Gemüse & Salate

✦✦✦

Rohkostsalat »Quer durch den Garten« 228
Spinatsalat 230
Gurkensalat mit Korianderkraut 230
Bunter Rohkostsalat. 232
Stückiger Rohkostsalat 232
Bohnensprossensalat. 233
Ein-Minuten-Krautsalat. 233
Zucchinisalat 234
Yambohnensalat 234
Spaghettikürbissalat mit Brokkoli 235
Tomaten-Rohkostsalat. 236
Spinat-Rohkostsalat. 236

Gurken-Brunnenkresse-Salat 238
Thai-Rohkostsalat. 238
Gemischter Rohkostsalat 238
Bunter Gartensalat 240
Schneller würziger Krautsalat 241
Gurkensalat 241
Süßsaurer Salat 242
Krautsalat. 243
Orientalischer grüner Salat. 244
Würziger Tomaten-Krautsalat 246
Brokkolisalat 246
Frischer Gartensalat 247

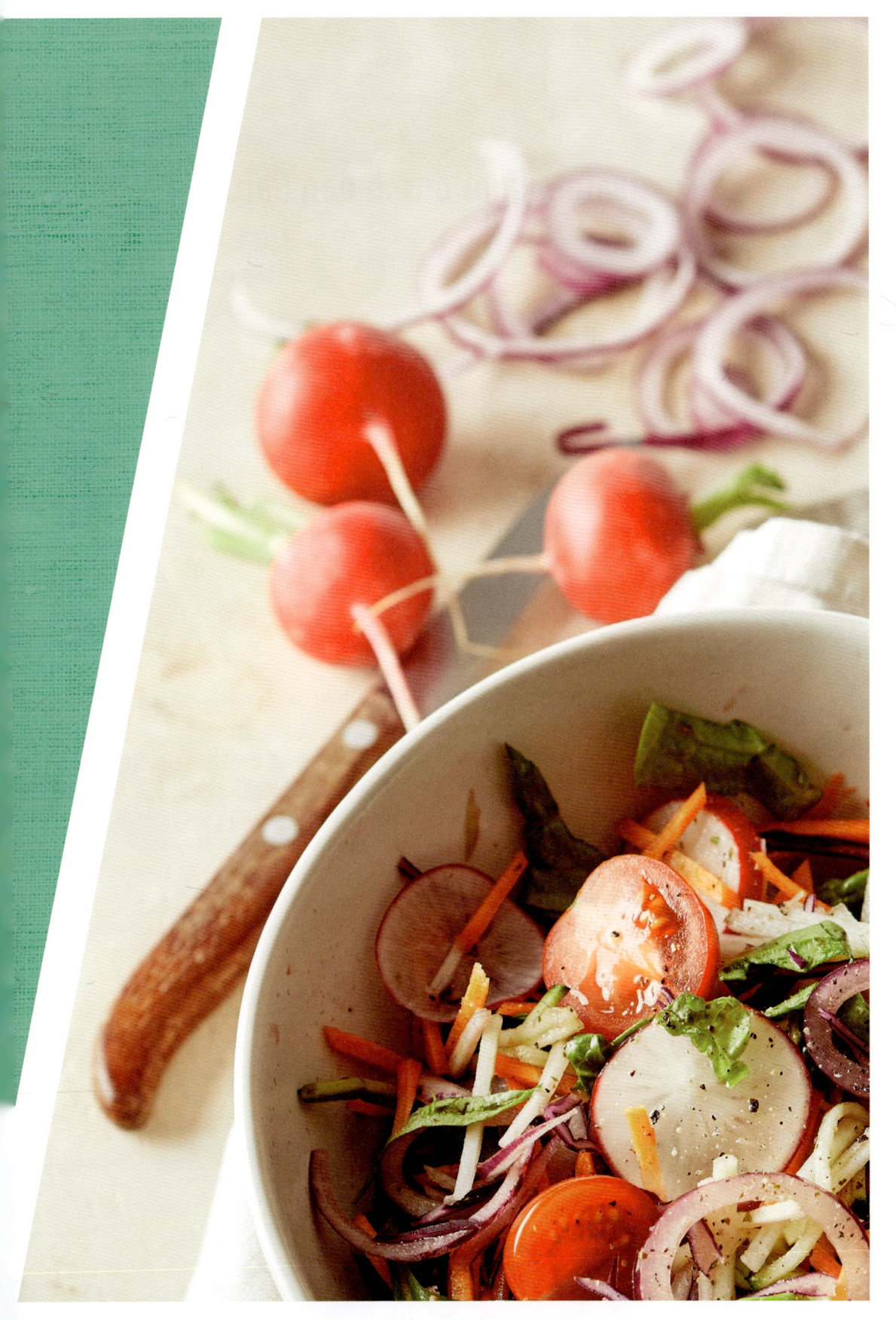

Rohkostsalat »Quer durch den Garten«

Portionen: 5   Zubereitungszeit: 30 Minuten   Garzeit: 5 Minuten (wahlweise)

ZUTATEN

500 g	grüner Salat (Römersalat, Winterendivie, Blattsalat, Eisbergsalat usw.), zerpflückt
70 g	Brokkoliröschen
130 g	Blumenkohlröschen
140 g	Zucchini, gewürfelt
140 g	Sommerkürbis, gewürfelt
150 g	rote Paprika, gewürfelt
50 g	Zuckerschoten
175 g	Kirschtomaten, halbiert
180 ml	ölfreies Salatdressing

ZUBEREITUNG

Den Salat waschen, trocknen, in mundgerechte Stücke zerteilen und in eine große Schüssel geben.

Alle Gemüsezutaten außer den Tomaten in einen Dämpfeinsatz legen und 5 Minuten über kochendem Wasser dämpfen. (Sie können das Gemüse auch roh in den Salat geben; dann ist es noch knuspriger und sieht noch leckerer aus.) Zum Schluss Gemüse und Tomaten zu dem Salat geben, alles gründlich miteinander vermischen, mit dem Dressing übergießen und nochmals vermischen. Sofort servieren.

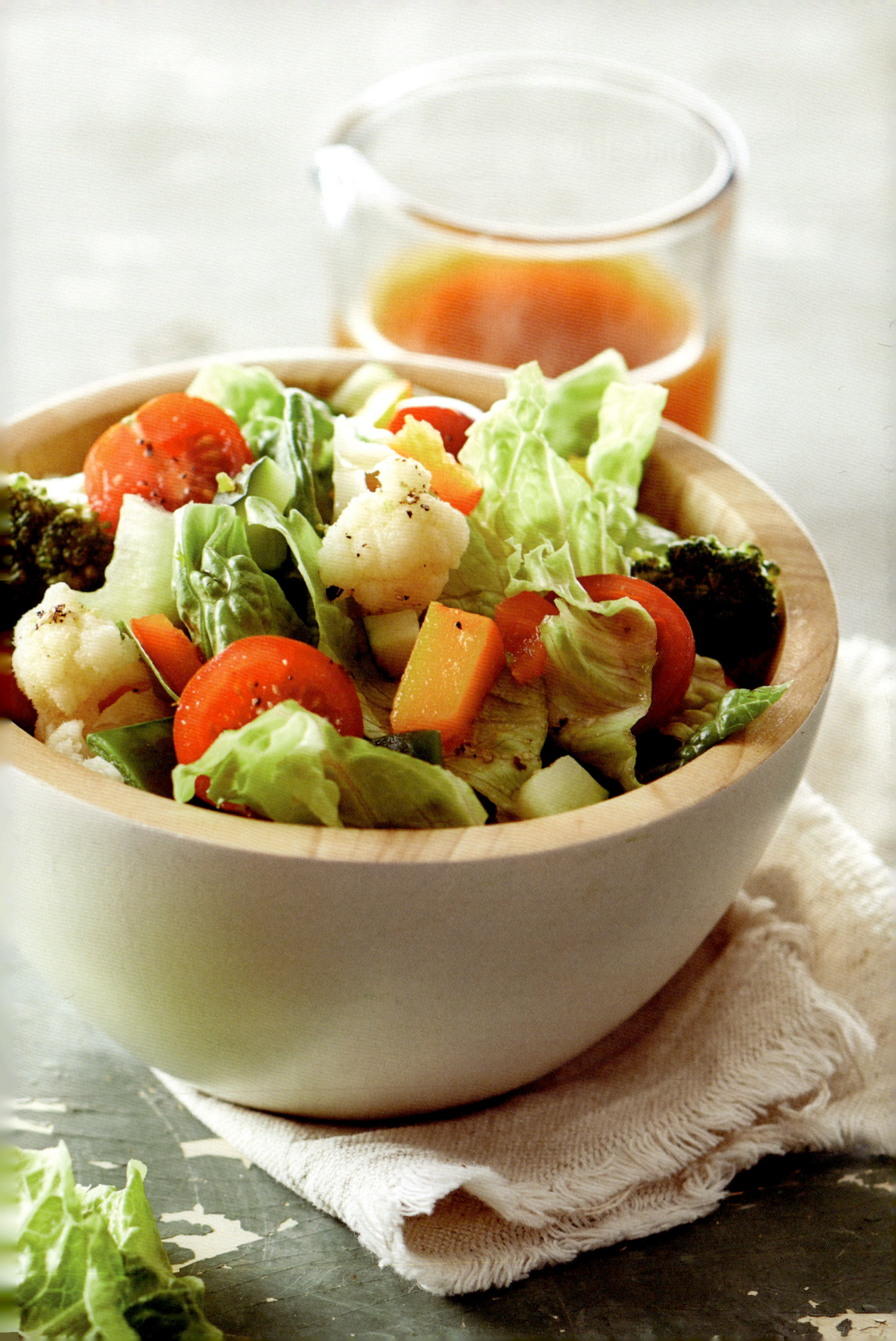

Spinatsalat

Portionen: 2   Zubereitungszeit: 10 Minuten

ZUTATEN

5 Handvoll	gewaschener frischer Blattspinat, zerpflückt
1	kleine rote Zwiebel, in Scheiben geschnitten und in Ringe zerteilt
1	kernlose Orange, geschält, in Scheiben geschnitten und geviertelt
80 ml	ölfreies Salatdressing Ihrer Wahl

ZUBEREITUNG

Gemüse und Orangen in eine große Schüssel geben, mit dem Dressing übergießen und vorsichtig vermischen. Sofort servieren.

VARIANTE: *Geben Sie zusätzlich noch 35 g in Scheiben geschnittene Champignons zu den Salatzutaten.*
TIPP: *Wenn Sie Zeit sparen möchten, verwenden Sie vorgewaschenen Spinat.*

Gurkensalat mit Korianderkraut

Portionen: 4   Zubereitungszeit: 15 Minuten   Kühlzeit: 1 Stunde

ZUTATEN

6	mittelgroße Gurken	1 EL	Sojasauce
6 EL	Limettensaft	1 EL	Chilipulver
3 EL	frisches Korianderkraut, gehackt	¾ TL	Korianderpulver

ZUBEREITUNG

Die Gurken schälen (wegen des Farbeffekts zwei bis drei Streifen von der Schale dranlassen). Längs halbieren, dann die Hälften noch einmal der Länge nach halbieren und in 2,5 cm lange Stücke schneiden. (Als Variante können Sie für diesen Salat auch Gurkenscheiben verwenden.) Geben Sie die Gurken zusammen mit den übrigen Zutaten in eine große Schüssel und vermischen Sie alles miteinander. Vor dem Servieren 1 Stunde kalt stellen.

Bunter Rohkostsalat

Portionen: 4   Zubereitungszeit: 25 Minuten

ZUTATEN

2	Handvoll Römersalat, zerpflückt	140 g	gelbe Zucchini, in Scheiben geschnitten
2	Handvoll Kopfsalat, zerpflückt	140 g	grüne Zucchini, in dünne Streifen geschnitten
1 Bund	Brunnenkresse, geputzt	1	rote Paprika, in dünne Streifen geschnitten
80 g	frische Champignons, in Scheiben geschnitten	125–180 ml	ölfreies Dressing

ZUBEREITUNG

Salat und Gemüse in eine Schüssel geben, gründlich vermischen und mit einem ölfreien Dressing Ihrer Wahl servieren.

Stückiger Rohkostsalat

Portionen: 4   Zubereitungszeit: 30 Minuten   Kühlzeit: 2 bis 4 Stunden

ZUTATEN

20 g	frische Tomate, gehackt	90 g	Karotten, geraspelt
80 g	Champignons, in Scheiben geschnitten	20 g	rote Zwiebel, fein gehackt
140 g	Zucchini, gehackt	½	Handvoll frische Petersilie, fein gehackt
140 g	Sommerkürbis, gehackt	1 TL	Dill, fein gehackt
70 g	grüne Paprika, gehackt	125 ml	ölfreies italienisches Dressing oder ein anderes ölfreies Dressing
70 g	rote Paprika, gehackt		
70 g	Gurke, gehackt		

ZUBEREITUNG

Alle Zutaten in ein großes Gefäß mit Deckel geben und kräftig schütteln, damit sie sich miteinander vermischen. Den Salat mindestens 2 Stunden kalt stellen, damit er gut durchzieht; und zwischendurch mehrmals schütteln. Dieser Salat hält sich im Kühlschrank ein paar Tage lang.

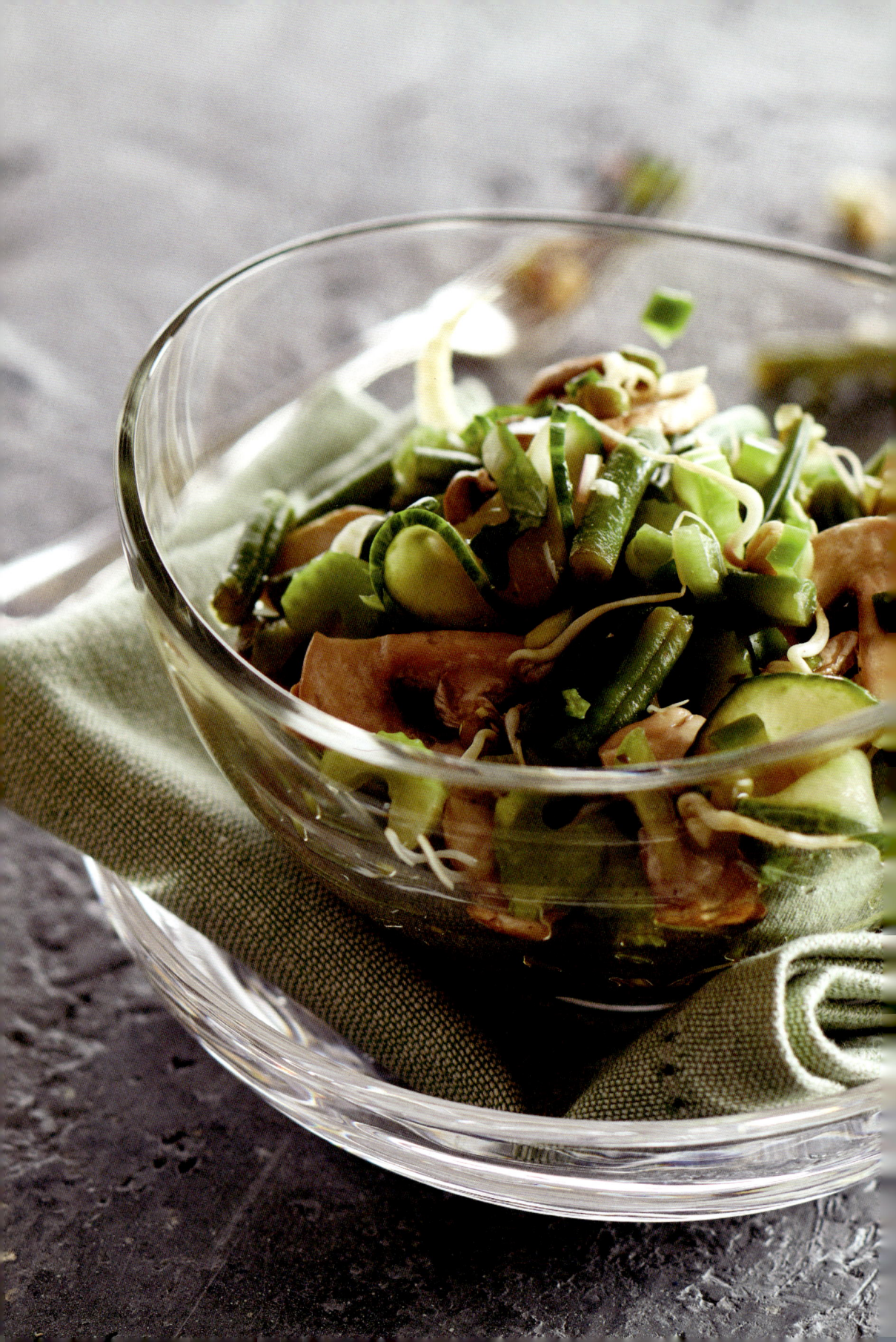

Bohnensprossensalat

Portionen: 6 bis 8   Zubereitungszeit: 30 Minuten   Kühlzeit: 8 Stunden

ZUTATEN

220 g	frische grüne Bohnen, gedämpft
180 g	Gurken, in feine Scheiben geschnitten
100 g	Sellerie, in Scheiben geschnitten
130 g	frische Mungbohnensprossen
150 g	grüne Paprika, gehackt
80 g	Champignons, in Scheiben geschnitten
60 g	Frühlingszwiebel, gehackt
2 EL	Kirschpaprika, gehackt
250 ml	ölfreies Dressing

ZUBEREITUNG

Das Gemüse in eine Schüssel geben und vorsichtig vermischen. Zum Schluss mit dem Dressing übergießen, nochmals vermischen, zudecken und 8 Stunden kalt stellen. Zwischendurch gelegentlich umrühren.

Ein-Minuten-Krautsalat

Portionen: 3   Zubereitungszeit: 1 Minute

ZUTATEN

455 g	küchenfertiger Krautsalat (abgepackt)
225 ml	ölfreies Dressing

ZUBEREITUNG

Den Krautsalat in eine große Schüssel geben. Mit dem ölfreien Dressing übergießen, gründlich vermischen und den Salat entweder sofort servieren oder zu decken, und für den späteren Gebrauch kalt stellen.

Zucchinisalat

Portionen: 2   Zubereitungszeit: 15 Minuten

ZUTATEN

2	kleine bis mittelgroße Zucchini, in dünne Streifen geschnitten
2	kleine bis mittelgroße Sommerkürbisse, in dünne Streifen geschnitten
10	Radieschen, halbiert und in dünne Scheiben geschnitten
1 EL	frische Petersilie, gehackt
1 EL	frischer Dill, gehackt
80 ml	ölfreies Dijonsenf-Dressing oder anderes ölfreies Dressing Ihrer Wahl
	Frisch gemahlener Pfeffer (nach Belieben)

ZUBEREITUNG

Alle Zutaten in eine Schüssel geben und gründlich vermischen. Sie können diesen Salat sofort servieren oder für den späteren Gebrauch kalt stellen. Er schmeckt auch am nächsten Tag noch hervorragend.

Yambohnensalat

Portionen: 6   Zubereitungszeit: 20 Minuten   Kühlzeit: 1 Stunde

ZUTATEN

1	kleine Yambohne, alternativ Kohlrabi, geschält und gewürfelt
1	grüne Paprika, gewürfelt
1	gelbe Paprika, gewürfelt
1	rote Zwiebel, fein gehackt
3	Tomaten, gewürfelt
250 ml	ölfreies italienisches Dressing

ZUBEREITUNG

Das Gemüse in eine große Schüssel geben, mit dem Dressing übergießen und vermischen. Den Salat für mindestens 1 Stunde im Kühlschrank durchziehen lassen.

Spaghettikürbissalat mit Brokkoli

Portionen: 4   Zubereitungszeit: 30 Minuten
Garzeit: 20 bis 25 Minuten im Backofen, 20 Minuten in der Mikrowelle
Kühlzeit: 1 Stunde

ZUTATEN

1	mittelgroßer Spaghettikürbis
140 g	Brokkoliröschen, fein gehackt
1	70-g-Glas Kirschpaprika, gehackt
1 EL	fein geriebene Orangenschale
125 ml	gewürzter Reisessig (Sushi-Essig)
1 EL	Sojasauce
	Frisch gemahlener Pfeffer

ZUBEREITUNG

GAREN DES SPAGHETTIKÜRBISSES:
Backofen: Den Kürbis mehrfach mit der Gabel einstechen und bei 175 °C
45 Minuten backen. Dann wenden, weitere 20 bis 25 Minuten backen
und abkühlen lassen. Zum Schluss halbieren Sie den Kürbis, entfernen
die Kerne und ziehen die gegarten Fasern mit der Gabel heraus.
Mikrowelle: Den Kürbis halbieren und mit der Schnittstelle nach oben
in eine am Boden mit etwas Wasser gefüllte Backform legen. Luftdicht
mit Küchenfolie abdecken und 20 Minuten auf höchster Stufe garen,
bis die Schale sich leicht mit der Gabel durchstechen lässt. 5 Minuten
ruhen lassen, dann die Küchenfolie abziehen und den Kürbis abkühlen
lassen. Zum Schluss die Kerne entfernen und die gegarten Fasern mit
der Gabel herausziehen.
Gegartes Kürbisfleisch hält sich im Kühlschrank zugedeckt bis zu
4 Tage lang.

ZUBEREITUNG DES SALATS:
Die Brokkoliröschen dünsten, bis sie gerade weich sind, vom Herd
nehmen, in kaltem Wasser abschrecken, abgießen und beiseitestellen.
Spaghettikürbis, Brokkoli, Kirschpaprika und Orangenschale in
eine Salatschüssel geben und vermischen. Reisessig und Sojasauce
verrühren, über den Salat gießen und nochmals vermischen. Sie
können den Salat sofort servieren oder vorher bis zu 1 Stunde
zugedeckt kalt stellen. Vor dem Servieren mit frisch gemahlenem
Pfeffer würzen.

Tomaten-Rohkostsalat

Portionen: 6   Zubereitungszeit: 30 Minuten   Kühlzeit: 1 bis 2 Stunden

ZUTATEN

6	Tomaten, gehackt
400 g	frischer Mais oder aufgetauter Tiefkühlmais
2	Zucchini, in dünne Streifen geschnitten
½	Gurke, fein gehackt
1	kleine Handvoll Wasserkastanien, in dünne Scheiben geschnitten
4	Schalotten, fein gehackt
1 EL	frische Petersilie, gehackt
1 TL	frisches Basilikum, gehackt
½ TL	frischer Oregano, klein geschnitten
½ TL	frischer Estragon, klein geschnitten
125 ml	ölfreies Dressing

ZUBEREITUNG

Alle Zutaten in eine Schüssel geben und gründlich vermischen. Vor dem Servieren kalt stellen.

Spinat-Rohkostsalat

Portionen: 4   Zubereitungszeit: 30 Minuten

ZUTATEN

6	Handvoll gewaschener und getrockneter frischer Blattspinat
225 g	Champignons, in Scheiben geschnitten
2	Karotten, in dünne Scheiben geschnitten
1	Gurke, in dünne Scheiben geschnitten
1	Tomate, in dünne Scheiben geschnitten
2	Handvoll Alfalfa- oder Kleesprossen
	Ölfreies Dressing nach Belieben

ZUBEREITUNG

Alle Zutaten in eine große Schüssel geben und gründlich vermischen. Mit Ihrem ölfreien Lieblingsdressing servieren.

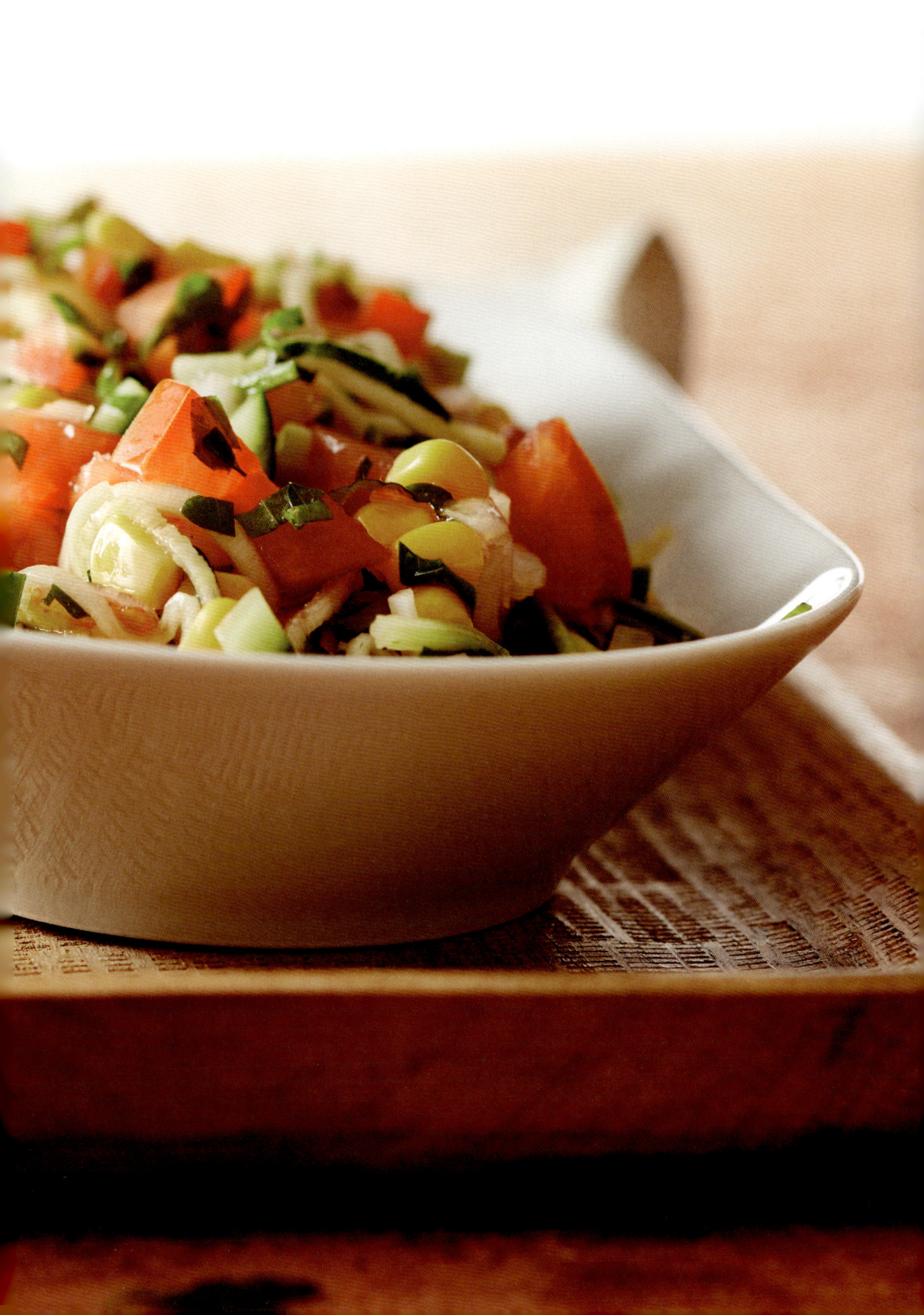

Gurken-Brunnenkresse-Salat

Portionen: 2   Zubereitungszeit: 10 Minuten   Kühlzeit: 30 Minuten bis 1 Stunde

ZUTATEN

6 EL	Weißweinessig
1 ½ EL	Wasser
4 EL	frisch gepresster Zitronensaft
3 TL	Sojasauce
1 ½ TL	Zucker
3	Gurken, in dünne Streifen geschnitten
3 Bund	Frühlingszwiebeln, gehackt
3 Bund	Brunnenkresse, in Zweige zerteilt

ZUBEREITUNG

Die ersten fünf Zutaten vermischen und beiseitestellen.
Gurken und Frühlingszwiebeln zu diesem Dressing geben, gründlich
vermischen und bis kurz vor dem Servieren kalt stellen.
Die Brunnenkresse gründlich waschen und trocken schleudern oder
trocken tupfen. In eine Plastiktüte geben und ebenfalls bis kurz vor
dem Servieren kalt stellen.
Vor dem Servieren Gurken und Frühlingszwiebeln mit der
Brunnenkresse vermischen. Sofort servieren.

Thai-Rohkostsalat

Portionen: 6 bis 8   Zubereitungszeit: 30 Minuten

ZUTATEN

2	Knoblauchzehen	200 g	geraspelte Karotten
2–4	kleine rote Chilischoten oder 1–2 Teelöffel rote Chilipaste	50 g	geraspelter Daikon-Rettich
6 ½ EL	frisch gepresster Limettensaft	100 g	Frühlingszwiebel, gehackt
4 EL	Sojasauce	1	in dünne Spalten geschnittene Tomate zum Garnieren
400 g	fein geraspelter Weißkohl		
130 g	Mungbohnensprossen		

ZUBEREITUNG

Knoblauchzehen und Chilischoten oder Chilipaste in einer kleinen Küchenmaschine pürieren.

Zusammen mit dem Limettensaft und der Sojasauce in ein kleines Schraubglas geben und kräftig schütteln, damit die Zutaten sich miteinander vermischen.

Kohl, Bohnensprossen, Karotten, Rettich und Frühlingszwiebel in eine große Schüssel geben, mit dem Dressing übergießen und gründlich vermischen.

Mit den Tomatenspalten garnieren.

Gemischter Rohkostsalat

Portionen: 6   Zubereitungszeit: 30 Minuten   Garzeit: 3 Minuten   Kühlzeit: 1 Stunde

ZUTATEN

200 g	Tiefkühlmais
115 g	grüne Bohnen, in dünne Streifen geschnitten
135 g	Karotten, in dünne Streifen geschnitten
140 g	grüne Zucchini, in dünne Streifen geschnitten
140 g	gelbe Zucchini, in dünne Streifen geschnitten
140 g	rote Paprika, in dünne Streifen geschnitten
115 g	milde Zwiebel, halbiert und in dünne Scheiben geschnitten
250 ml	ölfreies Salatdressing
	Frisch gemahlener Pfeffer nach Belieben

ZUBEREITUNG

Wasser in einem Topf zum Kochen bringen. Mais, Bohnen und Karotten hineingeben und 3 Minuten kochen. Abgießen und in kaltem Wasser abschrecken. Das Gemüse wiederum abgießen und in eine große Schüssel geben, die übrigen Zutaten hinzufügen, und alles gründlich miteinander vermischen. Stellen Sie den Salat vor dem Servieren für 1 Stunde kalt, damit er gut durchzieht.

Bunter Gartensalat

Portionen: 6 bis 8   Zubereitungszeit: 30 Minuten

ZUTATEN

200 g	geraspelte Karotten
100 g	geraspelter Rotkohl
140 g	feingeraspelte Zucchini
200 g	geraspelte Yambohne, alternativ Kohlrabi oder Retting
150 g	geraspelte Speiserübe
65 g	klein geschnittener Römersalat
1	Handvoll zerpflückter Blattspinat
50 g	Radieschen, in Scheiben geschnitten
1	kleine rote oder milde weiße Zwiebel, in Scheiben geschnitten und in Ringe zerteilt
125 ml	ölfreies Dilldressing Frisch gemahlener Pfeffer
175 g	Kirschtomaten, halbiert

ZUBEREITUNG

Alle Gemüsezutaten außer den Tomaten in eine große Schüssel geben, mit dem Dressing übergießen und vermischen. Mit Pfeffer bestreuen, mit den Tomatenhälften garnieren und sofort servieren.

Schneller würziger Krautsalat

Portionen: 4   Zubereitungszeit: 10 Minuten

ZUTATEN

2–4	kleine rote Chilischoten
2 TL	zerdrückte Knoblauchzehen
180 ml	plus 1 EL frisch gepresster Limettensaft
120 ml	plus 2 EL Sojasauce
2 TL	Zucker (wahlweise)
900 g	küchenfertiger Krautsalat (abgepackt)

ZUBEREITUNG

Die Chilischoten in einer kleinen Küchenmaschine zermahlen, in einem kleinen Schraubglas mit allen anderen Zutaten (außer dem Krautsalat) vermischen und kräftig schütteln. Den Krautsalat mit diesem Dressing übergießen und gründlich vermischen. Sofort servieren.

Gurkensalat

Portionen: 4   Zubereitungszeit: 5 Minuten   Kühlzeit: 1 Stunde

ZUTATEN

1	Gurke, längs halbiert und in Scheiben geschnitten
1	Bund Frühlingszwiebeln, in Scheiben geschnitten
425 g	in Scheiben geschnittene Bambussprossen aus der Dose, abgegossen
425 g	Kichererbsen aus der Dose, abgegossen und abgespült
1 EL	brauner Zucker
1 EL	Weißweinessig
	Frisch gemahlener Pfeffer

ZUBEREITUNG

Alle Gemüsezutaten in einer Schüssel miteinander vermischen. Den braunen Zucker mit dem Essig verrühren, über das Gemüse geben und nochmals gründlich vermischen. Mit Pfeffer bestreuen und mindestens 1 Stunde zugedeckt kalt stellen.

Süßsaurer Salat

Portionen: 2   Zubereitungszeit: 15 Minuten

ZUTATEN

DRESSING
3 EL   frisch gepresster Limettensaft
1 EL   Wasser
1 EL   frische Minze, fein gehackt
1 TL   Sojasauce
½ TL   Honig
⅛ TL   Kreuzkümmelpulver

SALAT
280 g   Yambohne, alternativ Kohlrabi, geschält und
        in dünne Streifen geschnitten
170 g   kernlose Weintrauben, halbiert

ZUBEREITUNG
Die Zutaten für das Dressing in einem kleinen Schraubglas vermischen
und beiseitestellen.
Yambohne und Weintrauben in eine Schüssel geben, mit dem Dressing
übergießen und vermischen. Sofort servieren oder bis zum Essen kalt
stellen.

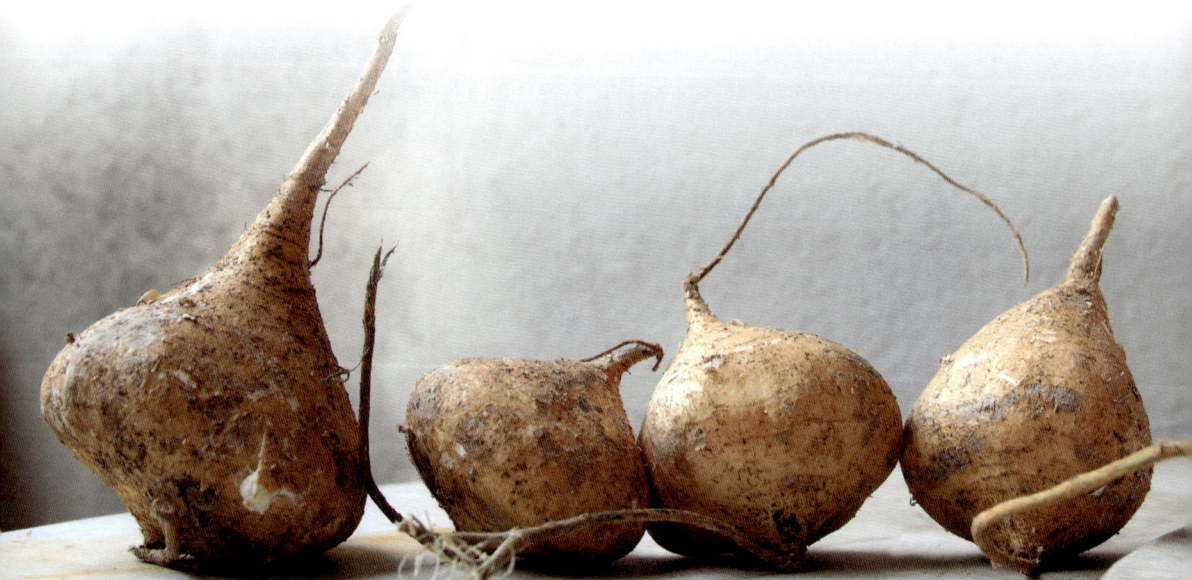

Krautsalat

Portionen: 4   Zubereitungszeit: 30 Minuten   Kühlzeit: 1 Stunde

ZUTATEN

DRESSING
2 EL	Balsamicoessig
6 EL	Apfelessig
2 EL	Dijonsenf
1 EL	Sojasauce
2 TL	Honig
½ TL	Selleriesamen
½ TL	Kümmel
¼ TL	frisch gemahlener Pfeffer

KRAUTSALAT
190 g	geraspelter Grünkohl
190 g	geraspelter Rotkohl
1	Karotte, in dünne Streifen geschnitten
1	rote Paprika, in dünne Streifen geschnitten
1	gelbe Paprika, in dünne Streifen geschnitten
1	grüne Paprika, in dünne Streifen geschnitten
60 g	Frühlingszwiebel, gehackt
½	Handvoll frische Petersilie, fein gehackt

ZUBEREITUNG

Die Zutaten für das Dressing in einer kleinen Schüssel vermischen und beiseitestellen.

Das Gemüse in eine große Schüssel geben, mit dem Dressing übergießen und vermischen. Den Salat mindestens 1 Stunde lang im Kühlschrank durchziehen lassen.

Orientalischer grüner Salat

Portionen: 2 bis 4   Zubereitungszeit: 15 Minuten

ZUTATEN

2	Handvoll zerpflückter Blattsalat
50 g	zerpflückter Chinakohl
130 g	Mungbohnensprossen
40 g	Zuckerschoten, geputzt
3 EL	Sellerie, in dünne Scheiben geschnitten
20 g	Brokkoliröschen
60 g	in Scheiben geschnittene Bambussprossen aus der Dose
2 EL	Karotten, in dünne Scheiben geschnitten
3 EL	Sojasauce
3 EL	Reisessig
2 EL	Wasser
¼ TL	Knoblauch, klein geschnitten
¼ TL	frischer Ingwer, klein geschnitten

ZUBEREITUNG

Alle Gemüsezutaten in eine große Schüssel geben, vermischen und beiseitestellen.

Sojasauce, Essig, Wasser, Knoblauch und Ingwer in der Küchenmaschine kurz miteinander vermengen, über das Gemüse gießen und nochmals alle Zutaten miteinander vermischen, bis das Gemüse sich mit dem Sojasaucen-Dressing überzogen hat. Sofort servieren.

TIPP: *Statt des hier beschriebenen Sojasaucen-Dressings können Sie für diesen Salat auch ein anderes ölfreies Dressing Ihrer Wahl verwenden.*

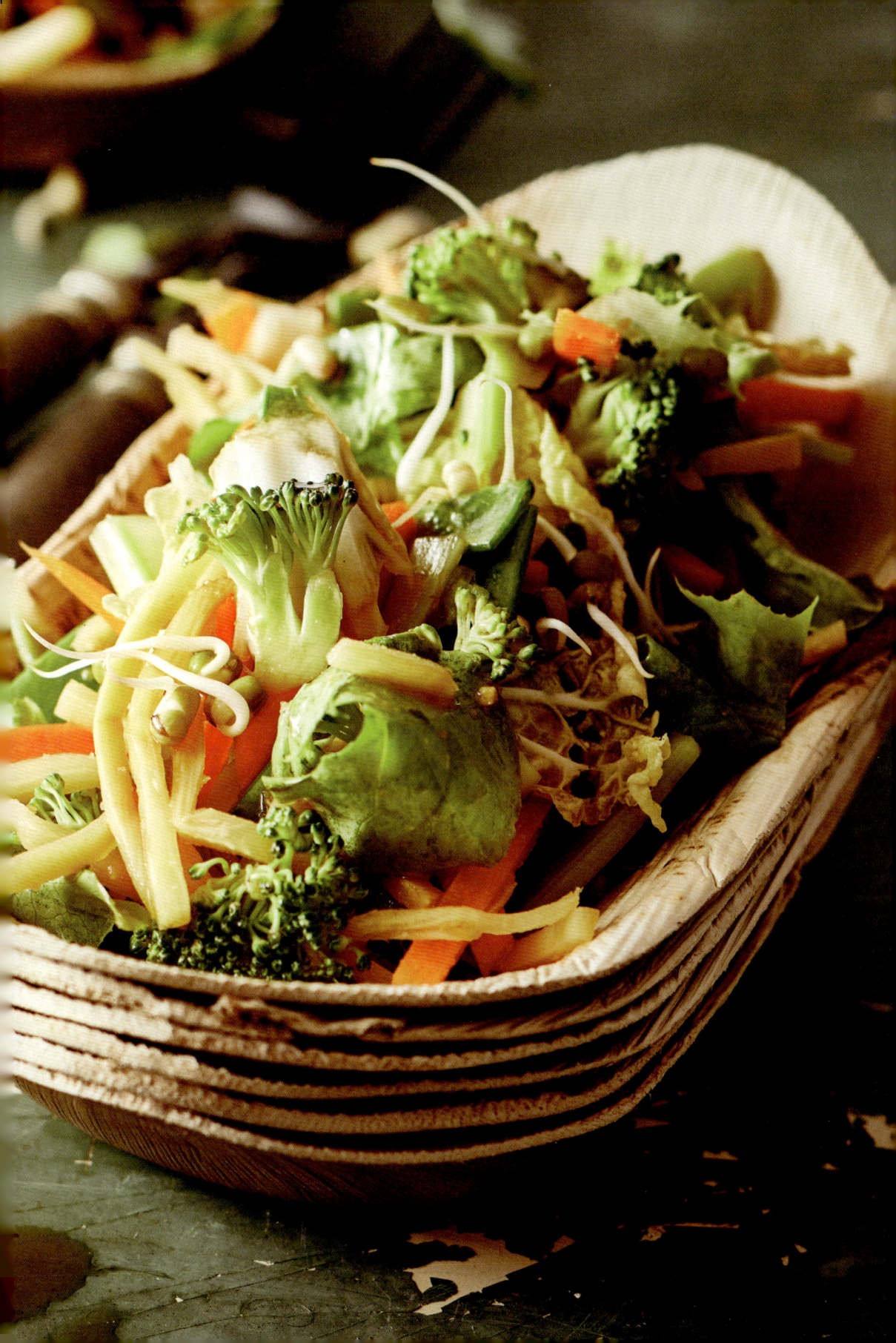

Würziger Tomaten-Krautsalat

Portionen: 8   Zubereitungszeit: 25 Minuten   Kühlzeit: 2 Stunden

ZUTATEN

330 g	geraspelter Weißkohl
1 Bund	Frühlingszwiebeln, erst in 5 cm lange Stücke und dann in dünne Streifen geschnitten
1	grüne Paprika, in dünne Streifen geschnitten
1	Gurke, in dünne Streifen geschnitten

1	Tomate, gehackt
180 ml	würziger Tomatensaft
60 ml	Rotweinessig
1 EL	Sojasauce
½ TL	Kreuzkümmelpulver
¼ TL	frisch gemahlener schwarzer Pfeffer

ZUBEREITUNG

Das Gemüse in eine große Schüssel geben und beiseitestellen. Tomatensaft und Essig in ein Schraubglas gießen, Sojasauce, Kreuzkümmel und Pfeffer hinzufügen, und kräftig schütteln, damit die Zutaten sich miteinander vermengen. Das Gemüse mit dem Dressing übergießen und vermischen. Die Schüssel zudecken und den Salat mindestens 2 Stunden im Kühlschrank durchziehen lassen.

Brokkolisalat

Portionen: 3   Zubereitungszeit: 20 Minuten   Kühlzeit: 1 bis 2 Stunden

ZUTATEN

DRESSING

1	kleine rote Chilischote
½ TL	zerdrückte Knoblauchzehe
3 EL	frisch gepresster Zitronensaft
3 EL	Sojasauce
½ TL	Zucker (wahlweise)

SALAT

450 g Brokkoli, fein gehackt

100 g Frühlingszwiebel, gehackt

80 g geröstete rote Paprika, gehackt

ZUBEREITUNG

Die Chilischote in einer kleinen Küchenmaschine zermahlen, mit den anderen Dressingzutaten verrühren und beiseitestellen.

Alle Gemüsezutaten in eine Schüssel geben, mit dem Dressing übergießen und gründlich vermischen. Vor dem Servieren mindestens 1 Stunde kalt stellen.

Frischer Gartensalat

Portionen: 4   Zubereitungszeit: 30 Minuten   Garzeit: 3 Minuten   Kühlzeit: 1 Stunde

ZUTATEN

135 g Karotten, in dünne Streifen geschnitten

115 g grüne Bohnen, in dünne Streifen geschnitten

140 g frische grüne Erbsen, enthülst

140 g Zucchini, in dünne Streifen geschnitten

140 g Sommerkürbis, in dünne Streifen geschnitten

70 g Yambohne, alternativ Kohlrabi, in dünne Streifen geschnitten

60 g rote Paprika, in dünne Streifen geschnitten

60 g milde weiße Zwiebel, fein gehackt

2 EL frisches Basilikum, klein geschnitten

250 ml ölfreies Dressing

ZUBEREITUNG

Wasser in einem großen Topf zum Kochen bringen, Karotten, Bohnen und Erbsen hineingeben und 3 Minuten kochen lassen. Abgießen, in kaltem Wasser abspülen, nochmals abgießen und in eine Schüssel legen. Das restliche Gemüse hinzufügen und vermischen. Dann mit dem Dressing übergießen und nochmals vermischen. Den Salat mindestens 1 Stunde lang im Kühlschrank durchziehen lassen.

Kalorienarme

❖

Dressings, Dips & Saucen

❖

Rohkost mit pikanten Dips 250
Frische Salsa. 251
»Käse«-Sauce. 251
Pikanter Kichererbsen-Dip 253
Erbsen-Guacamole 253

Estragon-Dressing. 254
Auberginen-Dip 254
Champignon-Dip 255
Zitrus-Dressing 256
Tomaten-Dressing. 256

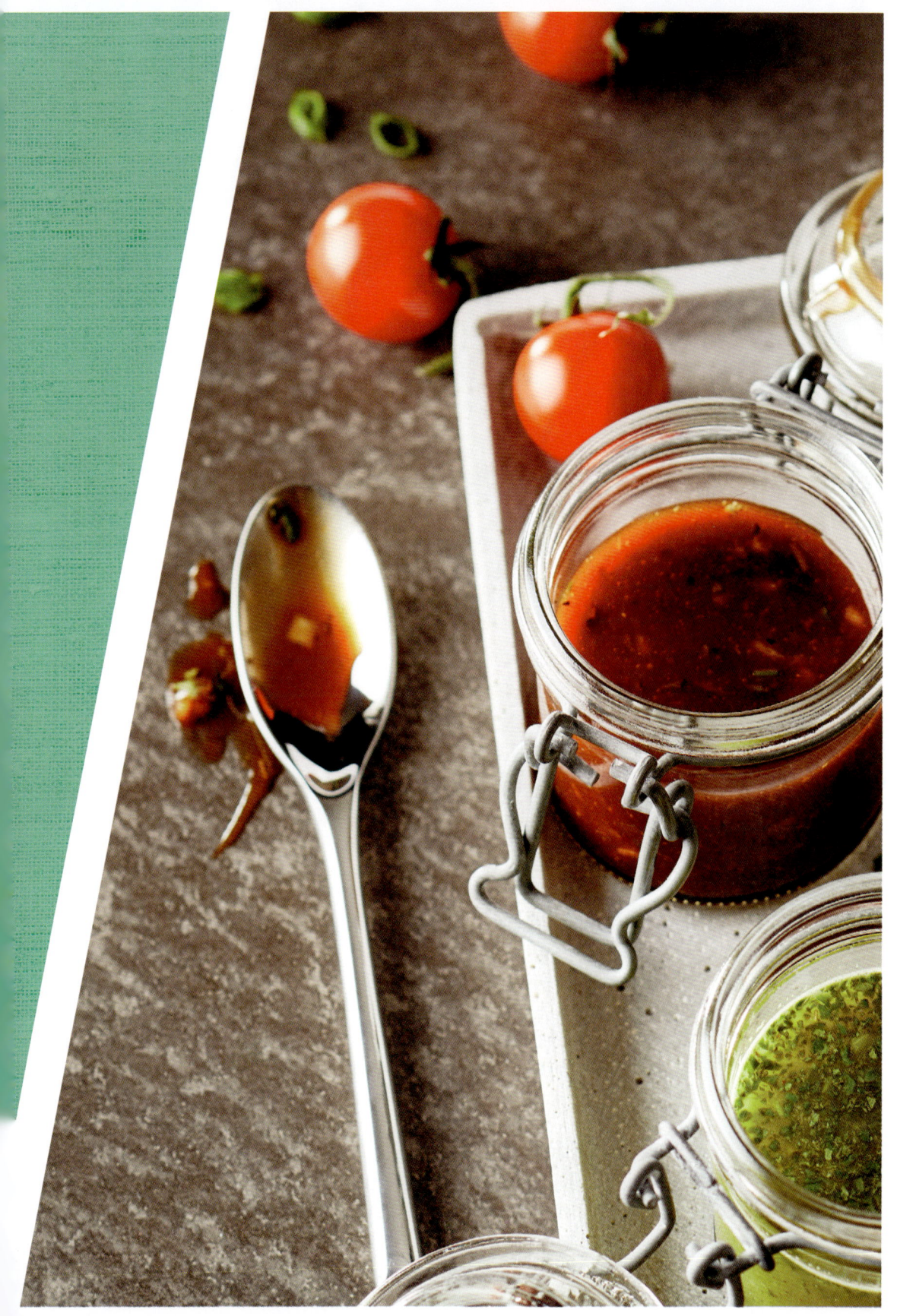

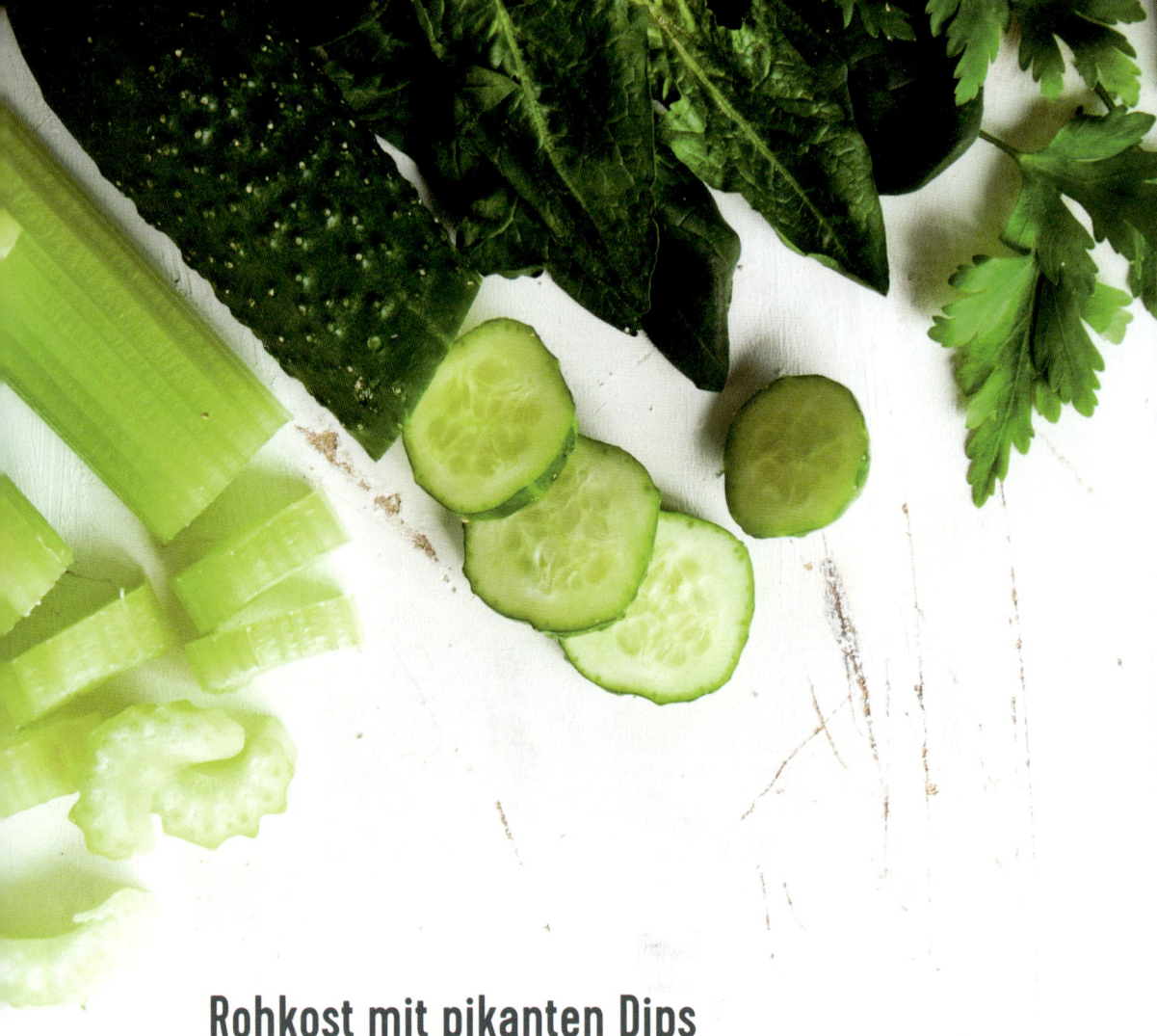

Rohkost mit pikanten Dips

Portionen: 4 bis 6   Zubereitungszeit: 30 Minuten

ZUTATEN

1   kleiner Brokkoli, in Röschen zerteilt
1   kleiner Blumenkohl, in Röschen zerteilt
1   Gurke, in Scheiben geschnitten
1   Zucchini, in Streifen geschnitten
1   Karotten, in Streifen geschnitten
1–2 Selleriestangen, in Streifen geschnitten
    Anderes Gemüse Ihrer Wahl, z. B. frische grüne Bohnen oder Spargel

ZUBEREITUNG

Das Gemüse vorbereiten und als schnellen Imbiss für zwischendurch in den Kühlschrank stellen. Sie können es mit verschiedenen folgenden Dips servieren.

Frische Salsa

Portionen: ergibt 500 ml

ZUTATEN

425 g gewürfelte Tomaten aus der Dose
½ kleine Zwiebel, grob gehackt
3 EL grüne Chilischoten aus der Dose, gehackt
2 EL frisches Korianderkraut, gehackt
1 Knoblauchzehe, klein geschnitten (wahlweise)
¼ TL Tabascosauce

ZUBEREITUNG

Alle Zutaten in der Küchenmaschine oder im Mixer kurz miteinander
vermischen.

»Käse«-Sauce

Portionen: ergibt 500 ml   Zubereitungszeit: 10 Minuten   Garzeit: 10 Minuten

ZUTATEN

1 kleine Kartoffel, geschält und gekocht
500 ml Wasser
1 115-g-Glas Kirschpaprika
½ TL Zwiebelpulver
10 g Bierhefeflocken (Nährhefe)
3 EL Speisestärke
2 EL frisch gepresster Zitronensaft
Salz nach Belieben (falls erwünscht)

ZUBEREITUNG

Die Kartoffel mit 60 bis 80 ml von dem Wasser in der Küchenmaschine
vermengen. Dann die restlichen Zutaten hinzufügen und glatt
pürieren. Das Püree in einen Topf geben und unter Rühren 7 bis
8 Minuten kochen lassen, bis eine glatte, dickflüssige Sauce entsteht.
Sofort servieren. In abgekühltem Zustand wird die Sauce fest, kann
aber wieder aufgewärmt werden.

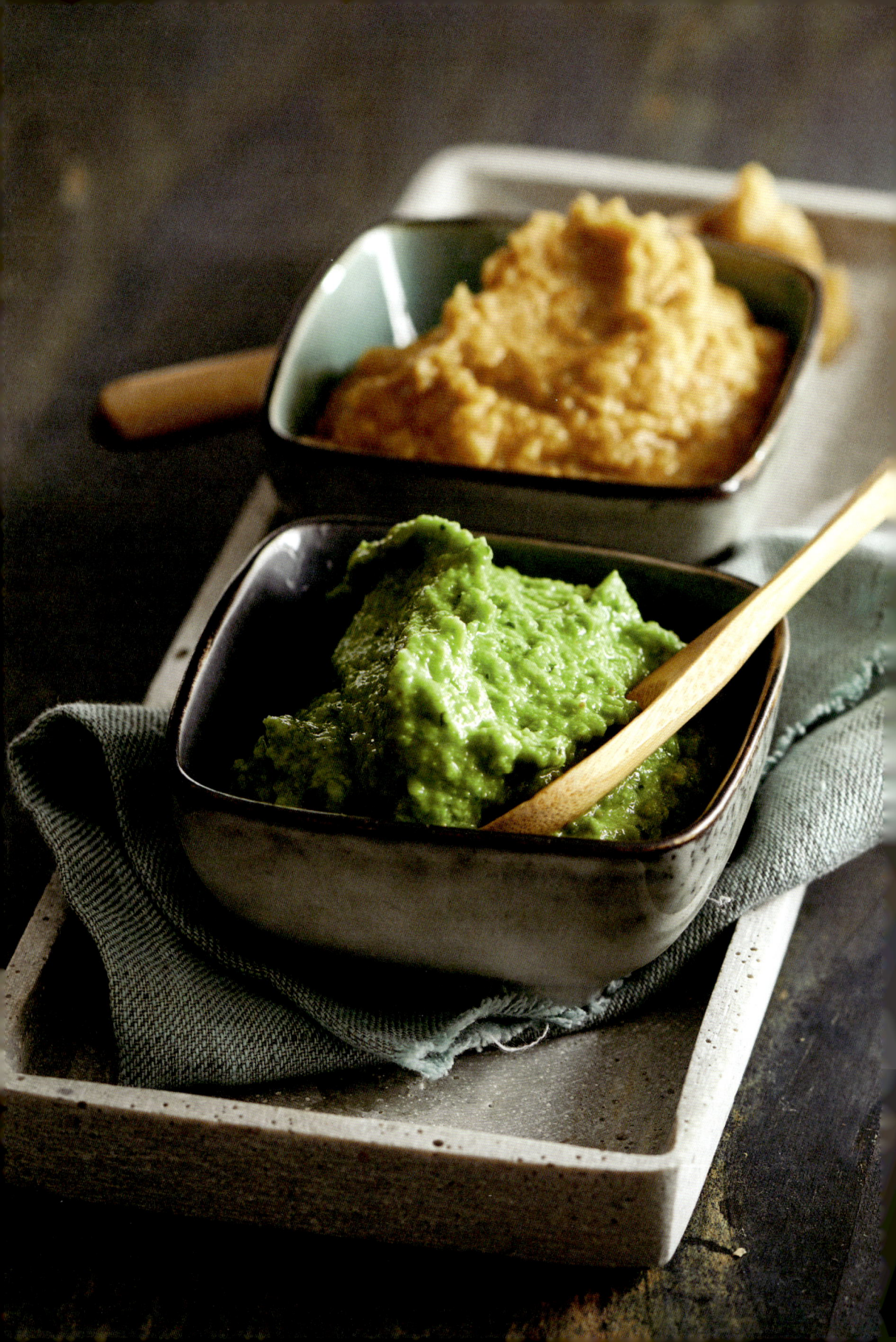

Pikanter Kichererbsen-Dip

Portionen: ergibt 375 ml

ZUTATEN

425 g	Kichererbsen aus der Dose, abgegossen und abgespült
2	Frühlingszwiebeln, gehackt
3 EL	Wasser
2 EL	Sojasauce
3 TL	geriebener frischer Ingwer
1 TL	Reisessig
½ TL	Honig
1–2	Spritzer Tabascosauce

ZUBEREITUNG

Alle Zutaten in der Küchenmaschine oder im Mixer pürieren, bis eine glatte, cremige Mischung entsteht.

Erbsen-Guacamole

Portionen: 500 ml   Zubereitungszeit: 15 Minuten

ZUTATEN

900 g	Tiefkühlerbsen, aufgetaut
½ Bund	Korianderkraut, gewaschen und entstielt
2	Knoblauchzehen
60 ml	frisch gepresster Limetten- oder Zitronensaft
2 EL	Reisessig
2 EL	Sojasauce
1 TL	Kreuzkümmelpulver
⅛ TL	zerdrückte rote Paprikaflocken (oder nach Belieben)

ZUBEREITUNG

Alle Zutaten in der Küchenmaschine pürieren, bis eine ziemlich glatte Mischung entsteht.

VARIANTE: *Wenn Sie Ihre Guacamole lieber etwas stückiger haben möchten, rühren Sie zusätzlich noch eine gehackte Tomate und vier gehackte Frühlingszwiebeln hinein.*

Estragon-Dressing

Portionen: ergibt 300 ml   Zubereitungszeit: 5 Minuten

ZUTATEN

60 ml	Apfelsaft	1 TL	klein geschnittene
60 ml	frisch gepresster		Knoblauchzehe
	Zitronensaft	1 EL	Dijonsenf
60 ml	Balsamicoessig	2 EL	getrockneter Estragon
125 ml	Wasser		

ZUBEREITUNG

Alle Zutaten in der Küchenmaschine miteinander vermischen. Vor dem Servieren mindestens 2 Stunden kalt stellen.

Auberginen-Dip

Portionen: ergibt ca. 300 ml
Zubereitungszeit: 1 Stunde und 10 Minuten   Kühlzeit: 1 bis 2 Stunden

Dieser würzige Dip schmeckt besonders gut zu Rohkost oder Mini-Reiswaffeln.

ZUTATEN

1	Aubergine (250–450 g)	1 TL	Kreuzkümmelpulver
1–2	Frühlingszwiebeln, gehackt	1 TL	Korianderpulver
2 EL	frische Petersilie,	½ TL	Knoblauchpulver
	klein geschnitten	¼ TL	Salz (wahlweise)
2 EL	frisches Korianderkraut,	1–2	Spritzer Tabascosauce
	klein geschnitten		

ZUBEREITUNG

Die Aubergine entstielen und rundum mit der Gabel einstechen. Direkt auf den Backofenrost legen und bei 175 °C ungefähr 1 Stunde backen, bis sie weich und die Haut runzelig ist. Aus dem Backofen nehmen und abkühlen lassen. Sobald die Aubergine kühl genug ist, schälen und klein hacken. Die Auberginenstücke zusammen mit Frühlingszwiebeln, Petersilie und Korianderkraut in der Küchenmaschine glatt pürieren.

Das Püree zusammen mit den übrigen Zutaten in einem Topf unter Rühren ungefähr 10 Minuten kochen lassen, bis es leicht eingedickt ist. Vor dem Servieren kalt stellen.

Champignon-Dip

Portionen: ergibt 500 ml
Zubereitungszeit: 10 Minuten   Garzeit: 12 Minuten   Kühlzeit: 1 bis 2 Stunden

Dieser Dip eignet sich gut für Rohkost, aber auch als Aufstrich oder Dip für Reiswaffeln.

ZUTATEN

450 g	Champignons, klein geschnitten	¼ TL	Geflügelgewürz
120 g	gewaschener Lauch, gehackt	1 TL	Sojasauce
1–2	Knoblauchzehen, klein geschnitten		Frisch gemahlener Pfeffer nach Belieben
½ TL	getrockneter Oregano	¼ TL	Meerrettich aus dem Glas (wahlweise)
½ TL	getrockneter Salbei, zerbröselt		Frisch gepresster Zitronensaft nach Belieben (wahlweise)
½ TL	getrocknetes Basilikum		

ZUBEREITUNG

Champignons, Lauch und Knoblauch mit etwas Wasser in einen Topf geben und 2 Minuten andünsten, bis das Gemüse etwas weich wird. Die übrigen Zutaten hinzufügen und bei niedriger Hitze ohne Deckel unter gelegentlichem Umrühren 10 Minuten kochen lassen. (Falls erforderlich, gießen Sie noch etwas Wasser dazu, damit die Mischung nicht am Topfboden haften bleibt.) Den Topf vom Herd nehmen und die Mischung im Mixer oder in der Küchenmaschine glatt pürieren. Vor dem Servieren kalt stellen.

Zitrus-Dressing

Portionen: ergibt 80 ml   Zubereitungszeit: 10 Minuten

ZUTATEN

60 ml	frisch gepresster Orangensaft
2 EL	frisch gepresster Limettensaft
1 EL	leicht gehäuft, frisches Korianderkraut, gehackt
1	kleine Knoblauchzehe
½ TL	geriebene Limettenschale
1–4	Tropfen Tabascosauce
⅛ TL	Fenchelsamen (wahlweise)

ZUBEREITUNG

Alle Zutaten in der Küchenmaschine glatt pürieren.
Als Dressing für frische Rohkostsalate verwenden.

Tomaten-Dressing

Portionen: ergibt 250 ml
Zubereitungszeit: 5 Minuten   Eindickzeit: 1 bis 2 Stunden

ZUTATEN

180 ml	Tomatensaft oder würziger Tomatensaft	1	Knoblauchzehe, geschält und gepresst
60 ml	Rotwein- oder Balsamicoessig	½ TL	Salz (wahlweise)
1 EL	frische Petersilie, gehackt	1 Prise	getrockneter Oregano
1 EL	Schnittlauch oder Frühlingszwiebel, gehackt	1 Prise	Zucker
		1 Prise	Cayennepfeffer
			Frisch gemahlener Pfeffer
		¼ TL	Guarkernmehl

ZUBEREITUNG

Alle Zutaten in ein Schraubglas geben und kräftig schütteln, damit
sie sich miteinander vermischen. Vor dem Servieren 1 bis 2 Stunden
eindicken lassen.

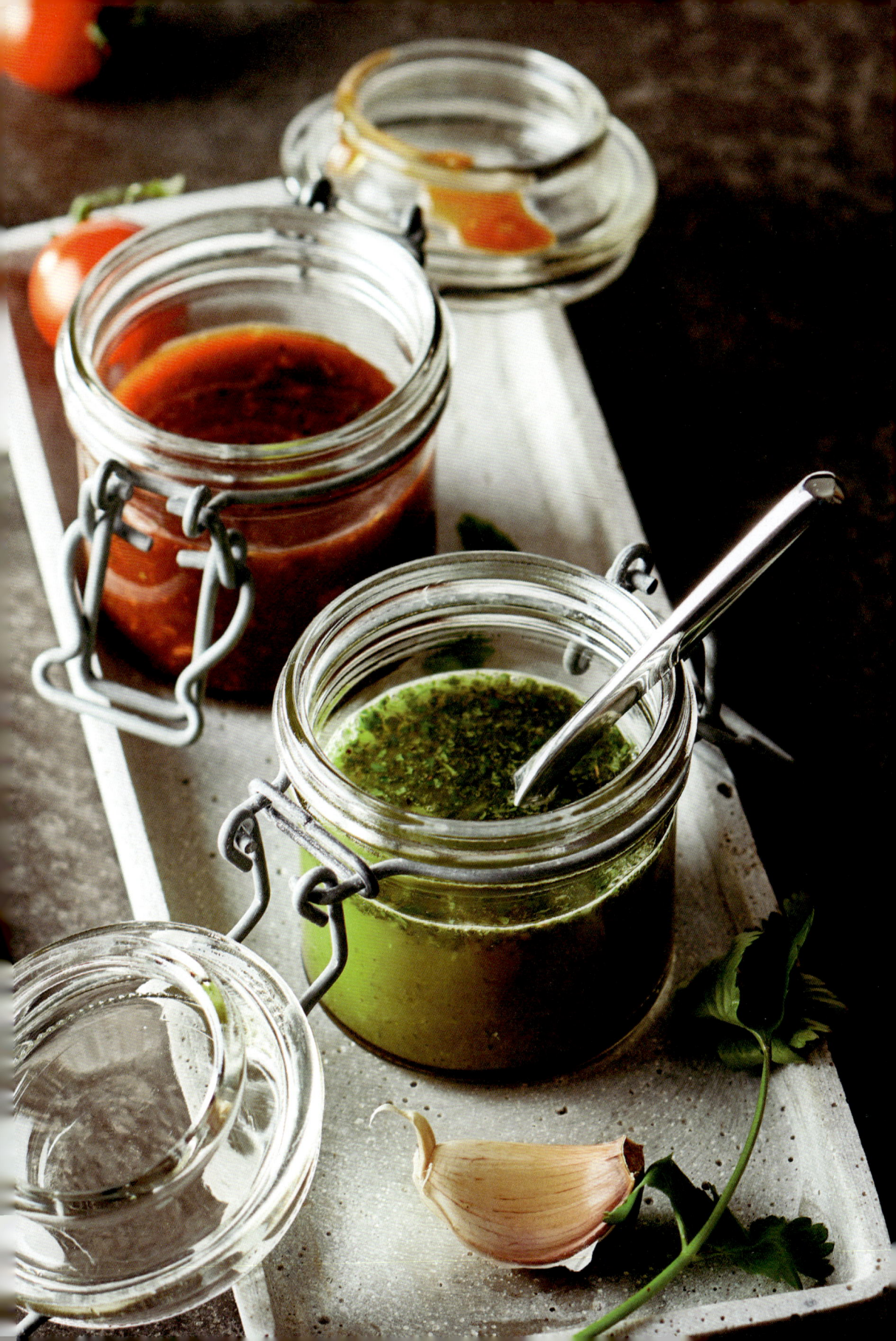

Kohlenhydratreiche, fettarme

◆◆◆

Rezepte fürs

Frühstück

◆◆◆

Couscous-Orangen-Müsli 260
Süßkartoffel-Powerfrühstück 261
Frühstücks-Apfelreis 261
Kaltes Frühstücksmüsli 262

Tiefkühl-Kartoffelrösti. 262
Hirse-Frühstücksplätzchen. 263
Kartoffelrösti 265
Warmes Frühstücksmüsli 265

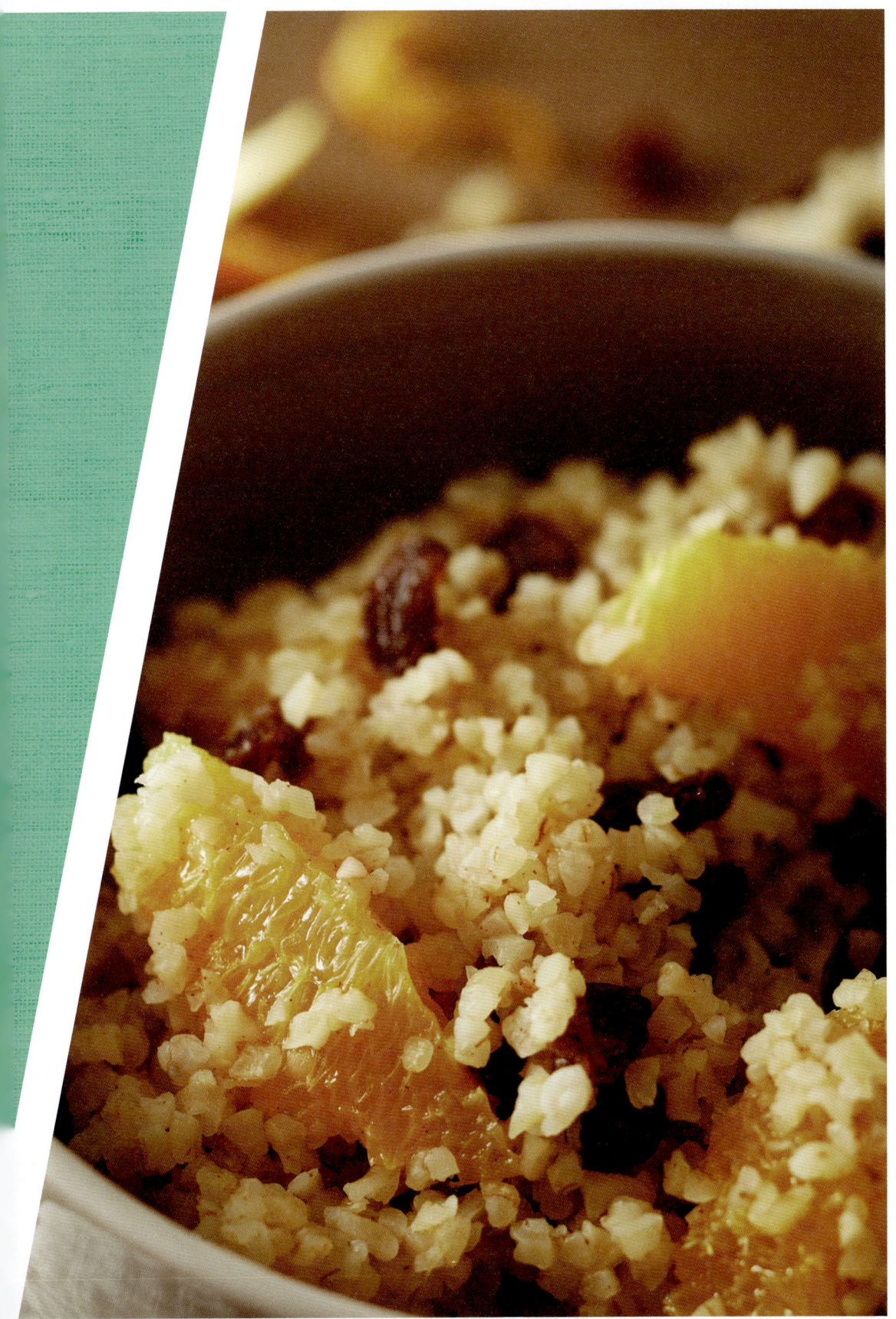

Couscous-Orangen-Müsli

Portionen: 2   Zubereitungszeit: 10 Minuten   Garzeit: 5 Minuten

ZUTATEN

180 ml	Wasser
80 g	Couscous
2	Orangen, geschält, in Scheiben geschnitten, entkernt und geviertelt
1 EL	Rosinen (wahlweise)
½ EL	Honig
1–2 Prisen	Zimt

ZUBEREITUNG

Das Wasser aufkochen lassen, Couscous hineingeben und umrühren. Den Topf zudecken, vom Herd nehmen und den Couscous 5 Minuten quellen lassen. Dann die übrigen Zutaten einrühren und warm servieren.

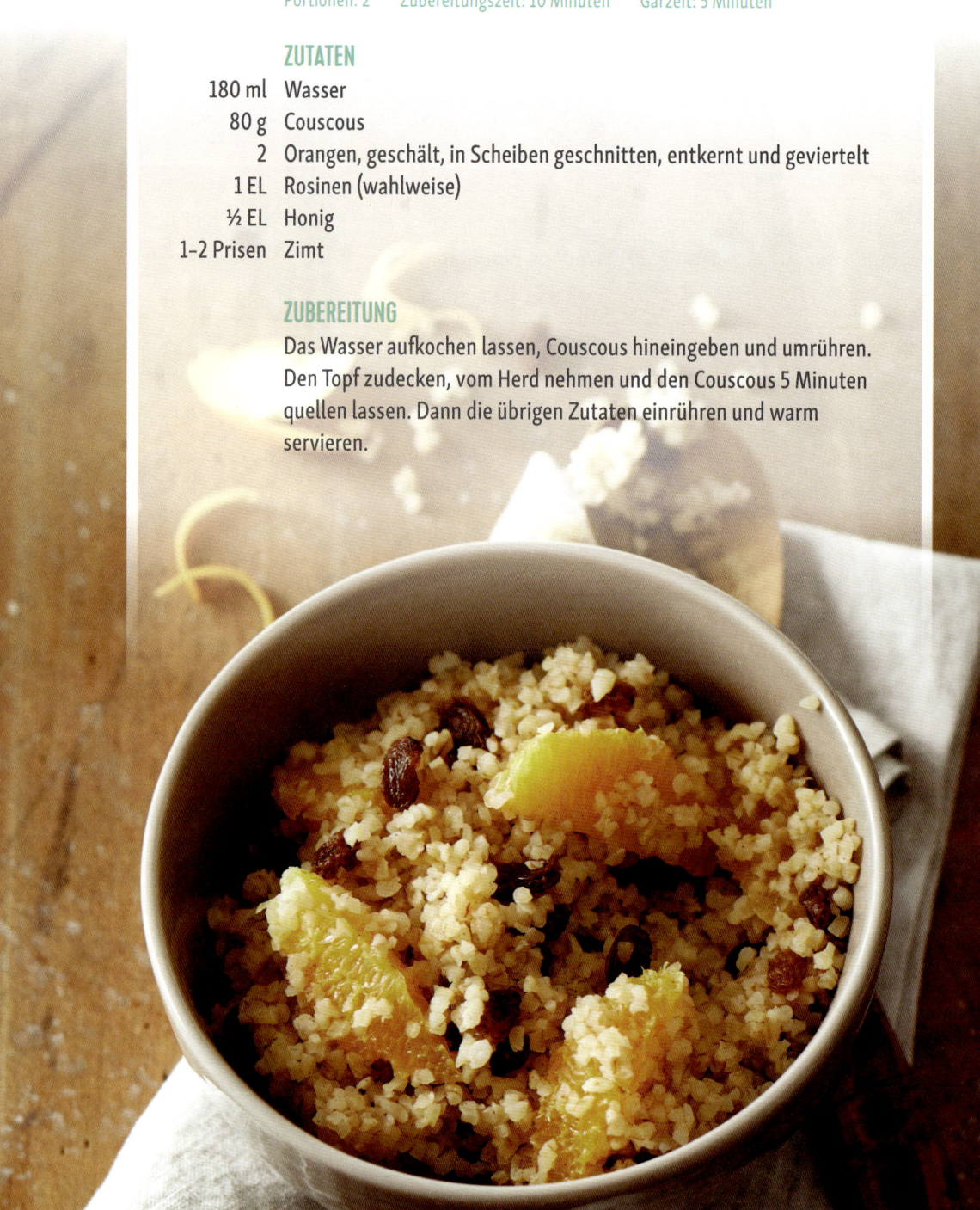

Süßkartoffel-Powerfrühstück

Portionen: 4   Zubereitungszeit: 10 Minuten
(Die Süßkartoffeln müssen vorgegart sein)

ZUTATEN

2	gebackene Süßkartoffeln oder Yambohnen
2	Bananen, in Scheiben geschnitten
1	Apfel, entkernt und gehackt
½ TL	Zimt

ZUBEREITUNG

Die Süßkartoffeln schälen, hacken und gründlich mit den
Bananenscheiben und Apfelstücken vermischen. Auf Schüsseln
verteilen und jede Portion mit etwas Zimt bestreuen.

Frühstücks-Apfelreis

Portionen: 3   Zubereitungszeit: 10 Minuten (Der Reis muss vorgekocht sein)
Garzeit: 45 Minuten im Backofen, 10 Minuten in der Mikrowelle

ZUTATEN

400 g	gekochter Naturreis
1	Apfel, entkernt und gehackt
80 ml	Apfelsaft
60 ml	reiner Ahornsirup
2 TL	frisch gepresster Zitronensaft
1 TL	Vanilleextrakt
½ TL	Zimt

ZUBEREITUNG

Den Backofen auf 175 °C vorheizen.
Alle Zutaten in eine Auflaufform mit Deckel geben. Im Backofen
45 Minuten, in der Mikrowelle 10 Minuten auf höchster Stufe backen
und in der Mitte der Garzeit einmal umrühren. Heiß servieren.

Kaltes Frühstücksmüsli

Im Lebensmittelhandel gibt es einige im Rahmen dieses Programms akzeptable Vollkorn-Müslimischungen ohne Öl- oder Zuckerzusatz, aus denen Sie sich ein schnelles, einfaches Frühstück zubereiten können.

ZUTATEN

1 Tasse	Müslimischung
	Fettfreie Soja- oder Reismilch
3 EL	in Scheiben geschnittene Bananen oder Erdbeeren
	oder ganze Blaubeeren (wahlweise)

ZUBEREITUNG

Die Müslimischung in eine Schüssel geben, mit Soja- oder Reismilch übergießen und auf Wunsch mit dem Obst garnieren.

Tiefkühl-Kartoffelrösti

In der Tiefkühlabteilung Ihres Supermarkts finden Sie Kartoffelrösti, die nur geriebene Kartoffeln mit oder ohne Traubenzuckerzusatz enthalten. Je nach Marke enthalten die Rösti unterschiedliche Zutaten; sie sollten aber ölfrei sein.

ZUTATEN

1	Packung Tiefkühl-Kartoffelrösti (Sie dürfen so viel davon verwenden, wie Sie möchten)

ZUBEREITUNG

Die gefrorenen Rösti auf ein fettfreies beschichtetes Backblech legen. Bei mittlerer bis hoher Temperatur auf der ersten Seite 15 Minuten und auf der zweiten Seite 10 Minuten backen, bis sie gebräunt sind. Mit Ketchup, ölfreier Barbecuesauce oder einer anderen im Rahmen dieses Programms erlaubten Sauce übergießen.

Hirse-Frühstücksplätzchen

Portionen: 4   Zubereitungszeit: 15 Minuten   Garzeit: 1 Stunde für die Hirse
Kühlzeit: 45 Minuten   Backzeit: 45 Minuten

Wenn Sie möchten, können Sie dieses Gericht schon im Voraus zubereiten und in der Mikrowelle aufwärmen.

ZUTATEN

200 g	Hirse
1 l	Wasser
¼ TL	Salz (wahlweise)

ZUBEREITUNG

Alle Zutaten in einem Topf zum Kochen bringen. Zudecken und bei niedriger Hitze ungefähr 1 Stunde kochen lassen, bis das Wasser aufgesogen ist.

Die Hirse in eine rechteckige Backform füllen, mit dem Spatel flach drücken und so lange kalt stellen, bis sie fest geworden ist (mindestens 45 Minuten oder über Nacht). Den Backofen auf 175 °C vorheizen, die Hirsemasse in etwa 1 cm dicke Scheiben schneiden und auf einem beschichteten Backblech etwa 45 Minuten backen.

Warm mit etwas ungesüßter Apfelsauce oder Fruchtmarmelade servieren.

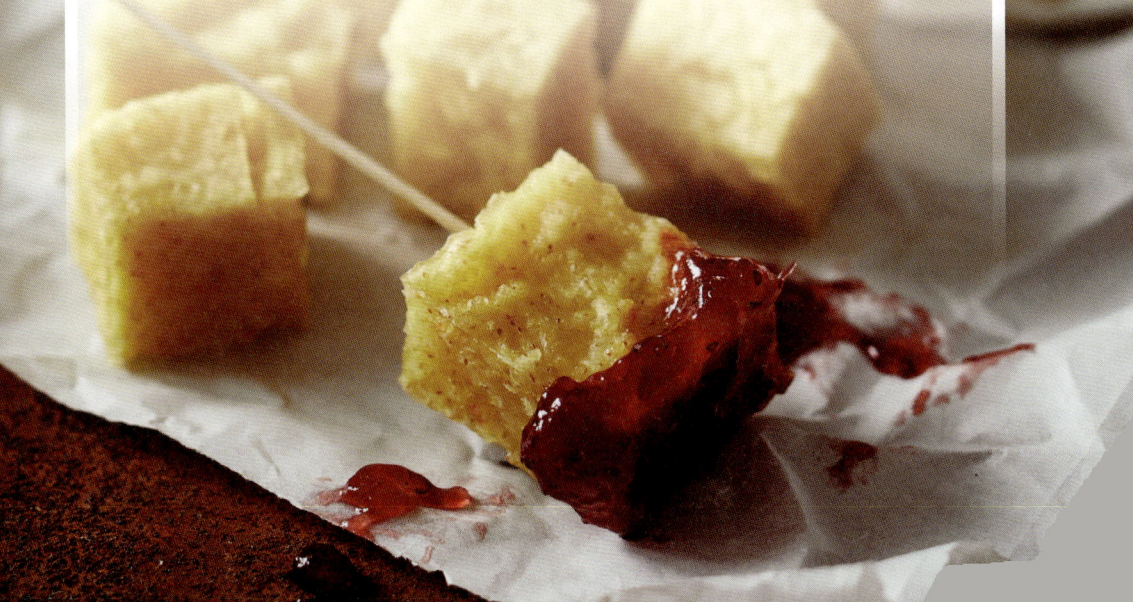

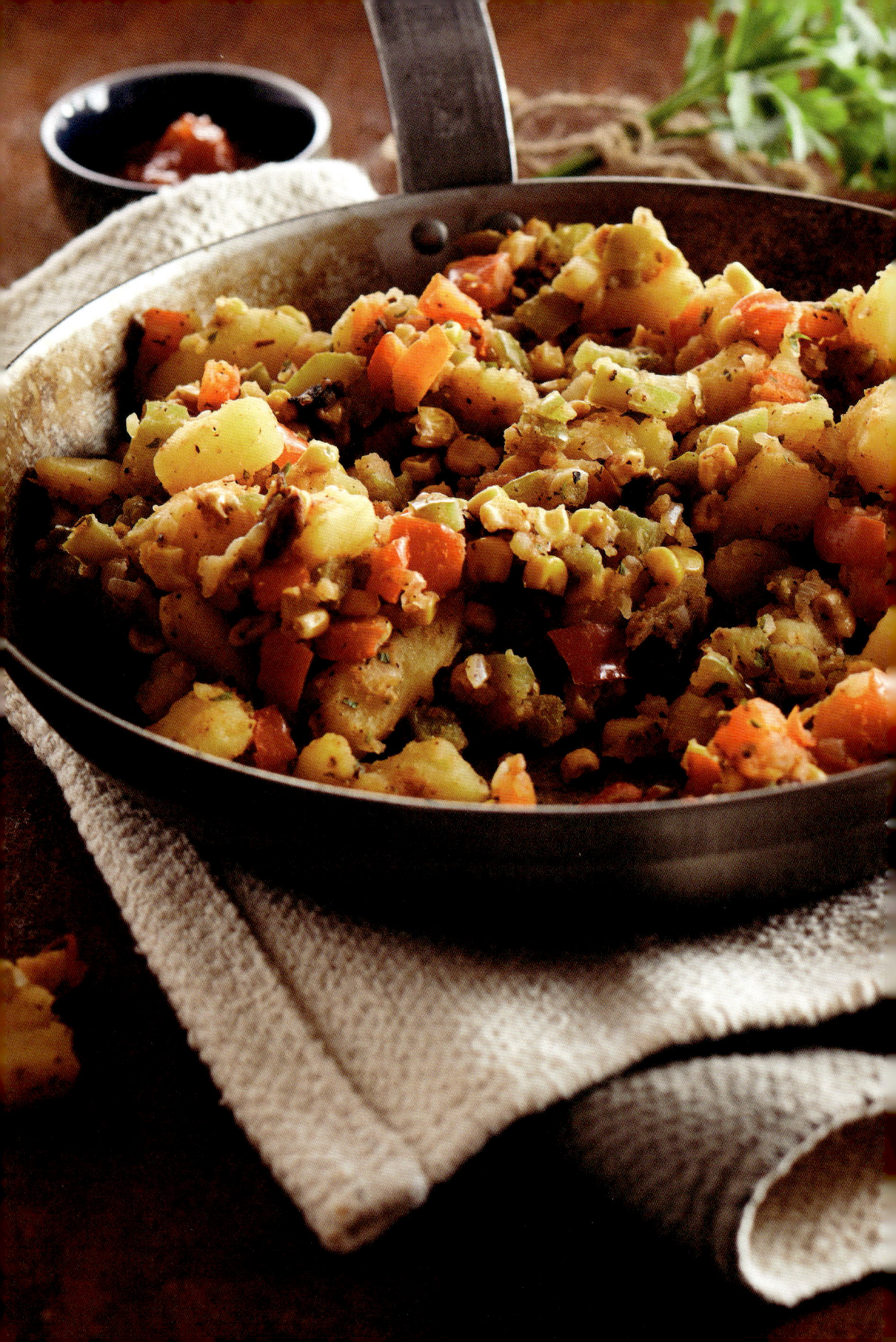

Kartoffelrösti

Portionen: 4   Zubereitungszeit: 20 Minuten   Garzeit: 15 Minuten

ZUTATEN

2	große Kartoffeln, geschält und gewürfelt
1	mittelgroße Zwiebel, gewürfelt
1	grüne Paprika, gewürfelt
1	rote Paprika, gewürfelt
200 g	Tiefkühlmais, aufgetaut

1 TL Geflügelgewürz
½ Handvoll frische Petersilie oder frisches Korianderkraut, gehackt
Frisch gemahlener Pfeffer nach Belieben

ZUBEREITUNG

Die Kartoffelwürfel mit Wasser bedecken und ungefähr 5 Minuten kochen, bis sie weich sind. Abgießen und beiseitestellen. Zwiebel- und Paprikawürfel mit etwas Wasser in einen Topf geben und unter häufigem Umrühren etwa 4 Minuten kochen lassen, bis das Gemüse gerade weich ist. Den Mais hinzufügen und 1 Minute weiterkochen. Dann den Topf vom Herd nehmen und gekochte Kartoffelwürfel, Geflügelgewürz, Petersilie oder Korianderkraut und Pfeffer hinzufügen. Alle Zutaten gründlich miteinander vermischen. Die Mischung in eine große beschichtete Pfanne geben und unter häufigem Umrühren bei mittlerer Hitze etwa 10 Minuten anbraten, bis die Kartoffeln leicht gebräunt sind. Mit Ihrer Lieblings-Salsa oder Barbecuesauce servieren.

Warmes Frühstücksmüsli

Portionen: 1   Zubereitungszeit: 2 Minuten   Garzeit: 5 Minuten

ZUTATEN

500 ml	Wasser
1 Tasse	Vollkorn-Müslimischung für warmes Müsli
	Gehacktes Obst, z. B. Bananen, Äpfel oder Birnen

ZUBEREITUNG

Das Wasser in einem Topf zum Kochen bringen und die Müslimischung hineingeben. Umrühren, die Hitze herunterschalten und ohne Deckel etwa 5 Minuten kochen lassen, bis die Mischung gar ist. Mit dem Obst garnieren.

Kohlenhydratreiche, fettarme

❖

Rezepte für

Suppen

❖

Süßkartoffelsuppe mit Gemüse 268
Gemüsesuppe »Quer durch den Garten« 268
Gerstensuppe mit Champignons 269
Gerstensuppe mit Gemüse 270
Grüne Kartoffelsuppe 272
Gemüsesuppe 272
Baja-Suppe 273
Festtagssuppe 274

Schnelle Minestrone 276
Cremige Knoblauchsuppe 276
Cremige Spinatsuppe .277
Zwiebelsuppe 278
Bohnensuppe mit Kohl und Kürbis 279
Salat für besondere Anlässe 280
Linsensuppe mit Gemüse 281

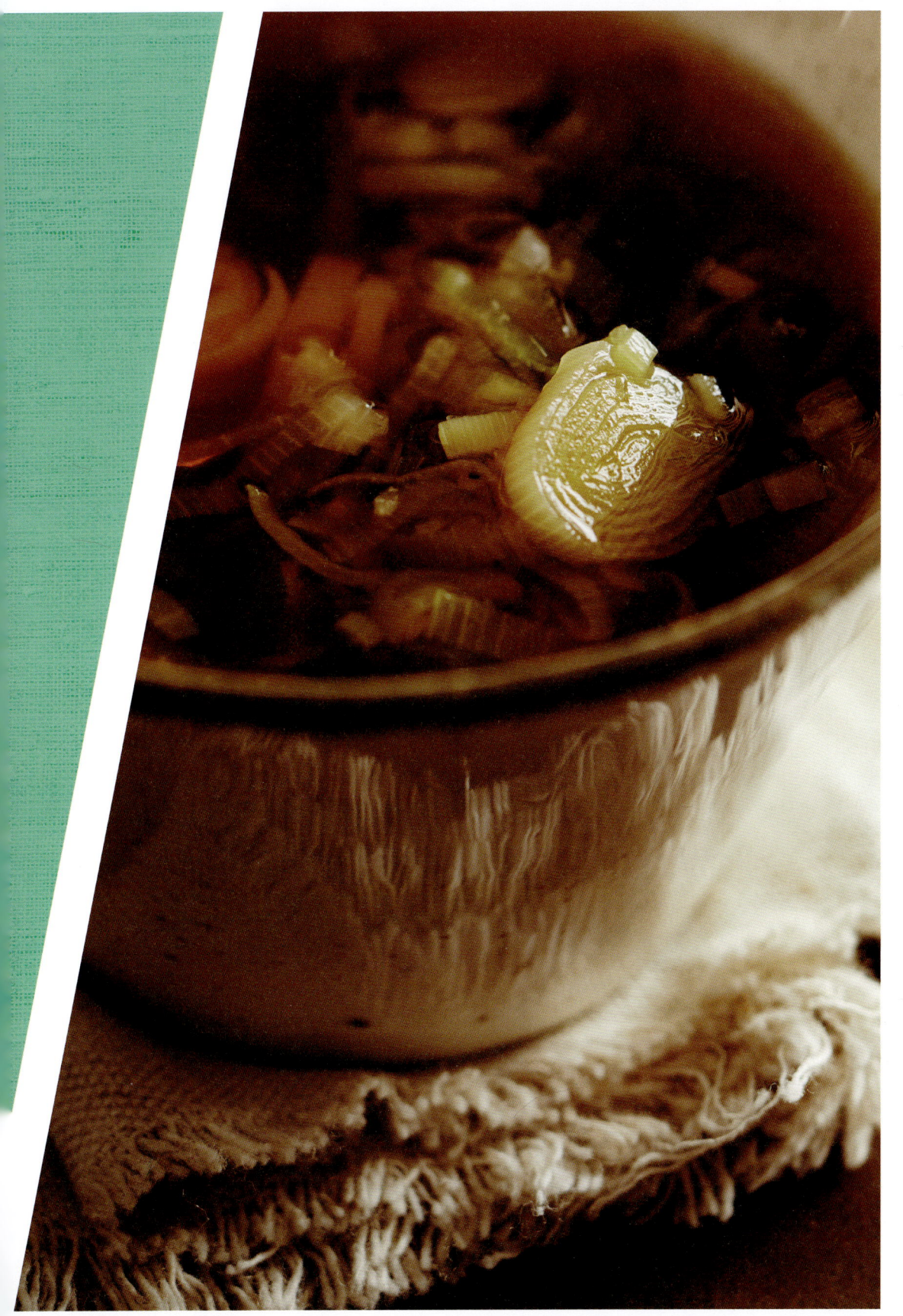

Süßkartoffelsuppe mit Gemüse

Portionen: 6   Zubereitungszeit: 30 Minuten   Garzeit: 50 Minuten

ZUTATEN

600 g	Tiefkühlmais
70 g	Karotten, fein gewürfelt
3 EL	Sellerie, gewürfelt
60 g	Zwiebel, gewürfelt
60 g	Süßkartoffel, geschält und gewürfelt
85 g	Tomaten, gehackt
3 EL	grüne Paprika, gewürfelt
3 EL	rote Paprika, gewürfelt

1,5 l	Gemüsebrühe oder Wasser
1 EL	Sojasauce
½ TL	Tabascosauce
¼ TL	frisch gemahlener Pfeffer
½ TL	getrockneter Thymian
2	Lorbeerblätter
25 g	Speisestärke, in 60 ml kaltem Wasser verrührt
35 g	frischer Grünkohl, gehackt

ZUBEREITUNG

Das Gemüse mit der Brühe oder dem Wasser in einen großen Suppentopf geben. Die Sojasauce und die anderen Gewürze hinzufügen und aufkochen lassen. Dann die Hitze herunterschalten, zudecken und das Ganze etwa 45 Minuten köcheln lassen. Unter Rühren zuerst die mit Wasser vermischte Speisestärke und dann den Grünkohl hineingeben und die Suppe noch 5 Minuten weiterkochen lassen.

Gemüsesuppe »Quer durch den Garten«

Portionen: 10   Zubereitungszeit: 20 Minuten   Garzeit: 30 Minuten

ZUTATEN

80 ml	Wasser
2	mittelgroße Zwiebeln, gehackt
2	mittelgroße rote oder gelbe Paprika, grob gehackt
4	mittelgroße Karotten, in Scheiben geschnitten
400 g	frische Maiskörner (von zwei Maiskolben abgeschnitten)
2	Knoblauchzehen, klein geschnitten
3 l	Gemüsebrühe (siehe Anmerkung)
2	Zucchini, längs halbiert und in Scheiben geschnitten
2	Sommerkürbisse, in Scheiben geschnitten

1 Handvoll frische Petersilie oder frisches
    Korianderkraut, klein geschnitten
2 EL frisches Basilikum, klein geschnitten
2 EL frischer Oregano, klein geschnitten
    Frisch gemahlener Pfeffer nach Belieben

ZUBEREITUNG

Das Wasser in einen großen Suppentopf geben. Zwiebeln, Paprika,
Karotten, Mais und Knoblauch hinzufügen und unter Rühren ungefähr
5 Minuten kochen lassen, bis das Gemüse etwas weich geworden ist.
Die Gemüsebrühe dazugeben, aufkochen lassen, zudecken, die Hitze
zurückschalten und 15 Minuten köcheln lassen. Dann die restlichen
Zutaten hinzufügen und weitere 10 Minuten kochen.

ANMERKUNG: *Sie können die Gemüsebrühe anhand von Rezepten aus anderen
McDougall-Kochbüchern selbst zubereiten oder Gemüsebrühe aus dem Glas oder der Dose
im Naturkostgeschäft oder Supermarkt kaufen. Stattdessen kann man auch Wasser mit
etwas Sojasauce verwenden oder Wasser zu gleichen Teilen mit Tomatensaft vermischen.*

Gerstensuppe mit Champignons

Portionen: 4   Zubereitungszeit: 15 Minuten   Garzeit: 1 Stunde

ZUTATEN

1,6 l	Wasser	¼ TL	Knoblauchpulver
½ Tasse	Gerste	⅛ TL	frisch gemahlener Pfeffer
1	mittelgroße Zwiebel, gehackt	⅛ TL	Meerrettichpulver
1 EL	Sojasauce		(Wasabi)
1 EL	Petersilienflocken	225 g	Champignons, in
2 TL	Dill		Scheiben geschnitten
½ TL	Kreuzkümmelpulver	110 g	geraspelter Weißkohl

ZUBEREITUNG

Wasser, Gerste, Zwiebel und Gewürze in einen großen Topf geben,
zudecken und bei mittlerer Hitze 30 Minuten kochen lassen. Die Pilze
und den Kohl hinzufügen und 30 Minuten weiterkochen.

Gerstensuppe mit Gemüse

Portionen: 10   Zubereitungszeit: 20 Minuten   Garzeit: 50 Minuten

ZUTATEN

1,5 l	Wasser oder Gemüsebrühe
½ Tasse	rohe Gerste
1	kleine Zwiebel, gehackt
1	Selleriestange, in Scheiben geschnitten
1	Karotten, in Scheiben geschnitten
1	Kartoffel, geschält und in Stücke geschnitten
1	Weiße Rübe, geschält und in Stücke geschnitten
425 g	Cannellini-Bohnen aus der Dose, abgegossen und abgespült
1 Bund	Winterendivie oder Grünkohl, grob gehackt
1–2 EL	Sojasauce
	Frisch gemahlener Pfeffer nach Belieben

ZUBEREITUNG

Wasser oder Brühe zusammen mit der Gerste in einen großen Suppentopf geben und zum Kochen bringen. Zwiebel, Sellerie, Karotten, Kartoffel und Weiße Rübe hinzufügen, gründlich umrühren, die Hitze zurückschalten, zudecken und alles bei niedriger Hitze 30 Minuten kochen lassen. Dann die Bohnen hinzufügen und weitere 15 Minuten kochen. Zum Schluss geben Sie Winterendivie oder Grünkohl, Sojasauce und Pfeffer dazu und lassen die Suppe noch 2 bis 3 Minuten kochen.

VARIANTE: *Geben Sie zusätzlich zum übrigen Gemüse noch eine gewaschene, in Scheiben geschnittene Lauchstange in die Suppe. Verwenden Sie statt der Weißen Rübe zwei Kartoffeln und garen Sie zusätzlich zur Winterendivie auch noch eine gehackte Tomate und etwas gehackte frische Petersilie in der Suppe mit.*

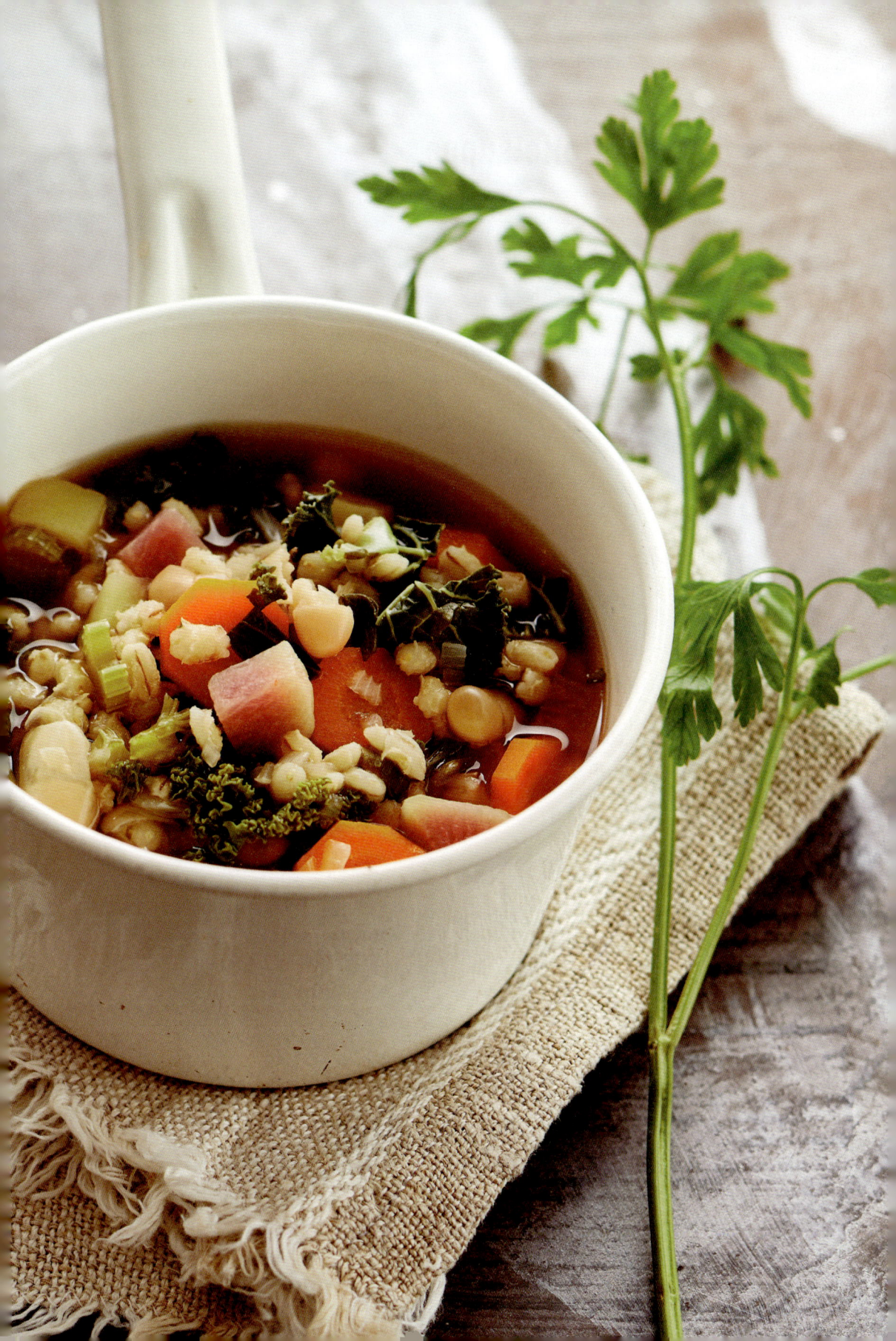

Grüne Kartoffelsuppe

Portionen: 6 bis 8   Zubereitungszeit: 20 Minuten   Garzeit: 40 Minuten

ZUTATEN

1	große Zwiebel, grob gehackt
1,5 l	Wasser
2	Lauchstangen, gewaschen und in Scheiben geschnitten (nur das Weiße verwenden)
4	mittelgroße Kartoffeln, geschält und grob gehackt
60 ml	Sojasauce
2	große Handvoll gewaschener und getrockneter frischer Blattspinat Frisch gemahlener Pfeffer nach Belieben

ZUBEREITUNG

Die Zwiebel mit 120 ml von dem Wasser in einen großen Topf geben und unter Rühren so lange kochen lassen, bis sie etwas weich geworden ist. Dann das restliche Wasser, Lauch, Kartoffeln und Sojasauce hinzufügen. Aufkochen lassen, die Hitze zurückschalten, zudecken und 35 Minuten weiterkochen. Zum Schluss den Spinat dazugeben, gründlich umrühren und weitere 2 Minuten kochen lassen. Die Suppe portionsweise in der Küchenmaschine pürieren, in den Topf zurückgeben und mit Pfeffer würzen.

Gemüsesuppe

Portionen: 10   Zubereitungszeit: 25 Minuten   Garzeit: 40 Minuten

ZUTATEN

1	Zwiebel, gehackt
1	Selleriestange, in Scheiben geschnitten
1	Karotten, in Scheiben geschnitten
1	große Kartoffel, geschält und in Stücke geschnitten
2	große Tomaten, gehackt
3 EL	frisches Basilikum, gehackt
1,5 l	Gemüsebrühe oder Wasser
2	kleine Zucchini, längs halbiert und in Scheiben geschnitten
260 g	Blumenkohlröschen
140 g	grüne Tiefkühlerbsen, aufgetaut
200 g	Tiefkühlmais, aufgetaut
2 EL	Sojasauce Frischgemahlener Pfeffer nach Belieben

ZUBEREITUNG

Etwas Wasser in einen großen Suppentopf geben und Zwiebel, Sellerie und Karotten darin unter Rühren bei mittlerer Hitze kochen lassen, bis das Gemüse etwas weich geworden ist. (Bei Bedarf noch etwas Wasser dazugießen.) Kartoffel, Tomaten, Basilikum und Gemüsebrühe oder Wasser hinzufügen, aufkochen lassen, die Hitze zurückschalten, zudecken und noch ungefähr 15 Minuten kochen. Zucchini und Blumenkohl dazugeben und weitere 10 Minuten kochen lassen. Zum Schluss fügen Sie Erbsen, Mais, Sojasauce und Pfeffer hinzu und kochen die Suppe noch etwa 10 Minuten, bis das Gemüse so weich ist, wie Sie es haben möchten.

Anmerkung: *Sie können Ihre Gemüsebrühe selbst aus Gemüseresten zubereiten, eine Gemüsegewürzmischung oder fertige Gemüsebrühe verwenden, die es im Naturkostladen oder Supermarkt zu kaufen gibt.*

Baja-Suppe

Portionen: 12   Zubereitungszeit: 20 Minuten   Garzeit: 50 Minuten

ZUTATEN

1 l	Wasser
250 ml	Salsa
1	mittelgroße Zwiebel, grob gehackt
2	Knoblauchzehen, zerdrückt
1	grüne Paprika, gehackt
2	Karotten, in Scheiben geschnitten
1	Selleriestange, in Scheiben geschnitten
2	rote Kartoffeln, in Stücke geschnitten
200 g	frische Maiskörner oder Tiefkühlmais
55 g	geraspelter Weißkohl
1	Tomate, grob gehackt
½	Handvoll frisches Korianderkraut, gehackt (optional)

ZUBEREITUNG

Die ersten acht Zutaten in einem großen Suppentopf zum Kochen bringen, zudecken und 30 Minuten köcheln lassen. Mais und Kohl hinzufügen, und weitere 15 Minuten kochen. Zum Schluss die Tomate dazugeben und in der Suppe durchwärmen. Falls gewünscht, kurz vor dem Servieren mit Korianderkraut garnieren.

Festtagssuppe

Portionen: 10   Zubereitungszeit: 40 Minuten   Garzeit: 45 Minuten

ZUTATEN

660 g	Zwiebeln, in dünne Scheiben geschnitten	1 EL	Worcestershiresauce
2 l	Wasser	1 EL	Honig
3	Esslöffel Mehl	½ TL	Kreuzkümmelsamen, zerdrückt
450 g	Tomatenpüree aus der Dose	¼ TL	getrockneter Oregano
1	Knoblauchzehe, zerdrückt	¼ TL	getrockneter Estragon
1 EL	Rotweinessig	¼ TL	frisch gemahlener Pfeffer
		¼ TL	Tabascosauce

EINLAGEN: siehe nächste Seite unten

ZUBEREITUNG

Die Zwiebelscheiben in einem großen Topf in 120 ml von dem Wasser bei mittlerer bis hoher Temperatur unter häufigem Umrühren so lange kochen lassen, bis der Boden des Topfs sich leicht zu bräunen beginnt. Noch ungefähr 60 ml Wasser dazugießen und die Zwiebel weiterkochen. Dabei alle gebräunten Zwiebelreste vom Boden ablösen und umrühren. Wiederholen Sie diesen Vorgang zwei- bis dreimal, bis die Zwiebelringe gut »durch« sind und eine kräftige braune Farbe angenommen haben. (Das ist wichtig für das Aroma dieser Suppe.) Die Zwiebelringe mit dem Mehl bestreuen und verrühren. Tomatenpüree, die restlichen 1680 ml Wasser und alle übrigen Zutaten hinzufügen. Aufkochen lassen, die Hitze zurückschalten, zudecken und unter gelegentlichem Umrühren noch 30 Minuten bei niedriger Hitze köcheln lassen.

Während der Garzeit der Suppe aus der Liste auf der nächsten Seite Ihre Zutaten auswählen und vorbereiten. Je mehr Zutaten Sie verwenden, umso edler schmeckt die Suppe. Füllen Sie die Zutaten einzeln in Schalen, damit jeder so viel davon nehmen kann, wie er möchte.

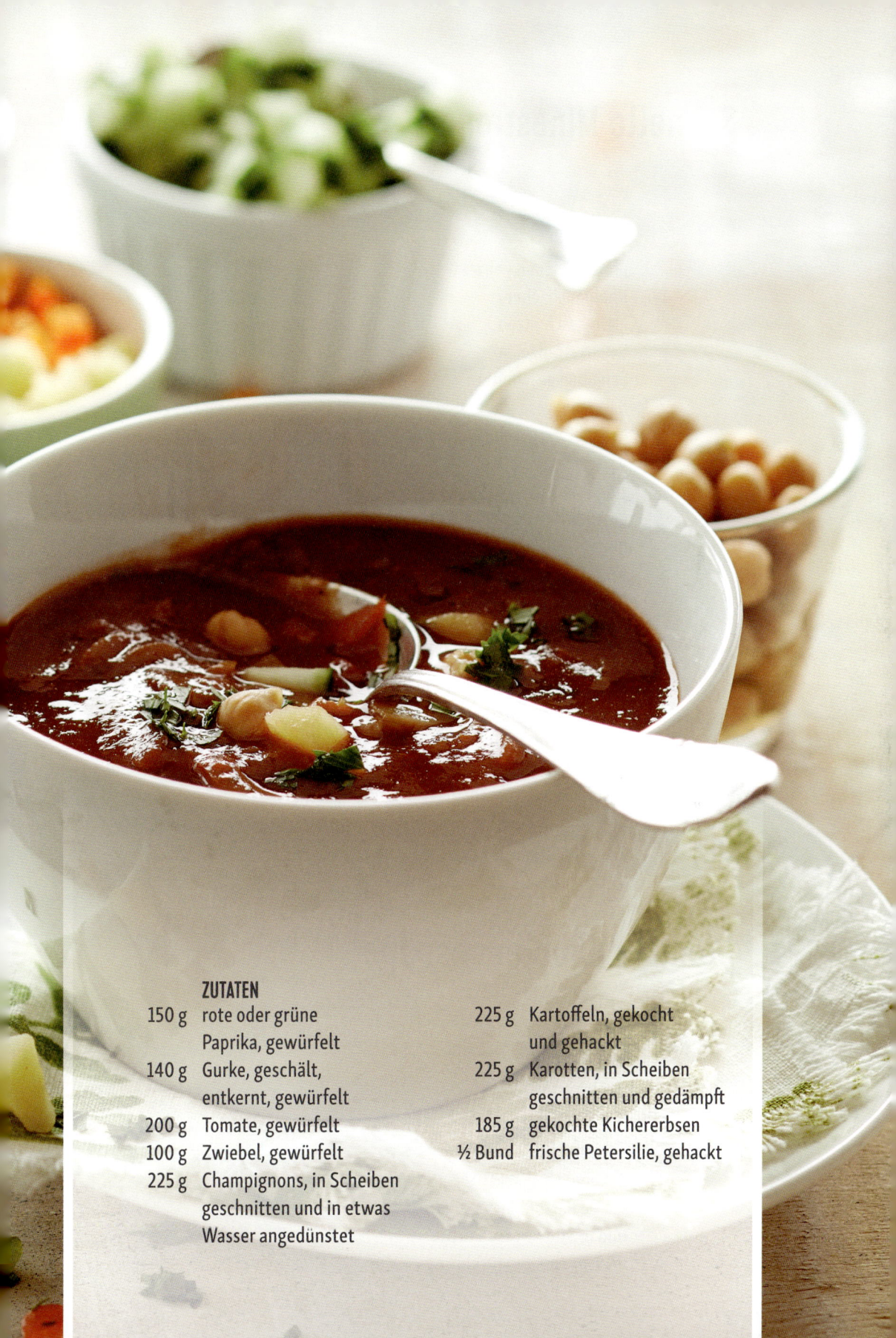

ZUTATEN

150 g	rote oder grüne Paprika, gewürfelt
140 g	Gurke, geschält, entkernt, gewürfelt
200 g	Tomate, gewürfelt
100 g	Zwiebel, gewürfelt
225 g	Champignons, in Scheiben geschnitten und in etwas Wasser angedünstet
225 g	Kartoffeln, gekocht und gehackt
225 g	Karotten, in Scheiben geschnitten und gedämpft
185 g	gekochte Kichererbsen
½ Bund	frische Petersilie, gehackt

Schnelle Minestrone

Portionen: 10   Zubereitungszeit: 20 Minuten   Garzeit: 1 Stunde

ZUTATEN

1	große Zwiebel, gehackt
1–2	Knoblauchzehen, klein geschnitten
1	Selleriestange, in Scheiben geschnitten
1	Karotten, geschrubbt und in Scheiben geschnitten
1 l	Wasser
500 ml	Tomatensaft
785 g	gewürfelte Tomaten mit Saft aus der Dose
1	Kartoffel, geschrubbt und gehackt
½ Tasse	brauner Langkornreis
1 EL	Petersilienflocken
1 TL	getrocknetes Basilikum
1 TL	getrockneter Oregano
½ TL	Majoranpulver
¼ TL	frisch gemahlener Pfeffer
1	Zucchini, gehackt
280 g	Tiefkühl-Blattspinat, gehackt
440 g	Cannellini-Bohnen aus der Dose

ZUBEREITUNG

Zwiebel, Knoblauch, Sellerie und Karotten mit etwa 125 ml von dem Wasser in einen großen Suppentopf geben und bei mittlerer Hitze unter Rühren ungefähr 5 Minuten kochen lassen. Dann das restliche Wasser, Tomatensaft, Tomaten, Kartoffel, Reis und Gewürze hinzufügen. Zum Kochen bringen, zudecken, die Hitze zurückschalten und 35 Minuten köcheln lassen. Die restlichen Zutaten dazugeben und noch 20 Minuten kochen. Sofort servieren.

Cremige Knoblauchsuppe

Portionen: 8   Zubereitungszeit: 30 Minuten
Garzeit: 1 Stunde für den Knoblauch, 30 Minuten für die Suppe

ZUTATEN

2	Knoblauchknollen
2	mittelgroße Zwiebeln, gehackt
4	weiße Kartoffeln, geschält und in Stücke geschnitten
1,2 l	Wasser oder Gemüsebrühe
2 EL	Sojasauce
	Frisch gemahlener Pfeffer (wahlweise)

ZUBEREITUNG

Den Backofen auf 175 °C vorheizen.

Die lose papierartige Haut von den Knoblauchknollen entfernen, jeweils einen dünnen Streifen von den oberen Enden abschneiden und wegwerfen. Die Knollen ohne Fett in eine Backform geben, 1 Stunde backen, aus dem Ofen nehmen und beiseitestellen.

Die Zwiebeln mit etwas Wasser in einen großen Topf geben und bei mittlerer Hitze unter Rühren etwa 3 Minuten kochen lassen, bis sie etwas weich geworden sind. Dann Kartoffeln, Wasser oder Gemüsebrühe und Sojasauce hinzufügen. Aufkochen lassen, zudecken und bei niedriger Hitze 5 Minuten köcheln lassen.

Die abgekühlten Knoblauchzehen aus der Hülle herausdrücken und die Häute wegwerfen. Knoblauch in den Suppentopf geben und noch 25 Minuten weiterkochen, bis die Kartoffeln weich sind. Die Suppe portionsweise in der Küchenmaschine pürieren, in den Topf zurückgeben und durchwärmen. Nach Belieben mit Pfeffer würzen.

Cremige Spinatsuppe

Portionen: 12   Zubereitungszeit: 20 Minuten   Garzeit: 45 Minuten

ZUTATEN

1	große Zwiebel, grob gehackt	2	große Handvoll gewaschener und getrockneter frischer Blattspinat
1,5 l	Wasser		
3	Kartoffeln, geschält und gehackt		Ein paar Prisen frischgemahlener Pfeffer
3	Zucchini, in dicke Scheiben geschnitten	100 g	Enoki-Pilze (wahlweise)
1 EL	Sojasauce		

ZUBEREITUNG

Die Zwiebel mit 125 ml von dem Wasser in einen großen Topf geben und unter Rühren etwa 3 Minuten kochen lassen, bis sie etwas weich geworden ist. Restliches Wasser und Kartoffeln, Zucchini und Sojasauce hinzufügen. Aufkochen lassen, die Hitze zurückschalten, zudecken und 35 Minuten köcheln lassen. Spinat und Pfeffer dazugeben, noch 2 Minuten kochen und dann vom Herd nehmen. Die Suppe portionsweise in der Küchenmaschine pürieren und in den Topf zurückgeben. Falls gewünscht, die Pilze hinzufügen. 5 Minuten leicht erwärmen und heiß servieren.

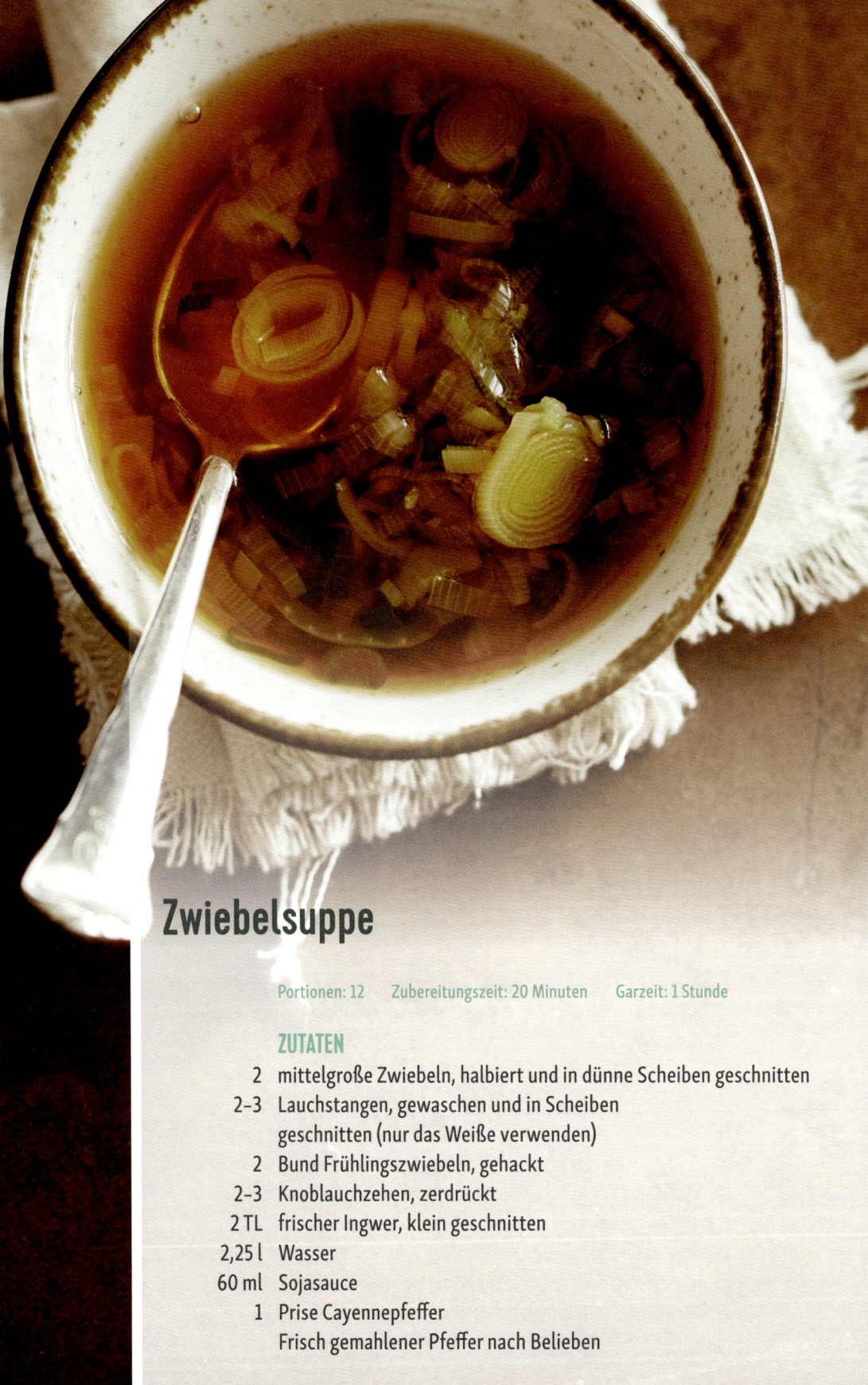

Zwiebelsuppe

Portionen: 12   Zubereitungszeit: 20 Minuten   Garzeit: 1 Stunde

ZUTATEN

2	mittelgroße Zwiebeln, halbiert und in dünne Scheiben geschnitten
2–3	Lauchstangen, gewaschen und in Scheiben geschnitten (nur das Weiße verwenden)
2	Bund Frühlingszwiebeln, gehackt
2–3	Knoblauchzehen, zerdrückt
2 TL	frischer Ingwer, klein geschnitten
2,25 l	Wasser
60 ml	Sojasauce
1	Prise Cayennepfeffer
	Frisch gemahlener Pfeffer nach Belieben

Zwiebeln, Lauch, Frühlingszwiebeln, Knoblauch und Ingwer zusammen mit 250 ml von dem Wasser in einen großen Suppentopf geben. Unter Rühren bei mittlerer Hitze 5 Minuten kochen lassen. Die restlichen Zutaten hinzufügen, die Hitze auf niedrige Stufe herunterschalten, zudecken und die Suppe noch 55 Minuten weiterkochen, damit sie gut durchzieht.

VARIANTE: *Wenn Ihre Suppe noch etwas herzhafter und gehaltvoller sein soll, geben Sie zusammen mit den restlichen Zutaten zwei geschälte, in Stücke geschnittene Kartoffeln hinein.*

Bohnensuppe mit Kohl und Kürbis

Portionen: 9   Zubereitungszeit: 20 Minuten   Garzeit: 30 Minuten

ZUTATEN

100 g	Zwiebel, fein gehackt	1	etwa 5 cm langer Streifen Zitronenschale
125 g	Sellerie, gehackt	¼ TL	frisch gemahlener Pfeffer
2	Knoblauchzehen, klein geschnitten	⅛ TL	Thymianpulver
125 ml	Wasser	455 g	gewürfelte Tomaten aus der Dose
150 g	Karotten, gehackt		
140 g	Winterkürbis, gehackt	220 g	geraspelter Weißkohl
450 g	Cannellini-Bohnen aus der Dose	1 TL	frisch gepresster Zitronensaft
750 ml	Gemüsebrühe	½ Bund	frisches Basilikum, gehackt
		1 TL	geriebene Zitronenschale

ZUBEREITUNG

Zwiebel, Sellerie und Knoblauch zusammen mit dem Wasser in einen großen Suppentopf geben und unter Rühren so lange kochen lassen, bis die Zwiebel etwas weich geworden ist. Dann Karotten, Kürbis, Bohnen, Gemüsebrühe, Zitronenschalenstreifen, Pfeffer und Thymian hinzufügen. Aufkochen lassen, die Hitze zurückschalten, zudecken und bei niedriger Temperatur ungefähr 20 Minuten weiterkochen lassen. Zum Schluss Tomaten, Weißkohl und Zitronensaft hineingeben und noch etwa 5 Minuten kochen, bis der Kohl weich ist. Basilikum und geriebene Zitronenschale einrühren.

Salat für besondere Anlässe

Portionen: 8   Zubereitungszeit: 40 Minuten   Kühlzeit: 1 bis 2 Stunden

ZUTATEN

1,3 l	Tomatensaft aus der Dose
1	kleine rote Zwiebel, fein gehackt
1	Knoblauchzehe, klein geschnitten
60 ml	Wasser
85 g	frische Maiskörner oder Tiefkühlmais
1	Gurke, entkernt und fein gehackt
1	rote Paprika, entkernt und fein gehackt
1	grüne Paprika, entkernt und fein gehackt
1	Zucchini, fein gehackt
1	Selleriestange, fein gehackt
4	Frühlingszwiebeln, fein gehackt
1	115-g-Dose grüne Chilischoten, gewürfelt
140 g	Yambohne, alternativ Kohlrabi oder Steckrübe, fein gehackt
2 EL	frisches Korianderkraut oder frische Petersilie, gehackt
2 EL	Rotweinessig
2 EL	Limettensaft
1 EL	Tabascosauce
1 TL	Meerrettich aus dem Glas
	Frisch gemahlener Pfeffer nach Belieben

ZUBEREITUNG

Den Tomatensaft in ein großes Gefäß gießen. Zwiebel und Knoblauch mit 60 ml Wasser in einen kleinen Topf geben und unter Rühren 1 bis 2 Minuten kochen, bis die Zwiebel etwas weich geworden ist. Die Mischung zu dem Tomatensaft geben, die übrigen Zutaten hinzufügen, und gründlich umrühren. Dann zudecken und kalt stellen, damit die Suppe gut durchziehen kann. Im Kühlschrank hält sie sich mehrere Tage lang. Vor dem Servieren umrühren. Kalt servieren.

TIPP: *Wenn Sie noch 425 g schwarze Bohnen aus der Dose (abgespült und abgegossen) dazugeben, wird die Suppe kalorienreicher.*

Linsensuppe mit Gemüse

Portionen: 12   Zubereitungszeit: 20 Minuten   Garzeit: 45 Minuten

ZUTATEN

2 l	Wasser
285 g	getrocknete Linsen
1	Zwiebel, gehackt
1	große Karotten, gehackt
1	Selleriestange, gehackt
2	Kartoffeln, grob gehackt, oder 400 g gekochter Naturreis
1 EL	frische Petersilie, gehackt
1 TL	getrockneter Thymian
1 TL	frisch gemahlener Pfeffer
¼ TL	Nelkenpulver
⅛ TL	Flüssigrauch
2 EL	Schalotte, klein geschnitten
2 EL	Knoblauchzehe, klein geschnitten
2 EL	Wasser
1 TL	Kreuzkümmelpulver
1 TL	Korianderpulver
	Frische Petersilie zum Garnieren (optional)

ZUBEREITUNG

Das Wasser zusammen mit Linsen, Zwiebel, Karotten, Sellerie, Kartoffeln oder Reis, Petersilie, Thymian, Pfeffer, Nelkenpulver und Flüssigrauch in einen großen Suppentopf geben. Aufkochen lassen, Hitze zurückschalten, zudecken und ungefähr 45 Minuten köcheln lassen.

In der Zwischenzeit Schalotte und Knoblauch zusammen mit den 2 Esslöffeln Wasser in eine kleine Pfanne geben und unter Rühren etwa 5 Minuten andünsten, bis sie weich sind. Dann den Kreuzkümmel und Koriander hinzufügen und unter ständigem Umrühren noch 1 Minute weiterkochen. Zum Schluss diese Mischung in die Suppe einrühren, 750 ml davon abnehmen, in der Küchenmaschine glatt pürieren und wieder in den Suppentopf zurückgeben.

Wenn Sie möchten, können Sie die Suppe vor dem Servieren mit frischer Petersilie garnieren.

Kohlenhydratreiche, fettarme

✦

Rezepte für
Salate

✦

Mais-Zucchini-Salat 284
Grüner Bohnensalat 284
Sommerkartoffelsalat 285
Wildreissalat 287
Reissalat mit Bohnen 287
Sabeks Tabouleh 288
Quinoasalat 288
Tostada-Salat 289

Italienischer Kartoffelsalat 290
Getreidesalat 290
Maissalat 292
Curryreissalat mit Brokkoli 292
Mexikanischer Kartoffelsalat 293
Gemischter Sprossensalat 295
Linsensprossensalat 295

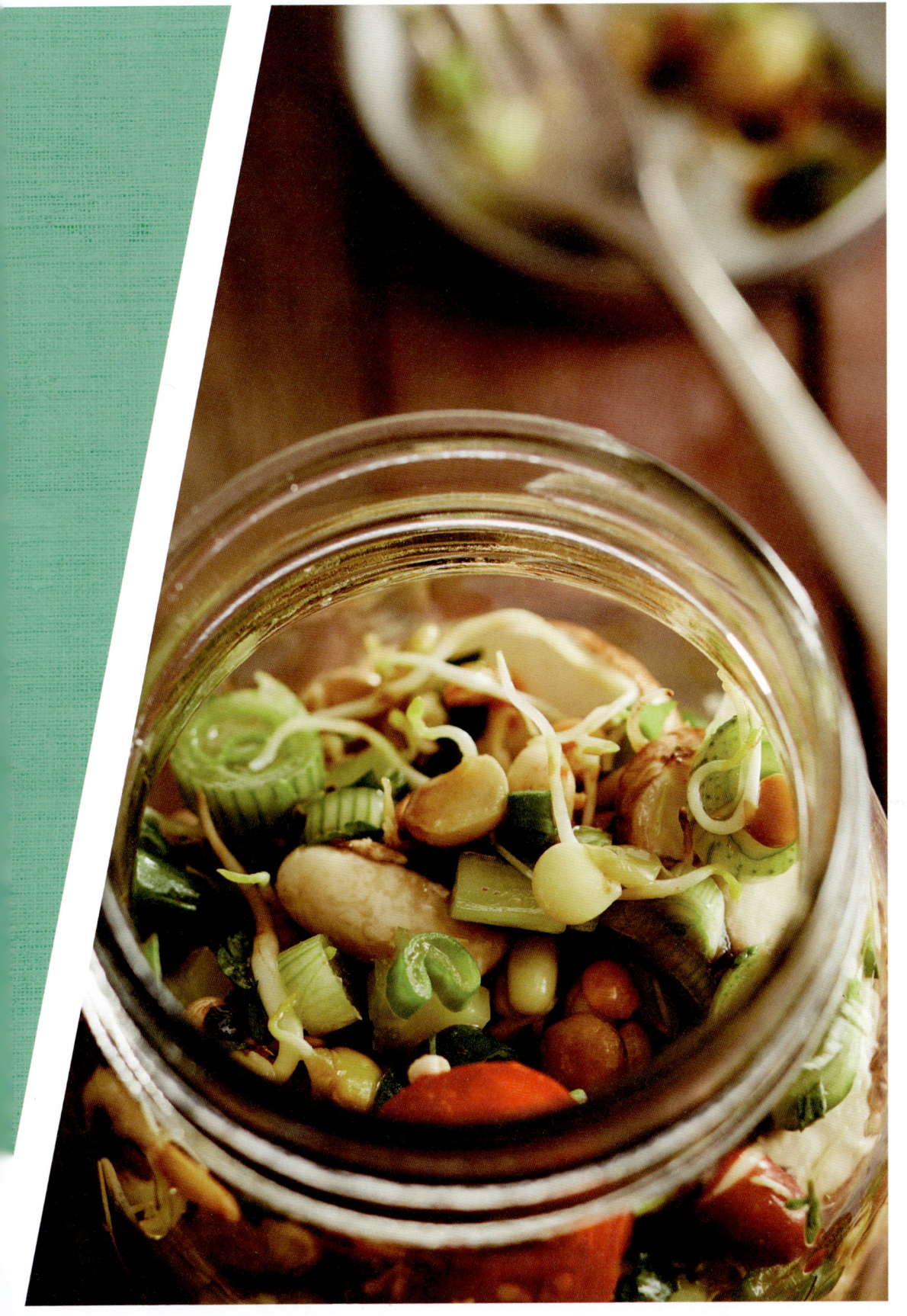

Mais-Zucchini-Salat

Portionen: 6 bis 8   Zubereitungszeit: 15 Minuten   Kühlzeit: 1 Stunde

ZUTATEN

800 g	Tiefkühlmais, aufgetaut
560 g	Zucchini, in dünne Streifen geschnitten
4	Frühlingszwiebeln, in Scheiben geschnitten
2 EL	frisch gepresster Zitronensaft
1 EL	Sojasauce
¼ TL	frisch gemahlener Pfeffer
65 g	Radieschen, in kleine Würfel geschnitten
½ Bund	frisches Basilikum, gehackt

ZUBEREITUNG

Die ersten sechs Zutaten in eine Schüssel geben und gründlich vermischen. Radieschen und Basilikum hinzufügen und vorsichtig mit den anderen Zutaten vermengen. Zudecken und vor dem Servieren mindestens 1 Stunde kalt stellen (aber nicht länger als 3 Stunden, damit die Radieschen ihre Farbe nicht verlieren).

Grüner Bohnensalat

Portionen: 4   Zubereitungszeit: 30 Minuten   Garzeit: 30 Minuten
Marinierzeit: 1 Stunde   Kühlzeit: 1 bis 2 Stunden

ZUTATEN

4	mittelgroße Kartoffeln, gekocht, geschält und gehackt
500 g	frische grüne Bohnen, gedämpft
60 ml	ölfreies italienisches Dressing
60 ml	Balsamico- oder Reisessig
2–3	Knoblauchzehen
	Frisch gemahlener Pfeffer nach Belieben
	Frisches Korianderkraut, gehackt (wahlweise)
1	kleine rote Zwiebel, gehackt

ZUBEREITUNG

100 g von den Kartoffelstücken abmessen und beiseitestellen. Den Rest mit den grünen Bohnen vermischen, mit ölfreiem Dressing und Essig übergießen, nochmals gründlich vermischen und 1 Stunde durchziehen lassen.

Die beiseitegestellten Kartoffelstücke zusammen mit dem Knoblauch kurz im Mixer pürieren und dabei immer wieder kleine Mengen Wasser dazugeben, bis die Mischung eine pastenartige Konsistenz angenommen hat. (Die Konsistenz variiert je nachdem, wie weich die Kartoffel ist.) Die Mischung aus dem Mixer nehmen und in eine Schüssel geben. Pfeffer nach Geschmack, Korianderkraut und Zwiebel hineinrühren und diese Mischung mit dem Bohnen-Kartoffel-Salat verrühren. Vor dem Servieren kalt stellen.

Sommerkartoffelsalat

Portionen: 4   Zubereitungszeit: 10 Minuten   Garzeit: 10 Minuten

ZUTATEN

450 g   kleine rote Kartoffeln, geviertelt
280 g   Zucchini, in feine Stücke geschnitten, oder 250 g halbierte Rosenkohlröschen oder 230 g geputzte grüne Bohnen
175 g   halbierte Kirschtomaten
2   Frühlingszwiebeln, gehackt
125 ml   ölfreies Dressing
1 TL   frischer Dill, gehackt

ZUBEREITUNG

Die Kartoffeln zusammen mit Zucchini, Rosenkohl oder grünen Bohnen in einen Topf geben und mit Wasser bedecken. Aufkochen lassen, die Hitze zurückschalten, zudecken und ungefähr 10 Minuten kochen lassen, bis das Gemüse gerade weich ist. Abgießen, in eine große Schüssel geben, die restlichen Zutaten hinzufügen und alles vorsichtig miteinander vermischen. Der Salat kann warm oder kalt serviert werden.

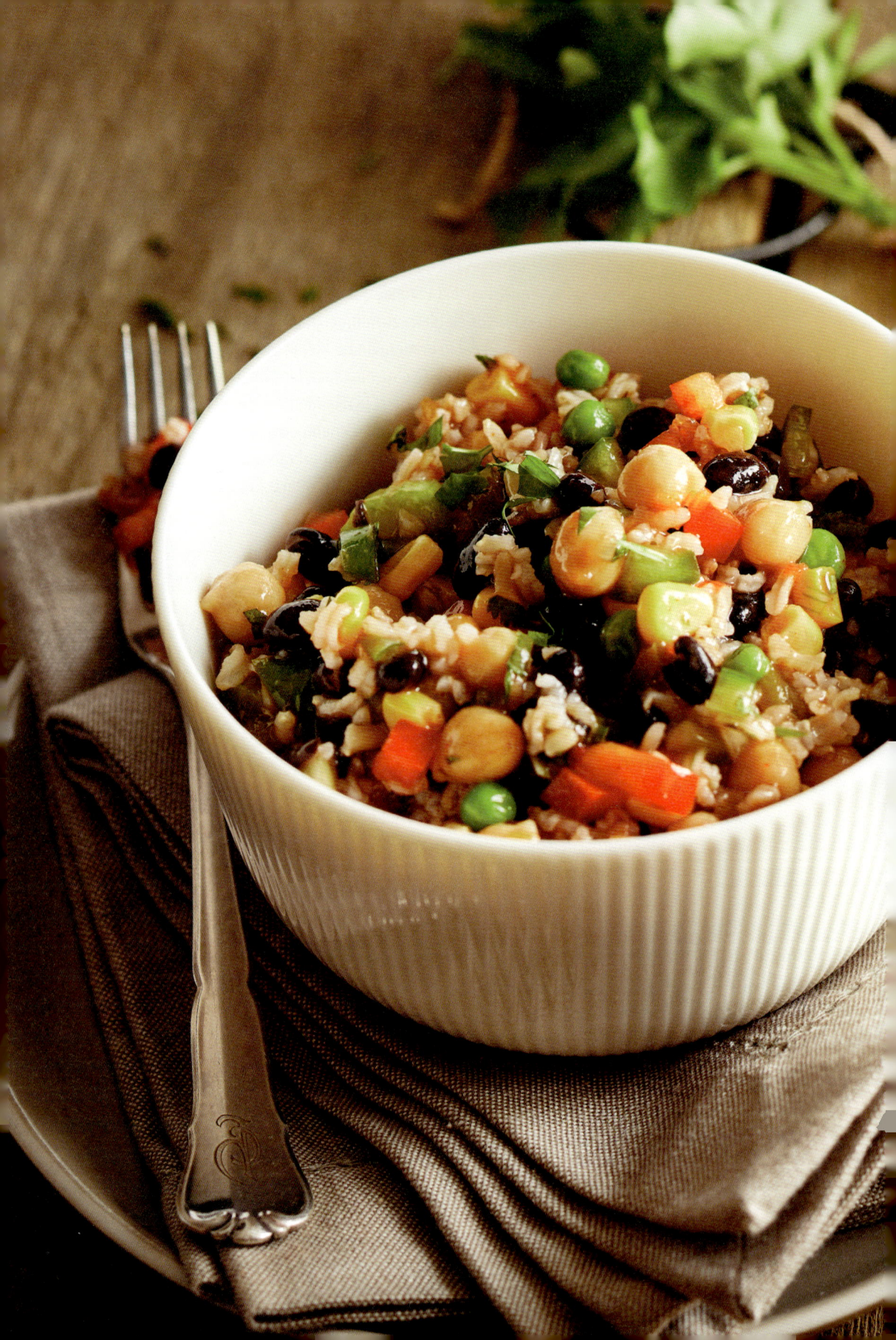

Wildreissalat

Portionen: 4   Zubereitungszeit: 15 Minuten (Der Wildreis muss vorgekocht sein)

ZUTATEN

600 g	gekochter Wildreis
200 g	Tiefkühlmais, aufgetaut
2	Tomaten, gehackt
4	Frühlingszwiebeln, gehackt
¼ Bund	Brunnenkresse, gehackt

80 ml	gewürzter Reisessig (Sushi-Essig)
½ EL	frisches Basilikum, gehackt
	Frische grüne Salatblätter

ZUBEREITUNG

Alle Zutaten außer den Salatblättern gründlich miteinander vermischen und auf einem Salatbett anrichten.

Reissalat mit Bohnen

Portionen: 8   Zubereitungszeit: 30 Minuten (Der Reis muss vorgekocht sein)
Kühlzeit: mindestens 2 Stunden

ZUTATEN

800 g	gekochter Naturreis
420 g	schwarze Bohnen aus der Dose, abgespült und abgetropft
420 g	Kichererbsen aus der Dose, abgespült und abgetropft
100 g	Frühlingszwiebel, gehackt
2	Selleriestangen, in Scheiben geschnitten
70 g	grüne Paprika, gehackt

70 g	rote Paprika, gehackt
1	115-g-Dose grüne Chilischoten, gehackt
200 g	Tiefkühlmais, aufgetaut
140 g	Tiefkühlerbsen, aufgetaut
½	Handvoll frische Petersilie oder frisches Korianderkraut, gehackt
250 ml	ölfreies Dressing oder ölfreie Salsa Ihrer Wahl

ZUBEREITUNG

Alle Zutaten in einer großen Schüssel gründlich miteinander vermischen. Zudecken und mindestens 2 Stunden lang im Kühlschrank durchziehen lassen.

Sabeks Tabouleh

Portionen: 4   Zubereitungszeit: 1 Stunde   Kühlzeit: mindestens 2 Stunden

ZUTATEN

500 ml	kochendes Wasser
120 g	Bulgur
6 Bund	frische Petersilie, fein gehackt
½ Bund	frische Minze, gehackt
1 Bund	Frühlingszwiebeln, fein gehackt
10	Römersalatblätter, fein gehackt
180 ml	frisch gepresster Zitronensaft
2 EL	Sojasauce

ZUBEREITUNG

Den Bulgur mit dem kochenden Wasser übergießen. 1 Stunde quellen lassen, dann in ein feinmaschiges Sieb abgießen und das Wasser herausdrücken. In eine große Schüssel geben, die übrigen Zutaten hinzufügen und alles gründlich miteinander vermischen. Vor dem Servieren mindestens 2 Stunden kalt stellen.

Quinoasalat

Portionen: 6   Zubereitungszeit: 15 Minuten   Garzeit: 15 Minuten
Kühlzeit: 1 bis 2 Stunden

ZUTATEN

500 ml	Wasser
210 g	Quinoa, gründlich in Wasser abgespült
250 g	Gurke, gehackt
200 g	Tomate, gehackt
150 g	grüne Paprika, gehackt
4	Frühlingszwiebeln, gehackt
125 ml	frisch gepresster Zitronensaft
2 EL	Weißweinessig
1 EL	Sojasauce
4 EL	fein gehackte frische Kräuter (z. B. Basilikum, Petersilie, Dill und Korianderkraut; variieren Sie die Kräuter jedes Mal, um den Salat so abwechslungsreich wie möglich zu gestalten)

ZUBEREITUNG

Das Wasser zusammen mit der Quinoa in einem Topf zum Kochen
bringen. Zudecken, die Hitze zurückschalten und 15 Minuten köcheln
lassen. Den Topf vom Herd nehmen und die Quinoa quellen lassen, bis
sie alle Flüssigkeit aufgesogen hat. Während der Garzeit der Quinoa
können Sie die anderen Zutaten vorbereiten.

Das Gemüse in eine mittelgroße Schüssel geben, die Quinoa
hinzufügen, und alle Zutaten vorsichtig miteinander vermischen.
Zitronensaft, Essig, Sojasauce und Ihre Auswahl frischer Kräuter
verrühren, den Salat damit übergießen und vorsichtig vermischen. Vor
dem Servieren kalt stellen.

Tostada-Salat

Portionen: 12   Zubereitungszeit: 30 Minuten
(Guacamole und Salsa müssen bereits fertig zubereitet sein)

ZUTATEN

200 g	frische Maiskörner oder Tiefkühlmais
140 g	Zucchini, gewürfelt
150 g	rote oder grüne Paprika, gewürfelt
140 g	Tiefkühlerbsen
140 g	grüne Bohnen, in 5-mm-Stücke geschnitten

1	**REZEPT** *Frische Salsa* (siehe Seite 251)
550 g	zerkleinerter grüner Salat (verwenden Sie eine Mischung aus Römersalat, Blattsalat, Eisbergsalat usw.)
1	**REZEPT** *Erbsen-Guacamole* (siehe Seite 253)

ZUBEREITUNG

Mais, Zucchini, Paprika, Erbsen und Bohnen 5 Minuten über
kochendem Wasser dämpfen und in eine Schüssel geben. 80 ml von der
Salsa einrühren und beiseitestellen.

Zum Servieren auf jeden Teller eine Portion Salat geben, die
Gemüsemischung darüber verteilen, mit Guacamole garnieren und mit
der restlichen Salsa beträufeln.

Anmerkung: *Sie können für dieses Rezept auch im Handel erhältliche ölfreie Salsa
verwenden.*

Italienischer Kartoffelsalat

Portionen: 4 bis 6   Zubereitungszeit: 20 Minuten   Garzeit: 5 Minuten
Kühlzeit: 1 Stunde

ZUTATEN

5	große rote Kartoffeln, geschrubbt und in etwa 5 mm dicke Scheiben geschnitten
225 g	Champignons, in Scheiben geschnitten
1	kleine rote Zwiebel, in dünne Scheiben geschnitten
170 g	geröstete rote Paprika, gehackt
180 ml	ölfreies italienisches Dressing
1 EL	frisches Basilikum, gehackt

ZUBEREITUNG

Die Kartoffeln in kochendem Wasser 5 Minuten kochen und dann abgießen. Gründlich mit den übrigen Zutaten vermischen. Vor dem Servieren 1 Stunde kalt stellen.

Getreidesalat

Portionen: 4   Zubereitungszeit: 10 Minuten (Das Getreide muss vorgekocht sein)

ZUTATEN

3 Tassen	vorgekochtes Getreide (siehe Anmerkung)
2	mittelgroße Zucchini, halbiert und in Scheiben geschnitten
400 g	Tiefkühlmais, aufgetaut
60 g	Frühlingszwiebel, gehackt
½	Handvoll frisches Basilikum, frisches Korianderkraut oder frischer Dill, gehackt
80 ml	ölfreies Dressing

ZUBEREITUNG

Das Getreide gründlich mit dem Gemüse vermischen, mit dem Dressing übergießen und alle Zutaten nochmals vermischen. Sofort servieren oder für den späteren Gebrauch kalt stellen.

Anmerkung: *Als Getreide eignet sich für diesen Salat am besten Gerste, Reis, Hirse und Quinoa.*

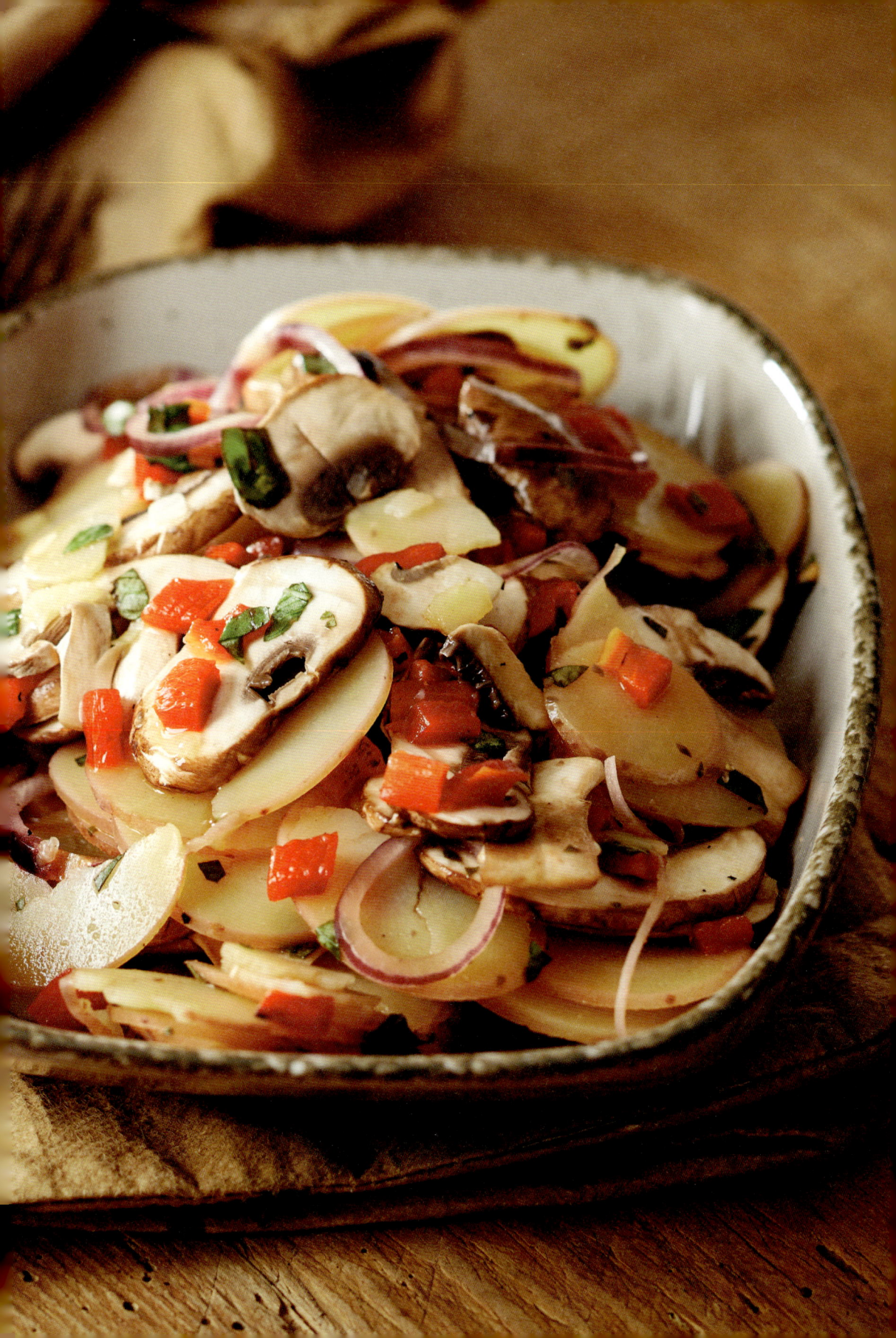

Maissalat

Portionen: 4   Zubereitungszeit: 15 Minuten   Garzeit: 4 Minuten

ZUTATEN

400 g	frische Maiskörner oder Tiefkühlmais (siehe Tipp)
1	mittelgroße Tomate, gehackt
90 g	gekochte Kidneybohnen (siehe Tipp)

3 EL	grüne Paprika, gehackt
30 g	süße Zwiebel (Vidalia oder Maui), gehackt
40 g	Champignons, gehackt
60 ml	ölfreies Dijonsenf-Dressing
4	große Salatblätter

ZUBEREITUNG

Den Mais etwa 4 Minuten dämpfen, bis er gerade weich ist, und gründlich mit dem restlichen Gemüse (außer den Salatblättern) vermischen. Das Dressing hinzufügen, und nochmals vermischen. Die Mischung auf den Salatblättern verteilen und sofort servieren.

TIPP: *Falls Sie einen frischen Maiskolben verwenden, sollten Sie ihn dämpfen oder in die Mikrowelle schieben, bevor Sie die Maiskörner ablösen. Sie können aber auch Tiefkühlmais verwenden. Wenn Sie Kidneybohnen aus der Dose verwenden, müssen diese vor der Verwendung abgespült und abgegossen werden.*

Curryreissalat mit Brokkoli

Portionen: 6   Zubereitungszeit: 10 Minuten (Der Reis muss vorgekocht sein)
Garzeit: 5 Minuten   Kühlzeit: 1 Stunde

ZUTATEN

280 g	Brokkoliröschen, fein gehackt
800 g	gekochter Naturreis
4	Frühlingszwiebeln, gehackt
2 EL	frisch gepresster Zitronensaft
2 EL	Wasser

1 EL	Sojasauce
1 EL	Balsamicoessig
2 EL	Currypulver
½ TL	Kreuzkümmelpulver
¼ TL	frisch gemahlener Pfeffer

ZUBEREITUNG

Die Brokkoliröschen etwa 5 Minuten über kochendem Wasser dämpfen, bis sie gerade weich sind. Mit kühlem Wasser abspülen. Reis, Brokkoli und Frühlingszwiebeln vermischen und beiseitestellen. Die restlichen Zutaten in ein kleines Schraubglas geben und kräftig schütteln, damit sie sich vermischen. Die Reis-Brokkoli-Mischung mit diesem Dressing übergießen und verrühren. Kalt servieren.

Mexikanischer Kartoffelsalat

Portionen: 6 bis 8   Zubereitungszeit: 15 Minuten (Die Salsa muss bereits fertig zubereitet sein)   Garzeit: 30 Minuten

ZUTATEN

900 g	rote Kartoffeln, in Stücke geschnitten
200 g	Tiefkühlmais, aufgetaut
1	große Tomate, gehackt
1 Bund	Frühlingszwiebeln, gehackt
125 ml	Frische Salsa (siehe Seite 251)
2 EL	frisch gepresster Limettensaft
2 EL	frisches Korianderkraut oder frische Petersilie, gehackt
	Frisch gemahlener Pfeffer

ZUBEREITUNG

Die Kartoffeln in einem großen Topf mit Wasser bedecken. Zum Kochen bringen, die Hitze zurückschalten, zudecken und ungefähr 30 Minuten kochen lassen, bis die Kartoffeln gerade weich, aber noch bissfest sind. (Sie dürfen nicht zu weich werden.) Vom Herd nehmen, abgießen und in eine große Schüssel geben. Mais, Tomate und Frühlingszwiebeln hinzufügen. Salsa und Limettensaft verrühren, den Salat damit übergießen und gründlich vermischen. Mit Korianderkraut oder Petersilie und ein paar Prisen Pfeffer würzen, nochmals vorsichtig vermischen und sofort servieren.

VARIANTE: *Man kann diesen Salat vor dem Servieren auch kalt stellen und er schmeckt auch am nächsten Tag immer noch gut. Daher bereite ich stets größere Mengen davon zu.*

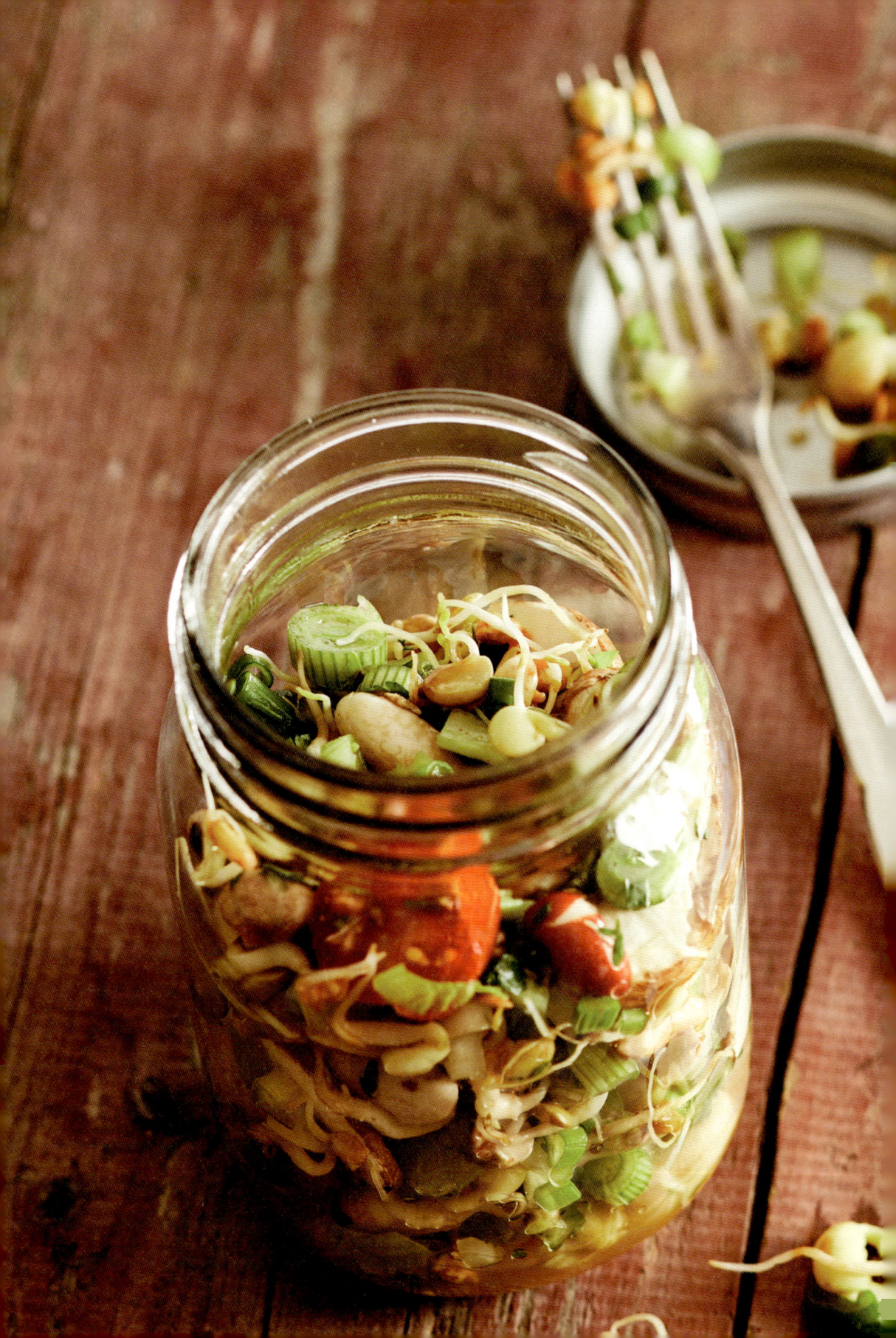

Gemischter Sprossensalat

Portionen: 4   Zubereitungszeit: 15 Minuten (Die Sprossen müssen bereits fertig sein)   Kühlzeit: 1 Stunde

ZUTATEN

3	Handvoll verschiedene Sprossen von Bohnen und anderen Hülsenfrüchten (Linsen, Stangenbohnen, Adzukibohnen, Kichererbsen usw.)
4	Frühlingszwiebeln, in Scheiben geschnitten
6	Champignons, in Scheiben geschnitten
6–8	Kirschtomaten, halbiert
1	Selleriestange, in Scheiben geschnitten
2 EL	Brunnenkresse, gehackt
80 ml	ölfreies Dressing

ZUBEREITUNG

Alle Salatzutaten in eine große Schüssel geben, mit dem Dressing übergießen und gründlich vermischen. Vor dem Servieren mindestens 1 Stunde kalt stellen.

Linsensprossensalat

Portionen: 4   Zubereitungszeit: 10 Minuten (Die Sprossen müssen bereits fertig sein)   Kühlzeit: 1 Stunde

ZUTATEN

4–5	große Handvoll rote Linsensprossen
6–8	Frühlingszwiebeln, gehackt
2	Selleriestangen, in Scheiben geschnitten
1	grüne Paprika, in dünne Streifen geschnitten
1	115-g-Glas Kirschpaprika, gehackt
6 EL	frische Petersilie oder frisches Korianderkraut, gehackt
125 ml	ölfreies Salatdressing

ZUBEREITUNG

Alle Zutaten in eine große Schüssel geben und gründlich vermischen. Vor dem Servieren kalt stellen.

Kohlenhydratreiche, fettarme

Rezepte für

Hauptgerichte

Fünfkornbrei mit Gemüse 298
Fünfkornmischung 299
Kartoffel-Reis-Potpourri 299
Wildreis mit Spinat 300
Gemüse-Reis-Auflauf 301
Wildreis mit Champignons 303
Backkartoffeln mit
   Dijonsenf-Champignon-Sauce 305
Gebratener Reis 306
Kartoffel-Ratatouille 306
Kartoffelauflauf 307
Schwarzaugenbohnen 308
Kartoffel-Potpourri 308
Kartoffel-Kürbis-Schiffchen 310
Doppelt gebackene Kartoffeln 310
Italienischer Kichererbseneintopf 311
Gemüsechili 313
Tex-Mex-Kartoffeln 314

Schnelle Röstkartoffeln 314
Kichererbsencurry 315
Mit Currygemüse gefüllte Paprika 316
Curry-Tomatensauce 317
Kürbiseintopf mit schwarzen Bohnen 318
Tomaten-Gemüse-Sauce 319
Würziges Backgemüse 321
Süßsaures Gemüse 322
Brokkoli-Champignon-Sauce 322
Kalorienarmer Eintopf 323
Auberginencurry 324
Bohneneintopf mit Kürbis 326
Alu Gobi (Kartoffel-Blumenkohl-Curry) 326
Kichererbseneintopf 327
Mattar Guchi (Erbsen und Champignons mit
   indischen Gewürzen) 329
Texanischer Gemüseauflauf 330
Mexikanischer Gemüseeintopf 331

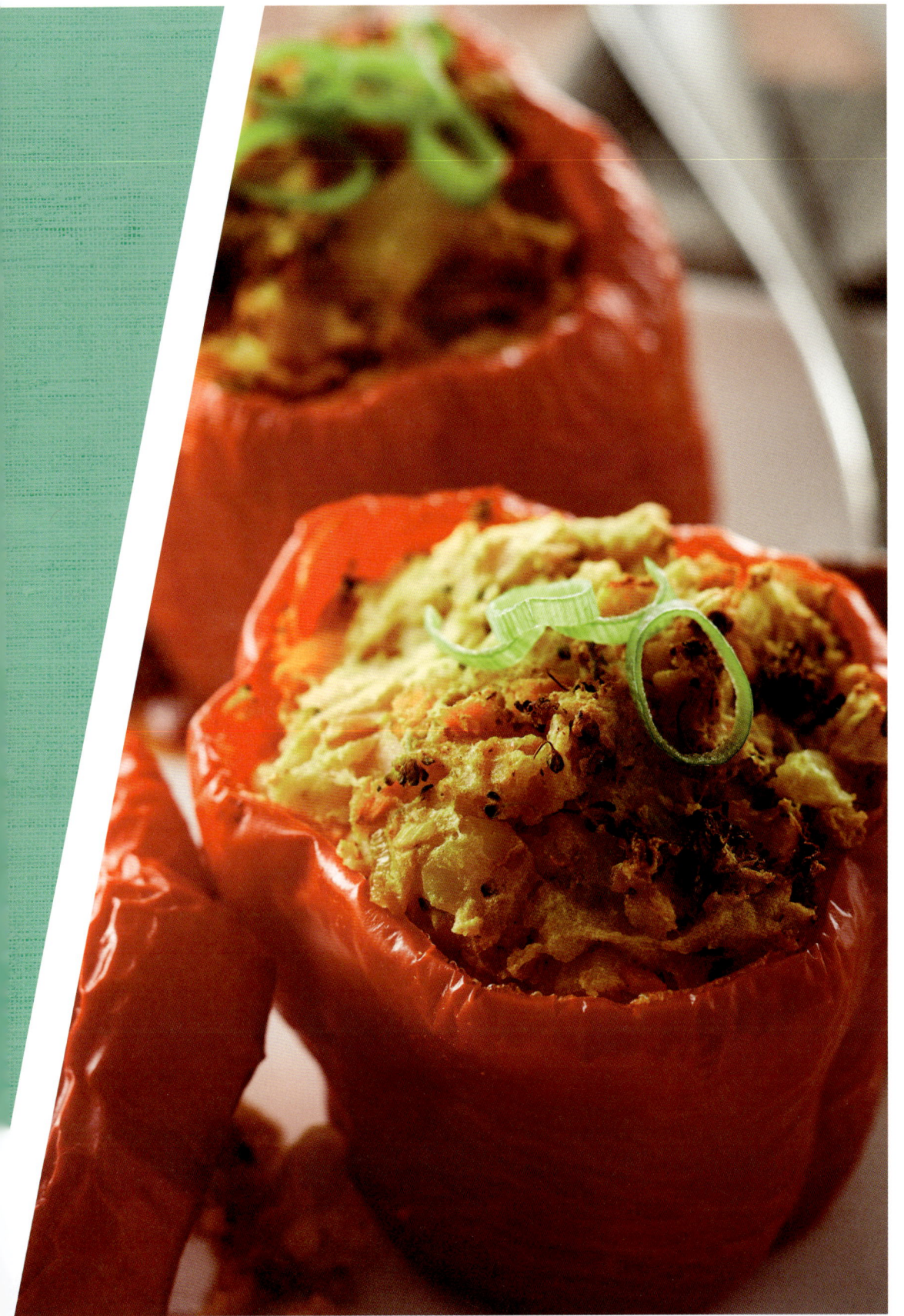

Fünfkornbrei mit Gemüse

Portionen: 8   Zubereitungszeit: 20 Minuten
Garzeit: 1 Stunde für das Getreide, 3 Minuten für den Gemüseauflauf

ZUTATEN

750 ml	Wasser
1 Tasse	Fünfkornmischung (siehe Rezept rechts auf Seite 299)
1	mittelgroße Zwiebel, gehackt
1	grüne oder rote Paprika, gehackt
2	mittelgroße Zucchini, in Scheiben geschnitten
1	mittelgroßer Sommerkürbis, in Scheiben geschnitten
225 g	Tomatensauce aus der Dose
1	Knoblauchzehe, zerdrückt
1 EL	Sojasauce
½ EL	frisches Basilikum, gehackt
1	große Tomate, in Scheiben geschnitten

ZUBEREITUNG

Das Wasser zum Kochen bringen und die Fünfkornmischung einrühren. Hitze zurückschalten, zudecken und 45 Minuten kochen. Vom Herd nehmen und 15 Minuten quellen lassen. Während der Garzeit des Getreides können Sie die anderen Zutaten vorbereiten.

Zwiebel, Paprika, Zucchini und Kürbis mit etwas Wasser in einen Topf geben und unter Rühren ungefähr 5 Minuten kochen lassen, bis das Gemüse etwas weich geworden ist. Vom Herd nehmen und beiseitestellen. Tomatensauce, Knoblauch, Sojasauce und Basilikum vermischen und beiseitestellen.

Den Backofen auf 175 °C vorheizen.

Die Fünfkornmischung auf dem Boden einer 25 × 15 × 20 cm großen, rechteckigen, vorzugsweise beschichteten Backform verteilen. Die Gemüsemischung über das Getreide geben und mit der Tomatensaucenmischung übergießen. Die Tomatenscheiben obenauf legen. Zuerst ein Blatt Backpapier und dann ein Blatt Alufolie auf den Auflauf legen und die Folie an den Rändern umschlagen. 30 Minuten backen.

Fünfkornmischung

ZUTATEN

1 Tasse	Naturreis		¼ Tasse	Hirse
¼ Tasse	Gerste		¼ Tasse	Roggen oder Wildreis
¼ Tasse	Weizen			

ZUBEREITUNG

Alle Zutaten vermischen und in ein dicht verschlossenes Glas geben. Diese Mischung können Sie für Rezepte verwenden, die mit Reis oder anderem Vollkorngetreide zubereitet werden.

Kartoffel-Reis-Potpourri

Portionen: 6   Zubereitungszeit: 15 Minuten (Reis und Kartoffeln müssen vorgekocht sein)   Garzeit: 15 Minuten

ZUTATEN

1	mittelgroße Zwiebel, gehackt
70 g	rote Paprika, gehackt
35 g	Champignons, in Scheiben geschnitten
85 g	frische Maiskörner oder Tiefkühlmais
2	große weiße Kartoffeln, gekocht, geschält und in Stücke geschnitten
200 g	gekochter Naturreis
1 EL	Sojasauce
1 EL	gehacktes frisches Basilikum oder 1 TL getrocknetes Basilikum

ZUBEREITUNG

Etwas Wasser in eine große beschichtete Pfanne geben. Zwiebel, Paprika und Pilze hinzufügen, und unter häufigem Umrühren 5 Minuten kochen lassen. Mais, Kartoffeln, Reis, Kräuter und Sojasauce dazugeben. Das Ganze unter häufigem Umrühren noch ungefähr 10 Minuten weiterkochen, bis die Kartoffeln und das übrige Gemüse weich sind. (Falls erforderlich, noch etwas Wasser dazugießen, damit das Gemüse nicht am Pfannenboden haften bleibt.)

Wildreis mit Spinat

Portionen: 8   Zubereitungszeit: 30 Minuten   Garzeit: 1 Stunde

ZUTATEN

750 ml	Wasser
175 g	brauner Langkornreis
80 g	Wildreis
225 g	Champignons, in Scheiben geschnitten
1 Bund	Frühlingszwiebeln, gehackt
50 g	Bohnensprossen
450 g	frischer Blattspinat, gewaschen und entstielt
2 EL	Sojasauce

ZUBEREITUNG

Das Wasser in einem Topf zum Kochen bringen und den Langkornreis
und Wildreis hineingeben. Nochmals aufkochen lassen, dann die Hitze
zurückschalten, zudecken und den Reis 45 Minuten köcheln lassen.
Vom Herd nehmen und 15 Minuten quellen lassen.
Champignons und Frühlingszwiebeln mit etwas Wasser in eine große
Pfanne geben und unter Rühren etwa 5 Minuten kochen lassen, bis
sie weich sind. Bohnensprossen und Spinat einrühren, zudecken und
3 bis 4 Minuten weiterkochen, bis der Spinat zusammengefallen ist.
Zum Schluss die Sojasauce einrühren, die gekochte Reismischung
hinzufügen, und rühren, bis alle Zutaten sich miteinander vermischt
haben. Falls gewünscht, können Sie zum Nachwürzen Sojasauce auf
den Tisch stellen.

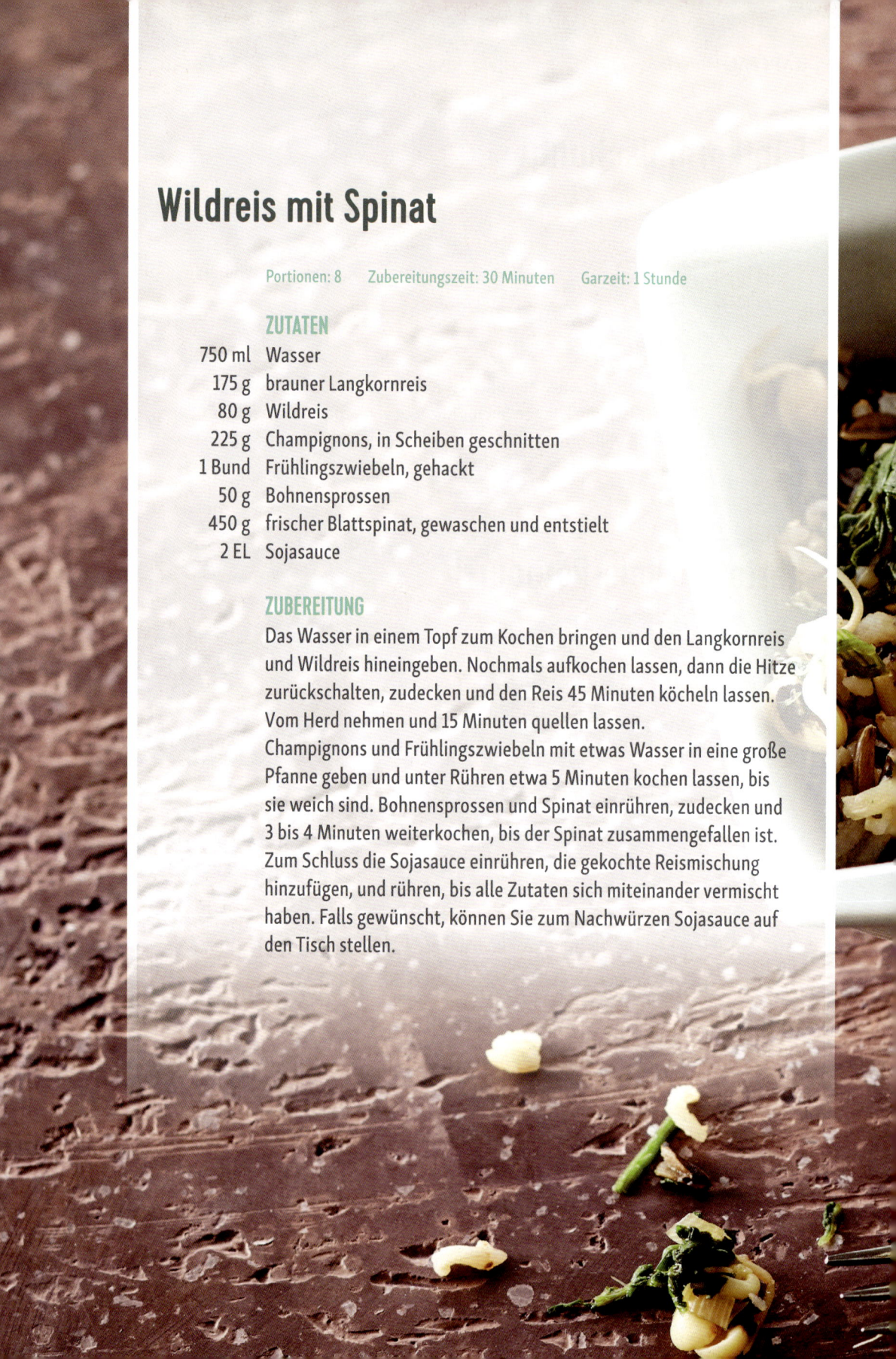

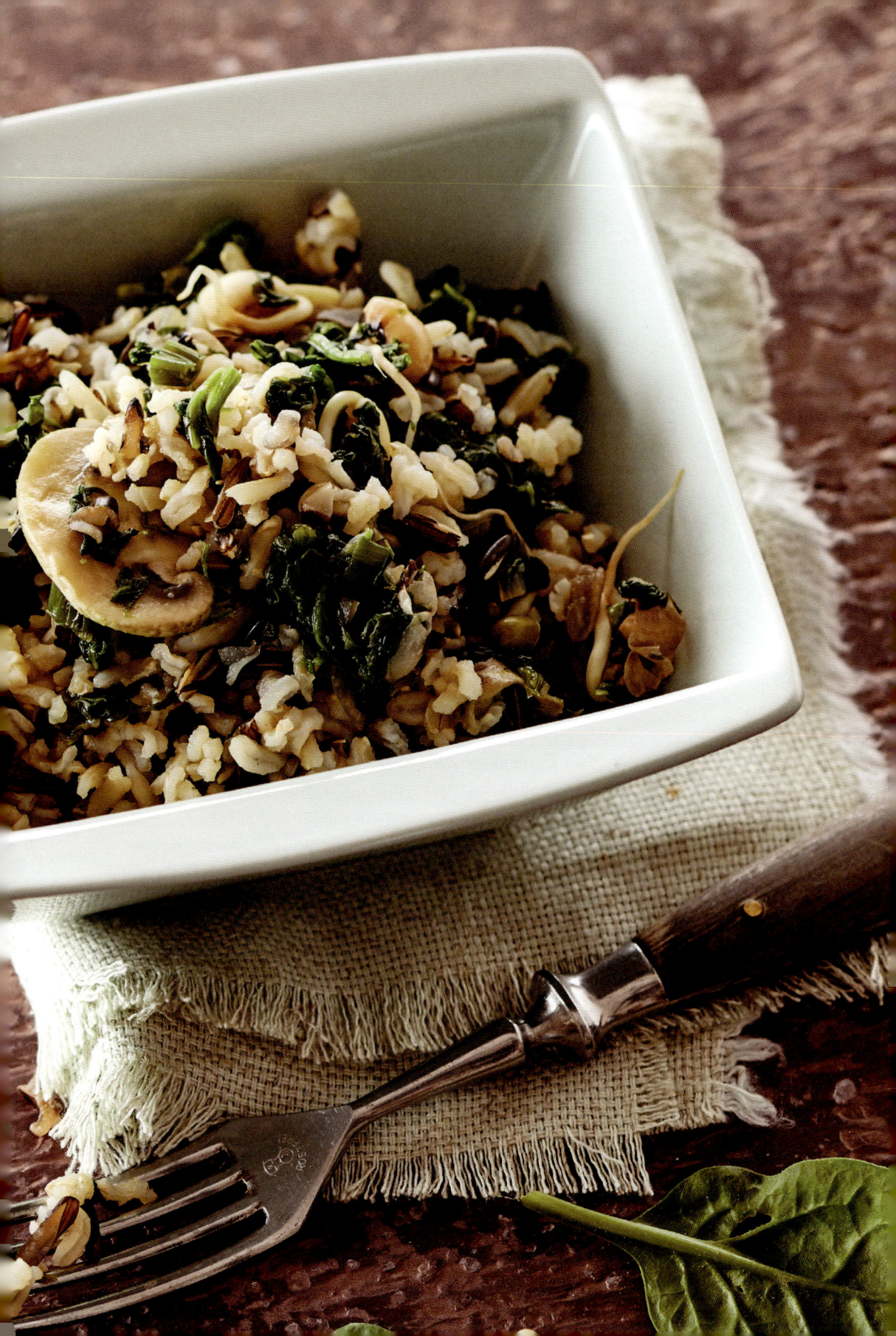

Gemüse-Reis-Auflauf

Portionen: 10   Zubereitungszeit: 30 Minuten (Der Reis muss
vorgekocht sein)   Garzeit: 30 Minuten

ZUTATEN

450 g	Brokkoli, in Röschen zerteilt	110 g	Champignons, in Scheiben geschnitten
450 g	Blumenkohl, in Röschen zerteilt	800 g	gekochter Naturreis
2	mittelgroße Zucchini, in etwa 1 cm dicke Scheiben geschnitten	50 g	geraspelte Karotten
		60 g	Frühlingszwiebel, gehackt
		½ TL	Sojasauce
		250 ml	milde Salsa
3 EL	Sellerie, in Scheiben geschnitten	20	Kirschtomaten, halbiert
		250 ml	»Käse«-Sauce (wahlweise; Rezept siehe Seite 251)

ZUBEREITUNG

Den Backofen auf 175 °C vorheizen.

Brokkoli, Blumenkohl, Zucchini und Sellerie 8 Minuten über
kochendem Wasser dämpfen. Die Champignons hinzufügen, weitere
2 Minuten dämpfen und das Gemüse beiseitestellen.

Den Reis mit Karotten, Frühlingszwiebel und Sojasauce vermischen
und diese Mischung gleichmäßig in einer 2 l fassenden Auflauf- oder
Backform verteilen. Die Salsa mit dem Löffel über die Reismischung
geben und das gedämpfte Gemüse und die Tomaten obenauf legen. Auf
Wunsch mit der »Käse«-Sauce übergießen.

Den Auflauf für 15 bis 20 Minuten ohne Deckel in den Backofen
schieben, bis er gut durchgewärmt ist.

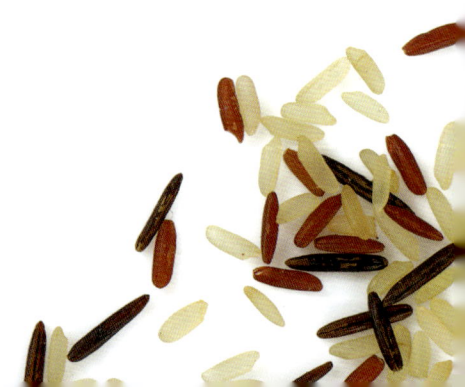

Wildreis mit Champignons

Portionen: 4   Zubereitungszeit: 20 Minuten
Garzeit: 1 Stunde für den Reise, 30 Minuten für das Gemüse

ZUTATEN

175 g	Wildreis
750 ml	Wasser
3 EL	Sojasauce
60 g	Frühlingszwiebel, klein geschnitten
1	mittelgroße Küchenzwiebel, gehackt
2	Selleriestangen, gehackt
225 g	Zuchtchampignons, in Scheiben geschnitten
8	frische Shiitake-Pilze, gehackt
40–50 g	Austernpilze, gehackt
½ TL	getrockneter Salbei, zerkrümelt
¼ TL	Geflügelgewürz Frisch gemahlener Pfeffer nach Belieben

ZUBEREITUNG

Reis, Wasser, 1 Esslöffel von der Sojasauce und die Frühlingszwiebel in einen Topf mit dicht schließendem Deckel geben. Aufkochen lassen, die Hitze zurückschalten, zudecken und bei mittlerer Temperatur ungefähr 1 Stunde kochen lassen, bis die Flüssigkeit verdampft und der Reis weich ist. Beiseitestellen.

Zwiebel und Sellerie mit etwa 60 ml Wasser in eine große Pfanne geben. Unter Rühren mehrere Minuten kochen lassen, bis das Gemüse etwas weich geworden ist. Die Pilze hinzufügen, und unter gelegentlichem Umrühren weitere 10 Minuten kochen. Zum Schluss den gekochten Reis, die restliche Sojasauce und die anderen Gewürze dazugeben und bei niedriger Hitze noch 15 Minuten weiterkochen.

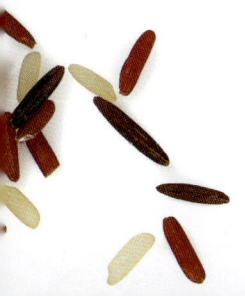

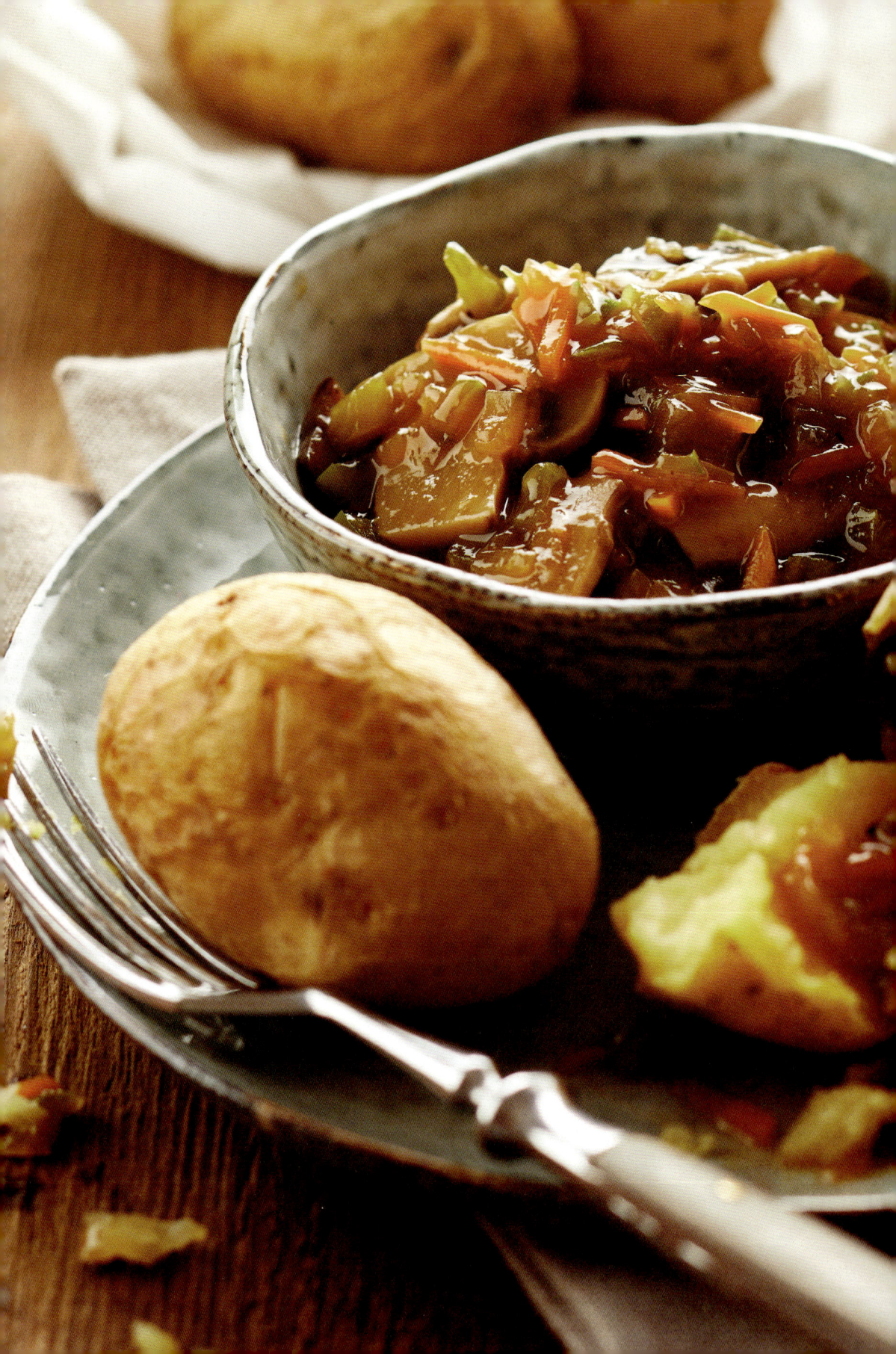

Backkartoffeln mit Dijonsenf-Champignon-Sauce

Portionen: 4   Zubereitungszeit: 20 Minuten
Garzeit Kartoffeln: Backofen: 1 Stunde, Mikrowelle: 15 Minuten
Sauce: 20 Minuten

ZUTATEN

4	mittelgroße festkochende Kartoffeln, geschrubbt
1	Zwiebel, gehackt
225 g	Champignons, in Scheiben geschnitten
1	grüne Paprika, gehackt
1	kleine Karotten, geraspelt
180 ml	Wasser
1 EL	Sojasauce
1 EL	Dijonsenf
1 EL	Speisestärke
	Frisch gemahlener Pfeffer

ZUBEREITUNG

Den Backofen auf 175 °C vorheizen. Die Kartoffeln mehrfach mit der Gabel einstechen. Im Ofen ungefähr 1 Stunde backen, bis sie weich sind, oder in der Mikrowelle auf hoher Stufe 15 Minuten garen (zwischendurch einmal wenden). Lassen Sie die Kartoffeln ruhen, während Sie die Sauce zubereiten.

Zwiebel, Pilze, grüne Paprika und Karotten zusammen mit 60 ml von dem Wasser in einen großen Topf geben und unter Rühren kochen lassen, bis das Gemüse weich ist. Bei Bedarf noch etwas Wasser dazugießen.

In der Zwischenzeit die restlichen Zutaten in einer Schüssel miteinander vermischen, in die Gemüsemischung einrühren und unter Rühren kochen lassen, bis sie eingedickt ist.

Die Kartoffeln heiß servieren und die Sauce dazu reichen.

Gebratener Reis

Portionen: 6   Zubereitungszeit: 15 Minuten (Der Reis muss vorgekocht sein)
Garzeit: 15 Minuten

ZUTATEN

125 ml	Wasser
¼	Teelöffel Knoblauchzehe, klein geschnitten
¼	Teelöffel geriebener frischer Ingwer
6 Tassen	gemischtes Gemüse (Frühlingszwiebel, Karotten, Brokkoli, Bohnensprossen, Zucchini usw.), gehackt
600 g	gekochter Naturreis
60 ml	Sojasauce

ZUBEREITUNG

Wasser, Knoblauch und Ingwer in eine große Pfanne oder einen Wok geben. Zum Kochen bringen, das Gemüse hinzufügen und unter häufigem Umrühren etwa 10 Minuten kochen lassen, bis es weich, aber noch bissfest ist. Zum Schluss Reis und Sojasauce dazugeben, alle Zutaten gründlich vermischen und vor dem Servieren durchwärmen.

Kartoffel-Ratatouille

Portionen: 10   Zubereitungszeit: 20 Minuten   Garzeit: 35 Minuten

ZUTATEN

2	große Küchenzwiebeln, gehackt
2	Knoblauchzehen, klein geschnitten
60 ml	Wasser
3	grüne Paprika, gehackt
4	Zucchini, in Scheiben geschnitten
2	große Kartoffeln, geschält und gehackt
880 g	Tomatenwürfel, frisch oder aus der Dose
1 TL	frisches Basilikum, gehackt
1 TL	frischer Oregano, gehackt
2 EL	frische Petersilie, gehackt
	Frisch gemahlener Pfeffer nach Belieben

ZUBEREITUNG

Zwiebeln und Knoblauch zusammen mit dem Wasser in einen großen
Topf geben und unter Rühren etwa 3 Minuten kochen lassen. Die
übrigen Zutaten (außer dem Pfeffer) hinzufügen, zudecken und
bei mittlerer Hitze unter gelegentlichem Umrühren 30 Minuten
weiterkochen. Vor dem Servieren mit Pfeffer würzen. Diese Ratatouille
kann man warm oder kalt servieren.

Kartoffelauflauf

Portionen: 6   Zubereitungszeit: 15 Minuten   Garzeit: 1 Stunde

ZUTATEN

2	Zwiebeln, in Ringe geschnitten	½ TL	getrocknetes Basilikum
1–2	Knoblauchzehen, klein geschnitten	½ TL	getrockneter Oregano
		1 EL	Petersilienflocken
125 ml	Wasser	¼ TL	frisch gemahlener Pfeffer
455 g	gewürfelte Tomaten aus der Dose	1 EL	Sojasauce
230 g	Tomatensauce aus der Dose	4	große weiße Kartoffeln, geschrubbt und in Scheiben geschnitten

ZUBEREITUNG

Den Backofen auf 175 °C vorheizen.
Zwiebeln und Knoblauch zusammen mit dem Wasser in einen
mittelgroßen Topf geben und unter Rühren bei mittlerer Hitze kochen
lassen, bis die Zwiebel etwas weich geworden ist und sich leicht in
Ringe zerteilen lässt. Den Topf vom Herd nehmen und alle übrigen
Zutaten außer den Kartoffeln einrühren.
Den Boden einer 23 × 33 cm großen beschichteten Backform mit
einer Schicht Kartoffelscheiben belegen und etwas Tomatensauce
darübergießen. Diesen Vorgang so lange wiederholen, bis alle
Kartoffelscheiben aufgebraucht sind; ganz obenauf kommt eine
Schicht Tomatensauce. Zuerst ein Blatt Backpapier und dann ein
Blatt Alufolie auf den Auflauf legen, und die Folie an den Rändern
umschlagen, damit die Wärme nicht verloren geht.
1 Stunde backen.

Schwarzaugenbohnen

Portionen: 4   Zubereitungszeit: 10 Minuten
Einweichzeit: 12 Stunden   Garzeit: 30 Minuten

ZUTATEN

450 g Schwarzaugenbohnen
1 Zwiebel, gehackt
1 Lorbeerblatt
1 rote Paprika, gehackt

2 EL Sojasauce
2 Selleriestangen, in Scheiben geschnitten

ZUBEREITUNG

Die Bohnen mit Wasser bedecken und über Nacht einweichen. Abgießen und zusammen mit Zwiebel, Lorbeerblatt, Paprika und Sojasauce in einen Topf geben. Die Zutaten mit Wasser bedecken, zum Kochen bringen und 20 Minuten kochen lassen. Zum Schluss den Sellerie dazugeben und noch 4 bis 5 Minuten weiterkochen.

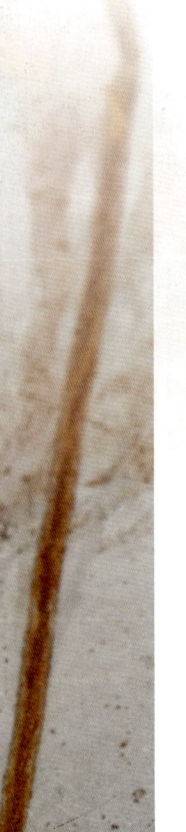

Kartoffel-Potpourri

Portionen: 4   Zubereitungszeit: 10 Minuten (Die Kartoffeln müssen vorgekocht sein)   Garzeit: 15 Minuten

ZUTATEN

8 mittelgroße rote Kartoffeln, gekocht
1 mittelgroße Zwiebel, grob gehackt
225 g Champignons, in Scheiben geschnitten
10 Spargelstangen, in 2 ½ cm lange Stücke geschnitten
1 große Handvoll gewaschener und getrockneter frischer Blattspinat

ZUBEREITUNG

Die Kartoffeln in große Stücke schneiden, zusammen mit der Zwiebel in eine große beschichtete Pfanne geben und bei mittlerer Hitze unter häufigem Umrühren 5 Minuten anbraten. Pilze und Spargel hinzufügen, und unter häufigem Umrühren weitere 10 Minuten braten. Zum Schluss den Spinat dazugeben und unter Rühren noch ungefähr 1 Minute garen, bis er zusammengefallen ist. Mit einer Ihrer Lieblingssaucen servieren.

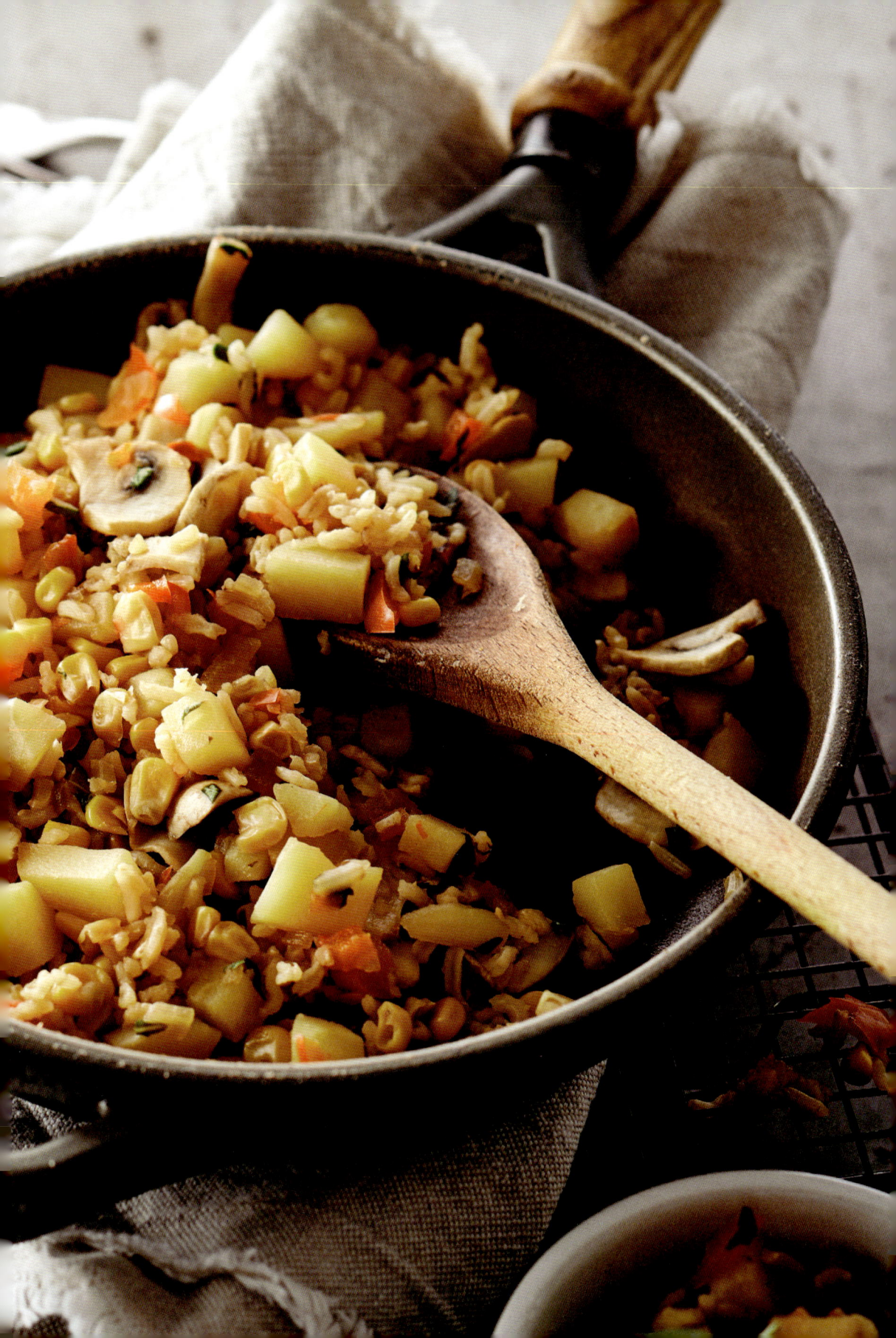

Kartoffel-Kürbis-Schiffchen

Portionen: 2   Zubereitungszeit: 15 Minuten
Garzeit: Backofen: 70 Minuten,   Mikrowelle: 15 Minuten

ZUTATEN

2	große festkochende Kartoffeln
100 g	Riesenkürbis, gehackt
⅛ TL	Curry- oder Kreuzkümmelpulver
½ TL	Gemüsegewürzmischung
	Paprikapulver

ZUBEREITUNG

Den Backofen auf 220 °C vorheizen.

Die Kartoffeln schrubben und mehrfach mit der Gabel einstechen.
Ungefähr 1 Stunde im Ofen backen, bis sie weich sind, oder in der
Mikrowelle auf hoher Stufe 15 Minuten garen (zwischendurch einmal
wenden). Die Kartoffeln aus dem Backofen oder Mikrowellenherd
nehmen, längs halbieren und vorsichtig das Fleisch aus der Schale
kratzen. Achten Sie darauf, dass sie dabei nicht einreißt! (Einen 3 bis
6 mm dicken Kartoffelrest an der Schale lassen.)

In der Zwischenzeit den Kürbis etwa 10 bis 15 Minuten in etwas Wasser
weich kochen. Abgießen und beiseitestellen.

Den Backofen auf 200 °C vorheizen und auf Oberhitze einstellen.
Kartoffel- und Kürbisfleisch, Curry- oder Kreuzkümmelpulver und
Gemüsegewürzmischung verrühren und mit dem Kartoffelstampfer
zu einem cremigen gelben Püree verarbeiten. Das Püree auf die
Kartoffelschalen verteilen, mit Paprikapulver bestreuen und etwa
10 Minuten auf der zweiten Schiene backen, bis es leicht gebräunt ist.

Doppelt gebackene Kartoffeln

Portionen: 4   Zubereitungszeit: 5 Minuten
Garzeit: Backofen: 1 ½ Stunden,   Mikrowelle: 15 Minuten

ZUTATEN

2	große festkochende Kartoffeln	1 EL	frische Petersilie, gehackt
			Paprikapulver
1	Frühlingszwiebel, gehackt		Frisch gemahlener Pfeffer
2 EL	Wasser		

ZUBEREITUNG

Den Backofen auf 220 °C vorheizen.

Die Kartoffeln schrubben und mehrfach mit der Gabel einstechen.

Im Ofen 1 bis 1 ¼ Stunden backen, bis sie weich sind, oder in der Mikrowelle auf hoher Stufe 15 Minuten garen (zwischendurch einmal wenden). Den Backofen auf 200 °C herunterschalten.

Von jeder Kartoffel längs eine dünne Scheibe abschneiden, das Fleisch vorsichtig aus den Schalen kratzen und in eine Schüssel geben. Frühlingszwiebel, Wasser und Petersilie hinzufügen und zerdrücken, bis eine glatte Mischung entsteht.

Die Mischung mit dem Löffel auf den Kartoffelschalen verteilen und mit Paprikapulver und Pfeffer bestreuen. Auf ein Backblech legen und 15 Minuten backen.

Italienischer Kichererbseneintopf

Portionen: 8   Zubereitungszeit: 10 Minuten   Garzeit: 32 Minuten

ZUTATEN

1	große Zwiebel, gehackt
1	große grüne Paprika, gehackt
1–2	Knoblauchzehen, klein geschnitten
800 g	gewürfelte Tomaten aus der Dose
425 g	Tomatensauce aus der Dose
850 g	Kichererbsen aus der Dose, abgegossen

200 g	frische Maiskörner oder Tiefkühlmais
1 TL	getrockneter Oregano
1 TL	getrocknetes Basilikum
1 EL	Sojasauce
	Frisch gemahlener Pfeffer
2	große Handvoll gewaschener und getrockneter frischer Blattspinat

ZUBEREITUNG

Zwiebel, grüne Paprika und Knoblauch zusammen mit etwas Wasser in einen großen Topf geben und unter Rühren etwa 10 Minuten kochen lassen, bis das Gemüse weich ist. Dann die übrigen Zutaten (außer dem Spinat) hinzufügen. Alles gründlich miteinander vermischen, zudecken, die Hitze zurückschalten und 20 Minuten weiterkochen. Den Spinat einrühren und noch 1 bis 2 Minuten kochen lassen, bis er zusammengefallen ist. Mit Reis oder anderem gekochtem Vollkorngetreide servieren.

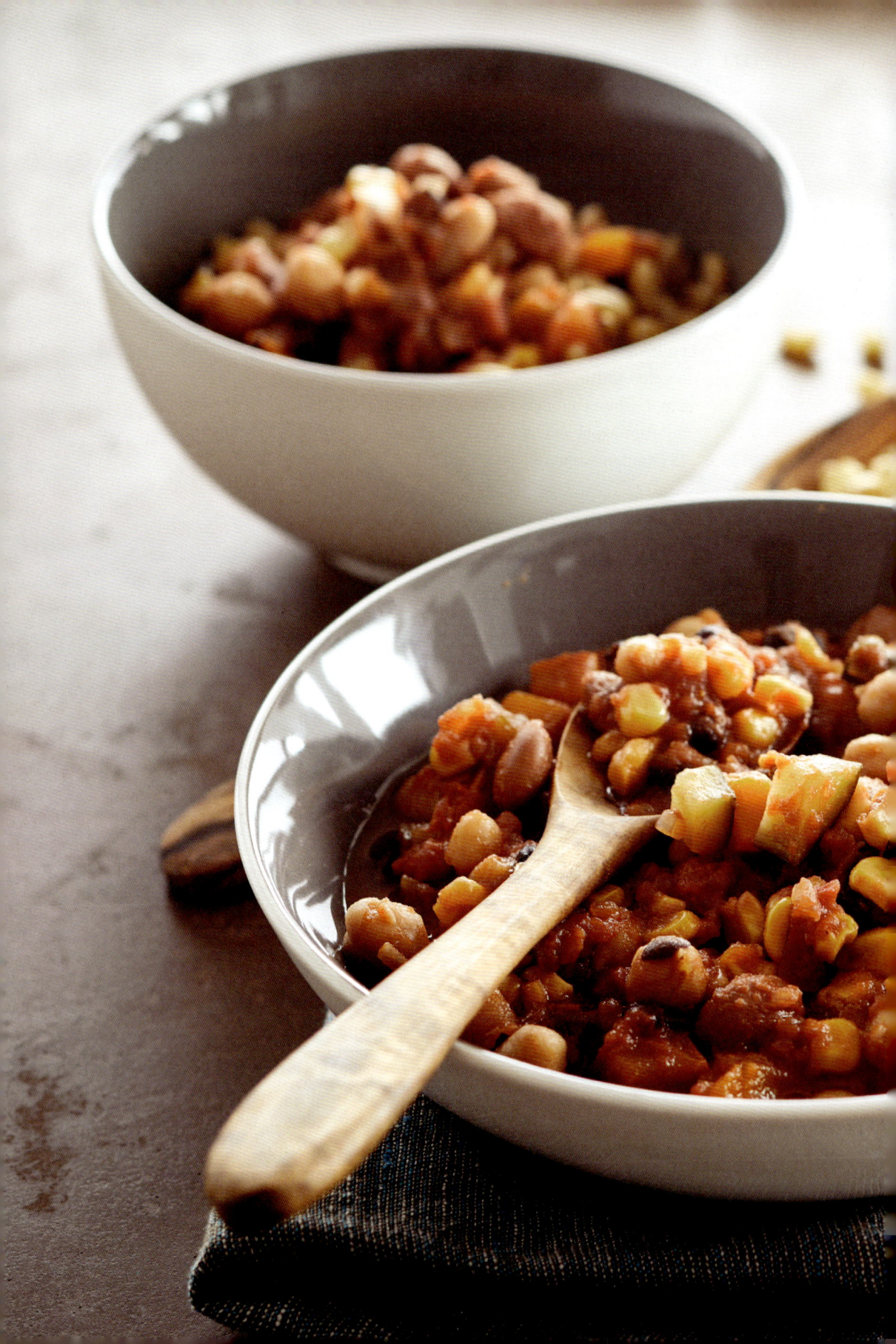

Gemüsechili

Portionen: 8   Zubereitungszeit: 20 Minuten   Garzeit: 40 Minuten

ZUTATEN

125 ml	Wasser
60 g	Zwiebel, fein gehackt
150 g	grüne Paprika, gehackt
140 g	Zucchini, in Stücke geschnitten
70 g	Sommerkürbis, in Stücke geschnitten
200 g	Tiefkühlmais
800 g	gedünstete Tomaten aus der Dose
165 g	gekochte schwarze Bohnen
200 g	gekochte Pintobohnen
200 g	gekochte weiße Bohnen
185 g	gekochte Kichererbsen
3 EL	grüne Chilischoten, gehackt
1 EL	Chilipulver
½ EL	Sojasauce
1 Prise	Cayennepfeffer

ZUBEREITUNG

Wasser, Zwiebel und grüne Paprika in einem großen Suppentopf unter Rühren ungefähr 5 Minuten kochen lassen, bis die Zwiebel weich ist. Dann die restlichen Zutaten hinzufügen, gründlich umrühren und zum Kochen bringen.

Die Hitze zurückschalten und das Chiligericht bei mittlerer Hitze 30 Minuten ohne Deckel kochen lassen. Als Suppe servieren oder über gekochtes Vollkorngetreide gießen.

Tex-Mex-Kartoffeln

Portionen: 8   Zubereitungszeit: 20 Minuten (Die Bohnen müssen vorgekocht sein)   Garzeit: 40 Minuten

ZUTATEN

6	festkochende rote oder weiße Kartoffeln
500 g	Pintobohnen, zerdrückt
250 ml	*Frische Salsa* (Rezept siehe Seite 251)
1	115-g-Dose grüne Chilischoten, gewürfelt
1	kleine Zwiebel, gehackt
1	Knoblauchzehe, zerdrückt
3 EL	frisches Korianderkraut, gehackt
½ TL	Chilipulver
½ TL	Kreuzkümmelpulver
1	Tomate, gehackt
45 g	Tiefkühlmais, aufgetaut
2	Frühlingszwiebeln, gehackt

ZUBEREITUNG

Den Backofen auf 190 °C vorheizen.

Die Kartoffeln schrubben und längs in Spalten schneiden. Auf ein Backblech legen und ungefähr 40 Minuten backen, bis sie leicht gebräunt sind.

In der Zwischenzeit Bohnen, Salsa, Chilischoten, Zwiebel, Knoblauch, 2 Esslöffel von dem Korianderkraut, Chili- und Kreuzkümmelpulver in einen Topf geben und etwa 15 Minuten bei sehr niedriger Hitze erwärmen. Tomate, Mais, Frühlingszwiebeln und den restlichen Esslöffel Korianderkraut vermischen und beiseitestellen.

Die Kartoffelspalten auf einen großen Servierteller legen und die Bohnenmischung darüberlöffeln. Die Tomaten-Mais-Mischung obenauf verteilen.

Schnelle Röstkartoffeln

Portionen: 4   Zubereitungszeit: 5 Minuten   Garzeit: 1 Stunde

ZUTATEN

900 g	rote Kartoffeln, in Stücke geschnitten
1	Päckchen Zwiebelsuppe
60 ml	Wasser

ZUBEREITUNG

Den Backofen auf 200 °C vorheizen.

Alle Zutaten in eine große Schüssel mit dicht schließendem Deckel geben und kräftig schütteln, bis die Kartoffeln sich mit der Suppenmischung überzogen haben. Die Kartoffeln in eine Auflaufform mit Deckel geben und unter gelegentlichem Umrühren 30 Minuten backen. Den Deckel abnehmen und noch 30 Minuten weiterbacken.

Kichererbsencurry

Portionen: 6   Zubereitungszeit: 15 Minuten   Garzeit: 40 Minuten

ZUTATEN

1	mittelgroße Zwiebel, gehackt	625 ml	Wasser
1	grüne Paprika, gehackt	425 g	Kichererbsen aus der Dose, abgegossen und abgespült
80 ml	Wasser		
1 TL	Currypulver	140 g	Tiefkühlerbsen, aufgetaut
½ TL	Kreuzkümmelpulver	1 EL	Speisestärke, mit 2 EL kaltem Wasser verrührt (wahlweise)
¼ TL	Kurkuma		
¼ TL	frisch gemahlener Pfeffer		
300 g	rote Kartoffeln, gehackt		

ZUBEREITUNG

Zwiebel und Paprika zusammen mit den 80 ml Wasser in einem großen Topf unter Rühren kochen, bis die Zwiebel etwas weich geworden ist. Dann die Gewürze einrühren. Kartoffeln und die 600 ml Wasser hinzufügen, zudecken und bei niedriger Temperatur etwa 25 Minuten kochen lassen, bis die Kartoffelstücke weich sind. Kichererbsen und Erbsen dazugeben und 10 Minuten weiterkochen.

Falls gewünscht, unter ständigem Umrühren die mit Wasser vermischte Speisestärke in das kochende Currygericht einrühren, bis es eingedickt ist. Sie können dieses Gericht »pur« oder mit gekochtem Vollkorngetreide servieren.

VARIANTE: *Geben Sie während der letzten zehn Kochminuten noch 150 g gehackten grünen Apfel dazu.*

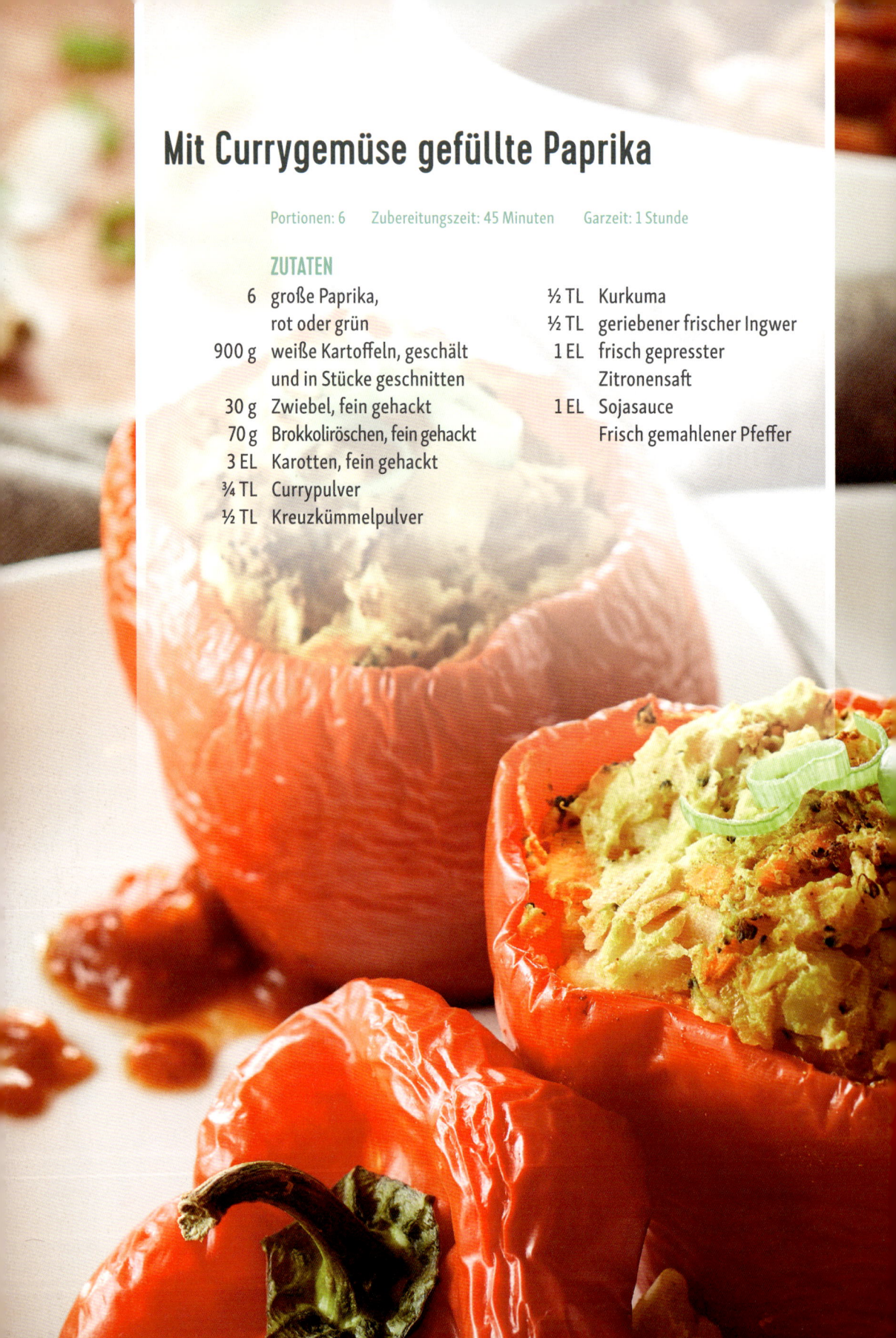

Mit Currygemüse gefüllte Paprika

Portionen: 6   Zubereitungszeit: 45 Minuten   Garzeit: 1 Stunde

ZUTATEN

6	große Paprika, rot oder grün
900 g	weiße Kartoffeln, geschält und in Stücke geschnitten
30 g	Zwiebel, fein gehackt
70 g	Brokkoliröschen, fein gehackt
3 EL	Karotten, fein gehackt
¾ TL	Currypulver
½ TL	Kreuzkümmelpulver
½ TL	Kurkuma
½ TL	geriebener frischer Ingwer
1 EL	frisch gepresster Zitronensaft
1 EL	Sojasauce
	Frisch gemahlener Pfeffer

ZUBEREITUNG

Die oberen Enden der Paprikaschoten abschneiden, die Schoten entkernen und die weißen Scheidewände entfernen. 10 Minuten über kochendem Wasser dämpfen und beiseitestellen.

In der Zwischenzeit die Kartoffeln mit Wasser bedecken und etwa 30 Minuten kochen, bis sie weich sind. Abgießen und das Kochwasser aufbewahren. Die Kartoffeln zerdrücken, den Brei mit etwas Kochwasser befeuchten und beiseitestellen.

Den Backofen auf 175 °C vorheizen.

Die Zwiebel ungefähr 3 Minuten in einer kleinen Menge des aufbewahrten Kochwassers glasig dünsten. Brokkoli, Karotten, Curry, Kreuzkümmel, Kurkuma und Ingwer hinzufügen. Die Mischung unter Rühren 3 Minuten weiterkochen und bei Bedarf noch etwas von dem Kartoffelwasser dazugießen. Die Gemüsemischung mit dem Kartoffelbrei verrühren und Zitronensaft, Sojasauce und ein paar Prisen Pfeffer hinzufügen.

Die Paprikaschoten mit der Gemüse-Kartoffel-Mischung füllen, in eine beschichtete Backform legen und 20 Minuten backen. Mit Curry-Tomatensauce (siehe unten) servieren.

Curry-Tomatensauce

Portionen: ERGIBT 4 Portionen   Zubereitungszeit: 10 Minuten
Garzeit: 10 Minuten

ZUTATEN

1 Bund	Frühlingszwiebeln, fein gehackt
1	Knoblauchzehe, zerdrückt
1 EL	geriebener frischer Ingwer
785 g	passierte Tomaten aus der Dose
¼ TL	Currypulver
½ TL	Kurkuma

ZUBEREITUNG

Etwas Wasser in einen Topf geben. Frühlingszwiebeln, Knoblauch und Ingwer hinzufügen, und bei mittlerer Hitze unter Rühren ein paar Minuten kochen. Die restlichen Zutaten dazugeben, alles gründlich vermischen und noch 6 bis 7 Minuten kochen lassen, bis die Sauce gut durchgezogen ist. Heiß servieren.

Kürbiseintopf mit schwarzen Bohnen

Portionen: 4   Zubereitungszeit: 20 Minuten   Garzeit: 15 bis 20 Minuten

ZUTATEN

250 g	Winterkürbis, geschält und in Stücke geschnitten
2	mittelgroße Zwiebeln, grob gehackt
1	Karotte, in dünne Scheiben geschnitten
1	Selleriestange, in dünne Scheiben geschnitten
2–3	Knoblauchzehen, klein geschnitten
500 ml	Wasser
840 g	schwarze Bohnen aus der Dose, abgegossen und abgespült
2 EL	frisches Korianderkraut, gehackt
2 EL	Sojasauce
2 TL	Kreuzkümmelpulver
1 TL	geriebener frischer Ingwer
¼ TL	frisch gemahlener Pfeffer

ZUBEREITUNG

Den Kürbis in eine Pfanne geben und mit Wasser bedecken. Zum Kochen bringen, die Hitze zurückschalten, zudecken und 8 bis 10 Minuten kochen lassen, bis das Kürbisfleisch weich, aber nicht matschig ist. Abgießen und beiseitestellen. In der Zwischenzeit Zwiebeln, Karotte und Sellerie zusammen mit 125 ml von dem Wasser in einen großen Topf geben. Bei mittlerer Hitze unter gelegentlichem Umrühren ungefähr 5 Minuten kochen lassen, bis das Wasser verdampft ist. 60 ml Wasser dazugießen und unter Rühren weiterkochen, bis auch dieses Wasser verdunstet ist. Den gleichen Vorgang mit weiteren 60 ml Wasser wiederholen. Nachdem dieses ebenfalls verdampft ist, das restliche Wasser, die übrigen Zutaten und den beiseitegestellten Kürbis hinzufügen, und alles gründlich miteinander vermischen. Noch etwa 5 Minuten bei niedriger Hitze kochen, bis der Eintopf gut durchgezogen ist.

Mit Reis, Vollkorngetreide oder Kartoffeln servieren.

Tomaten-Gemüse-Sauce

Portionen: ergibt 2,5 l   Zubereitungszeit: 20 Minuten   Garzeit: 1 Stunde

ZUTATEN

1	mittelgroße Zwiebel, gehackt
450 g	Champignons, in Scheiben geschnitten
1	Knoblauchzehe, klein geschnitten
2	Zucchini, in Scheiben geschnitten
1	rote Paprika, gehackt
785 g	passierte Tomaten aus der Dose
420 g	gewürfelte oder gedünstete Tomaten aus der Dose
420 g	Tomatensauce aus der Dose
½	Handvoll frische Petersilie, gehackt
	Gewürze (siehe Varianten)
1	große Handvoll gewaschener und getrockneter Blattspinat, fein gehackt

ZUBEREITUNG

Zwiebel, Pilze und Knoblauch mit etwas Wasser in einen großen Topf geben und bei mittlerer Hitze unter Rühren 3 bis 4 Minuten kochen. Zucchini, Paprika, Tomaten, Tomatensauce und Gewürze hinzufügen, und das Ganze bei niedriger bis mittlerer Hitze 1 Stunde ohne Deckel weiterkochen lassen. Den gehackten Spinat einrühren und noch 2 bis 3 Minuten kochen, bis er gerade zusammengefallen ist. Mit Kartoffeln oder gekochtem Getreide servieren.

Varianten:
Italienisch: 1 Teelöffel getrocknetes Basilikum und 1 Teelöffel getrockneten Oregano dazugeben.
Cajun: 1 Teelöffel getrocknetes Basilikum und ½ Teelöffel Tabascosauce dazugeben.
Mexikanisch: 1 Teelöffel getrocknetes Basilikum und 1 Teelöffel Chilipulver dazugeben.

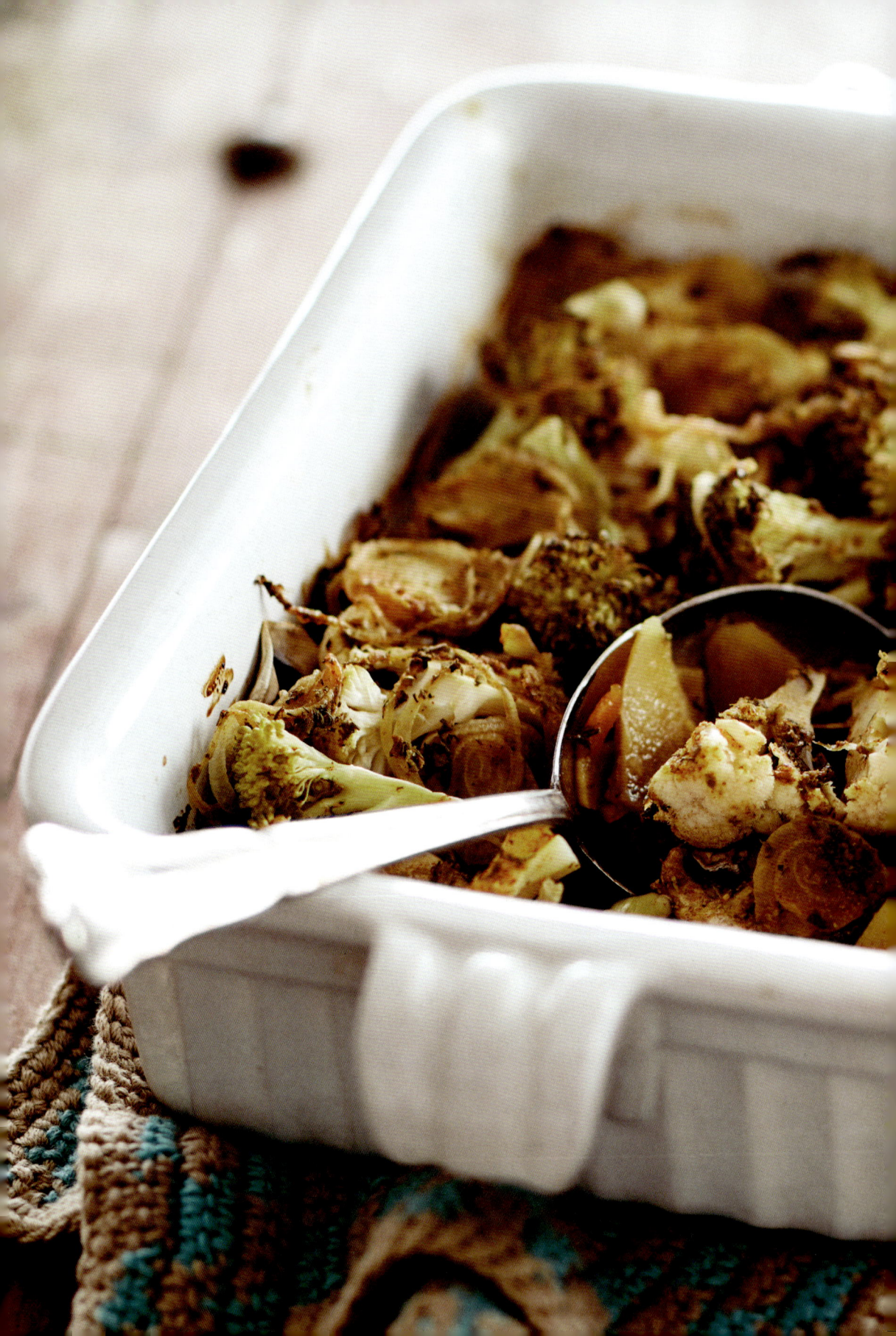

Würziges Backgemüse

Portionen: 4   Zubereitungszeit: 30 Minuten   Garzeit: 1 ½ Stunden

ZUTATEN

4	mittelgroße Kartoffeln, geschrubbt und in Scheiben geschnitten
2	Karotten, geschrubbt und in Scheiben geschnitten
1	Zucchini, in dicke Scheiben geschnitten
225 g	Champignons, in Scheiben geschnitten
130 g	Blumenkohlröschen
70 g	Brokkoliröschen
1	Zwiebel, in dünne Scheiben geschnitten und in Ringe zerteilt
375 ml	Wasser
2 EL	Sojasauce
2	Knoblauchzehen, gepresst
½ EL	Paprikapulver
¼ TL	Currypulver
¼ TL	Kreuzkümmelpulver
¼ TL	getrockneter Oregano
⅛ TL	getrockneter Dill
⅛ TL	getrockneter Majoran
⅛ TL	frisch gemahlener Pfeffer
Je 1 Prise	Muskat, Piment, Nelken-, Ingwer- und Korianderpulver
1 ½ EL	Speisestärke, mit 60 ml kaltem Wasser verrührt

ZUBEREITUNG

Den Backofen auf 175 °C vorheizen.

Das Gemüse in der angegebenen Reihenfolge in einer Auflaufform mit Deckel übereinanderschichten. Wasser, Sojasauce, Knoblauch und alle Gewürze in ein kleines Schraubglas geben, kräftig schütteln und über das Gemüse gießen. Den Auflauf 1 ½ Stunden zugedeckt backen, aus dem Ofen nehmen und den Saft von dem gegarten Gemüse in einen Topf abgießen. Langsam die mit Wasser vermischte Speisestärke in den Gemüsesaft einrühren. Unter ständigem Umrühren zum Kochen bringen, bis die Sauce eingedickt ist, und das Gemüse damit übergießen. Sofort servieren. Sie können dieses Gericht »pur« oder mit gekochtem Vollkorngetreide servieren.

Süßsaures Gemüse

Portionen: 4   Zubereitungszeit: 20 Minuten   Garzeit: 15 Minuten

ZUTATEN

1	mittelgroße Zwiebel, grob gehackt	450 g	gewürfelte Tomaten aus der Dose
1	grüne Paprika, grob gehackt	250 ml	Wasser
1	Karotten, geschrubbt und in Scheiben geschnitten	2 EL	Sojasauce
		2 EL	Reisessig
1	kleine Zucchini, in dicke Scheiben geschnitten	2 EL	Honig
		1 ½ EL	Speisestärke oder Pfeilwurz
70 g	Brokkoliröschen	1	Knoblauchzehe, gepresst
130 g	Blumenkohlröschen	½ TL	geriebener frischer Ingwer

ZUBEREITUNG

Zwiebel, grüne Paprika, Karotten, Zucchini, Brokkoli und Blumenkohl in einen großen Dämpfeinsatz geben. Das Gemüse 5 bis 10 Minuten über kochendem Wasser dämpfen, bis es gerade weich ist, und dann in eine Servierschüssel geben.

Während der Garzeit des Gemüses Tomaten, Wasser und die restlichen Zutaten in einen Topf geben und gründlich umrühren, damit die Speisestärke oder Pfeilwurz sich auflöst. Die Sauce unter ständigem Umrühren zum Kochen bringen, bis sie eindickt und klar wird. Das Gemüse damit übergießen und vorsichtig vermischen. Mit Kartoffeln oder Vollkorngetreide servieren.

Brokkoli-Champignon-Sauce

Portionen: 4 bis 6   Zubereitungszeit: 15 Minuten   Garzeit: 20 Minuten

ZUTATEN

2	Lauchstangen, gewaschen und in Scheiben geschnitten
160 g	in Scheiben geschnittene Champignons
140 g	Brokkoliröschen
875 ml	Wasser
2 EL	Sojasauce

1 TL   getrockneter Oregano

1 TL   getrockneter Thymian, zerbröselt

½ TL   getrockneter Salbei, zerbröselt

4 EL   Speisestärke, mit 80 ml kaltem Wasser verrührt

ZUBEREITUNG

Das Gemüse 5 Minuten in 125 ml Wasser andünsten. Die Gewürze und das restliche Wasser hinzufügen, und bei niedriger Hitze 10 Minuten kochen lassen. Die mit Wasser vermischte Speisestärke einrühren und unter ständigem Umrühren so lange weiterkochen, bis die Sauce eingedickt ist. Diese Sauce passt gut zu Kartoffeln oder gekochtem Getreide.

Kalorienarmer Eintopf

Portionen: 8   Zubereitungszeit: 20 Minuten   Garzeit: 30 Minuten

ZUTATEN

80 ml	Wasser	110 g	grüne Bohnen, in Stücke geschnitten
1	mittelgroße Zwiebel, grob gehackt	200 g	frische Maiskörner oder Tiefkühlmais
1–2	Knoblauchzehen, zerdrückt	1 EL	Sojasauce
1	grüne Paprika, grob gehackt	1 EL	Petersilienflocken
785 g	Tomatenwürfel aus der Dose	1 EL	getrocknetes Basilikum
4	kleine Zucchini, in Scheiben geschnitten	1 TL	getrockneter Oregano
2	kleine Sommerkürbisse, in Scheiben geschnitten	1 EL	Speisestärke, mit 60 ml kaltem Wasser verrührt

ZUBEREITUNG

Das Wasser zusammen mit Zwiebel, Knoblauch und grüner Paprika in einen großen Topf geben. Unter Rühren 3 bis 4 Minuten kochen lassen, bis das Gemüse etwas weich geworden ist. Tomaten, Zucchini, Kürbis und Bohnen hinzufügen und bei mittlerer Hitze 15 Minuten köcheln lassen. Zum Schluss den Mais und die Gewürze dazugeben, und noch 10 Minuten weiterkochen. Die mit Wasser vermischte Speisestärke einrühren und unter ständigem Umrühren so lange weiterkochen, bis der Auflauf eingedickt ist.

Mit gekochtem Vollkorngetreide oder Kartoffeln servieren.

Auberginencurry

Portionen: 4   Zubereitungszeit: 20 Minuten
Garzeit: Aubergine: 45 Minuten,   Curry: 20 bis 25 Minuten

ZUTATEN

1 große Aubergine	2 TL Korianderpulver
120 ml Wasser	1 TL Kurkuma
1 mittelgroße Zwiebel, gehackt	1 TL Kreuzkümmelpulver
	1 TL Paprikapulver
1 EL geriebener frischer Ingwer	¼ TL frisch gemahlener Pfeffer
½ TL Kreuzkümmelsamen	1 EL Sojasauce
1 grüne Paprika, gehackt	1 Handvoll frisches Korianderkraut, gehackt
1 Tomate, geschält und gehackt (siehe Anmerkung)	

ZUBEREITUNG

Den Backofen auf 200 °C vorheizen.

Die Aubergine rundum mit der Gabel einstechen. In eine flache Backform legen und ungefähr 45 Minuten backen, bis sie sehr weich ist. Aus dem Backofen nehmen, abkühlen lassen und halbieren. Das Fleisch mit dem Löffel herauskratzen, klein schneiden und beiseitestellen.

60 ml von dem Wasser in einen Topf geben. Zwiebel, Ingwer und Kreuzkümmelsamen hinzufügen, und das Ganze unter gelegentlichem Umrühren kochen lassen, bis die Zwiebel etwas weich geworden ist. Grüne Paprika, Tomate, Koriander, Kurkuma, Kreuzkümmel- und Paprikapulver und Pfeffer dazugeben, und unter gelegentlichem Umrühren 5 Minuten weiterkochen. Das restliche Wasser und die Sojasauce dazugießen, und 5 Minuten weiterkochen. Die Auberginenstücke einrühren und noch 5 Minuten kochen lassen. Zum Schluss das Korianderkraut hinzufügen, mehrmals umrühren und den Topf vom Herd nehmen.

Anmerkung: *Um die Tomate zu schälen, tauchen Sie sie kurz in kochendes Wasser und ziehen die Haut dann mit dem Messer ab.*

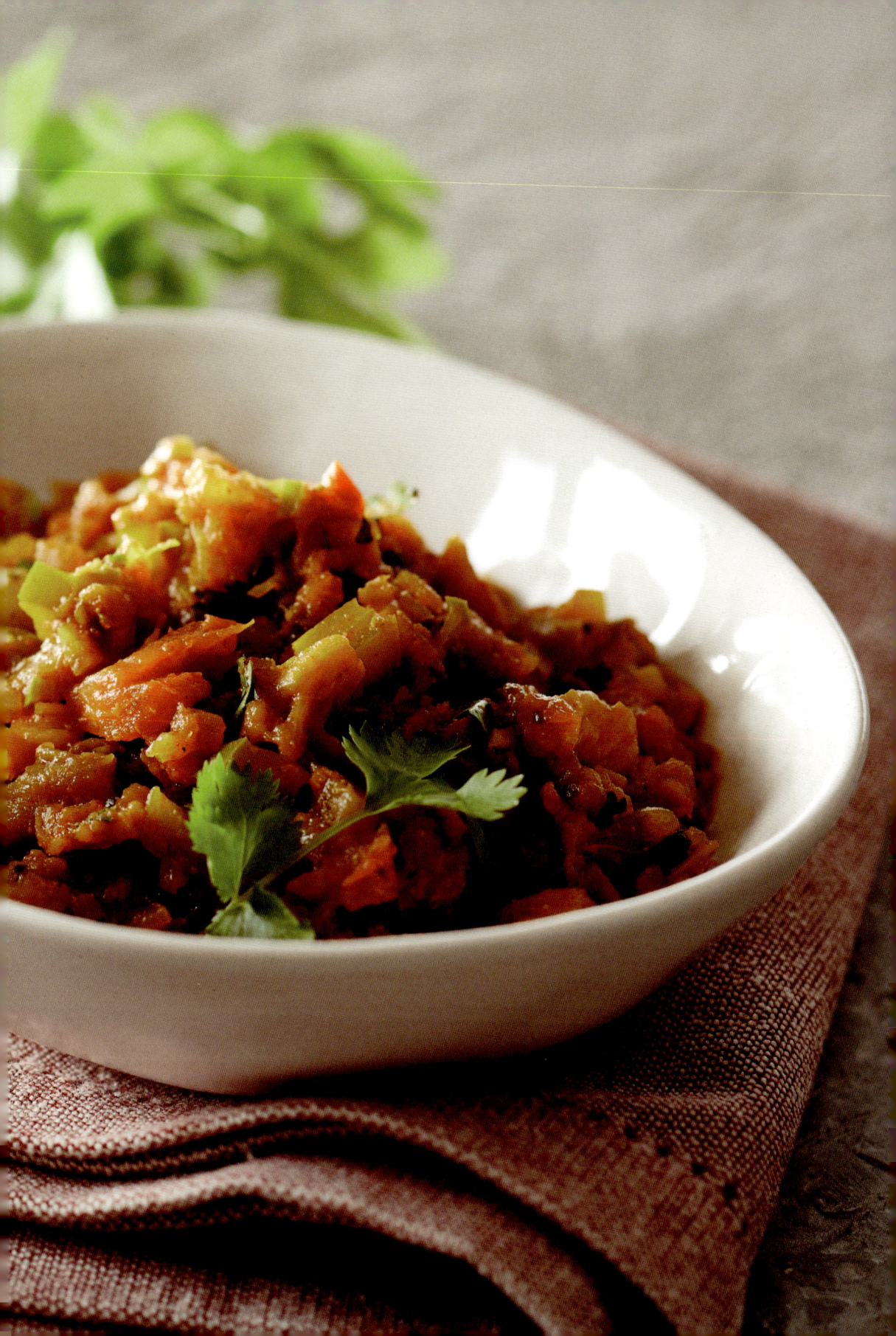

Bohneneintopf mit Kürbis

Portionen: 8   Zubereitungszeit: 30 Minuten   Garzeit: 3 Stunden

ZUTATEN

1 l	Wasser
100 g	getrocknete Pintobohnen
200 g	getrocknete weiße Bohnen
1	große Zwiebel, gehackt
1–2	Knoblauchzehen, zerdrückt
450 g	Tomatenwürfel aus der Dose
1 TL	getrocknetes Basilikum

1 TL	getrockneter Oregano
¼	Teelöffel zerdrückte rote Chiliflocken
300 g	Winterkürbis, geschält und gehackt
200 g	frische Maiskörner oder Tiefkühlmais

ZUBEREITUNG

Wasser und Bohnen in einem großen Suppentopf zum Kochen bringen, zudecken und bei mittlerer Hitze 1 ½ Stunden kochen lassen. Zwiebel, Knoblauch, Tomaten und Gewürze hinzufügen und weitere 30 Minuten kochen. Die Kürbisstücke dazugeben und nochmals 45 Minuten kochen lassen. Zum Schluss den Mais hinzufügen und noch 15 Minuten weiterkochen. Mit gekochtem Vollkorngetreide servieren.

Alu Gobi (Kartoffel-Blumenkohl-Curry)

Portionen: 6   Zubereitungszeit: 20 Minuten   Garzeit: 35 Minuten

ZUTATEN

1	mittelgroße Zwiebel, gehackt
250-375 ml	Wasser
1 EL	Kreuzkümmelpulver
1 EL	Ingwerpulver
1 EL	Kurkuma
½ EL	Chilipulver
1	Blumenkohl, in Röschen zerteilt

2	weiße Kartoffeln, geschält und gewürfelt
1–2 EL	Sojasauce
	Gehacktes frisches Korianderkraut zum Garnieren

ZUBEREITUNG

Die Zwiebel zusammen mit dem Wasser in einem großen Topf unter Rühren weich kochen. Unter mehrmaligem Umrühren die Gewürze hinzufügen, dann den Blumenkohl, die Kartoffeln und weitere 125 ml Wasser dazugeben. 25 bis 30 Minuten bei niedriger Hitze zugedeckt kochen lassen, bis das Gemüse weich ist. Dabei gelegentlich überprüfen, ob das Gemüse nicht am Topfboden haften bleibt, und bei Bedarf noch etwas Wasser dazugießen. Vor dem Servieren nach Belieben Sojasauce einrühren und mit dem Korianderkraut garnieren.

Kichererbseneintopf

Portionen: 4   Zubereitungszeit: 15 Minuten   Garzeit: 43 Minuten

ZUTATEN

125 ml	Wasser	1	Spritzer Tabascosauce
60 g	Zwiebel, fein gehackt	185 g	gekochte Kichererbsen, abgegossen und abgespült
1	Knoblauchzehe, klein geschnitten	70 g	Winterkürbis, gehackt
200 g	Tomate, gehackt	180 ml	würziger Tomatensaft aus der Dose
¼ TL	Paprikapulver		
¼ TL	getrockneter Oregano	75 g	frischer Blattspinat, gewaschen und gehackt
⅛ TL	frisch gemahlener Pfeffer		

ZUBEREITUNG

Wasser, Zwiebel und Knoblauch in einen großen Topf geben und unter gelegentlichem Umrühren etwa 5 Minuten kochen, bis die Zwiebel etwas weich geworden ist. Tomate und Gewürze hinzufügen und weitere 5 Minuten kochen lassen. Dann Kichererbsen, Kürbis und Tomatensaft dazugeben, zudecken und nochmals 30 Minuten kochen. Zum Schluss den Spinat einrühren und 2 bis 3 Minuten weiterkochen, bis er weich ist.

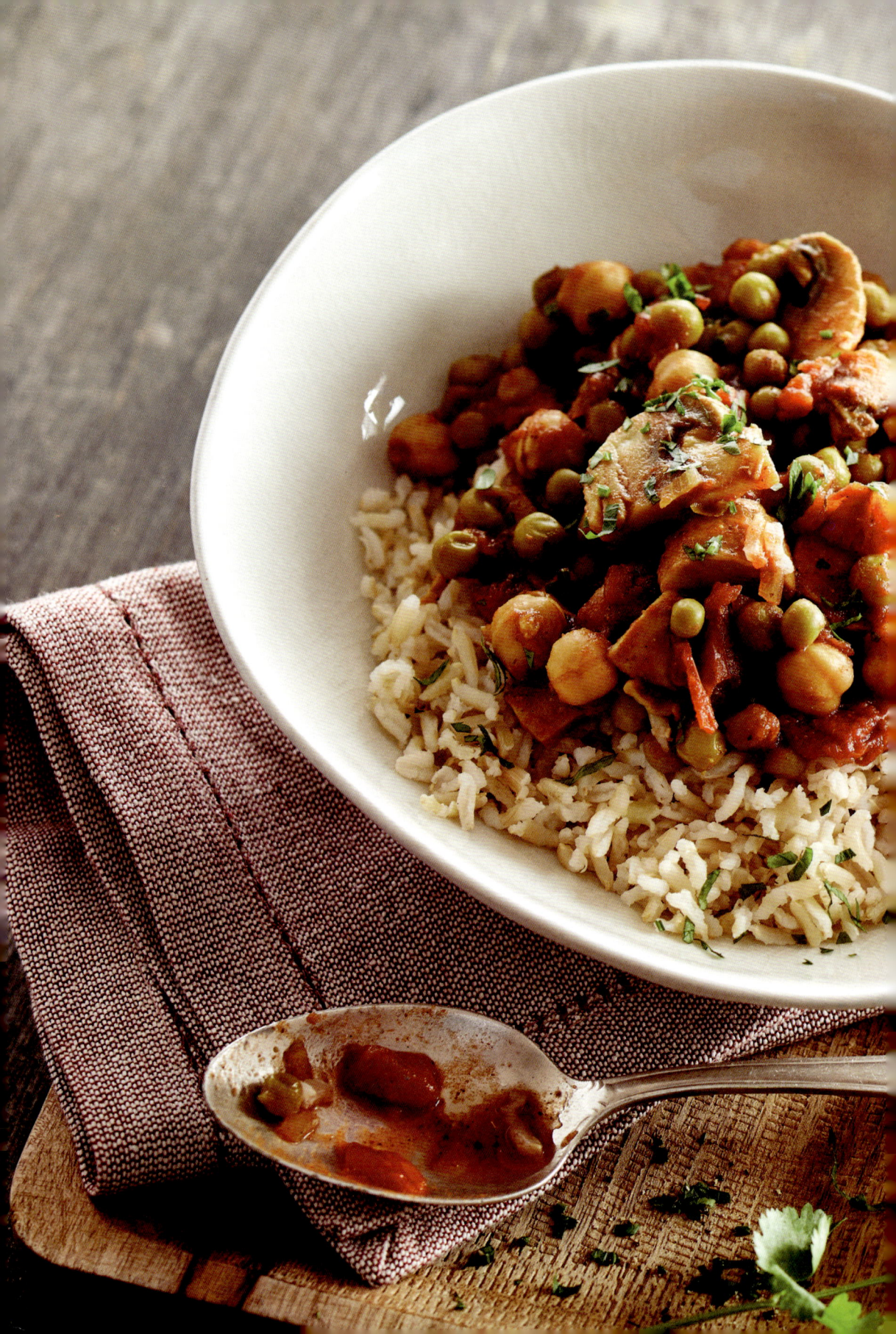

Mattar Guchi (Erbsen und Champignons mit indischen Gewürzen)

Portionen: 4   Zubereitungszeit: 15 Minuten   Garzeit: 20 Minuten

ZUTATEN

80 ml	Wasser
1	kleine Zwiebel, fein gehackt
1	Knoblauchzehe, klein geschnitten
½–1 TL	Currypulver
½ TL	Kreuzkümmelpulver
¼ TL	Korianderpulver
⅛ TL	Zimt
1 Prise	Nelkenpulver
225 g	Champignons, in Scheiben geschnitten
440 g	Tomatenwürfel mit Saft aus der Dose
280 g	Tiefkühlerbsen, aufgetaut
225 g	Kichererbsen aus der Dose, abgegossen und abgespült
	Gehacktes frisches Korianderkraut und frisch gemahlener Pfeffer zum Garnieren

ZUBEREITUNG

Das Wasser zusammen mit Zwiebel und Knoblauch in einen großen Topf geben und unter Rühren so lange kochen, bis die Zwiebel etwas weich geworden ist. Alle Gewürze hinzufügen und noch 1 Minute kochen. Dann die restlichen Zutaten (außer Pfeffer und Korianderkraut) hineingeben und bei niedriger Hitze 15 Minuten weiterköcheln lassen.

Auf Wunsch mit Korianderkraut und Pfeffer bestreuen und mit Reis oder Kartoffeln servieren.

Texanischer Gemüseauflauf

Portionen: 11   Zubereitungszeit: 40 Minuten   Garzeit: 1 Stunde und 35 Minuten

ZUTATEN

1	mittelgroße Aubergine, grob gehackt
1	mittelgroße Zwiebel, grob gehackt
2	Selleriestangen, in dicke Scheiben geschnitten
2	Lauchstangen, gewaschen und in dünne Scheiben geschnitten (nur das Weiße verwenden)
2	Knoblauchzehen, klein geschnitten
4	rote Kartoffeln, grob gehackt
1	grüne Paprika, grob gehackt
1	rote Paprika, grob gehackt
2	Zucchini, in dicke Scheiben geschnitten
6	Pflaumentomaten, grob gehackt
1	115-g-Dose grüne Chilischoten, gehackt
500 ml	Gemüsebrühe
2	Handvoll frisches Korianderkraut, gehackt
	Tabascosauce nach Belieben

ZUBEREITUNG

Den Backofen auf 175 °C vorheizen.

Die Auberginenstücke auf einem beschichteten Bachblech 15 bis 20 Minuten backen, bis sie leicht gebräunt sind. Aus dem Ofen nehmen und beiseitestellen.

Während der Backzeit der Aubergine können Sie das restliche Gemüse zubereiten: Alle Gemüsezutaten (außer der Aubergine) in eine große Auflaufform geben und gründlich vermischen. Die gehackten grünen Chilis einrühren, alles mit der Gemüsebrühe übergießen und mit 1 Handvoll von dem Korianderkraut bestreuen. Nochmals gründlich vermischen. Die Form abdecken und den Auflauf 45 Minuten backen. Aus dem Ofen nehmen, Auberginenstücke einrühren, die Form wieder in den Backofen schieben und noch 30 Minuten backen. Aus dem Ofen nehmen, das restliche Korianderkraut und nach Belieben auch noch ein paar Spritzer Tabascosauce einrühren.

Mexikanischer Gemüseeintopf

Portionen: 4   Zubereitungszeit: 30 Minuten   Garzeit: 30 Minuten

ZUTATEN

250 ml	Wasser
1	mittelgroße Zwiebel, gehackt
1	Knoblauchzehe, klein geschnitten
1	grüne Paprika, gehackt
1	Karotten, gehackt
1	Selleriestange, gehackt
1	Zucchini, gehackt
200 g	frische Maiskörner oder Tiefkühlmais
450 g	Kidneybohnen aus der Dose, abgegossen und abgespült
1 EL	Chilipulver
½ TL	Kreuzkümmelpulver
½ TL	getrockneter Oregano
1 EL	Speisestärke, mit 60 ml kaltem Wasser verrührt

ZUBEREITUNG

Das Wasser zusammen mit Zwiebel und Knoblauch in einen mittelgroßen Topf geben und bei mittlerer Hitze unter Rühren mehrere Minuten kochen lassen. Grüne Paprika, Karotten und Sellerie hinzufügen und unter häufigem Umrühren etwa 10 Minuten weiterkochen. Dann die restlichen Zutaten (außer der mit Wasser verrührten Speisestärke) dazugeben, zudecken und bei niedriger bis mittlerer Hitze unter häufigem Umrühren 20 Minuten weiterkochen lassen. Zum Schluss unter Rühren die mit Wasser vermischte Speisestärke dazugeben, und weiterkochen, bis der Eintopf eingedickt ist.
Mit gekochtem Getreide oder Kartoffeln servieren.

ANHANG

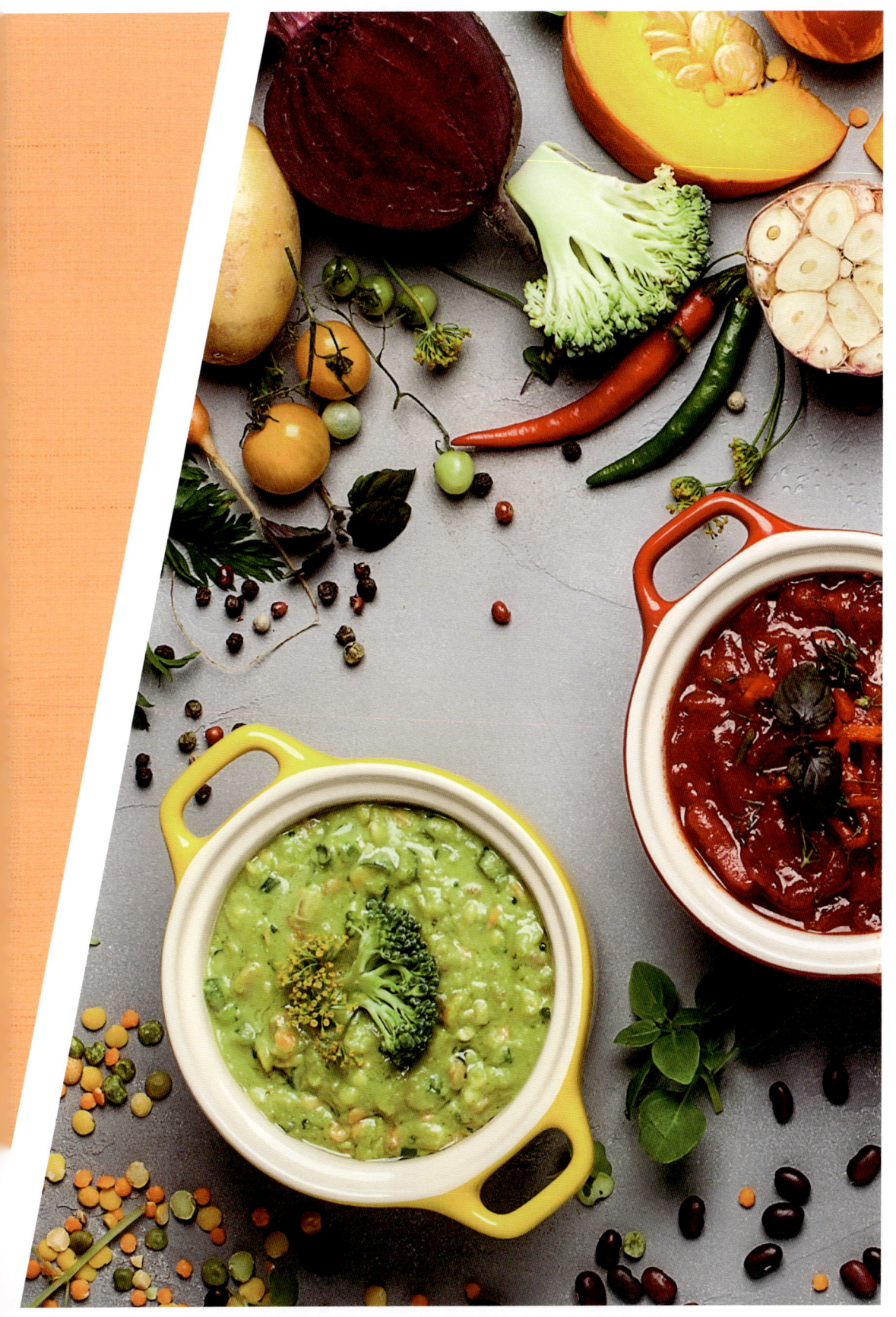

Über den Autor

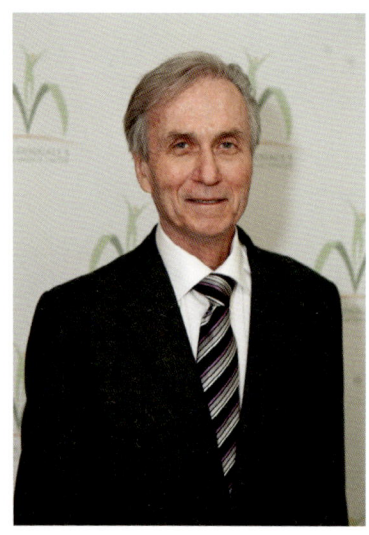

Dr. JOHN A. McDOUGALL ist Facharzt für innere Medizin und leitet das USA-weit anerkannte McDougall-Programm am St. Helena Hospital in Kalifornien, das er auch selbst entwickelt hat. MARY McDOU-GALL ist Krankenschwester, ist zusammen mit John McDougall für die Patientenschulungen zuständig und schreibt die Rezepte für seine Bücher. Die beiden haben zusammen das *The New McDougall Cookbook (Dutton), The McDougall Program (Plume)* und mehrere andere Bestseller verfasst. Sie leben in Nordkalifornien.

Bezugsquellen

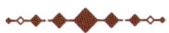

Die meisten der im Buch erwähnten Produkte wie Reisessig, Quinoa, Ahornsirup oder verschiedene Gewürze sind in gängigen Naturkostläden erhältlich.

Sie können sie auch direkt über unseren Online-Shop ***www.unimedica.de*** in der Kategorie »Gesunde Ernährung« erhalten. Dort finden Sie ein großes Sortiment an Naturkostprodukten, u. a. auch seltene Produkte wie Pfeilwurzelstärke.

Auch die für die Rezepte notwendigen Küchengeräte sowie veganes Bio-Protein-pulver und viele Superfoods sind dort erhältlich.

Bücher mit weiteren McDougall-Rezepten

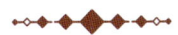

- *The New McDougall Cookbook* (Dutton, 1993)
- *The McDougall Program: 12 Days to Dynamic Health* (Plume, 1991)
- *The McDougall Health-Supporting Cookbook, Volume I* (New Win, 1985)
- *The McDougall Health-Supporting Cookbook, Volume II* (New Win, 1986)
- *The McDougall Plan* (New Win, 1983)

    (alle auf Englisch)

Referenzen

Kapitel 1:

Carl Lewis über das McDougall-Programm:
- Marx, J. Catching up with the world's fastest human. *Runner's World,* August 1992, S. 62–69.

Krebs ist leichter heilbar als Übergewicht (Zitat):
- Council on Scientific Affairs. Treatment of obesity in adults. *JAMA.* 260(1988)17: 2547. doi: 10.1001/jama.1988.03410170095042.

Kapitel 2

Nach einer Hungersnot essen manche Menschen so viel, dass sie daran sterben:
- Keys A. u. a. *The Biology of Human Starvation.* Minneapolis, University of Minnesota Press, 1950, 1385.

Diäten führen zu Veränderungen im Körper, durch die man anschließend leichter wieder zunimmt:
- Polivy J. Dieting and binging. A causal analysis. *American Psychologist.* 40(1985)2: 193-201. doi: 10.1037/0003-066X.40.2.193.
- Frankle R. Obesity and weight control: the health professional's guide to understanding and treatment. Rockville, Aspen Publishers, 1988, 99.
- Manore MM, Berry TE, Skinner JS, Carroll SS. Energy expenditure at rest and during exercise in nonobese female cyclical dieters and in nondieting control subjects. *The American Journal of Clinical Nutrition.* 54(1991)1: 41-46.
  Nachzulesen unter: *https://watermark.silverchair.com/41.pdf?token=AQECAHi208BE49Ooan9kkhW_Ercy-7Dm3ZL_9Cf3qfKAc485ysgAAAZ8wggGbBgkqhkiG9w0BBwagggGMMIIBiAIBADCCAYEGCSqGSIb3DQEHA-TAeBglghkgBZQMEAS4wEQQMeB909_3saoyJ_XPjAgEQgIIBUtUQW6WkP7JV6DX8qELBX6B33rHayL67eCLO-YaoOnzd3688_r_IVd2L6rZC2tQwfBGTxtsOagJTsr-U8s78bLsZfcp0jMmS1abcBx3Ce-2DDci50iWVffqg_FYiUDSa7y-hv9T8ZgZkeZWkbgpDK8W16gviA4Aol-9mEp_3SPVkr5xxKqj87E5V_PstewfwYMFDzdMgeXIfOEI2-N42JPtwC-cMKnbpLXlM7rg6OFEtTMeYTL9nnWzN636LrmYBKN7ppm5jH0KH9E78y2FNVqaovxfnriFTGk_RimgEvsh2eD-FXMspgP2E5OKVnzxjluih5Q_Wp0iKAQO_2Flkxe6aQSMyaAnHLSI7-SRhBpTmraNVMkXTBqPJON0ZwXzMi-n0663xTT6R0xL6khXNN0W0ndfr3yOmwB0UpQi-HS6pzhRWQxZ5brAyqhbJdtaR1ToHXRDAV*
- Blackburn, G. Weight cycling: the experience of human dieters. *The American Journal of Clinical Nutrition.* 49(1989)5: 1105-1109. doi: 10.1093/ajcn/49.5.1105.
  Nachzulesen unter: *https://watermark.silverchair.com/1105.pdf?token=AQECAHi208BE49Ooan9kkhW_Ercy-7Dm3ZL_9Cf3qfKAc485ysgAAAaUwggGhBgkqhkiG9w0BBwagggGSMIIBjgIBADCCAYcGCSqGSIb3DQEHATAeB-glghkgBZQMEAS4wEQQMquImTZZJi8UWstmiAgEQgIIBWEu-TAnxJCWtBEgteIVWbaGt3GRlu9I_wrfOHrFHF2Sy-dqoZ_ip7Xo3QCMGBHA-tkYDi_wRU5hGyPVwUUNp91k58Fu8AbBK10r5CY9IUrmGiUSjGj2CkliJP0H9PQ_QAHaR-rUUsMMMGGj-TiM1cZkBYLubFlON6InE9mgnMhaKb43ANAdqD1dY-9qIe8rljb3dmmHzm9SZWIPMXmsNosHl-*

22cWFABe-rDs6wu1VYpmR2mY--p4yWSIKLB1WV6LDP9Sr4qrK7QcYMqVqjqH_L05o2cs-NZn0OgY81asA7M3XR-
Hclp7FRM93CbBquFEvYMXRXw7kUBScoesJzwN6iWfy6C_NTSDbtmrcctAv6eOoiUmZKw94hRuuK1St9YRosA7y-
VcXBsm5wD_XOeyfWw0gepbPIybmQqQtpq38dkewMviaz-MLcDRg-qm_LQI4Xxqao3NidF9M9sYo

- Steen SN, Oppliger RA, Brownell KD. Metabolic effects of repeated weight loss and regain in adolescent wrestlers. *JAMA*. 260(1988)1: 47-50. doi: 10.1001/jama.1988.03410010055034.

- Dulloo AG, Girardier L. Adaptive changes in energy expenditure during refeeding following low-calorie intake: evidence for a specific metabolic component favoring fat storage. *The American Journal of Clinical Nutrition*. 52(1990)3: 415-420. doi: 10.1093/ajcn/52.3.415.
  Nachzulesen unter: *https://watermark.silverchair.com/415.pdf?token=AQECAHi208BE49Ooan9kkhW_
  Ercy7Dm3ZL_9Cf3qfKAc485ysgAAAaIwggGeBgkqhkiG9w0BBwagggGPMIIBiwIBADCCAYQGCSqGSIb3DQE-
  HATAeBglghkgBZQMEAS4wEQQMoUPuh55Ovds-ypEuAgEQgIIBVZNt4CUzFGb5Jjyidet5gQ1JlmTxIrjdjM5B-
  dU-RtIGTHcpNgcvMc74M8lHl6_uSK280FquuwxwJd1g9TMcdl87bkGIqSEmlYU8QlE6cxHjdwQ8R9boX5Cg-
  QB8ayT6pxfWgj1KoOCvQ46INmutXA_VLFaS0kr7WcFJH46Cp6aN_ClHpl8tKOdpqpWjInZKapdvSExxhPXyY0cZV-
  jd1-G-abvSQ5xX4A9aEtPBpDcoPrwfmOMYIYUujeWp3s93kpO2T2tOp6FVHEZEx1jM_hXozm5JnpkZ_mLWypED-
  gJ4H6l_fp9fABr7LfyBHST8hAMxJoco-bbVvYyHjF7jl8q-4wxt-uuzFCdY90m3KMFBGKpOFfkKZl2L3bHY0y0WE-
  jbXOtTYAHR08wcQyuMrGJQ8SXzR2wiCIE8EtbxmWoizujNCuJk-W6XWswdb9V4I_l6yBL3DBYlO

- Kern PA, Ong JM, Saffari B, Carty J. The effects of weight loss on the activity and expression of adipose-tissue lipoprotein lipase in very obese humans. *The New England Journal of Medicine*. 322(1990)15: 1053-1059. doi: 10.1056/NEJM199004123221506.
  Nachzulesen unter: http://www.nejm.org/doi/pdf/10.1056/NEJM199004123221506

Fett sättigt nicht; nur Kohlenhydrate stillen den Hunger:

- Blundell JE, Burley VJ, Cotton JR, Lawton CL. Dietary fat and the control of energy intake: evaluating the effects of fat on meal size and postmeal satiety. *The American Journal of Clinical Nutrition*. 57(1993)5: 772-777. doi: 10.1093/ajcn/57.5.772S.
  Nachzulesen unter: *https://www.researchgate.net/publication/14723209_Dietary_fat_and_the_cont-
  rol_of_energy_intake_Evaluating_the_effects_of_fat_on_meal_size_and_postmeal_satiety*

- Tremblay A, Plourde G, Despres JP, Bouchard C. Impact of dietary fat content and fat oxidation on energy intake in humans. *The American Journal of Clinical Nutrition*. 49(1989)5: 799-805.

- Flatt J. Dietary fat, carbohydrate balance, and weight maintenance: effects of exercise. *The American Journal of Clinical Nutrition*. 45(1987)1: 296-306.
  Nachzulesen unter: *http://citeseerx.ist.psu.edu/viewdoc/download?doi=10.1.1.837.3205&rep=rep1&ty-
  pe=pdf*

Kapitel 3

Ihr Hunger treibt Sie dazu, genügend Kohlenhydrate zu sich zu nehmen:

- Blundell JE, Burley VJ, Cotton JR, Lawton CL. Dietary fat and the control of energy intake: evaluating the effects of fat on meal size and postmeal satiety. The American Journal of Clinical Nutrition. 57(1993)5: 772-777. doi: 10.1093/ajcn/57.5.772S.
  Nachzulesen unter: *https://www.researchgate.net/publication/14723209_Dietary_fat_and_the_cont-
  rol_of_energy_intake_Evaluating_the_effects_of_fat_on_meal_size_and_postmeal_satiety*

- Ravussin E, Swinburn BA. Pathophysiology of obesity. *Lancet*. 340(1992)8816: 404-408. doi: 10.1016/0140-6736(92)91480-V.

➤ Duncan KH, Bacon JA, Weinsier RL. The effects of high and low energy density diets on satiety, energy intake, and eating time of obese and nonobese subjects. *The American Journal of Clinical Nutrition.* 37(1983)5: 763-767. doi: 10.1093/ajcn/37.5.763.

➤ Miller WC, Lindeman AK, Wallace J, Niederpruem M. Diet composition, energy intake, and exercise in relation to body fat in men and women. *The American Journal of Clinical Nutrition.* 52(1990)3: 426-430.

Eiweiß fördert aggressives Verhalten; Kohlenhydrate lindern Reizbarkeit und Depressionen:

➤ Wurtman JJ., Wurtman RJ, Growdon JH, Henry P, Lipscomb A, Zeisel SH. Carbohydrate craving in obese people: Suppression by treatments affecting serotonergic transmission. *International Journal of Eating Disorders*, 1(1981)1-2-15. doi: 10.1002/1098-108X(198123)1:1<2::AID-EAT2260010102>3.0.CO;2-Q.

➤ Wurtman JJ, Brzezinski A, Wurtman RJ, Laferrere B. Effect of nutrient intake on premenstrual depression. *American Journal of Obstetrics and Gynecology.* 161(1989)5: 1228-1234. doi: 10.1016/0002-9378(89)90671-6.

➤ Wurtman J. Behavioural effects of nutrients. *The Lancet.* 1(1983)8334. 1119-1174.

➤ Glaeser B. Changes in brain levels of acidic, basic, and neutral amino acids after consumption of single meals containing various portions of protein. *Journal of Neurochemistry.* 41(1983)4: 1016-1021.

➤ Lieberman HR, Corkin S, Spring BJ, Wurtman RJ, Growdon JH. The effects of dietary neurotransmitter precursors on human behavior. *The American Journal of Clinical Nutrition.* 42(1985)2: 366-370.

Nachzulesen unter: *http://wurtmanlab.mit.edu/static/pdf/623.pdf*

Kapitel 4

Umwandlung von Nahrungsfett in Körperfett verbrennt 3 Prozent der aufgenommenen Kalorien:

➤ Danfourth E. Diet and obesity. *The American Journal of Clinical Nutrition.* 41(1985)5: 1132-1145.

Nahrungsfett ist gleich Körperfett (hat die gleiche chemische Struktur):

➤ Thomas LH, Jones PR, Winter JA, Smith H. Hydrogenated oils and fats: the presence of chemically-modified fatty acids in human adipose tissue. *The American Journal of Clinical Nutrition.* 34(1981)5: 877-886.

Nachzulesen unter: *http://vorga.org/34-5-877.full.pdf*

➤ London SJ, Sacks FM, Caesar J, Stampfer MJ, Siguel E, Willett WC. Fatty acid composition of subcutaneous adipose tissue and diet in postmenopausal US women. *The American Journal of Clinical Nutrition.* 54(1991)2: 340-345.

Nachzulesen unter: *http://citeseerx.ist.psu.edu/viewdoc/download?doi=10.1.1.332.9879&rep=rep1&type=pdf*

➤ Insull W, Lang PD, Hsi BP, Yoshimura S. Studies of arteriosclerosis in japanese and american men I. Comparison of fatty acid composition of adipose tissue. *Journal of Clinical Investigation.* 48(1969)7: 1313–1327.

Nachzulesen unter: *https://www.ncbi.nlm.nih.gov/pmc/articles/PMC322355/pdf/jcinvest00213-0155.pdf*

➤ Dayton S, Hashimoto S, Dixon W, Pearce ML. Composition of lipids in human serum and adipose tissue during prolonged feeding of a diet high in unsaturated fat. *Journal of Lipid Research.* 7(1966)1: 103-111.

Nachzulesen unter: *http://www.jlr.org/content/7/1/103.long*

Hirsch J, Farquhar JW, Ahrens EH, Peterson ML, Stoffel W. Studies of adipose tissues in man. A microtechnique for sampling and analysis. *The American Journal of Clinical Nutrition.* 8(1960), 499-511.

Beynen AC, Hermus RJ, Hautvast JG. A mathematical relationship between the fatty acid composition of the diet and that of the adipose tissue in man. *The American Journal of Clinical Nutrition.* 33(1980)1: 81-85.
Nachzulesen unter: https://www.researchgate.net/profile/Anton_Beynen/publication/15842886_A_mathematical_relationship_between_the_fatty_acid_composition_of_the_diet_and_that_of_the_adipose_tissue_in_man/links/56cd877008ae4d8d64993b09/A-mathematical-relationship-between-the-fatty-acid-composition-of-the-diet-and-that-of-the-adipose-tissue-in-man.pdf

Unter normalen Bedingungen werden Kohlenhydrate nicht in Körperfett umgewandelt:

Oliver O, Mozzoli MA, Smalley KJ, Kavle EC, D'Alessio DA. Oxidative and nonoxidative macronutrient disposal in lean and obese subjects after mixed meals. *The American Journal of Clinical Nutrition.* 55(1992)3: 630-636. doi: 10.1093/ajcn/55.3.630.
Nachzulesen unter: *https://www.researchgate.net/profile/Karl_Smalley/publication/21605763_Oxidative_and_nonoxidative_macronutrient_disposl_in_lean_and_obese_men_after_mixed_meals/links/0912f50aa68369e189000000/Oxidative-and-nonoxidative-macronutrient-disposl-in-lean-and-obese-men-after-mixed-meals.pdf*

Acheson K. Schutz Y, Bessard T, Flatt JP, Jéquier E. Carbohydrate metabolism and de novo lipogenesis in human obesity. *The American Journal of Clinical Nutrition.* 45(1987)1: 78-85.
Nachzulesen unter: *https://watermark.silverchair.com/78.pdf?token=AQECAHi208BE49Ooan9kkhW_Ercy7Dm3ZL_9Cf3qfKAc485ysgAAAZ8wggGbBgkqhkiG9w0BBwaggGGMMIIBiAIBADCCAYEGCSqGSIb3DQE-HATAeBglghkgBZQMEAS4wEQQMlpMQr8sfwWHPvxrcAgEQgIIBUqRkCvmNwoSHGpIutpDgonUq3vPRUswIB-CXJQiDzP1648xgzJHShi5liMQwmMuafr4SRPVKl_Z1gHy66X2tgd4zY0u4zULgqReGHzlEkTBU9rMs25IsZs13G-03fW4hf-XI5YE4FGVUmAIe2C1QbahIEGvKg2blovkfo_PH8FeUnxJTa3lv1QeYCa-7_6kRzF7S9bHnksnReV-el-eShXtHiW8mXI2VdvLxw8RbtbM1L1_wZCJ2QcHnZEwqkqMf3gEhOsb03lW5JEoAc30tkatyXzBlv9AIujH5bW-J0D4nzbzbiuuOpgyyUv4S4saA3SGdNdhExnBRl-fAvdztm1PsawaRC9U3jmgOeEB9L4OxPHHq_vOu-rEGAS3F-QaZWYmiIUlUJY36T08E4YCKkv8CDpephFLynsdlA7Eo3pcslCZEr66geStcAGIOSAxwdrQjf8jsu*

Hellerstein M, Christiansen M, Kaempfer S, Kletke C, Wu K, Reid JS, Mulligan K, Hellerstein NS, Shackleton CH. Measurement of de novo hepatic lipogenesis in humans using stable isotopes. *Journal of Clinical Investigation.* 87(1991)5: 1841-1852. doi: 10.1172/JCI115206.
Nachzulesen unter: http://pubmedcentralcanada.ca/pmcc/articles/PMC295308/pdf/jcinvest00059-0365.pdf

Acheson K, Schutz Y, Bessard T, Anantharaman K, Flatt JP, Jéquier E. Glycogen storage capacity and de novo lipogenesis during massive carbohydrate overfeeding in man. *The American Journal of Clinical Nutrition.* 48(1988)2, 240-247.

Kapitel 5

Der Sättigungsprozess beginnt bereits mit dem Kauen:

Smith G. Peripheral control of appetite. *The Lancet,* 322(1983)8341: 88-90. doi: 10.1016/S0140-6736(83)90070-3.

Duncan KH, Bacon JA, Weinsier RL. The effects of high and low energy density diets on satiety, energy intake, and eating time of obese and nonobese subjects. The American Journal of Clinical Nutrition. 37(1983)5: 763-767. doi: 10.1093/ajcn/37.5.763.

Schon allein die Masse des Essens füllt den Magen:

- Smith M, Pool R, Weinberg H. The role of bulk in the control of eating. *Journal of Comparative and Physiological Psychology*. 55(1962)1: 115-120. doi: 10.1037/h0041721.

Ballaststoffe blockieren die Fettaufnahme:

- Isaksson N, Asp NG, Ihse I. Effects of dietary fiber on pancreatic enzyme activities of ileostomy evacuates and on excretion of fat and nitrogen in the rat. *Scandinavian Journal of Gastroenterology*. 18(1983)3: 417-423. doi: 10.3109/00365528309181617.
- Sandberg A, Ahderinne R, Andersson H, Hallgren B, Hultén L. The effect of citrus pectin on the absorption of nutrients in the small intestine. *Human Nutrition. Clinical Nutrition*. 37(1983)3: 171-183.

Insulin hält das Fett in den Fettzellen:

- Cahill G, Herrera M G, Morgan A P, Soeldner J S, Steinke J, Levy P L, Reichard G A, Kipnis D M. Hormone-fuel interrelationships during fasting. *Journal of Clinical Investigation*. 45(1966)11: 1751–1769. doi: 10.1172/JCI105481.
  Nachzulesen unter: http://ltc-ead.nutes.ufrj.br/constructore/objetos/obj14961.pdf
- Eckel RH. Insulin resistance: an adaptation for weight maintenance. *Lancet*. 340(1990)8833: 1452-1453.

Die meisten fettleibigen Menschen haben einen erhöhten Insulinspiegel:

- Karam JH, Grodsky GM, Forsham PH. Excessive insulin response to glucose in obese subjects as measured by immunochemical assay. *Diabetes*. 12(1963)3: 197-204. doi: 10.2337/diab.12.3.197.

Durch Gewichtsabnahme sinkt der Insulinspiegel:

- Farrant P, Neville RW, Stewar GA. Insulin release in response to oral glucose in obesity: The effect of reduction of body weight *Diabetologia*. 5(1969)3: 198-200.
  Nachzulesen unter: *https://link.springer.com/content/pdf/10.1007 %2FBF01213681.pdf*

Insulinspritzen und orale Antidiabetika fördern die Gewichtszunahme:

- Welle S, Nair KS, Lockwood D. Effect of a sulfonylurea and insulin on energy expenditure in type II diabetes mellitus. *The Journal of Clinical Endocrinology and Metabolism*. 66(1988)3: 593-597. doi: 10.1210/jcem-66-3-593.
  Nachzulesen unter: *https://watermark.silverchair.com/jcem0593.pdf?token=AQECAHi208BE49Oo-an9kkhW_Ercy7Dm3ZL_9Cf3qfKAc485ysgAAAacwggGjBgkqhkiG9w0BBwagggGUMIIBkAIBADCCAYkGC-SqGSIb3DQEHATAeBglghkgBZQMEAS4wEQQMesLpiowOdcu5drhsAgEQgIIBWqFQ1SZ-L1zRi3hk65KQ1OI-WGl51QI5cNWIGP70_vcTImLu7ooCqMvsX7VNHSQZdNqHi_nXfvErJnvqisDMjusqH1a6RioFXwbAslhhyW1uh-pWT1Kn0ETneKxQWK_LUwdzxqWwqS_R7_0SyZj8xC02WKXRYj6aPpdPaDN8PRt18DpSyP0aQKKcdoorbhjhC-VhEZt4nar9Nh4r3-QKP6t9R2EwkifDlAHOhNrwzPPbboowy5KMSCEoQcNkM0koRH6ALQTpxpzbjBl3CoJsfSE_gZ-P1WrjAg9K_YfY8sHK7bVVgYoVaxmMoPV39HjOceS3B7qjUUkW7iRiZRxEi0oI8gLCaq6HTUc7qn5N10Ay_tfUnC-bOuo-QZs6f-iURqwB5MzahOVgK1u2Vcumj5YWU5b6S6q4NTyotHe6FoqUp3ISb0rhsh8M2TPzxhLJiePOVgRfG-GiOkKuUtEbPw*
- Harris M, Davidson MB, Bush MA. Exogenous insulin therapy slows weight loss in type 2 diabetic patients. *International Journal of Obesity*. 12(1988)2: 149-155.

Kapitel 6

**Aus verarbeiteten Getreideprodukten nimmt man mehr Kalorien auf,
und der Insulinspiegel steigt höher an als bei unverarbeitetem Getreide:**

- Jenkins D, Wesson V, Wolever TM, Jenkins AL, Kalmusky J, Guidici S, Csima A, Josse RG, Wong GS. Wholemeal versus wholegrain breads: proportion of whole or cracked grain and the glycaemic response. *British Medical Journal.* 297(1988)6654: 958–960.
- O'Dea K, Nestel PJ, Antonoff L. Physical factors influencing postprandial glucose and insulin responses to starch. *The American Journal of Clinical Nutrition.* 33(1980)4: 760-765. doi: 10.1093/ajcn/33.4.760.
- O'Dea K, Snow P, Nestel P. Rate of starch hydrolysis in vitro as a predictor of metabolic responses to complex carbohydrate in vivo. *The American Journal of Clinical Nutrition.* 34(1981)10: 1991-1993. doi: 10.1093/ajcn/34.10.1991.

Nachzulesen unter: *https://watermark.silverchair.com/1991.pdf?token=AQECAHi208BE49Ooan9kkhW_Ercy-7Dm3ZL_9Cf3qfKAc485ysgAAAawggGkBgkqhkiG9w0BBwagggGVMIIBkQIBADCCAYoGCSqGSIb3DQEHATAeB-glghkgBZQMEAS4wEQQMA_MLWGFY15Jr16omAgEQgIIBW8BiZ8XCF69W6akcWRVfuUStbFx8NITKZZbYr_HR-8q_2ORxlmQffm_6x-3ocRmDZJakZK3 m-C3BvdkejEq-SK7pXnG3k4u6gXIoJ9GgajaSyEjURXWa2FpaDn3JoRy-JgfvvhVWHcTGRBXN1Zu4CRi_XxQN9xR654esPCOzYWX6gGUibdtRFs-KLCdBH_d12JWbJKMI5uwlIIhaTn-E3x-kX6s1Jihr9yzXUTns3VN6M3HCdc3u0bM4x4yQjcx4t9eirbfJKwTaWzGcMBZXjNFXsxXl4qbR7ME6AwEFUAmi-GO6ecrIeu03kGhRqp5c0NHwK61CO0sPTodMuIY3Wp3OvI4uFYrhvxbWZrVlDXzdBMHvl9EJfAPC6BhF57PO-zR-_tNIo0x4Lbt_UwfXYRMycrjpxffBxj030YxizM7uctqgcf1U2TOfBLMJqoSGga7pJ6SMx-rhNkG3WrtYo*

- Snow P, O'Dea K. Factors affecting the rate of hydrolysis of starch in food. *The American Journal of Clinical Nutrition.* 34(1981)12: 2721-2727. doi: 10.1093/ajcn/34.12.2721.

Nachzulesen unter: *http://citeseerx.ist.psu.edu/viewdoc/download?doi=10.1.1.839.4534&rep=rep1&type=pdf*

Hülsenfrüchte verlangsamen die Resorption und die Insulin- und Blutzuckerreaktion:

- Thorne M, Thompson LU, Jenkins DJ. Factors affecting starch digestibility and the glycemic response with special reference to legumes. *The American Journal of Clinical Nutrition.* 38(1983)3: 481-488. doi: 10.1093/ajcn/38.3.481.

Nachzulesen unter: *https://www.researchgate.net/profile/Lilian_Thompson/publication/16885269_Factors_affecting_starch_digestibility_and_the_glycemic_response_with_special_reference_to_legumes/links/00463513f47164295a000000/Factors-affecting-starch-digestibility-and-the-glycemic-response-with-special-reference-to-legumes.pdf*

- O'Dea K, Wong S. The rate of starch hydrolysis in vitro does not predict the metabolic responses to legumes in vivo. *The American Journal of Clinical Nutrition.* 38(1983)3: 382-387. doi: 10.1093/ajcn/38.3.382.

Nachzulesen unter: *http://citeseerx.ist.psu.edu/viewdoc/download?doi=10.1.1.1001.5667&rep=rep1&type=pdf*

- Würsch P, Acheson K, Koellreutter B, Jéquier E. Metabolic effects of instant bean and potato over 6 hours. *The American Journal of Clinical Nutrition.* 48(1988)6: 1418-1423. doi: 10.1093/ajcn/48.6.1418.

Nachzulesen unter: *https://watermark.silverchair.com/1418.pdf?token=AQECAHi208BE49Ooan9kkhW_Ercy-7Dm3ZL_9Cf3qfKAc485ysgAAAaUwggBgkqhkiG9w0BBwagggGSMIIBjgIBADCCAYoGCSqGSIb3DQEHATAeB-glghkgBZQMEAS4wEQQMlS_0d66nDWpyowAsAgEQgIIBWHIlKUkNd_fOh1FESjbEMl4hF5FUlEE8z6H-kJtoZy-WoDlMOe_NxnhLTbk73HGzqWq-BecJtVh08JL4B5RXHgYZwe2-5R7DPu8YeEmjUn36hAeTJliOSq6_dZl4-hxLkju-zywoL8p5tDrCSSZWnRHPeD7ZwHMlaVMisQyCUlDbz1w4HR67rzz3_cluIablsbZgsmm-yQ3ANXVhHcm1Izj-dM-8hAjR6xGAiLQUDv32h0vhspKkJUia_D0dCqrQ8iYAbxxJ9lLPIvHMrvd_dLymqPpQvlZi9NWS7JiBqrwwBDziZUecl-*

VOrERpG5YzyvEJwV5kI4YDi2ZJEKUnMvb6HrNuQHrcgAcRdFhM1leV2affeHsNcRAi4sEkD9ldsTUCzqOsAOS1D-
5jM4c9mHCPT-FmbIgM2j0lV_r4G5Vgy7xakSDQ5x6Q07H7LkmYxcPetcue-4Opbm2ic

➤ Jenkins D, Thorne MJ, Camelon K, Jenkins A, Rao AV, Taylor RH, Thompson
  LU, Kalmusky J, Reichert R, Francis T. Effect of processing on digestibility
  and the blood glucose response: a study of lentils. *The American Journal of
  Clinical Nutrition*. 36(1982)6: 1093-1101. doi: 10.1093/ajcn/36.6.1093.

➤ Lin H., Moller NA, Wolinsky MM, Kim BH, Doty JE, Meyer JH. Sustained
  slowing effect of lentils on gastric emptying of solids in humans and dogs.
  Gastroenterology. 102(1992)3: 787-792. doi: 10.1016/0016-5085(92)90159-V

  Nachzulesen unter: *http://www.gastrojournal.org/article/0016-5085(92)90159-V/pdf*

Das Garen von Lebensmitteln verstärkt die Blutzucker- und Insulinreaktion:
➤ Collings P, Williams C, Donald I Mac. Effects of cooking on serum
  glucose and insulin responses to starch. *British Medical Journal*.
  282(1981)6269: 1032. doi: 10.1136/bmj.282.6269.1032.

  Nachzulesen unter: *https://www.ncbi.nlm.nih.gov/pmc/articles/PMC1504894/pdf/bmjcred00651-0026a.pdf*

➤ Douglass J. Raw diet and insulin requirements. *Annals
  of Internal Medicine*. 82(1975)1: 61-62.

➤ Horowitz D. Raw diet and diabetes mellitus. *Annals of Internal Medicine.*,
  82(1975)6: 853-854. doi: 10.7326/0003-4819-82-6-853_2.

➤ Douglass J, Rasgon IM, Fleiss PM, Schmidt RD, Peters SN, Abelmann EA.
  Effects of a raw food diet on hypertension and obesity. *Southern Medical
  Journal*. 78(1985)7: 841-844. doi: 10.1097/00007611-198507000-00017.

Die Verarbeitung von Obst verstärkt die Insulin- und Blutzuckerreaktion:
➤ Haber G, Heaton KW, Murphy D, Burroughs LF. Depletion and disruption
  of dietary fibre. Effects on satiety, plasma-glucose, and serum-insulin. *The
  Lancet*. 2(1977)8040: 679-682. doi: 10.1016/S0140-6736(77)90494-9.

Durch Verzehr von Obst steigt der Insulinspiegel:
➤ Roongpisuthipong C, Banphotkasem S, Komindr S, Tanphaichitr V. Postprandial
  glucose and insulin responses to various tropical fruits of equivalent carbohydrate
  content in non-insulin-dependent diabetes mellitus. *Diabetes Research and
  Clinical Practice*. 14(1991)2: 123-131. doi: 10.1016/0168-8227(91)90118-W.

Obst (Fruchtzucker) erhöht den Triglyzeridspiegel stärker als andere Zucker:
➤ Hallfrisch, J. Metabolic effects of dietary fructose. *The FASEB Journal*.
  4(1990)9: 2652-2660. doi: 10.1096/fasebj.4.9.2189777.

Zucker erhöht den Insulin- und Blutzuckerspiegel mehr als Stärke:
➤ Reiser S, Handler HB, Gardner LB, Hallfrisch JG, Michaelis OE, Prather ES. Isocaloric
  exchange of dietary starch and sucrose in humans. II. Effect on fasting blood insulin,
  glucose, and glucagon and on insulin and glucose response to a sucrose load. *The American
  Journal of Clinical Nutrition*. 32(1979)11: 2206-2216. doi: 10.1093/ajcn/32.11.2206.

Kleine Mengen Zucker fallen nicht sehr ins Gewicht:
➤ Bantle J, Laine DC, Castle GW, Thomas JW, Hoogwerf BJ, Goetz FC.
  Postprandial glucose and insulin responses to meals containing different
  carbohydrates in normal and diabetic subjects. *The New England Journal of
  Medicine*. 309(1983)1: 7-12. doi: 10.1056/NEJM198307073090102.

Fett in Kombination mit Zucker wirkt sich besonders negativ auf das Gewicht aus:

- Suzuki, M. Simultaneous ingestion of fat and sucrose may contribute to development of obesity: a larger body fat accumulation as compared with their separate ingestion. *Federation Proceedings.* 45(1986): 481.
- Sclafani, A. Dietary-induced overeating. *Annals of the New York Academy of Sciences.* 575(1989)1: 281–291. doi: 10.1111/j.1749-6632.1989.tb53250.x

Fettleibige Menschen nehmen normalerweise größere Mahlzeiten ein als schlanke:

- Adams CE, Morgan KJ. Periodicity of eating: Implications for human consumption. *Nutrition Research.* 1(1981)5: 525-550. doi: 10.1016/S0271-5317(81)80056-5.
- Southgate, D. Nibblers, gorgers, snackers, and grazers. Eating little and (very) often is beneficial to health. *British Medical Journal.* 300(1990): 136-137.
  Nachzulesen unter: *https://pdfs.semanticscholar.org/0dc8/b0ac2a73cd171d6ebd87112d2dc708db57f4.pdf*

Häufigere Mahlzeiten schwächen die Blutzucker- und Insulinreaktion ab:

- Bertelsen J, Christiansen C, Thomsen C, Poulsen PL, Vestergaard S, Steinov A, Rasmussen LH, Rasmussen O, Hermansen K. Effect of meal frequency on blood glucose, insulin, and free fatty acids in NIDDM subjects. *Diabetes Care.* 16(1993)1: 4-7. doi: 10.2337/diacare.16.1.4.
- Jenkins D, Wolever TM, Vuksan V, Brighenti F, Cunnane SC, Rao AV, Jenkins AL, Buckley G, Patten R, Singer W. Nibbling versus gorging: metabolic advantages of increased meal frequency. *The New England Journal of Medicine.* 321(1989)14: 929-934. doi: 10.1056/NEJM198910053211403.

Schon allein durch den Gedanken an Essen können Kalorien verbrannt werden (zerebrale Thermogenese):

- Allard M, Leblanc J. Effects of cold acclimation, cold exposure, and palatability on postprandial thermogenesis in rats. *International Journal of Obesity.* 12(1988)2: 169-178.
- LeBlanc J, Diamond P. Effect of meal size and frequency on postprandial thermogenesis in dogs. *American Journal of Physiology.* 250(1986)2: 144-147. doi: 10.1152/ajpendo.1986.250.2.E144.
- Brand J, Cagan RH, Naim M. Chemical senses in the release of gastric and pancreatic secretions. *Annual Review of Nutrition.* 2(1982): 249. doi: 10.1146/annurev.nu.02.070182.001341.

Wer gründlich kaut, wird schneller satt:

- Duncan KH, Bacon JA, Weinsier RL. The effects of high and low energy density diets on satiety, energy intake, and eating time of obese and nonobese subjects. *The American Journal of Clinical Nutrition.* 37(1983)5: 763-767. doi: 10.1093/ajcn/37.5.763.

Wer sich weniger abwechslungsreich ernährt, isst weniger:

- Spiegel T, Stellar E. Effects of variety on food intake of underweight, normal-weight and overweight women. *Appetite.* 15(1990)1: 47-61. doi: 10.1016/0195-6663(90)90099-T.
- Rolls BJ, Van Duijvenvoorde PM, Rolls ET. Pleasantness changes and food intake in a varied four-course meal. *Appetite.* 5(1984)4: 337-348. doi: 10.1016/S0195-6663(84)80006-9.
- Rolls BJ, Rowe EA, Rolls ET, Kingston B, Megson A, Gunary R. Variety in a meal enhances food intake in man. *Physiology & Behavior.* 26(1981)2: 215-221. doi: 10.1016/0031-9384(81)90014-7.
  Nachzulesen unter: *http://citeseerx.ist.psu.edu/viewdoc/download?doi=10.1.1.352.2906&rep=rep1&type=pdf*

Bellisle F, .Le Magnen L. The structure of meals in humans: Eating and drinking patterns in lean and obese subjects. *Physiology & Behavior.* 27(1981)4: 649-658. doi: 10.1016/0031-9384(81)90237-7.

Einfache Stärkequellen decken unseren gesamten Nährstoffbedarf:

Lopez de Romaña G, Graham GC, Madrid S, MacLean WC. Prolonged consumption of potato-based diets by infants and small children. *Journal of nutrition.* 111(1981)8: 1430-1436. doi: 10.1093/jn/111.8.1430.

Nachzulesen unter: https://watermark.silverchair.com/jn1110081430.pdf?token=AQECAHi208BE49Oo-an9kkhW_Ercy7Dm3ZL_9Cf3qfKAc485ysgAAAoowggGmBgkqhkiG9w0BBwagggGXMIIBkwIBADCCAY-wGCSqGSIb3DQEHATAeBglghkgBZQMEAS4wEQQM__XoqS_a5bZm6lURAgEQgIIBXT_wDt0DSv3mH-0V9rAieo1MuliLzN0rvJOS0gT5GiQt2ZDwJcEAOkP5q8oeyXiFuKLfjnVfObIFZPRFgUVbrzz0Z31vyuAh6t-M7yw6Gvb7qzQhwjp-eEEP4v3U2aJ7KmyP-MjsSUSleNDN265LYxQGahvAbj9nvod3NdEaIG9nBjhem-rsOEwg4iAs0f6GwFcASarvLrgssvyxAqDq_3JBPuqfjsb3nFh7aEv48h6M90e7Jkr3LBXuy9hIGp2M21S-Zh_5B4F2CFFB2lrpOO4JGVDUHxAMTswtuBdk_SczUvKIc9385mN0O6ZwNAEwZJjQdXi5gFhGskOV-VErsAdSlR5A2J7usvSlPhXZq4yeh_88oh-ahvpiwmWPBjZgI657TjRnhmOg7O_nKl0772UfU1nTYpFT4s-Fl64wQLUHA3Vas4pP6z2sauqtC98Tjj7uERaGiNc31QP5D-H4ntabQ

Lopez de Romańa G, Graham GG, Mellits ED, MacLean WC. Utilization of the protein and energy of the white potato by human infants. *Journal of nutrition.* 110(1980)9: 1849-1857.

Nachzulesen unter: https://watermark.silverchair.com/jn1100091849.pdf?token=AQECAHi208BE49Ooan9k-khW_Ercy7Dm3ZL_9Cf3qfKAc485ysgAAAoowggGmBgkqhkiG9w0BBwagggGXMIIBkwIBADCCAYwGCSqGSIb-3DQEHATAeBglghkgBZQMEAS4wEQQM3SMiwXK5WDigkJx0AgEQgIIBXVHDwN5Kp6xS8EHMj1yyWbOR-VrUWN84gUdr_R6-edYOR3yaWIajbnmDFmnVybmZzWUankzfLPZEmSrM--Mz4auabKE1BL34e-Ih63vWd-pL0w2eprXB8yCZihcwCGXxmAnsNcAdaHyWYfpnb0NFuO4uwvFmMgtBtk6PC2F4XCMALrW3IB9ogB8hu-WJ9X3ObqVwc3JTDWJ00F7m9n6zsUyi9OMhs8geYzbwnl6JIqgnOrKEqnzHagwoGNCdgP8fKNlh-jhnrRBDO-GCsudJH61CQ_8dw1wrmHt4cpgHCuQTWkgMFWAX2pq-0zwsiS0iT6OG75ziUjXHI4vfujP7QqTju6vDB8mT-FA8Lu4l67IXQ-u6A-EeLg6k_9g0Y48OsV8n87NLTqoNAzJXKo8eC3ypVL-UrSpOKdsOR5ulJiiI5EZcz1WR6wcy-ZwSTEYsKOoaQdmmu3g59YS-UCJOqEuZc

Kon S, Klein A. The value of whole potato in human nutrition. *Biochemical Journal.* 22(1928)1: 258–260.

Nachzulesen unter: *https://www.intelligenteating.org/wp-content/uploads/2016/09/bio-chemj01140-0284-1.pdf*

Kempner-Diät: eine einfache, gefahrlose Abhilfe gegen starkes Übergewicht:

Kempner, W. Treatment of massive obesity with rice/reduction diet program. An analysis of 106 patients with at least a 45-kg weight loss. *Archives of Internal Medicine.* 135(1975)12: 1575-1584. doi: 10.1001/archinte.1975.00330120053008.

Ballaststoffe verlangsamen die Insulinreaktion:

Albrink MJ, Newman T, Davidson PC. Effect of high- and low-fiber diets on plasma lipids and insulin. *The American Journal of Clinical Nutrition.* 32(1979)7: 1486-1491. doi: 10.1093/ajcn/32.7.1486.

Potter JG, Coffman KP, Reid RL, Krall JM, Albrink MJ. Effect of test meals of varying dietary fiber content on plasma insulin and glucose response. *The American Journal of Clinical Nutrition.* 34(1981)3: 328-334. doi: 10.1093/ajcn/34.3.328.

Nachzulesen unter: https://watermark.silverchair.com/328.pdf?token=AQECAHi208BE49Ooan9kk-hW_Ercy7Dm3ZL_9Cf3qfKAc485ysgAAAaIwggGeBgkqhkiG9w0BBwagggGPMIIBiwIBADCCAYQGCS-qGSIb3DQEHATAeBglghkgBZQMEAS4wEQQMpmvOO2CWOulRaQ8zAgEQgIIBVZZh2OF0_0Lxi9JIGdzT-druv9n5dP4kOZrRaasTT9tfekYQPr01u1rKIIRJ9Y5Xy4Bp847DnP4ZhxnIV_kMGuuLO4UlKeCsAwnpe-slhmdHwX4iXihRRgX4d_9MYGoj-sHag9e-9ac4hVj0dikJvzM573qKF9Tx1Cc8JNSA8HFuHDCqOxsLZm2OAMIyVIt6_-1WYSK2MZUS7Hn82MfNSJwTyEEbs85igDqGWqeewNYe9RwpJZCVPVkUHYJT7ghIoXfT-CWP4ab-7pTM8Txdx232diLK5xcePdXHlnAkkEtF8B5d0X6TKelNOD6TrescNB3XC8MT1m8vkOye6bGi-UvHl2JRIoEzGXgDPMV0fyl3p8-8CqRptmP3HNAo5t2of8xpXN-QiY5Skk_c9vBXqjgacp8r5R6iCFSwhT-5FVaAYh2DX81SFkrVXsQvUjWKpz-dmRry8Xfso

Salz und Übergewicht:

- Thorburn A, Brand JC, Truswell AS. Salt and the glycaemic response. *British Medical Journal.* 292(1986)6537: 1697-1699.
  Nachzulesen unter: *https://www.ncbi.nlm.nih.gov/pmc/articles/PMC1340630/pdf/bmjcred00240-0009.pdf*
- O'Donnell L, Emmett PM, Heaton KW. Failure of salt to increase starch digestibility and glycaemic response *British Medical Journal.* 296(1988)6619: 394.
  Nachzulesen unter: *https://www.ncbi.nlm.nih.gov/pmc/articles/PMC2544976/pdf/bmj00271-0022a.pdf*

Scharfe rote Chilis erhöhen den Kalorienverbrauch:

- Cameron-Smith D, Colquhoun EQ, Ye JM, Hettiarachchi M, Clark MG. Capsaicin and dihydrocapsaicin stimulate oxygen consumption in the perfused rat hindlimb. *International Journal of Obesity.* 14(1990)3: 259-270.

Künstliche Süßstoffe können die Gewichtsabnahme verlangsamen:

- Rogers PJ, Carlyle JA, Hill AJ, Blundell JE. Uncoupling sweet taste and calories: Comparison of the effects of glucose and three intense sweeteners on hunger and food intake. *Physiology & Behavior.* 43(1988)5, 547-552. doi: 10.1016/0031-9384(88)90207-7.
- Tordoff, M. How do non-nutritive sweeteners increase food intake? *Appetite.* 11(1988)1: 5-11. doi: 10.1016/S0195-6663(88)80039-4.
- Brala PM, Hagen RL. Effects of sweetness perception and caloric value of a preload on short term intake. *Physiology & Behavior.* 30(1983)1 :1-9. doi: 10.1016/0031-9384(83)90030-6.
- Ionescu E, Rohner-Jeanrenaud F, Proietto J, Rivest RW, Jeanrenaud B. Taste-induced changes in plasma insulin and glucose turnover in lean and genetically obese rats. *Diabetes.* 37(1988)6: 773-779. doi: 10.2337/diab.37.6.773.
- Wurtman, RJ. Neurochemical changes following high-dose aspartame with dietary carbohydrates. *The New England Journal of Medicine.* 309(1983)7: 429-430. doi: 10.1056/NEJM198308183090710.
- Tordoff MG, Alleva AM. Oral stimulation with aspartame increases hunger. *Physiology & Behavior.* 47(1990)3: 555-559. doi: 10.1016/0031-9384(90)90126-O.
- Blundell JE, Hill AJ. Paradoxical effects of an intense sweetener (aspartame) on appetite. *The Lancet.* 1(1986)8489: 1092-1093. doi: 10.1016/S0140-6736(86)91352-8.

Durch Wasser tritt der Speisebrei schneller aus dem Magen in den Darm über:

- Cooke, A. Control of gastric emptying and motility. *Gastroenterology.* 68(1975)4: 804–816.
  Nachzulesen unter: *http://www.gastrojournal.org/article/S0016-5085(75)80295-2/pdf*
- Schusdziarra V, Dangel G, Klier M, Henrichs I, Pfeiffer EF. Effect of solid and liquid carbohydrates upon postprandial pancreatic endocrine function. *The Journal of Clinical Endocrinology and Metabolism.* 53(1981)1: 16-20. doi: 10.1210/jcem-53-1-16.
  Nachzulesen unter: https://watermark.silverchair.com/jcem0016.pdf?token=AQECAHi208BE49Ooan9kk-hW_Ercy7Dm3ZL_9Cf3qfKAc485ysgAAAaUwggGhBgkqhkiG9w0BBwagggGSMIIBjgIBADCCAYcGCSqGSIb-3DQEHATAeBglghkgBZQMEAS4wEQQME7b0l21-kYkr7dkrAgEQgIIBWCa0TZhcMZ2ZSFZWZJi-jagpCBUNU-uMzvYwVVj958vfeTR9Y3Y7FHWhEAr9cAkaJMLzUTcPPR6aiKhtzP6CaKPR5HnqHNyupl-kDGHXudEbFlyVL-zemss0HcT4dlNiFlJ46e8N5y-tBfqd7CTP24bGG5fBFjxy5BsZg5m9htP4pE9wVud_NvnzcdxNI7tv0RRbitz7k-33ZrXhmTJ95No43Da1eHPn4SWzXxEsUnbLeV_HSyjbrQApWs8pWUVJcm1Wdtab7YeRsRoCa3Fx3NsrCEEXj-

QWylWLedZpC5F1-okCe57Mf-v7OxeNlKzyEWVBeoRjdCxV-r6t6L3Csj79oGAjrHW2JBfslqwz0m6Xfi6BueELZ-gKvBLoBz143n0kBPT8gXFen32rINRkMlfkmb_qQ8ulMl90bjDMdSLj_iEupFT8PISy21IFs15zkr73tB0Y39Y-joYWK5D

Kapitel 7

Progesteron steigert den Appetit:
— Landau, R. The appetite of pregnant women. *JAMA*. 250(1983)24: 3323. doi: 10.1001/jama.1983.03340240049030.

In ländlich geprägten Regionen essen Frauen während der Schwangerschaft nicht mehr als sonst:
— Tuazon MA, van Raaij JM, Hautvast JG, Barba CV. Energy requirements of pregnancy in the Philippines. *The Lancet*. 2(1987)8568: 1129-1131. doi: 10.1016/S0140-6736(87)91555-8.

— Durnin JV, McKillop FM, Grant S, Fitzgerald G. Is nutritional status endangered by virtually no extra intake during pregnancy? *The Lancet*. 2(1985)8459: 823-825. doi: 10.1016/S0140-6736(85)90806-2.

— Lawrence M, Lawrence F, Lamb WH, Whitehead RG. Maintenance energy cost of pregnancy in rural Gambian women and influence of dietary status. *The Lancet*. 2(1984)8399: 363-365. doi: 10.1016/S0140-6736(84)90538-5.

Frauen können mühelos 20 Prozent zusätzliches Gewicht tragen:
— Jones CD, Jarjou MS, Whitehead RG, Jequier E. Fatness and the energy cost of carrying loads in African women. *The Lancet*. 2(1987)8571: 1331-1332. doi: 10.1016/S0140-6736(87)91221-9.

Kleine Frauen brauchen zur Aufrechterhaltung ihrer normalen Stoffwechselfunktionen nur 1.000 Kalorien:
— Cunningham, JJ. A reanalysis of the factors influencing basal metabolic rate in normal adults. *The American Journal of Clinical Nutrition*. 33(1980)11: 2372-2374. doi: 10.1093/ajcn/33.11.2372.
  Nachzulesen unter: *http://www.uvm.edu/pdodds/files/papers/others/1980/cunningham1980a.pdf*

— Cunningham, JJ. Body composition and resting metabolic rate: the myth of feminine metabolism. *The American Journal of Clinical Nutrition*. 36(1982)4: 721-726. doi: 10.1093/ajcn/36.4.721.

Fettverteilung und Geschlechtshormone:
— Steingrimsdottir L, Brasel J, Greenwood MR. Hormonal modulation of adipose tissue lipoprotein lipase may alter food intake in rats. *American Journal of Physiology*. 239(1980)2: 162-167. doi: 10.1152/ajpendo.1980.239.2.E162.

— Evans DJ, Hoffmann RG, Kalkhoff RK, Kissebah AH. Relationship of androgenic activity to body fat topography, fat cell morphology, and metabolic aberrations in premenopausal women. *The Journal of Clinical Endocrinology and Metabolism*. 57(1983)2: 304-310. doi: 10.1210/jcem-57-2-304.
  Nachzulesen unter: https://watermark.silverchair.com/jcem0304.pdf?token=AQECAHi208BE49Oo-an9kkhW_Ercy7Dm3ZL_9Cf3qfKAc485ysgAAAacwggGjBgkqhkiG9w0BBwagggGUMIIBkAIBADCCAY-kGCSqGSIb3DQEHATAeBglghkgBZQMEAS4wEQQMVIjcAvy051vOplZxAgEQgIIBWmD8BWMb08Aup-368yoMIr74OjEcsIZ18N-wJNEwRpRs66ooXTk5iolGa0rpuhquTL2fir4FGOLcB7erH0OKfeJPJCwvN-UU-SeulyjTmqXVkgOF9nsUMtWszyZT5bJgurOtFFU2CrKiNaDOaMt4A_4SRb93LnoL4LEEbBcYGN7_15fr6j-KAei04r89KIdvQSypEHCNEcCGfpKM5aLAWGQL5AKAf8KwiLxBsNuKyXcxMEludPzRMSbjW33SaBuH-Z30a72c0vR6cixf5K5jGD2-LVhDiNXdjohPMmWXTshae1pmx6aBUiQofZ5ff3r-aK2TQRPrJY8jHs2X28t-

17QCZju-PWIrL4ApaRBXKtOkadJaZ1Mvh-2YSx_lvC8A0_wPSGZ4ji3Ti7qoX8wFDrgFmKWM2JOcDT-
F6rmGQosnGzyYZ6EaVRETTLqK9_1PgUz_xq6cvjyAtLXVipGV0

Dicke Männer haben ein höheres Gesundheitsrisiko:

- Kalkhoff RK, Hartz AH, Rupley D, Kissebah AH, Kelber S. Relationship of body fat distribution to blood pressure, carbohydrate tolerance, and plasma lipids in healthy obese women. *Journal of Laboratory and Clinical Medicine.* 102(1983)4: 621-627.
- Krotkiewski M, Björntorp P, Sjöström L, Smith. U Impact of obesity on metabolism in men and women. Importance of regional adipose tissue distribution. *Journal of Clinical Investigation.* 72(1983)3: 1150-1162. doi: 10.1172/JCI111040.
  Nachzulesen unter: *https://www.ncbi.nlm.nih.gov/pmc/articles/PMC1129283/pdf/jcinvest00769-0409.pdf*

Kapitel 8

Fettleibige Menschen untertreiben bei den Angaben zu ihrer Nahrungsaufnahme:

- Lichtman SW, Pisarska K, Berman ER, Pestone M, Dowling H, Offenbacher E, Weisel H, Heshka S, Matthews DE, Heymsfield SB. Discrepancy between self-reported and actual caloric intake and exercise in obese subjects. *The New England Journal of Medicine.* 327(1992)27: 1893-1898. doi: 10.1056/NEJM199212313272701.
  Nachlesen unter: http://www.nejm.org/doi/pdf/10.1056/NEJM199212313272701
- Bandini LG, Schoeller DA, Cyr HN, Dietz WH. Validity of reported energy intake in obese and nonobese adolescents. *The American Journal of Clinical Nutrition.* 52(1990)3: 421-425. doi: 10.1093/ajcn/52.3.421.
  Nachzulesen unter: https://watermark.silverchair.com/421.pdf?token=AQECAHi208BE49Ooan9kk-
  hW_Ercy7Dm3ZL_9Cf3qfKAc485ysgAAAaEwggGdBgkqhkiG9w0BBwagggGOMIIBigIBADCCAYMGCS-
  qGSIb3DQEHATAeBglghkgBZQMEAS4wEQQMb7_yjWdXnsklhmMcAgEQgIIBVAMA7qtBinm2LY9Dm-
  0wfA73xVWB78k-M8pVvj3vdzSFKGjnKjUN1qWEPjPzIXrH1oAtD27vx2OrFv_djClucikFKFfCQ_COK4dS-
  gDZY0vVLgY0Q9JAnMe3NRpTnonSLf3Sk5imJ5RILKa77ksXl3-g3f5D4ubYz2YWlEAYJibcqg54xUGZZEk-
  819MJ_ObRkaEPUDu5nwzWiZHygiSnUNMbi33DXPWmvCqpWzv-Ybpfp9BdrpY45Uq8O9hlDbILFWyS-
  RmxSuTBG4TjgCq1n4GEnjhp6r8ffNfofdqN3wQoE4lnaQDCMzUjLRFWneg7W4rKyt9DkHT5mYp7sE2e-
  tY5YbIVk6KUxltGvN58ELaeP4KLDxp9O75RZ4UcB4hG23tmFKuNhbZZZsppiMWkemqUJBGl2I5XQ-sXg-
  4M1Nfbr_ArPlKOcRKoRmH49KIGCYy6WKcM0ktM

Fettleibige Menschen essen weniger:

- Thompson JK, Jarvie GJ, Lahey BB, Cureton KJ. Exercise and obesity: etiology, physiology, and intervention. *Psychological Bulletin.* 91(1982)1: 55-79. doi: 10.1037/0033-2909.91.1.55.
- Maxfield E, Konishi F. Patterns of food intake and physical activity in obesity. *Journal of the American Dietetic Association.* 49(1966)5: 406-408.
- Beaudoin R, Mayer J. Food intakes of obese and non-obese women. *Journal of the American Dietetic Association.* 29(1953)1: 29-33.
- McCarthy, M. Dietary and activity patterns of obese women in Trinidad. *Journal of the American Dietetic Association.* 48(1966)1: 33-37.
- Hutson E, Cohen NL, Kunkel ND, Steinkamp RC, Rourke MH, Walsh HE. Measures of body fat and related factors in normal adults. *Journal of the American Dietetic Association.* 47(1965): 179-186.
- Bradfield RB, Paulos J, Grossman L. Energy expenditure and heart rate of obese high school girls. *The American Journal of Clinical Nutrition.* 24(1971)12: 1482-1488.
- Stefanik PA, Heald FP, Mayer J. Caloric intake in relation to energy output of obese and non-obese adolescent boys. *The American Journal of Clinical Nutrition.* 7(1959)1: 55-62.

↪ Johnson, M. Relative importance of inactivity and overeating in the energy balance of obese high school girls. *The American Journal of Clinical Nutrition.* 4(1956)1: 37-44.

↪ Hampton, M. Caloric and nutrient intakes of teenagers. *Journal of the American Dietetic Association.* 50:385, 1967.

↪ Gazzaniga JM, Burns TL. Relationship between diet composition and body fatness, with adjustment for resting energy expenditure and physical activity, in preadolescent children. *The American Journal of Clinical Nutrition.* 58(1993)1: 21-28. doi: 10.1093/ajcn/58.1.21.
Nachzulesen unter: *https://watermark.silverchair.com/21.pdf?token=AQECAHi208BE49Ooan9kkhW_Ercy7Dm-3ZL_9Cf3qfKAc485ysgAAAZ8wggGbBgkqhkiG9w0BBwagggGMMIIBiAIBADCCAYEGCSqGSIb3DQEHATAeBglghkgB-ZQMEAS4wEQQMtwBfAa8bcgvIf3fFAgEQgIIBUl_c3ahx3hUCL64NpCalZJhqerQy5mlhqW3LR96rcuw3ut91LciKHVi-QHBBuJYNIOg9dKuQbGML_aYBy6aYVkOhEABuHCQCwUHh6PCaiUBFbr3pcfG9Mn-KpzNU-4zERMaVyR-50q36qty-7saA3n0WSS1yn3m36r59cuXBJgbao6YCxvSAz4xD5MXVJdTGLnrHOFf_J8cksA_9QJhoOU_7IvohrKVo7MEHzGLhvkK-k9NRYY-sYzkfzECazIU1x7N6PJq9BRRr35dkupSilWCGUt7bmsethOZyrybXfpJ2payRi7dnGomhB_C69eeSzcXbEYMSXc-m9RZNPHAaPytz6DzlVVG1g8tZOfUBDT04EKKcHIKaK72_1c9C2rn4ywKBwxXcsl1H6fgkodkKftjUhzXl9tHiJ6ZEPk4t-GCWQusROJrZaUWRwZsAZpPKZ_vTgf51x*

Fettleibige Menschen verbrennen weniger Kalorien:

↪ Jequier E, Schutz Y. New evidence for a thermogenic defect in human obesity. *International Journal of Obesity.* 9(1985)1: 1-7.

Selbst nach der Gewichtsabnahme haben fettleibige Menschen immer noch einen effizienten Stoffwechsel:

↪ Froidevaux F, Schutz Y, Christin L, Jéquier E. Energy expenditure in obese women before and during weight loss, after refeeding, and in the weight-relapse period. *The American Journal of Clinical Nutrition.* 57(1993)1: 35-42.

↪ Kern PA, Ong JM, Saffari B, Carty J. The effects of weight loss on the activity and expression of adipose-tissue lipoprotein lipase in very obese humans. The New England Journal of Medicine. 322(1990)15: 1053-1059. doi: 10.1056/NEJM199004123221506.
Nachzulesen unter: *http://www.nejm.org/doi/pdf/10.1056/NEJM199004123221506*

Fettleibige Mädchen waren körperlich weniger aktiv:

↪ Johnson, M. Relative importance of inactivity and overeating in the energy balance of obese high school girls. *The American Journal of Clinical Nutrition.* 4(1956)1: 37-44.

Zu viele Fettzellen:

↪ Salans LB, Cushman SW, Weismann RE. Studies of human adipose tissue. Adipose cell size and number in nonobese and obese patients. *Journal of Clinical Investigation.* 52(1973)4: 929-941. doi: 10.1172/JCI107258.
Nachzulesen unter: *https://pdfs.semanticscholar.org/f163/0a6d41495b2d95075ac4fed290665ba7de14.pdf*

↪ Brook CG, Lloyd JK, Wolf OH. Relation between age of onset of obesity and size and number of adipose cells. *British Medical Journal.* 2(1972)5804: 25-27.
Nachzulesen unter: *https://www.ncbi.nlm.nih.gov/pmc/articles/PMC1789048/pdf/brmedj02197-0033.pdf*

↪ Björntorp P, Enzi G, Karlsson M, Kral J, Larsson B, Sjöström L, Smith U. Effects of refeeding on adipocyte metabolism in the rat. *International Journal of Obesity.* 4(1980)1: 11-19.

Übergewicht bei Haustieren und ihren Besitzern:

↪ Mason, E. Obesity in pet dogs. *Veterinary Record.* 86(1970)21: 612-616.

Zitate zum Thema Übergewicht:

- Van Itallie TB. Bad news and good news about obesity. *The New England Journal of Medicine.* 314(1986)4: 239-240. doi: 10.1056/NEJM198601233140409.
- Garrow JS, Blaza SE, Warwick PM, Ashwell MA. Predisposition to obesity. *The Lancet.* 1:1103, 1(1980)8178: 1103-1104. doi: 10.1016/S0140-6736(80)91552-4.

Fettleibige Menschen essen mehr Fett als schlanke:

- Swinburn, B. Energy balance or fat balance? *The American Journal of Clinical Nutrition.* 57(1993)5: 766-770. doi: 10.1093/ajcn/57.5.766S.
- Gazzaniga JM, Burns TL. Relationship between diet composition and body fatness, with adjustment for resting energy expenditure and physical activity, in preadolescent children. *The American Journal of Clinical Nutrition.* 58(1993)1: 21-28. doi: 10.1093/ajcn/58.1.21.
  Nachzulesen unter: https://watermark.silverchair.com/21.pdf?token=AQECAHi208BE49Ooan9kkhW_Ercy7Dm3ZL_9Cf3qfKAc485ysgAAAZ8wggGbBgkqhkiG9w0BBwagggGMMIIBiAIBADCCAYEGCSqGSIb-3DQEHATAeBglghkgBZQMEAS4wEQQMtwBfAa8bcgvIf3fFAgEQgIIBUl_c3ahx3hUCL64NpCalZJhqerQy-5mlhqW3LR96rcuw3ut91LciKHViQHBBuJYNIOg9dKuQbGML_aYBy6aYVkOhEABuHCQCwUHh6PCaiUB-Fbr3pcfG9Mn-KpzNU-4zERMaVyR-50q36qty7saA3n0WSS1yn3m36r59cuXBJgbao6YCxvSAz4xD5MX-VJdTGLnrHOFf_J8cksA_9QJhoOU_7IvohrKVo7MEHzGLhvkKk9NRYY-sYzkfzECazIU1x7N6PJq9BRRr35d-kupSilWCGUt7bmsethOZyrybXfpJ2payRi7dnGomhB_C69eeSzcXbEYMSXcm9RZNPHAaPytz6DzlV-VG1g8tZOfUBDT04EKKcHIKaK72_1c9C2rn4ywKBwxXcsl1H6fgkodkKftjUhzXl9tHiJ6ZEPk4tGCWQus-ROJrZaUWRwZsAZpPKZ_vTgf51x
- Blundell JE, Burley VJ, Cotton JR, Lawton CL. Dietary fat and the control of energy intake: evaluating the effects of fat on meal size and postmeal satiety. *The American Journal of Clinical Nutrition.* 57(1993)5: 772-777. doi: 10.1093/ajcn/57.5.772S.
  Nachzulesen unter: https://www.researchgate.net/publication/14723209_Dietary_fat_and_the_control_of_energy_intake_Evaluating_the_effects_of_fat_on_meal_size_and_postmeal_satiety
- Romieu I, Willett WC, Stampfer MJ, Colditz GA, Sampson L, Rosner B, Hennekens CH, Speizer FE. Energy intake and other determinants of relative weight. *The American Journal of Clinical Nutrition.* 47(1988)3: 406-412. doi: 10.1093/ajcn/47.3.406.
- Dreon, D. Dietary fat: carbohydrate ratio and obesity in middle-aged men. *The American Journal of Clinical Nutrition.* 47(1988)6: 995-1000.
  Nachzulesen unter: https://watermark.silverchair.com/995.pdf?token=AQECAHi208BE49Ooan9kkhW_Ercy7Dm3ZL_9Cf3qfKAc485ysgAAAEwggGdBgkqhkiG9w0BBwagggGOMIIBigIBADCCAYMGCSqGSIb-3DQEHATAeBglghkgBZQMEAS4wEQQMDI1eOd2WqrjwEVEzAgEQgIIBVOl6nVf-kd-5Atlu4LQ7SdvEm-HIxQ_axBH1IiET1h1fblOuyU43higEOO6sb2oRU5M1l2055rCIXdbE8t2mBhCh4cCwUVSubW0IBxpX7PB-Wl7zaPUiqH0rKc73gUegDaTVcpvqHyg1b16ZuBXv-A57ZntnkAsQi_GKOoMI12E3DYnpNKu8VDyQD-Fgu0d79LM9FrnCGeYU8KkxPCHkEeriWLG9exe3Cn2uBwjhvwq-XQjc_3R6fZGcJjYp7D8Qh1iv2nN-vNBf-5GIk3o8ptiVJ-rF9gFfRgU9inVBF791ON69vgj5voie4mxu5heL8flMvQ9MmB8YQnBVp-4eiwKc-MUTx0Whci9z_gX4wGt24XqX6JNh_bzXDsudm1sF0trNyMsDEvSVCh8gb4OMtXJqC9OvJnUthXHWIp-jaqbTCYRI3b4uRoXwb2aki_3VeOQRoOLHGbaL8
- Tremblay A, Plourde G, Despres JP, Bouchard C. Impact of dietary fat content and fat oxidation on energy intake in humans. *The American Journal of Clinical Nutrition.* 49(1989)5: 799-805.
- Tremblay A1, Lavallée N, Alméras N, Allard L, Després JP, Bouchard C. Nutritional determinants of the increase in energy intake associated with a high-fat diet. *The American Journal of Clinical Nutrition.* 53(1991)5: 1134-1137.
  Nachzulesen unter: https://watermark.silverchair.com/1134.pdf?token=AQECAHi208BE49Ooan9k-khW_Ercy7Dm3ZL_9Cf3qfKAc485ysgAAAaUwggGhBgkqhkiG9w0BBwagggGSMIIBjgIBADCCAYcGCS-qGSIb3DQEHATAeBglghkgBZQMEAS4wEQQMg0zJUHtbdscSCX4hAgEQgIIBWH5mCe7wp5U5qf0-VJk-

j4E446_NQ6vQQtFU8RzIGpubZp_Gb5XJZhUWGnaz6dUAI15b5YYDVUA9B_O7gqbcWblVR5uCwW2b-
jRVx_0DuhNnj5c1IdvPzj2CmWspnRI8XweRQD8kPJLXDT5xhxMU9mJEvIbvHdAyEko5 g-L3LGHnBPtm-
z0G3oVYsWyJ4bDgmtiZy5jpOxKcDngmYNqVynroJSejDW7C8SwnJ6gXjqQY4T3eZMP7wyQ8PaHzpPL-
Jk_xLzmjO001puIztCf2OQaqj66D9tceyLQoOA1eR0nUM2r6EcWfxoppx5JLhZWQf4xler1ql0epZIfpy0Q-
3vHrqMxNwYI5A5RZZ4tEaiakkVurl0FuUG1dSwsliiLzyCaiwtBJ7G0aIrB-1xANqxdFZ1iQNm8QITEMaD-
0wLTb0E3ZEBd_47fWSe_pNJwO2QXUmw4BXHQ2x_fAxG

Prewitt, T. Changes in body weight, body composition, and energy intake in women fed high- and low-fat diets. *The American Journal of Clinical Nutrition.* 54(1991)2: 304-310.
Nachlesen unter: *http://citeseerx.ist.psu.edu/viewdoc/download?doi=10.1.1.965.349&rep=rep1&type=pdf*

Miller, W. Diet composition, energy intake, and nutritional status in relation to obesity in men and women. *Medicine and Science in Sports and Exercise.* 23(1991)3: 280-284.

Nachlesen unter: *http://general.utpb.edu/fac/eldridge_j/kine6362/ancillaryfiles/diet%20composition.pdf*

Kapitel 9

Körperliche Aktivität ist eine gute Ergänzung zur Gewichtsreduktionsdiät:

Gwinup, G. Effect of exercise alone on the weight of obese women. *Archives of Internal Medicine.* 135(1975)5: 676-680. doi:10.1001/archinte.1975.00330050050008.

Hagan RD, Upton SJ, Wong L, Whittam J. The effects of aerobic conditioning and/or caloric restriction in overweight men and women. *Medicine and Science in Sports and Exercise.* 18(1986)1: 87-94.
Nachzulesen unter: *http://healthresource.shaklee.com/wp-content/uploads/2014/04/Hagan-1986.pdf*

Körperliche Aktivität hebt die Stimmung und verbessert das Selbstbild:

Daniel M, Martin AD, Carter J. Opiate receptor blockade by naltrexone and mood state after acute physical activity. *British Journal of Sports Medicine.* 26(1992)2: 111-115.
Nachzulesen unter: *https://www.ncbi.nlm.nih.gov/pmc/articles/PMC1478917/pdf/brjsmed00022-0041.pdf*

Raglin, J. Exercise and mental health. Beneficial and detrimental effects. *Sports Medicine.* 9(1990)6: 323-329.

Folkins CH, Sime WE. Physical fitness training and mental health. *American Psychologist.* 36:373, 36(1981)4: 373-389. doi: 10.1037/0003-066X.36.4.373.

Carr DB, Bullen BA, Skrinar GS, Arnold MA, Rosenblatt M, Beitins IZ, Martin JB, McArthur JW. Physical conditioning facilitates the exercise-induced secretion of beta-endorphin and beta-lipotropin in women. *The New England Journal of Medicine.* 305(1981)10: 560-563. doi: 10.1056/NEJM198109033051006.

Körperliche Aktivität lindert Ängste und Depressionen:

Greist JH, Klein MH, Eischens RR, Faris J, Gurman AS, Morgan WP. Running through your mind. *Journal of Psychosomatic Research.* 22(1978)4: 259-294. doi: 10.1016/0022-3999(78)90049-1.

Mersey DJ. Health benefits of aerobic exercise. *Postgraduate Medical Journal.* 90(1991)1: 103-107, 110-112.

Weniger innere Anspannung, Gereiztheit und Depressionen durch kohlenhydratreiche Ernährung:

Keith RE, O'Keeffe KA, Blessing DL, Wilson GD. Alterations in dietary carbohydrate, protein, and fat intake and mood state in trained female cyclists. *Medicine and Science in Sports and Exercise.* 3(1991)2: 212-216. doi: 10.1249/00005768-199102000-00011.

Körperliche Aktivität stellt für einigermaßen gesunde Menschen kein Risiko dar:
- Horton, E. Metabolic aspects of exercise and weight reduction. *Medicine and Science in Sports and Exercise.* 18(1986)1: 10-18.

Nahrungsfett senkt den Sauerstoffgehalt des Blutes um 20 Prozent:
- Kuo PT, Whereat AF, Horwitz O.The effect of lipemia upon coronary circulation and peripheral arterial circulation in patients with essential hyperlipemia. *The American Journal of Medicine.* 26(1959)1. doi: 10.1016/0002-9343(59)90328-6.

Tierisches Fett erhöht die Gerinnungsneigung des Blutes und das Herzinfarktrisiko:
- Simpson HC, Mann JI, Meade TW, Chakrabarti R, Stirling Y, Woolf L. Hypertriglyceridemia and hypercoagulability. *The Lancet.* 1(1983)8328: 786-790. doi: 10.1016/S0140-6736(83)91849-4.
- Ulbricht TL, Southgate DA. Coronary heart disease: seven dietary factors. *The Lancet.* 338(1991)8773: 985-992. doi: 10.1016/0140-6736(91)91846-M.

Bei körperlicher Aktivität verbrennen wir Fett:
- Rodahl K, Miller HI, Issekutz B. Plasma free fatty acids in exercise. *Journal of Applied Physiology.* 19(1964)3: 489-492. doi: 10.1152/jappl.1964.19.3.489.
- Molé PA, Oscai LB, Holloszy JO. Adaptation of muscle to exercise. Increase in levels of palmityl Coa synthetase, carnitine palmityltransferase, and palmityl Coa dehydrogenase, and in the capacity to oxidize fatty acids. *Journal of Clinical Investigation.* 50(1971): 2323-2330. doi: 10.1172/JCI106730. Nachzulesen unter: https://www.jci.org/articles/view/106730/pdf

Auch nach körperlicher Aktivität ist der Energieverbrauch immer noch erhöht:
- Bielinski R, Schutz Y, Jéquier E. Energy metabolism during the postexercise recovery in man. *The American Journal of Clinical Nutrition.* 42(1985)1: 69-82. doi: 10.1093/ajcn/42.1.69. Nachzulesen unter: *https://www.researchgate.net/publication/19269033_Energy_metabolism_during_post_exercise_recovery_in_man*
- Bahr R, Ingnes I, Vaage O, Sejersted OM, Newsholme EA. Effect of duration of exercise on excess postexercise O_2 consumption. *Journal of Applied Physiology.* 62(1987)2: 485-490. DOI: 10.1152/jappl.1987.62.2.485. Nachzulesen unter: *https://www.researchgate.net/publication/19604133_Effect_of_duration_of_exercise_on_excess_postexercise_O2_Comsumption*
- Brehm BA, Gutin B. Recovery energy expenditure for steady state exercise in runners and nonexercisers. *Medicine and Science in Sports and Exercise.* 18(1986)2: 205-210. doi: 10.1249/00005768-198604000-00010.

Körperliche Aktivität wirkt Abehmplateaus entgegen:
- Donahoe CP Jr, Lin DH, Kirschenbaum DS, Keesey RE. Metabolic consequences of dieting and exercise in the treatment of obesity. *Journal of Consulting and Clinical Psychology.* 52(1984)5: 827-836. doi: 10.1037/0022-006X.52.5.827.

Körperliche Aktivität senkt die Kalorienaufnahme:
- Thompson JK, Jarvie GJ, Lahey BB, Cureton KJ. Exercise and obesity: etiology, physiology, and intervention. *Psychological Bulletin.* 91(1982)1: 55-79. doi: 10.1037/0033-2909.91.1.55.
- Woo R, Garrow JS, Pi-Sunyer FX. Effect of exercise on spontaneous calorie intake in obesity. *The American Journal of Clinical Nutrition.* 36(1982)3: 470-477.

→ Woo R, Garrow JS, Pi-Sunyer FX. Voluntary food intake during prolonged exercise in obese women. *The American Journal of Clinical Nutrition.* 36(1982)3: 478-484.
Nachzulesen unter: https://watermark.silverchair.com/478.pdf?token=AQECAHi208BE49Ooan9kk-hW_Ercy7Dm3ZL_9Cf3qfKAc485ysgAAAaIwggGeBgkqhkiG9w0BBwagggGPMIIBiwIBADCCAYQGCSqGS-Ib3DQEHATAeBglghkgBZQMEAS4wEQQMEgfmh12GOF-aRCamAgEQgIIBVYWRzrMw7y0t-nmOuE9GV-si3fKMeJROMYKA-3H434CZ3SiYqLfVyv2_x2i1u-ItDowuE4f9rV4pbXXGf5trNoG1QF2XS2Z2zxqWV-FENZJxbQhRlZtey5x5KWN_gdxjv3CJFymQMMSj3umd3H1Fb4korkCUdl2T1eaJAbzwsS1HywrHVDvPf-HbJXUg3s3Bv4VhTEFYOUQn9qzz01ozmwDRWPlrSO2g3cx3P3N_tCYY0oTtH4sLsKKBiTWzeqLddlFdB-VYyKjIe16RE5I-coUDNI_1FWLwsDCKYTtL47zY3zlamnS961YD85e_1yVbNd5cowa1mMGX-2Ay8yZgH-PXO-cFPO0Gbjhic J25lPZ6zJMe86yi5BKciK8K6pFaA0uJUW2I5QP8fia3HIQP_5fHQ7YgZRiQ7FiSMFeuB-1fWspUCNV3bvc9JewuRe2sMF6tl_kzx4932-t

→ Staten MA. The effect of exercise on food intake in men and women. *The American Journal of Clinical Nutrition.* 53(1991)1: 27-31.
Nachzulesen unter: *http://citeseerx.ist.psu.edu/viewdoc/download?doi=10.1.1.880.3463&rep=rep1&type=pdf*

Körperliche Aktivität schützt vor Muskelabbau während einer Gewichtsreduktionsdiät:

→ Moyer C. Body composition changes in obese women on a very low calorie diet with and without exercise. *Medicine and Science in Sports and Exercise.* (1985)17: 292.
→ Zuti B, Golding LA. Comparing diet and exercise as weight reduction tools. *The Physician and Sportsmedicine.* 4(1976): 49-53.

Körperliche Aktivität an drei Tagen pro Woche, um Fett zu verlieren:

→ Pollock ML, Miller HS, Linnerud AC, Cooper KH. Frequency of training as a determinant for improvement in cardiovascular function and body composition of middle-aged men. *Archives of Physical Medicine and Rehabilitation.* 56(1975)4: 141-145.
→ American College of Sports Medicine Position Statement on Proper and Improper Weight Loss Programs *Medicine and Science in Sports and Exercise.* 1983.
→ Dill, D. Oxygen used in horizontal and grade walking and running on the treadmill. *Journal of Applied Physiology.* 20(1965)1: 19-22. doi: 10.1152/jappl.1965.20.1.19.

Körperliche Aktivität ist immer sinnvoll, kann aber vor Mahlzeiten die Nahrungsaufnahme verringern:

→ Welle, S. Metabolic responses to a meal during rest and low-intensity exercise. *The American Journal of Clinical Nutrition.* 40(1984)5: 990-994.
Nachzulesen unter: https://watermark.silverchair.com/990.pdf?token=AQECAHi208BE49Ooan9k-khW_Ercy7Dm3ZL_9Cf3qfKAc485ysgAAAaIwggGeBgkqhkiG9w0BBwagggGPMIIBiwIBADCCAYQGC-SqGSIb3DQEHATAeBglghkgBZQMEAS4wEQQMD7ikqlq0oVhfxRlGAgEQgIIBVYZ3TvxGn6Pe_tJdwD-dMHc-v0MO7Nbgyyj8Nzj2t21vDj6lKvCGKMO24qIqvXTs9hIoABLSiSxdzs0qJpyA_dunZgDL_O7c0Wz-rMXP_cE91DNGFHIml_y6bGIJBpYEknBqf2cF65UPsM9M24aE_QjnAJwRDT6YMlwNpX-NMCs39C-QxCG2xJ82fU9UAapcMB8xFoCBqNty4pYIFjoAv6pVf3p6fhP8ciwlChcdqBzqFA0Ai9DzH2tY2swy2H-Cd4HklVBhsE_PzPiQAW6AVaZGxfbrFHKA4hPlUPCpSf7Q2RfUSWBX_1dHJ7__p2MHNR3L70kShcjia-fUIDhrhca1dCo69wyS5fnrz-IT9Fzay5r5QlaRrNGiVf8AHWWwkbCYefmeSdSkemR62Qcf8flPDa_HB-tE7B6g9OPDOb8c6Posihc853ev2258im35MSuytodmzpHR2J

→ Greenwood, MRC. *Obesity.* New York, London, Melbourne: Churchill Livingston, 1983, S. 69.

Es kommt vor allem auf die Dauer, Häufigkeit und Intensität der körperlichen Aktivität an und nicht auf die Art:

→ Pollock ML, Dimmick J, Miller HS Jr, Kendrick Z, Linnerud AC. Effects of mode of training on cardiovascular function and body composition of adult men. *Medicine and Science in Sports and Exercise.* 7(1975)2: 139-145. doi: 10.1249/00005768-197500720-00025.

Wir müssen nur 2 ½ Prozent unserer Kalorien in Form von Eiweiß aufnehmen:

- Rose WC, Wixom RL The amino acid requirements of adult man, XVI, the role of the nitrogen intake. *The Journal of Biological Chemistry.* 217(1955): 997-1004.
  Nachzulesen unter: *www.jbc.org/content/217/2/997.full.pdf*
- Hegsted, D. Minimum protein requirements of adults. *The American Journal of Clinical Nutrition.* 21(1968)5: 352-357.
- Hoffman, WS. McNeil G. Nitrogen requirement of normal men on a diet of protein hydrolysate enriched with the limiting essential amino acids. *Journal of Nutrition.* 44(1951)1: 123-140.
- Dole VP, Lewis K, Dahl GC, Cotzias C, Eder Howard AD, Krebs ME. Dietary treatment of hypertension, clinical and metabolic studies of patients on the Rice-Fruit Diet. *Journal of Clinical Investigation.* 29(1950)9: 1189-1206.
  Nachzulesen unter: *https://www.ncbi.nlm.nih.gov/pmc/articles/PMC436162/pdf/jcinvest00410-0077.pdf*

Lokaler Fettabbau funktioniert nicht:

- Krotkiewski M, Aniansson A, Grimby G, Björntorp P, Sjöström L. The effect of unilateral isokinetic strength training on local adipose and muscle tissue morphology, thickness, and enzymes. *European Journal of Applied Physiology and Ocational Physiology.* 42(1979)4: 271-281.
- Garrow, J. Losing fat. *The Lancet.* 2(1985)8451: 387. doi: 10.1016/S0140-6736(85)92520-6.

Kapitel 10

Alkohol erhöht den Insulinspiegel:

- Nikkilä, E. Ethanol-induced alterations of glucose tolerance, postglucose hypoglycemia, and insulin secretion in normal, obese, and diabetic subjects. *Diabetes.* 24(1975)10, **933-943**. doi: 10.2337/diab.24.10.933.
- Taskinen M-R, Välimäki M, Nikkilä EA, Kuusi T, Ehnholm C, Ylikahri R, High density lipoprotein subfractions and postheparin plasma lipases in alcoholic men before and after ethanol withdrawal. *Metabolism.* 31(1982)11, 1168-1174. doi: 10.1016/0026-0495(82)90169-X.

Menschen, die viel Alkohol trinken, sind schlanker:

- Colditz GA, Giovannucci E, Rimm EB, Stampfer MJ, Rosner B, Speizer FE, Gordis E, Willett WC. Alcohol intake in relation to diet and obesity in women and men. *The American Journal of Clinical Nutrition.* 54(1991)1: 49-55. doi: 10.1093/ajcn/54.1.49.
  Nachzulesen unter: https://watermark.silverchair.com/49.pdf?token=AQECAHi208BE49Ooan9kk-

hW_Ercy7Dm3ZL_9Cf3qfKAc485ysgAAAZ8wggGbBgkqhkiG9w0BBwagggGMMIIBiAIBADCCAYEGC-
SqGSIb3DQEHATAeBglghkgBZQMEAS4wEQQM_Ma6B-WgNZfauozOAgEQgIIBUvZHk2OVasr-KYXu-
cmfmdcZ93xD9LpMw-vYBbJ2gJ0t40mLZtPvYk5Edz-vY6s9CHHZ_ELuL-OMw5di0cmcWUsAoOV-
8Q94lNpJHk_BxNoJFewnhMJIkfvioaLqw7hnf0gWDJw0vS3rGZsZteSXxp6iD1QiZdSaKEOzJRtoHM-
HUz7TR68NKJdMTfg5tq4iMjFcXwC1TwpjzQNunVaHQ0mcNy7MzkR1XywAHzlNyDgqNXo3R934kxNI5-
uq4jXHrP-WmvQ0LrqZ7f4ecRDxP8FuSmZyJiPZV3J369YJLQNPmbIoC0HUutDmUvRqakcii9QWWyiRk-
jMBeyCKFXVTSGsY02ObG8FI8-Q-2sdLsKca_pySPQ-skB1yRXhVUpT1Z6IYTKaA3YwrJy8Br8ZKGkvzBd-
5ZDP-ub1HJCzvNvtEaV3tAJ4hG0-m670jnDKyQaAx8c1vS

- Mezey E, Faillace LA. Metabolic impairment and recovery time in acute ethanol intoxication. *The Journal of Nervous and Mental Disease.* 153(1971)6: 445-452. doi: 10.1097/00005053-197112000-00007.

Nicht Alkohol, sondern Schokolade führt zu einer Gewichtszunahme:

- Pirola RC, Lieber CS. The energy cost of the metabolism of drugs, including ethanol. *Pharmacology.* 7(1972)3: 185-196. doi: 10.1159/000136288.

Alkohol wird nicht in Fett umgewandelt, sondern als Wärme verbrannt:

- Lieber, C. Perspectives: Do alcohol calories count? *The American Journal of Clinical Nutrition.* 54(1991)6: 976-982. doi: 10.1093/ajcn/54.6.976.
  Nachzulesen unter: https://watermark.silverchair.com/976.pdf?token=AQECAHi208BE49Ooan9kk-hW_Ercy7Dm3ZL_9Cf3qfKAc485ysgAAAalwggGeBgkqhkiG9w0BBwagggGPMIIBiwIBADCCAYQGCS-qGSIb3DQEHATAeBglghkgBZQMEAS4wEQQMG565MdjdSwjuu_FyAgEQgIIBVRKkksPzHuJHa_7YyEd-PY2v4b6GO0QfTT5uSIjkI0k3fKNx143OVG8EkDZMivCKcDZe2aTuql76i433ASEdXB2hTjjwOwsjYfm6Za-Q3XA06EcZW4ECt61xlcsWqG6TPAWXDJFDpfWVJYx5i3P-kBiGdkFrKeSiusYw0q_mQdAUvqPdcpyHXn-hCqZO6JQnS95JBn8roIXdS0pxzgLZhk1iCntNFHokFvaalI435HKFR6mSBUg4HN4xshdLsFB5ruQ1bYgS-N9d48FurD6JhCa0Re81Lt7Dg6ncfLJ-5r7OwcrRN4C9j-QXetREmG8vt3uSYoHR9mA59cm1P9nsF1xx0U-nXtupbtrCoaigjrK1_48IUAiR2rqY4q5AjjlsGOWAzmF-f3lGmT3CNxZOqdSG_Ja0wb5hduBUqNOb7V0tT-crEL2KoRC_vmmu_VCtPk350CoPkhS6Oa

- Lands WE, Zakhari S. The case of the missing calories. *The American Journal of Clinical Nutrition.* 54(1991)1: 47-48.
  Nachzulesen unter: *https://www.researchgate.net/publication/21096615_The_case_of_the_missing_calories*

- Suter PM, Schutz Y, Jequier E. The effect of ethanol on fat storage in healthy subjects. *The New England Journal of Medicine.* 326(1992)15: 983-987. doi: 10.1056/NEJM199204093261503.

Wenn man Kohlenhydrate durch Alkohol ersetzt, nimmt man ab:

- Pirola RC, Lieber CS. The energy cost of the metabolism of drugs, including ethanol. *Pharmacology.* 7(1972)3: 185-196. doi: 10.1159/000136288.

Kaffee kann zu einer ziemlich starken Gewichtsabnahme führen:

- Sours, JA. Case reports of anorexia nervosa and caffeinism. *American Journal of Psychiatry.* 140(1983)2: 235-236. doi: 10.1176/ajp.140.2.235.

Koffein erhöht Stoffwechselrate und Atemfrequenz, mobilisiert Fett und führt zur Thermogenese:

- Higgins H, Means JH. The effects of certain drugs on the respiration and gaseous metabolism in normal weight human subjects. *Journal of Pharmacology and Experimental Therapeutics.* 7(1915)1: 1-30.

- Acheson KJ, Zahorska-Markiewicz B, Pittet P, Anantharaman K, Jéquier E. Caffeine and coffee: their influence on metabolic rate and substrate utilization in normal weight and obese individuals. *The American Journal of Clinical Nutrition.* 33(1980)5: 989-997. doi: 10.1093/ajcn/33.5.989.
  Nachzulesen unter: https://watermark.silverchair.com/989.pdf?token=AQECAHi208BE49Ooan9kk-hW_Ercy7Dm3ZL_9Cf3qfKAc485ysgAAAalwggGeBgkqhkiG9w0BBwagggGPMIIBiwIBADCCAYQGCSqGS-Ib3DQEHATAeBglghkgBZQMEAS4wEQQMqcXmB5NgWA3KoGY3AgEQgIIBVQxUsHtYrccivlgbOdCbMY1j-2m5EXoICOOkNt3C27AMmcVMCklmJ_jdULp2q3_tMJc_vUkPv30ZElY97vEuXpUbRAhYwPnz_srAk_yqH-HuaoyXSclnymTJF5QkmOvMdmIBP4MBUKbfPZIiT6z6pL5E4BpiGN3o6f59a0UXKhxvEVrq6I9kHbUSo-jGRzDMSbnxQg6aLc1hP9ExPiLIc0G5dLz_-5LI_DWE3433HTQBAQy1vbQ_mVFXBok3lvp3beTTLz-PSjU2s-KbNMPMPwXfm0GiTxOSl3IuKYDruP0c_BZju1W3MGn0mmGImqtzhEQVDMz5THQRJQWoVKl_Ja6_mz-MtW9tls9OhMcH96yS5v2rjulfZp29nPI5VY8ZWVZr-ak2HDoNj-mHPh3sBoR34DQvtIaqd9SgcGX_rIWm-ctFlF3XliZwe4M0rQ5eTeTiAk_COBXaRH

➤ Jung RT, Shetty PS, James WP, Barrand MA, Callingham BA. Caffeine: its effect on catecholamines and metabolism in lean and obese humans. *Clinical Science.* 60(1981)5: 527-535. doi: 10.1042/cs0600527.

Übergewichtige Menschen trinken mehr Kaffee:

➤ Haffner SM, Knapp JA, Stern MP, Hazuda HP, Rosenthal M, Franco LJ. Coffee consumption, diet, and lipids. *American Journal of Epidemiology.* 122(1985)1: 1-12. doi: 10.1093/oxfordjournals.aje.a114067.

➤ Jacobsen BJ, Thelle DS, The Tromsø heart study: The relationship between food habits and the body mass index. *Journal of Chronic Diseases.* 40(1987)80, 795-800. doi: 10.1016/0021-9681(87)90131-7.

Auch koffeinfreier Kaffee führt zu vermehrter Magensäureproduktion:

➤ Cohen S, Booth GH, Gastric acid secretion and lower-esophageal-sphincter pressure in response to coffee and caffeine. *The New England Journal of Medicine.* 293(1975)18: 897-899. doi: 10.1056/NEJM197510302931803.

Ephedrin und Koffein zur Gewichtsreduktion:

➤ Malchow-Møller A, Larsen S, Hey H, Stokholm KH, Juhl E, Quaade F. Ephedrine as an anorectic: the story of the 'Elsinore pill'. *International Journal of Obesity.* 5(1981)2: 183-187.

➤ Astrup A, Buemann B, Christensen NJ, Toubro S, Thorbek G, Victor OJ, Quaade F. The effect of ephedrine/caffeine mixture on energy expenditure and body composition in obese women. *Metabolism.* 41(1992)7: 686-688. doi: 10.1016/0026-0495(92)90304-S.

➤ Dulloo AG, Miller DS. The thermogenic properties of ephedrine/methylxanthine mixtures: animal studies. *The American Journal of Clinical Nutrition.* 43(1986)3: 388-394.

Kapitel 11

Kohlenhydratreiche Lebensmittel lindern Depressionen:

➤ Wurtman JJ, Brzezinski A, Wurtman RJ, Laferrere B. Effect of nutrient intake on premenstrual depression. *American Journal of Obstetrics and Gynecology.* 161(1989)5: 1228-1234. doi: 10.1016/0002-9378(89)90671-6.

Kohlenhydratreiche Lebensmittel verbessern den Schlaf:

➤ Phillips F, Chen CN, Crisp AH, Koval J, McGuinness B, Kalucy RS, Kalucy EC, Lacey JH. Isocaloric diet changes and electroencephalographic sleep. *The Lancet.* 2(1975)7938: 723-725. doi: 10.1016/S0140-6736(75)90718-7.

Zu viel Schlaf kann zu psychischen Erkrankungen führen:

➤ Wehr TA. Improvement of depression and triggering of mania by sleep deprivation. *JAMA.* 267(1992)4: 548-551. doi: 10.1001/jama.1992.03480040096038.

Schlafentzug lindert Depressionen:

➤ Wu JC, Bunney WE. The biological basis of an antidepressant response to sleep deprivation and relapse: review and hypothesis. *American Journal of Psychiatry.* 147(1990)1: 14-21. doi: 10.1176/ajp.147.1.14.

➤ Leibenluft E, Wehr TA. Is sleep deprivation useful in the treatment of depression? *American Journal of Psychiatry.* 149(1992)2: 159-168. doi: 10.1176/ajp.149.2.159.

➤ Wu JC, Gillin JC, Buchsbaum MS, Hershey T, Johnson JC, Bunney WE. Effect of sleep deprivation on brain metabolism of depressed patients. *American Journal of Psychiatry*. 149(1992)4: 538-543. doi: 10.1176/ajp.149.4.538.

Kapitel 13

Fettarme Ernährung beeinträchtigt die Durchblutung:

➤ Kuo PT, Whereat AF, Horwitz O.The effect of lipemia upon coronary circulation and peripheral arterial circulation in patients with essential hyperlipemia. *The American Journal of Medicine*. 26(1959)1. doi: 10.1016/0002-9343(59)90328-6.

➤ KUO PT, JOYNER CR. Angina pectoris induced by fat ingestion in patients with coronary artery disease; ballistocardiographic and electrocardiographic findings. *JAMA*. 158(1955)12: 1008-1013. doi: 10.1001/jama.1955.02960120008004.

➤ Williams A, Higginbotham AC, Knisely MH. Increased blood cell agglutination following ingestion of fat, a factor contributing to cardiac ischemia, coronary insufficiency, and anginal pain; a contribution to the biophysics of disease. *Angiology*. 8(1957)1: 29-40. doi: 10.1177/000331975700800104.

Fettige Haut und fettiges Haar durch zu fettreiche Ernährung:

➤ Pochi P, Strauss JS. Sebum production, casual sebum levels, titratable acidity of sebum and urinary fractional 17-ketosteroid excretion in males with acne. *Journal of Investigative Dermatology*. (1964)43: 383-388.
Nachzulesen unter: http://www.jidonline.org/article/S0022-202X(15)46832-0/pdf

➤ Wilkinson, D. Psoriasis and dietary fat: the fatty acid composition of surface and scale (ether-soluble) lipids. *Journal of Investigative Dermatology*. 47(1966)3: 185-192. doi: 10.1038/jid.1966.129.
Nachzulesen unter: https://ac.els-cdn.com/S0022202X15471714/1-s2.0-S0022202X15471714-main.pdf?_tid=a0226f8a-01df-11e8-b763-00000aacb35f&acdnat=1516892241_c2a271316305fed3a359d-4c4396fe21d

Akne durch zu fettreiche Ernährung:

➤ Rasmussen, J. Diet and acne. *International Journal of Dermatology*. 16(1977)6: 488-492. doi: 10.1111/j.1365-4362.1977.tb01861.x.

➤ Rosenberg, E. Acne diet reconsidered. *Archives of Dermatology*. 117(1981)4: 193. doi: 10.1001/archderm.1981.01650040009010.

Krankheiten, die zu Hautveränderungen (Lupus) führen:

➤ Taylor HG, Stein CM. Systemic lupus erythematosus in Zimbabwe. *Annals of the Rheumatic Diseases*. 45(1986)8: 645-658. doi: 10.1136/ard.45.8.645.
Nachzulesen unter: https://pdfs.semanticscholar.org/3894/1766e9d231c7d99a6e081acfee9761810105.pdf

➤ Corman L. The role of diet in animal models of systemic lupus erythematosus: possible implications for human lupus. *Seminars in Arthritis and Rheumatism*. 15(1985)1: 61-69. doi: 10.1016/0049-0172(85)90010-1.

Zysten in den Eierstöcken – ein häufiges Problem:

➤ Polson DW, Adams J, Wadsworth J, Franks S. Polycystic ovaries--a common finding in normal women. *The Lancet*. 1(1988)8590: 870-872. doi: 10.1016/S0140-6736(88)91612-1.

Die Ernährung verändert unsere Fortpflanzungshormonspiegel:

→ Adlercreutz H, Hämäläinen E, Gorbach SL, Goldin BR, Woods MN, Dwyer JT. Diet and plasma androgens in postmenopausal vegetarian and omnivorous women and postmenopausal women with breast cancer. *The American Journal of Clinical Nutrition.* 49(1989)3: 433-442. doi: 10.1016/0378-5122(89)90237-5.

Nachzulesen unter: http://vorga.org/49-3-433.full.pdf

→ Woods MN, Gorbach SL, Longcope C, Goldin BR, Dwyer JT, Morrill-LaBrode A. Low-fat, high-fiber diet and serum estrone sulfate in premenopausal women. *The American Journal of Clinical Nutrition.* 49(1989)6: 1179-1183. doi: 10.1093/ajcn/49.6.1179.

Nachzulesen unter: https://watermark.silverchair.com/1179.pdf?token=AQECAHi208BE49Ooan9k-khW_Ercy7Dm3ZL_9Cf3qfKAc485ysgAAAaUwggGhBgkqhkiG9w0BBwagggGSMIIBjgIBADCCAYcGC-SqGSIb3DQEHATAeBglghkgBZQMEAS4wEQQMmduwNPwRxMt1mpSqAgEQgIIBWBEEyCGkiLGQv--B28fNykImEtpPVZfOgC__QEv3zXxLvUmKkldzrY5yh2r6DQl8KqNXYlancT_ZUOjEjVH5n-AhVOtQvH-CsCTjlvu3lcH8-Mu1Xmisw3kuRFhpHeLHQwAlcEHo8LBxkHGFAOt9MmoHDpIzAG4U2uTNAXUdZu-SFroH-yhYuvcfCRopv5JOVPdLfJNUHS-PE1Pkwg-n2JwWbyJXXtQh1lqifuvpe_bv_NdJ6KZcn2kExIOjEFY-TA_MF0VY-Engnz34VMmn--1SPEMEHgSJXGJzIJgGjynjnAUfDaBQpIxSzuhqPziJt2iGMW2IOymI3YF5sNi-pnkdNQ1j7A6dhZPPNmfHcuOtlU-h_0fSMkkDc-gldsBwY2tHtpgzwiSdXKcrWFnbuRKFhHpomQnb3n-bUnUVgeDNto9k-PGF9p7_ixLOb_YmIUEhGEUJVMPjbw3DNg

→ Rose DP, Boyar AP, Cohen C, Strong LE. Effect of a low-fat diet on hormone levels in women with cystic breast disease. I. Serum steroids and gonadotropins. *Journal of the National Cancer Institute.* 78(1987)4: 623-626. doi: 10.1093/jnci/78.4.627.

→ Rose DP, Cohen LA, Berke B, Boyar AP. Effect of a low-fat diet on hormone levels in women with cystic breast disease. II. Serum radioimmunoassayable prolactin and growth hormone and bioactive lactogenic hormones. *Journal of the National Cancer Institute.* 78(1987)4: 627-631. doi: 10.1093/jnci/78.4.627.

→ Howie BJ, Shultz TD. Dietary and hormonal interrelationships among vegetarian Seventh-Day Adventists and nonvegetarian men. *The American Journal of Clinical Nutrition.* 42(1985)1: 127-134. doi: 10.1093/ajcn/42.1.127.

→ Hill P, Wynder E, Garbaczewski L, Garnes H, Walker AR P, Helman P. Plasma hormones and lipids in men at different risk of coronary artery disease. *The American Journal of Clinical Nutrition.* 33(1980)5: 1010-1018.

Nachzulesen unter: https://watermark.silverchair.com/1010.pdf?token=AQECAHi208BE49Ooan9k-khW_Ercy7Dm3ZL_9Cf3qfKAc485ysgAAAaUwggGhBgkqhkiG9w0BBwagggGSMIIBjgIBADCCAYcGCS-qGSIb3DQEHATAeBglghkgBZQMEAS4wEQQMyx_pnBgULOkciUJdAgEQgIIBWP71JwPalT3kIKaKP-zHay-1s3CG7GRV3v4fNSSA-cGp8wmzrS6miOLl-ISEkvOZFBCt7_FKZIU08YWwrbZ9bDfJM1V4Ka4va3p0ov-wXNdSXRUys3iAY9aWVVGiQA8U9q9rRaCZ7C4uxJJjm-uUuk0wdQdfgtgBotUghR_tvDdybu6bBrFSOy-5Vj5_jR69xQ3P0qw6tJufSl0vO3277XBrqDohcjdEGm1RF2Gsx_6PdK4kw-J1x6PSOZD44j1kr5-Q9zk-jSo8ajREN3Fz8oFwGEVM8poEkzP0pm5yiDewoKGEx3MVkrHUFSsIsY6dj_a6wZ7o2ggET1nMl_i1d-Ef-j5wIgiYmw9xu5Sc9uz3lgipw22VDTK9uXJ128UajP1cT4iYgNMrkO31gUlDcP-72ZYH3P6KU0J4WLm-jAPTGncsw8Irgxe4QpQoln3-gPmeEXHPBB1SNTw6Sz

→ Hill P, Garbaczewski L, Helman P, Huskisson J, Sporangisa E, Wynder EL. Diet, lifestyle, and menstrual activity. *The American Journal of Clinical Nutrition.* 33(1980)6: 1192-1198. doi: 10.1093/ajcn/33.6.1192.

Nachzulesen unter: https://watermark.silverchair.com/1192.pdf?token=AQECAHi208BE49Ooan9k-khW_Ercy7Dm3ZL_9Cf3qfKAc485ysgAAAaUwggGhBgkqhkiG9w0BBwagggGSMIIBjgIBADCCAYcGCS-qGSIb3DQEHATAeBglghkgBZQMEAS4wEQQMIgxvp0-W_WUnO-K_AgEQgIIBWCuSe1eo8ihU_sDlnti-CAuwirq4OnPtVbNqaQzf_JX5yotXwpDwea4Mfuan8CxUX449ulRQE_ItQGibltcDhfMds4MTCqO_NH-CtiFZqRD2t6MVrnAFnpnvZ02H4lGXrzmRUVEae1ygWf-hgWydwwMg-hhLI6bATC9IZr5aXkQJe--USh-

KCH---IO_etVLun9PHgyJy2w-xotm1uP0qvslFOd_Ex780WagqGlxZbrQwjIPYwWs2232xdQKi19Lo5i8Z-
8s8hLyVxl-lO7Y2W5-d3Vi-QDVYOzGR2zPVzbXZH5QN8HRq6pYUPdARpSXis23uyGbQ4UtmLflpLyUT-
jJUNUr_l1qaKDZ9CrGr8aRGVYVKkRtHfgKD5_UJZrvwN3oG_7BTtdY5HVaNvceC7linzSbUK-wOmmSs-
fu-aMaCpuRRsrgaGoeuya58RzR7oKnz7CeJQ4Bq8eMts

- Hill P, Wynder F. Diet and prolactin release. *The Lancet.* 2(1976)7989:
  806-807. doi.org/10.1016/S0140-6736(76)90644-9.
- Hämäläinen E, Adlercreutz H, Puska P, Pietinen P. Diet and serum
  sex hormones in healthy men. *Journal of Steroid Biochemistry.*
  20(1984)1: 459-464. doi: 10.1016/0022-4731(84)90254-1.
- Ingram DM, Bennett FC, Willcox D, de Klerk N. Effect of low-fat diet on female sex
  hormone levels. *Journal of the National Cancer Institute.* 79(1987)6: 1225-1229.
- Gorbach SL. Estrogens, breast cancer, and intestinal flora.
  Reviews of Infectious Diseases. 6(1984)1: 85-90.
- Goldin BR, Adlercreutz H, Gorbach SL, Warram JH, Dwyer JT, Swenson
  L, Woods MN. Estrogen excretion patterns and plasma levels in
  vegetarian and omnivorous women. *The New England Journal of Medicine.*
  307(1982)25: 1542-1547. doi: 10.1056/NEJM198212163072502.
- Goldin BR, Adlercreutz H, Dwyer JT, Swenson L, Warram JH, Gorbach
  SL. Effect of diet on excretion of estrogens in pre- and postmenopausal
  women. *Cancer Research.* 41(1981)9 Pt 2: 3771-3773.
  Nachzulesen unter: https://pdfs.semanticscholar.org/1f92/55d4dc5f3adfac7719a128b6a9e1480d294f.
  pdf
- Boyd NF, McGuire V, Shannon P, Cousins M, Kriukov V, Mahoney L,
  Fish E, Lickley L, Lockwood G, Tritchler D. Effect of a low-fat high-
  carbohydrate diet on symptoms of cyclical mastopathy. *The Lancet.*
  2(1988)8603: 128-132. doi: 10.1016/S0140-6736(88)90684-8.

Fettreiche Enrährung trägt zu Haarausfall bei Männern und Körperbehaarung bei Frauen bei:

- Inaba, M. Can human hair grow again? *Journal of Dermatology
  and Surgical Oncology.* 12(1986): 672.
- Conway G, Jacobs HS. Hirsutism. Treatable and usually caused by thepolycystic
  ovary syndrome. *British Medical Journal.* 301(1990)6753: 619–620.
  Nachzulesen unter: https://www.ncbi.nlm.nih.gov/pmc/articles/PMC1663891/pdf/bmj00198-0009.pdf

Körpergeruch durch Lebensmittel:

- Cummings J. Fermentation in the human large intestine: evidence and implications for
  health. *The Lancet.* 1(1983)8335: 1206-1209. doi: 10.1016/S0140-6736(83)92478-9.

Ungesunde Ernährung schädigt die Arterien, was wiederum zu sexueller Impotenz führt:

- Virag R, Bouilly P, Frydman D. Is impotence an arterial disorder?
  A study of arterial risk factors in 440 impotent men. *The Lancet.*
  1(1985)8422: 181-184. doi: 10.1016/S0140-6736(85)92023-9.

Medikamente führen bei 8,3 Prozent aller Männer zu schwerwiegenden sexuellen Funktionsstörungen:

- Curb JD, Borhani NO, Blaszkowski TP, Zimbaldi N, Fotiu S, Williams W. Long-
  term surveillance for adverse effects of antihypertensive drugs. *JAMA.*
  253(1985)22: 3263-3268. doi: 10.1001/jama.1985.03350460063022.

Kohlenhydrathunger und prämenstruelles Syndrom:

➤ Bowen DJ, Grunberg NE. Variations in food preference and consumption across the menstrual cycle. *Physiology & Behavior.* 47(1990)2: 287-291. doi: 10.1016/0031-9384(90)90144-S.

Kapitel 15

Lezithin senkt den Cholesterinspiegel nicht stärker als andere Pflanzenöle:

➤ Knuiman JT, Beynen AC, Katan MB. Lecithin intake and serum cholesterol. *The American Journal of Clinical Nutrition.* 49(1989)2: 266-268. doi: 10.1093/ajcn/49.2.266.
Nachzulesen unter: http://edepot.wur.nl/49500.

Index

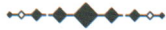

A

Aerobes Training 126

Akne 174

Alkohol 132-134

Aminosäuren 53, 127

Äpfel
Frühstücks-Apfelreis 261
Süßkartoffel-Powerfrühstück 261

Apfelsaft
Estragon-Dressing 254
Frühstücks-Apfelreis 261

Appetit
Appetitzügler 22
und Insulin 63
und Kaffee 134
und körperliche Aktivität 114, 120, 125
und Schwangerschaft 95

Atkins-Diät 18

Auberginen
Auberginencurry 324
Auberginen-Dip 254
Texanischer Gemüseauflauf 330

Austernpilze
Wildreis mit Champignons 303

B

Ballaststoffe 60-62, 64, 73, 75, 84

Bambussprossen
Gurkensalat 241
Orientalischer grüner Salat 244

Bananen
Süßkartoffel-Powerfrühstück 261

Blattsalat
Orientalischer grüner Salat 244

Blattspinat
Cremige Spinatsuppe 277
Grüne Kartoffelsuppe 272
Italienischer Kichererbseneintopf 311
Kartoffel-Potpourri 308
Kichererbseneintopf 327
Schnelle Minestrone 276
Spinat-Rohkostsalat 236
Spinatsalat 230
Tomaten-Gemüse-Sauce 319
Wildreis mit Spinat 300

Blumenkohl
Alu Gobi (Kartoffel-Blumenkohl-Curry) 326
Gemüse-Reis-Auflauf 302
Gemüsesuppe 272
Rohkost mit pikanten Dips 250
Rohkostsalat »Quer durch den Garten« 228
Süßsaures Gemüse 322
Würziges Backgemüse 321

Blutdruck 98, 116-117, 129
und Kaffee 137

Bohnen, grün
Bohnensprossensalat 233
Frischer Gartensalat 247
Gemischter Rohkostsalat 239
Grüner Bohnensalat 284
Kalorienarmer Eintopf 323
Sommerkartoffelsalat 285
Tostada-Salat 289

Bohnen, schwarz
Gemüsechili 313
Kürbiseintopf mit schwarzen Bohnen 318
Reissalat mit Bohnen 287

Bohnensprossen
Wildreis mit Spinat 300

Bohnen, weiß
Bohneneintopf mit Kürbis 326
Gemüsechili 313

Brokkoli
Brokkoli-Champignon-Sauce 322
Brokkolisalat 246
Curryreissalat mit Brokkoli 292
Gemüse-Reis-Auflauf 302
Mit Currygemüse gefüllte Paprika 316
Orientalischer grüner Salat 244
Rohkost mit pikanten Dips 250
Rohkostsalat »Quer durch den Garten« 228
Spaghettikürbissalat mit Brokkoli 235
Süßsaures Gemüse 322

Brunnenkresse
Bunter Rohkostsalat 231
Gemischter Sprossensalat 295
Gurken-Brunnenkresse-Salat 238
Wildreissalat 287

Bulgur
Sabeks Tabouleh 288

C

Cannelini-Bohnen
Bohnensuppe mit Kohl und Kürbis 279
Gerstensuppe mit Gemüse 270
Schnelle Minestrone 276

Cellulite 52, 67, 128

Champignons
Backkartoffeln mit Dijonsenf-
    Champignon-Sauce 305
Bohnensprossensalat 233
Brokkoli-Champignon-Sauce 322
Bunter Rohkostsalat 231
Champignon-Dip 255
Festtagssuppe 274
Gemischter Sprossensalat 295
Gemüse-Reis-Auflauf 302
Gerstensuppe mit Champignons 269
Italienischer Kartoffelsalat 290
Kartoffel-Potpourri 308
Kartoffel-Reis-Potpourri 299
Maissalat 292
Mattar Guchi (Erbsen und Champignons
    mit indischen Gewürzen) 329
Spinat-Rohkostsalat 236
Stückiger Rohkostsalat 231
Tomaten-Gemüse-Sauce 319
Wildreis mit Champignons 303
Wildreis mit Spinat 300
Würziges Backgemüse 321

Chilischoten
Reissalat mit Bohnen 287
Texanischer Gemüseauflauf 330
Tex-Mex-Kartoffeln 314

Chinakohl
Orientalischer grüner Salat 244

Couscous
Couscous-Orangen-Müsli 260

D

Daikon-Rettich
Thai-Rohkostsalat 238

Darm 34, 62, 72-73, 79-80, 82, 107
und Koffein 136

Depressionen 40-41, 140-142, 144

Diabetes 64-65, 72, 109

E

Einkaufen 208

Eiweiß 52

Ekzeme 175

Enoki-Pilze

Cremige Spinatsuppe 277

Erbsen

Erbsen-Guacamole 253

Frischer Gartensalat 247

Gemüsesuppe 272

Kichererbsencurry 315

Mattar Guchi (Erbsen und Champignons
 mit indischen Gewürzen) 329

Reissalat mit Bohnen 287

Tostada-Salat 289

F

Fast-Food 196-197

Fisch 12, 36, 49-50, 61, 77

Fruchtsäfte 75-76, 83

Frühlingszwiebeln

Auberginen-Dip 254

Bohnensprossensalat 233

Brokkolisalat 246

Curryreissalat mit Brokkoli 292

Curry-Tomatensauce 317

Doppelt gebackene Kartoffeln 310

Gemischter Sprossensalat 295

Gemüse-Reis-Auflauf 302

Getreidesalat 290

Gurken-Brunnenkresse-Salat 238

Gurkensalat 241

Krautsalat 243

Linsensprossensalat 295

Mais-Zucchini-Salat 284

Mexikanischer Kartoffelsalat 293

Pikanter Kichererbsen-Dip 253

Quinoasalat 288

Reissalat mit Bohnen 287

Sabeks Tabouleh 288

Salat für besondere Anlässe 280

Sommerkartoffelsalat 285

Tex-Mex-Kartoffeln 314

Thai-Rohkostsalat 238

Wildreis mit Champignons 303

Wildreis mit Spinat 300

Wildreissalat 287

Würziger Tomaten-Krautsalat 246

Zwiebelsuppe 278

G

Gemüse, gemischt

Gebratener Reis 306

Gerste

Fünfkornmischung 299

Gerstensuppe mit Champignons 269

Gerstensuppe mit Gemüse 270

Getreide

Getreidesalat 290

Grüner Salat

Rohkostsalat »Quer durch den Garten« 228

Tostada-Salat 289

Grünkohl

Gerstensuppe mit Gemüse 270

Krautsalat 243

Süßkartoffelsuppe mit Gemüse 268

Gurken

Bohnensprossensalat 233

Festtagssuppe 274

Gurken-Brunnenkresse-Salat 238

Gurkensalat 241

Gurkensalat mit Korianderkraut 230

Quinoasalat 288

Rohkost mit pikanten Dips 250

Salat für besondere Anlässe 280

Spinat-Rohkostsalat 236

Stückiger Rohkostsalat 231

Tomaten-Rohkostsalat 236

Würziger Tomaten-Krautsalat 246

H

Haarausfall 176

Hirse
Fünfkornmischung 299
Hirse-Frühstücksplätzchen 263

Hunger 34

I

Impotenz 179
Insulin 62-65, 84, 106, 121, 133

K

Kaffee 134, 136-137

Karotten
Backkartoffeln mit
    Dijonsenf-Champignon-Sauce 305
Baja-Suppe 273
Bohnensuppe mit Kohl und Kürbis 279
Bunter Gartensalat 240
Festtagssuppe 274
Frischer Gartensalat 247
Gemischter Rohkostsalat 239
Gemüse-Reis-Auflauf 302
Gemüsesuppe 272
Gemüsesuppe »Quer durch den Garten« 268
Gerstensuppe mit Gemüse 270
Krautsalat 243
Kürbiseintopf mit schwarzen Bohnen 318
Linsensuppe mit Gemüse 281
Mexikanischer Gemüseeintopf 331
Mit Currygemüse gefüllte Paprika 316
Orientalischer grüner Salat 244
Rohkost mit pikanten Dips 250
Schnelle Minestrone 276
Spinat-Rohkostsalat 236
Stückiger Rohkostsalat 231
Süßkartoffelsuppe mit Gemüse 268
Süßsaures Gemüse 322
Thai-Rohkostsalat 238

Würziges Backgemüse 321

Kartoffeln
Alu Gobi (Kartoffel-Blumenkohl-Curry) 326
Backkartoffeln mit
    Dijonsenf-Champignon-Sauce 305
Baja-Suppe 273
Cremige Knoblauchsuppe 276
Cremige Spinatsuppe 277
Doppelt gebackene Kartoffeln 310
Festtagssuppe 274
Gemüsesuppe 272
Gerstensuppe mit Gemüse 270
Grüne Kartoffelsuppe 272
Grüner Bohnensalat 284
Italienischer Kartoffelsalat 290
Kartoffelauflauf 307
Kartoffel-Kürbis-Schiffchen 310
Kartoffel-Potpourri 308
Kartoffel-Ratatouille 306
Kartoffel-Reis-Potpourri 299
Kartoffelrösti 265
»Käse«-Sauce 251
Kichererbsencurry 315
Linsensuppe mit Gemüse 281
Mexikanischer Kartoffelsalat 293
Mit Currygemüse gefüllte Paprika 316
Schnelle Minestrone 276
Schnelle Röstkartoffeln 314
Sommerkartoffelsalat 285
Texanischer Gemüseauflauf 330
Tex-Mex-Kartoffeln 314
Würziges Backgemüse 321

Käse 12, 36, 77, 120

Kichererbsen
Festtagssuppe 274
Gemüsechili 313
Gurkensalat 241
Italienischer Kichererbseneintopf 311
Kichererbsencurry 315
Kichererbseneintopf 327

Mattar Guchi (Erbsen und Champignons
    mit indischen Gewürzen) 329
Pikanter Kichererbsen-Dip 253
Reissalat mit Bohnen 287

Kidneybohnen
Maissalat 292
Mexikanischer Gemüseeintopf 331

Kirschpaprika
Bohnensprossensalat 233
»Käse«-Sauce 251
Linsensprossensalat 295
Spaghettikürbissalat mit Brokkoli 235

Kirschtomaten
Bunter Gartensalat 240
Gemischter Sprossensalat 295
Gemüse-Reis-Auflauf 302
Rohkostsalat »Quer durch den Garten« 228
Sommerkartoffelsalat 285

Knoblauch
Cremige Knoblauchsuppe 276
Curry-Tomatensauce 317
Frische Salsa 251
Grüner Bohnensalat 284
Italienischer Kichererbseneintopf 311
Kalorienarmer Eintopf 323
Kartoffelauflauf 307
Kartoffel-Ratatouille 306
Kichererbseneintopf 327
Kürbiseintopf mit schwarzen Bohnen 318
Mattar Guchi (Erbsen und Champignons
    mit indischen Gewürzen) 329
Mexikanischer Gemüseeintopf 331
Salat für besondere Anlässe 280
Süßsaures Gemüse 322
Texanischer Gemüseauflauf 330
Tex-Mex-Kartoffeln 314
Thai-Rohkostsalat 238
Tomaten-Gemüse-Sauce 319
Zitrus-Dressing 256

Zwiebelsuppe 278

Knochen 22, 54

Koffein 134-137

Kohlenhydrate 33
Gehalt in Lebensmitteln 212
Hunger auf 9
und Emotionen 40

Kopfsalat
Bunter Rohkostsalat 231

Koriander
Erbsen-Guacamole 253

Korianderkraut
Alu Gobi (Kartoffel-Blumenkohl-Curry) 326
Auberginencurry 324
Auberginen-Dip 254
Baja-Suppe 273
Frische Salsa 251
Gemüsesuppe »Quer durch den Garten« 268
Gurkensalat mit Korianderkraut 230
Kartoffelrösti 265
Kürbiseintopf mit schwarzen Bohnen 318
Linsensprossensalat 295
Mexikanischer Kartoffelsalat 293
Salat für besondere Anlässe 280
Texanischer Gemüseauflauf 330
Tex-Mex-Kartoffeln 314
Zitrus-Dressing 256

Krafttraining
Vorteile 127

Kraut(salat)
Ein-Minuten-Krautsalat 233
Schneller würziger Krautsalat 241

Krebs
Brustkrebs 183
Prostatakrebs 180
vermeiden 65

L

Langkornreis
Schnelle Minestrone 276
Wildreis mit Spinat 300

Lauch
Brokkoli-Champignon-Sauce 322
Champignon-Dip 255
Grüne Kartoffelsuppe 272
Texanischer Gemüseauflauf 330
Zwiebelsuppe 278

Linolsäure 51

Linsen
Linsensuppe mit Gemüse 281

Linsensprossen
Linsensprossensalat 295

M

Mais
Baja-Suppe 273
Bohneneintopf mit Kürbis 326
Gemischter Rohkostsalat 239
Gemüsechili 313
Gemüsesuppe 272
Gemüsesuppe »Quer durch den Garten« 268
Getreidesalat 290
Italienischer Kichererbseneintopf 311
Kalorienarmer Eintopf 323
Kartoffel-Reis-Potpourri 299
Kartoffelrösti 265
Maissalat 292
Mais-Zucchini-Salat 284
Mexikanischer Gemüseeintopf 331
Mexikanischer Kartoffelsalat 293
Reissalat mit Bohnen 287
Salat für besondere Anlässe 280
Süßkartoffelsuppe mit Gemüse 268
Tex-Mex-Kartoffeln 314
Tomaten-Rohkostsalat 236
Tostada-Salat 289

Wildreissalat 287

Menstruation 41, 182

Minze
Sabeks Tabouleh 288

Mungbohnensprossen
Bohnensprossensalat 233
Orientalischer grüner Salat 244
Thai-Rohkostsalat 238

N

Naturreis
Curryreissalat mit Brokkoli 292
Frühstücks-Apfelreis 261
Fünfkornmischung 299
Gebratener Reis 306
Gemüse-Reis-Auflauf 302
Kartoffel-Reis-Potpourri 299
Reissalat mit Bohnen 287

O

Orangen
Couscous-Orangen-Müsli 260
Spinatsalat 230
Zitrus-Dressing 256

P

Paprika
Auberginencurry 324
Backkartoffeln mit
    Dijonsenf-Champignon-Sauce 305
Baja-Suppe 273
Bohnensprossensalat 233
Bunter Rohkostsalat 231
Festtagssuppe 274
Frischer Gartensalat 247
Fünfkornbrei mit Gemüse 298
Gemischter Rohkostsalat 239
Gemüsechili 313
Gemüsesuppe »Quer durch den Garten« 268

Paprika...
Italienischer Kichererbseneintopf 311
Kalorienarmer Eintopf 323
Kartoffel-Ratatouille 306
Kartoffel-Reis-Potpourri 299
Kartoffelrösti 265
Kichererbsencurry 315
Krautsalat 243
Linsensprossensalat 295
Maissalat 292
Mexikanischer Gemüseeintopf 331
Mit Currygemüse gefüllte Paprika 316
Quinoasalat 288
Reissalat mit Bohnen 287
Rohkostsalat »Quer durch den Garten« 228
Salat für besondere Anlässe 280
Stückiger Rohkostsalat 231
Süßkartoffelsuppe mit Gemüse 268
Süßsaures Gemüse 322
Texanischer Gemüseauflauf 330
Tomaten-Gemüse-Sauce 319
Tostada-Salat 289
Würziger Tomaten-Krautsalat 246
Yambohnensalat 234

Paprika, geröstet
Brokkolisalat 246
Italienischer Kartoffelsalat 290

Petersilie
Doppelt gebackene Kartoffeln 310
Festtagssuppe 274
Gemüsesuppe »Quer durch den Garten« 268
Kartoffel-Ratatouille 306
Linsensprossensalat 295
Reissalat mit Bohnen 287
Sabeks Tabouleh 288
Tomaten-Gemüse-Sauce 319

Pflaumentomaten
Texanischer Gemüseauflauf 330

Pintobohnen
Bohneneintopf mit Kürbis 326
Gemüsechili 313
Tex-Mex-Kartoffeln 314

Q

Quinoa
Quinoasalat 288

R

Radieschen
Bunter Gartensalat 240
Mais-Zucchini-Salat 284
Zucchinisalat 234

Rauchen 117
aufhören 163

Riesenkürbis
Kartoffel-Kürbis-Schiffchen 310

Roggen
Fünfkornmischung 299

Römersalat
Bunter Gartensalat 240
Bunter Rohkostsalat 231
Sabeks Tabouleh 288

Rosenkohl
Sommerkartoffelsalat 285

Rosinen
Couscous-Orangen-Müsli 260

Rotkohl
Bunter Gartensalat 240
Krautsalat 243

S

Salz 175, 189, 191, 196-197, 218-220

Sättigungsprozess 58

Schönheit 170

Schwangerschaft 95-98, 143

Schwarzaugenbohnen
Schwarzaugenbohnen 308

Sellerie
Baja-Suppe 273
Bohnensprossensalat 233
Bohnensuppe mit Kohl und Kürbis 279
Gemischter Sprossensalat 295
Gemüse-Reis-Auflauf 302
Gemüsesuppe 272
Gerstensuppe mit Gemüse 270
Kürbiseintopf mit schwarzen Bohnen 318
Linsensprossensalat 295
Linsensuppe mit Gemüse 281
Mexikanischer Gemüseeintopf 331
Orientalischer grüner Salat 244
Reissalat mit Bohnen 287
Rohkost mit pikanten Dips 250
Salat für besondere Anlässe 280
Schnelle Minestrone 276
Süßkartoffelsuppe mit Gemüse 268
Texanischer Gemüseauflauf 330
Wildreis mit Champignons 303

Sexualität
der Frau 182
des Mannes 179

Shiitake-Pilze
Wildreis mit Champignons 303

Sommerkürbis
Frischer Gartensalat 247
Fünfkornbrei mit Gemüse 298
Gemüsechili 313
Gemüsesuppe »Quer durch den Garten« 268
Kalorienarmer Eintopf 323
Rohkostsalat »Quer durch den Garten« 228
Stückiger Rohkostsalat 231
Zucchinisalat 234

Spaghettikürbis
Spaghettikürbissalat mit Brokkoli 235

Spargel
Kartoffel-Potpourri 308

Speiserübe
Bunter Gartensalat 240

Sprossen
Gemischter Sprossensalat 295

Süßkartoffeln
Süßkartoffel-Powerfrühstück 261
Süßkartoffelsuppe mit Gemüse 268

T

Tierische Fette 48, 117

Tierische Nahrungsmittel
Verzicht 71

Tomaten
Auberginencurry 324
Baja-Suppe 273
Festtagssuppe 274
Gemüsesuppe 272
Kartoffel-Ratatouille 306
Kichererbseneintopf 327
Maissalat 292
Mexikanischer Kartoffelsalat 293
Spinat-Rohkostsalat 236
Stückiger Rohkostsalat 231
Tomaten-Rohkostsalat 236
Wildreissalat 287
Würziger Tomaten-Krautsalat 246
Yambohnensalat 234

Tomaten, Dose
Bohneneintopf mit Kürbis 326
Bohnensuppe mit Kohl und Kürbis 279
Curry-Tomatensauce 317
Frische Salsa 251
Gemüsechili 313
Italienischer Kichererbseneintopf 311
Kalorienarmer Eintopf 323
Kartoffelauflauf 307

Tomaten, Dose...

Mattar Guchi (Erbsen und Champignons
     mit indischen Gewürzen) 329

Schnelle Minestrone 276

Süßsaures Gemüse 322

Tomaten-Gemüse-Sauce 319

Tomatenpüree

Festtagssuppe 274

Tomatensaft

Kichererbseneintopf 327

Salat für besondere Anlässe 280

Tomaten-Dressing 256

Tomatensauce

Fünfkornbrei mit Gemüse 298

Italienischer Kichererbseneintopf 311

Tomaten-Gemüse-Sauce 319

Trockenfrüchte 76, 88

W

Wasserkastanien

Tomaten-Rohkostsalat 236

Weintrauben

Süßsaurer Salat 242

Weiße Rübe

Gerstensuppe mit Gemüse 270

Weißkohl

Baja-Suppe 273

Bohnensuppe mit Kohl und Kürbis 279

Gerstensuppe mit Champignons 269

Thai-Rohkostsalat 238

Würziger Tomaten-Krautsalat 246

Weizen

Fünfkornmischung 299

Wildreis

Wildreis mit Champignons 303

Wildreis mit Spinat 300

Wildreissalat 287

Winterendivie

Gerstensuppe mit Gemüse 270

Winterkürbis

Bohneneintopf mit Kürbis 326

Bohnensuppe mit Kohl und Kürbis 279

Kichererbseneintopf 327

Kürbiseintopf mit schwarzen Bohnen 318

Y

Yambohne

Bunter Gartensalat 240

Frischer Gartensalat 247

Salat für besondere Anlässe 280

Süßsaurer Salat 242

Yambohnensalat 234

Z

Zucchini

Bunter Gartensalat 240

Bunter Rohkostsalat 231

Cremige Spinatsuppe 277

Frischer Gartensalat 247

Fünfkornbrei mit Gemüse 298

Gemischter Rohkostsalat 239

Gemüsechili 313

Gemüse-Reis-Auflauf 302

Gemüsesuppe 272

Gemüsesuppe »Quer durch den Garten« 268

Getreidesalat 290

Kalorienarmer Eintopf 323

Kartoffel-Ratatouille 306

Mais-Zucchini-Salat 284

Mexikanischer Gemüseeintopf 331

Rohkost mit pikanten Dips 250

Rohkostsalat »Quer durch den Garten« 228

Salat für besondere Anlässe 280

Schnelle Minestrone 276

Sommerkartoffelsalat 285

Stückiger Rohkostsalat 231

Süßsaures Gemüse 322

Texanischer Gemüseauflauf 330

Tomaten-Gemüse-Sauce 319

Tomaten-Rohkostsalat 236

Tostada-Salat 289
Würziges Backgemüse 321
Zucchinisalat 234

Zucker 3-4, 36-37, 64, 133, 136

Zuckerschoten
Orientalischer grüner Salat 244
Rohkostsalat »Quer durch den Garten« 228

Zwiebeln
Alu Gobi (Kartoffel-Blumenkohl-Curry) 326
Auberginencurry 324
Backkartoffeln mit
    Dijonsenf-Champignon-Sauce 305
Baja-Suppe 273
Bohneneintopf mit Kürbis 326
Bohnensuppe mit Kohl und Kürbis 279
Cremige Knoblauchsuppe 276
Cremige Spinatsuppe 277
Festtagssuppe 274
Fünfkornbrei mit Gemüse 298
Gemischter Rohkostsalat 239
Gemüsechili 313
Gemüsesuppe 272
Gemüsesuppe »Quer durch den Garten« 268
Gerstensuppe mit Champignons 269
Gerstensuppe mit Gemüse 270
Grüne Kartoffelsuppe 272

Italienischer Kartoffelsalat 290
Italienischer Kichererbseneintopf 311
Kalorienarmer Eintopf 323
Kartoffelauflauf 307
Kartoffel-Potpourri 308
Kartoffel-Ratatouille 306
Kartoffel-Reis-Potpourri 299
Kartoffelrösti 265
Kichererbsencurry 315
Kichererbseneintopf 327
Kürbiseintopf mit schwarzen Bohnen 318
Maissalat 292
Mattar Guchi (Erbsen und Champignons
    mit indischen Gewürzen) 329
Mexikanischer Gemüseeintopf 331
Mit Currygemüse gefüllte Paprika 316
Salat für besondere Anlässe 280
Schnelle Minestrone 276
Spinatsalat 230
Süßsaures Gemüse 322
Texanischer Gemüseauflauf 330
Tex-Mex-Kartoffeln 314
Tomaten-Gemüse-Sauce 319
Wildreis mit Champignons 303
Würziges Backgemüse 321
Yambohnensalat 234
Zwiebelsuppe 278

Abbildungsverzeichnis

Bilder © Narayana Verlag GmbH, Jörg Wilhelm:
Rezeptfotos auf den Seiten xiii, xiv sowie auf Seite 227 bis 328
(Ausnahmen Seite 242, 250, 302, 303 – siehe unten)
Autorenfoto Seite 334: © Robert Stewart

Bilder von shutterstock.com:

Seite 1 © Subbotina Anna

Seite 5: © 5 Second Studio

Seite 17: © Ljubomir Trigubishyn

Seite 20: © Gts

Seiten 25, 31: © GANNA MARTYSHEVA

Seite 29: © Svetlana Lukienko

Seite 42: © Ekaterina Markelova

Seite 37: © baibaz

Seite 38: © Jiri Hera

Seite 38: © baibaz

Seite 38: © StudioPhotoDFlorez

Seite 45: © Billion Photos

Seite 57: © Lesya Dolyuk

Seite 60: © E_Sh

Seite 64: © Syda Productions

Seite 67: © bitt24

Seite 69: © Antonia Vlasova

Seite 70: © Gina Vescovi

Seite 75: © Stasique

Seite 77: © Lukas Gojda

Seite 82: © AS Food studio

Seite 87: © Kiian Oksana

Seite 89: © lithian

Seite 93: © ESB Professional

Seite 101: ©TijanaM

Seite 96: © Evgeny Atamanenko

Seite 131: © Cat Act Art

Seiten 103, 108: © gearsimov_foto_174

Seite 113: © Dmitry Naumov

Seite 119: © AstroStar

Seite 122: © Chetty Thomas

Seite 126: © Iakov Kalini

Seite 135: © Saltov

Seite 139: © Ira Shpiller

Seite 140: © Maks Narodenko

Seite 147: © Natali Ximich

Seiten 154, 158, 165: © nenetus

Seite 169: © ADS Portrait

Seite 172: © petrunjela

Seite 177: © Cookie Studio

Seite 182: © Y Photo Studio

Seite 185: © goodluz

Seiten 187, 199: © bitt24

Seite 190: © Jan Vendlek

Seite 195: © Barbara Dudzinska

Seite 201: © preecha2531

Seite 214: © Sea Wave

Seite 216: © 9to9studio

Seite 219: © GoncharukMaks

Seite 223: © ajlatan

Seite 242: © changphoto

Seite 250: © nadianb

Seiten 302, 303: © Diana Taliun

Seite 333: © sarsmis

Die Bildauswahl hat der Verlag und nicht der Autor getroffen.

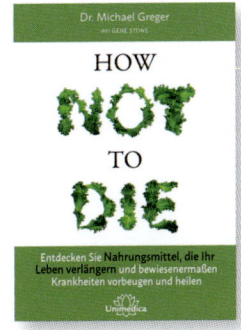

Dr. Michael Greger / Gene Stone

HOW NOT TO DIE

Entdecken Sie Nahrungsmittel, die Ihr Leben verlängern – und bewiesenermaßen Krankheiten vorbeugen und heilen

521 Seiten, geb., € 24,80

Die meisten aller frühzeitigen Todesfälle lassen sich verhindern – und zwar, so überraschend es klingen mag, durch einfache Änderungen der eigenen Lebens- und Ernährungsweise. Dr. Michael Greger, international renommierter Arzt und Ernährungswissenschaftler, lüftet in seinem weltweit außergewöhnlich erfolgreichen Bestseller das am besten gehütete Geheimnis der Medizin: Wenn die Grundbedingungen stimmen, kann sich der menschliche Körper selbst heilen. In HOW NOT TO DIE analysiert Greger die häufigsten 15 Todesursachen der westlichen Welt, zu denen z. B. Herzerkrankungen, Krebs, Diabetes, Bluthochdruck und Parkinson zählen, und erläutert auf Basis der neuesten wissenschaftlichen Forschungsergebnisse, wie diese verhindert, in ihrer Entstehung aufgehalten oder sogar rückgängig gemacht werden können. Darüber hinaus erklärt er auf verständliche und enorm fesselnde, aber stets wissenschaftlich fundierte Weise, welche Lebensmittel besonders wertvoll und gesund für die verschiedenen Organe und Funktionen des menschlichen Körpers sind und wie diese am besten kombiniert und verzehrt werden können.

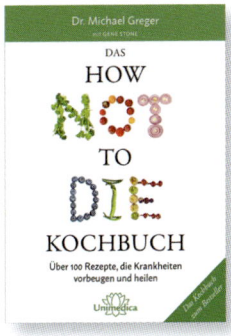

Dr. Michael Greger / Gene Stone

DAS HOW NOT TO DIE KOCHBUCH

Mehr als 100 Rezepte, die helfen Krankheiten vorzubeugen und zu heilen

296 Seiten, geb., € 29,-

Dieses ungeduldig erwartete Kochbuch enthält über 120 Rezepte für köstliche pflanzenbasierte Gerichte, die so gesund sind, dass sie Leben retten. Die verwendeten Zutaten basieren überwiegend auf dem „Täglichen Dutzend" – den Lebensmitteln und Energielieferanten, die am nährstoffreichsten sind und reichlich Abwehrstoffe enthalten.

Einführend erläutert Greger die Gründe für seine ernährungswissenschaftliche Mission, geht auf die 15 häufigsten Todesursachen der westlichen Welt ein und verrät die beste Strategie, um diesen zu entkommen: eine vollwertige, pflanzenbasierte Ernährung.

In diesem Buch finden Sie Rezepte für sämtliche Tageszeiten und Anlässe, von leckeren Ideen für Frühstück, Mittag- und Abendessen über Snacks für zwischendurch, Vorspeisen, Salate, Suppen und Beilagen bis hin zu Desserts oder Getränken. Verführerische Fotos werden Ihnen das Wasser im Mund zusammenlaufen lassen und Lust aufs Nachkochen machen.

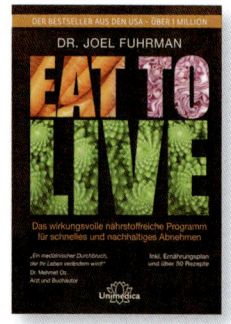

Dr. Joel Fuhrman

EAT TO LIVE

Das wirkungsvolle, nährstoffreiche Programm für schnelles und nachhaltiges Abnehmen

432 Seiten, geb., € 24,80

EAT TO LIVE ist das Grundlagenwerk für gesunde Ernährung. Der amerikanische Erfolgsautor und Arzt Dr. Fuhrman stellt damit ein mächtiges Werkzeug zur Verfügung, um dauerhaft Gewicht zu verlieren und die Gesundheit wiederzuerlangen. In den USA ist es ein Dauerbrenner, über 1 Million verkaufte Bücher sprechen für sich. Joel Fuhrman zeigt, wie allein mit der richtigen Ernährung Bluthochdruck, Diabetes, Autoimmunkrankheiten, Migräne, Asthma und Allergien dauerhaft geheilt werden können. Mit seinem 6-Wochen-Plan kann man Heißhungerattacken und Verlangen nach Junkfood hinter sich lassen. Das Geheimnis liegt in der Nährstoffdichte, das bedeutet die Einnahme von viel nährstoffreicher Nahrung. Übergewichtige sind trotz Überernährung meistens damit unterversorgt. Das Buch revolutioniert unser Denken und unsere Essgewohnheiten.

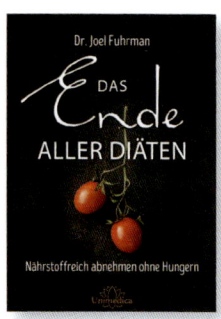

Dr. Joel Fuhrman

DAS ENDE ALLER DIÄTEN

Nährstoffreich abnehmen ohne Hungern

416 Seiten, geb., € 24,-

Willkommen in einem Leben ohne Diäten. Dr. Fuhrman, renommierter Arzt und Bestsellerautor von EAT TO LIVE, weist den Weg aus dem Diätendschungel.

Man muss keine Kalorien zählen, sich stark eiweißhaltig oder kohlenhydratarm ernähren, um abzunehmen. Keine Listen, keine Verbote, kein Hunger. Der Schlüssel zu nachhaltigem Erfolg ist es, jene Lebensmittel zu sich zu nehmen, die eine besonders hohe Nährstoffdichte pro Kalorie haben.

Der erfolgreiche Arzt erläutert, was es mit der Nährstoffdichte auf sich hat, welche Lebensmittel eine hohe Dichte aufweisen und warum diese für den Körper besonders wertvoll sind. Wer den Anteil jener Lebensmittel auf seinem Speiseplan erhöht, wird nachhaltig Pfunde verlieren,

ohne Hunger zu leiden. Ist der Körper optimal mit Nährstoffen versorgt, sinkt die Lust auf fettige und kohlenhydratreiche Speisen automatisch.

In dem über 70 bunte Speisen umfassenden Rezeptteil findet man nicht nur erfrischende und nahrhafte Salate oder Smoothies, sondern auch Rezepte für gesunde und leckere Burger, Pizzen und Desserts.

Schritt für Schritt ist eine genussvolle, langfristige Ernährungsumstellung möglich. Das Suchen nach der richtigen Diät hat ein Ende.

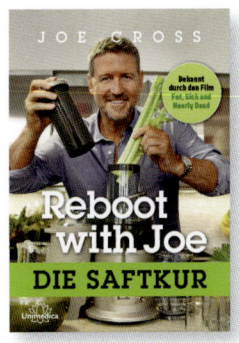

Joe Cross

REBOOT WITH JOE CROSS
Die Saftkur

390 Seiten, geb., € 24,00

Joe Cross war stark übergewichtig, litt an einer Autoimmunkrankheit und war abhängig von Medikamenten. Eines Tages änderte er schlagartig seine Lebensweise, verzichtete auf Junkfood und begann mit einer 60 Tage langen Saftkur. Dadurch nahm er nicht nur ab, sondern konnte auch seine Medikamente absetzen und von Grund auf neu starten. Durch den Dokumentarfilm „Fat, Sick & Nearly Dead" (Fett, Krank & Halbtot) wurde sein Reboot international bekannt und inspirierte Hunderttausende weltweit, es ihm gleichzutun. In seinem New York Times Bestseller erklärt Joe Cross, wie man sein Leben einer Generalüberholung (Reboot) unterzieht. Es ist so einfach wie logisch: Saft ist ein flüssiges Nahrungsmittel, das den Körper mit einer Vielzahl an Vitaminen, Mineral- und Nährstoffen durchflutet. REBOOT WITH JOE ist der beste Weg, überflüssige Pfunde zu verlieren und mehr Energie und geistige Klarheit zu erlangen. Das Werk enthält inspirierende Rezepte für Säfte, Smoothies und Gemüse sowie den Aufbau einer gesunden Diät nach der Reboot-Saft-Phase.

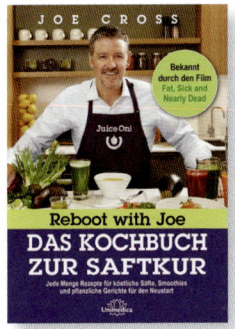

Joe Cross

REBOOT WITH JOE CROSS –
Das Kochbuch zur Saftkur
Jede Menge Rezepte für köstliche Säfte, Smoothies und pflanzliche Gerichte für den Neustart

240 Seiten, geb., € 26,00

Einmal den Körper rebooten – wie den Computer. Alten Mist rausschmeißen, neu aufsetzen und dafür sorgen, dass das System wieder läuft.Joe Cross legt nach und erweitert das Programm um REBOOT WITH JOE – DAS KOCHBUCH ZUR SAFTKUR. Es enthält eine Anleitung, wie man Säfte herstellt und lagert. Es gibt praktische Einkaufstipps und führt jede Menge leckere neue Saftkreationen auf sowie Rezepte für Salate, Smoothies, Suppen, Snacks und leichte Hauptgerichte, die es nach dem Reboot erleichtern, an der gesunden Ernährung dranzubleiben. Denn: Rebooten ist das eine, die neue Fitness zu halten das andere. Mit dem Kochbuch zur Saftkur erweitert Cross die Kur zum durchgängig gesunden Lebensstil. Nach Lust und Laune lassen sich die Säfte in Cross' Rebootplänen austauschen und neue, einfache Gerichte integrieren. Die Säfte und Gerichte machen optisch und geschmacklich Freude und sind außerdem den Jahreszeiten zugeordnet. Und vor jedem Rezept steht dabei, bei welchen Erkrankungen es besonders hilft. Reboot with Joe ist der Neustart in ein glücklicheres, gesünderes, leichteres Leben. Machen Sie mit! Erfolgsberichte begeisterter Menschen, die mit dem Reboot zu neuer Lebensqualität gefunden haben, motivieren, es selbst in die Tat umzusetzen.

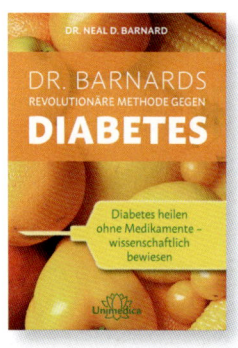

Dr. Neal Barnard

DR. BARNARDS REVOLUTIONÄRE METHODE GEGEN DIABETES

Entdecken Sie Nahrungsmittel, die Ihr Leben verlängern – und bewiesenermaßen Krankheiten vorbeugen und heilen

368 Seiten, geb., € 23,80

Diabetes galt lange als unheilbar. Viele Jahre waren sich Mediziner darüber einig, dass eine Insulinsensitivität, wenn sie einmal verloren ist, nicht wiederhergestellt werden kann und der Diabetes unaufhaltsam fortschreitet. In diesem revolutionären Buch zeigt Dr. Barnard, Professor für Medizin und Autor: Das ist einfach nicht wahr! In einer Serie staatlich geförderter Studien konnte Dr. Barnard beweisen, dass es möglich ist, Insulinsensitivität zurückzuerlangen und Diabetes Typ 2 zu lindern und teilweise sogar zu heilen. Dr. Barnard weist den Weg aus dem Teufelskreis von immer mehr Medikamenten, Gewichtszunahme und den bekannten Komplikationen der Zuckerkrankheit. Der Mediziner konzentriert sich dabei voll und ganz auf eine Ernährungsumstellung, nicht auf Medikamente. Er erklärt, welchen Einfluss die Nahrung auf die Funktionsweise der Bauchspeicheldrüse hat, welche Lebensmittel für Diabeteserkrankte besonders wertvoll sind und welche gemieden werden sollten. Mit 55 Einsteigerrezepten sowie ausgewogenen Menüvorschlägen geht die Umstellung leicht von der Hand. Kontrollieren Sie Ihren Blutzucker mit diesem wissenschaftlich geprüften, lebensverändernden Programm dreimal effektiver als mit empfohlenen Standarddiäten. Diabetes ist heilbar – fangen Sie heute damit an.

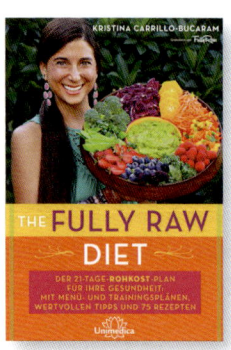

Kristina Carillo-Bucaram

THE FULLY RAW DIET

Der 21-Tage-Rohkost-Plan für Ihre Gesundheit: Mit Menü- und Trainingsplänen, wertvollen Tipps und 75 Rezepten

296 Seiten, geb., € 26,00

KRISTINA CARRILLO-BUCARAMS THE FULLY RAW DIET zeigt, dass eine rohvegane Ernährung nicht nur gesund ist, sondern auch Spaß macht. Ihr 21-tägiges Programm für eine pflanzenbasierte und vitalisierende Ernährung umfasst detaillierte Menü- und Trainingspläne, die Sie in kürzester Zeit gesünder, fitter und energiegeladener werden lassen.

75 verlockende und leicht zubereitbare Rezepte wie Granatapfel-Salat mit Orangen-Basilikum-Dressing, Fully Raw Lasagne, Rohes Veganes Chili, Schokoladen-Pekan-Torte oder Kürbis-Gewürz-Brownies wecken die Lust auf Rohkost und machen Appetit auf mehr. Viele hilfreiche Tipps und Ratschläge helfen dabei, diese Ernährungsweise auch nach dem Programm dauerhaft beizubehalten.

THE FULLY RAW DIET ist unverzichtbar für alle FullyRaw-Fans und diejenigen, die sich gesund und rohvegan ernähren wollen, um abzunehmen, mehr Energie zu verspüren und um ihre Gesundheit und ihr Wohlbefinden zu verbessern.

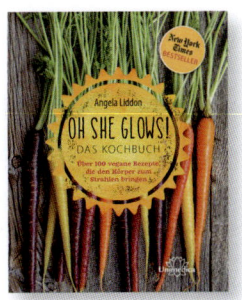

Angela Liddon

OH SHE GLOWS! DAS KOCHBUCH
Über 100 vegane Rezepte, die den Körper zum Strahlen bringen

344 Seiten, geb., € 29,-

Angela Liddon ist Autodidaktin in Sachen Kochen und Fotografie. Ihr kulinarisches Knowhow auf dem Gebiet der rein pflanzlichen Küche hat sie über viele Jahre hinweg bis ins Detail perfektioniert und dabei innovative und köstliche Rezepte entwickelt, die ihr eine treue Fangemeinde auf der ganzen Welt eingebracht haben. Bevor sie mit ihrem Blog erfolgreich wurde, kämpfte Angela Liddon selbst mehr als zehn Jahre lang mit einer Essstörung – bis sie eines Tages beschloss, ihre Ernährung und somit auch ihr Leben von Grund auf und für immer zu ändern. Sie ersetzte die nährwertarmen und industriell verarbeiteten Lebensmittel, die sie bis dahin gegessen hatte, mit vollwertigem, nährstoffreichem Obst und Gemüse, Nüssen, Vollkorngetreide und anderen gesunden und natürlichen Nahrungsmitteln. Das erste Mal seit Jahren stand sie nicht mehr mit dem Essen auf Kriegsfuß, war plötzlich voller Energie und begann zu strahlen – von innen und von außen. Angela Liddons lang erwartetes erstes Kochbuch verführt mit über 100 unwiderstehlichen und vollwertigen Rezepten und enthält sowohl umgewandelte Klassiker, die sogar Fleischfans lieben werden, als auch unglaublich frische und innovative Gerichte voller purem Geschmack.

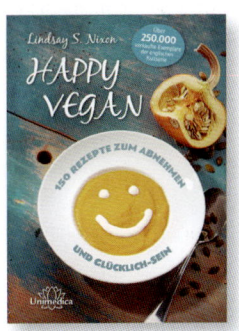

Lindsay S. Nixon

Happy Vegan
150 Rezepte zum Abnehmen und Glücklichsein

336 Seiten, geb., € 24,00

Mit einfachen, unkomplizierten Rezepten zeigt Bestseller-Autorin Lindsay Nixon, wie simpel, erschwinglich und lecker eine gesunde Ernährung sein kann. In ihrem neuesten Kochbuch präsentiert sie Gerichte für ein gesundes Abnehmen und eine Reihe von genauso einfachen und schnellen Übungen, die zu fantastischen Ergebnissen führen.

Happy Vegan begeistert mit sättigenden und rein pflanzlichen Rezepten voller Geschmack, die sich in 30 Minuten oder weniger zubereiten lassen. Mit leckeren und gesunden Mahlzeiten, die wenig Kalorien haben und garantiert satt machen, wird Abnehmen so leicht wie nie zuvor – ganz ohne Verzicht!

Zusätzlich enthält Happy Vegan für die Figur: leichte Übungen sowie Tipps und Tricks für einen schlankeren und strafferen Körper. Wie schon in ihren vorangegangenen Kochbüchern erteilt Lindsay S. Nixon in Happy Vegan Ölen, Fetten und stark verarbeiteten Lebensmitteln und Diätprodukten wie z.B. künstlichen Süßstoffen eine Absage und befreit damit den Stoffwechsel von unnötigem Ballast.

Mit Happy Vegan wird das Leben gesund, einfach und lecker.